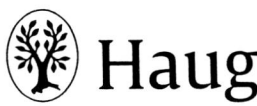

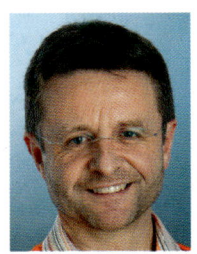

Dr. med. Harald Kämper
Facharzt für Allgemeinmedizin, Naturheilverfahren, Akupunktur, geb. 1958 in Trosdorf bei Bamberg, absolvierte von 1979–1981 seine Ausbildung zum Heilpraktiker. Daran schloss er von 1981–1987 ein Medizinstudium in Düsseldorf an. Währenddessen bildete er sich auch in Naturheilverfahren fort. Zwischen 1997–2000 erlernte er am Europäischen Zentrum für TCM in Münster, Hochschule Tianjin VR China, die Traditionelle Chinesische Medizin. Außerdem machte er die A- und B-Diplome der Ärztekammer Westfalen Lippe und eine Ausbildung zum Qi Gong Lehrer an der Universität Oldenburg.

Bereits seit 1985 ist er Dozent und Kursleiter für die Aus- und Weiterbildung in Notfallmedizin für Heilpraktiker. Seit 1989 führt er seine eigene Naturheilpraxis mit den Schwerpunkten Traditionelle Chinesische Medizin, Homöopathie und Ozontherapie.

Harald Kämper

Notfälle in der Heilpraktikerpraxis

Wissen für Praxis und Prüfung

mit
149 Abbildungen
 20 Tabellen

Karl F. Haug Verlag · Stuttgart

**Bibliografische Information
der Deutschen Nationalbibliothek**
Die Deutsche Nationalbibliothek verzeichnet diese Publikation in der Deutschen Nationalbibliografie; detaillierte bibliografische Daten sind im Internet über http://dnb.d-nb.de abrufbar.

Anschrift des Autors:
Harald Kämper
Nordring 28
45894 Gelsenkirchen-Buer

© 2010 Karl F. Haug Verlag in
MVS Medizinverlage Stuttgart GmbH & Co. KG
Oswald-Hesse-Str. 50, 70469 Stuttgart

Unsere Homepage: www.haug-verlag.de

Printed in Germany

Zeichnungen: Christine Lackner, Ittlingen
Umschlaggestaltung: Thieme Verlagsgruppe
Umschlagfoto: IMS-Institut für med. Sicherheits- und Notfallmanagement e. V. München, Veranstalter notfallmed. Fortbildungen; PhotoDisc Inc.
Satz: Sommer-Druck, Feuchtwangen
Satzsystem: Arbortext APP-Desktop 9.1 Unicode M150
Druck: Grafisches Centrum Cuno, Calbe

ISBN 978-3-8304-7359-6   1 2 3 4 5 6

Wichtiger Hinweis: Wie jede Wissenschaft ist die Medizin ständigen Entwicklungen unterworfen. Forschung und klinische Erfahrung erweitern unsere Erkenntnisse, insbesondere was Behandlung und medikamentöse Therapie anbelangt. Soweit in diesem Werk eine Dosierung oder eine Applikation erwähnt wird, darf der Leser zwar darauf vertrauen, dass Autoren, Herausgeber und Verlag große Sorgfalt darauf verwandt haben, dass diese Angabe dem Wissensstand bei Fertigstellung des Werkes entspricht.

Für Angaben über Dosierungsanweisungen und Applikationsformen kann vom Verlag jedoch keine Gewähr übernommen werden. Jeder Benutzer ist angehalten, durch sorgfältige Prüfung der Beipackzettel der verwendeten Präparate und gegebenenfalls nach Konsultation eines Spezialisten festzustellen, ob die dort gegebene Empfehlung für Dosierungen oder die Beachtung von Kontraindikationen gegenüber der Angabe in diesem Buch abweicht. Eine solche Prüfung ist besonders wichtig bei selten verwendeten Präparaten oder solchen, die neu auf den Markt gebracht worden sind. Jede Dosierung oder Applikation erfolgt auf eigene Gefahr des Benutzers. Autoren und Verlag appellieren an jeden Benutzer, ihm etwa auffallende Ungenauigkeiten dem Verlag mitzuteilen.

Geschützte Warennamen (Warenzeichen) werden nicht besonders kenntlich gemacht. Aus dem Fehlen eines solchen Hinweises kann also nicht geschlossen werden, dass es sich um einen freien Warennamen handelt.
Das Werk, einschließlich aller seiner Teile, ist urheberrechtlich geschützt. Jede Verwertung außerhalb der engen Grenzen des Urheberrechtsgesetzes ist ohne Zustimmung des Verlages unzulässig und strafbar. Das gilt insbesondere für Vervielfältigungen, Übersetzungen, Mikroverfilmungen und die Einspeicherung und Verarbeitung in elektronischen Systemen.

Vorwort

Die Aufarbeitung des Themas Notfallmedizin für die heilpraktikergeführte Naturheilpraxis gestaltet sich keineswegs so unproblematisch, wie es bei erster Annäherung scheinen mag. Dies liegt nicht nur daran, dass sich die schulmedizinischen Vorgaben gerade in letzter Zeit häufig geändert haben, sondern auch an nicht eindeutigen Anforderungen, die der Gesetzgeber an die Fähigkeiten und Kenntnisse des Heilpraktikers[1] stellt. So fordern Experten für Laien und für Angehörige medizinischer Fachberufe unterschiedliche Vorgehensweisen bei der Herz-Lungen-Wiederbelebung. Je nach Ausbildungs- und besonders Fortbildungsstand des Heilpraktikers kann der Übergang jedoch fließend sein.

So reichen die Empfehlungen bislang zum Thema erschienener Bücher von der Anwendung nebenwirkungsträchtiger verschreibungspflichtiger Arzneimittel bis zum Einsatz der homöopathischen Hausapotheke zur Bewältigung eines anaphylaktischen Schocks – beides weicht deutlich von der heutigen Rechtsauffassung ab. Aber weder eine übertrieben vereinfachte Darstellung der Notfallmedizin, noch eine einseitig hochschulmedizinische Systematik wird in einer realen Praxissituation dem Heilpraktiker abrufbare Handlungsvorgaben ermöglichen. Es sollte nämlich nicht vergessen werden, dass auch sorgsam erlerntes Wissen in Stresssituationen häufig nicht präsent ist.

Umso wichtiger scheint es mir, Verständnis für pathophysiologische Abläufe und das Krisenmanagement des Organismus in Notfallsituationen zu vermitteln, das durch logische, sich dann selbst erklärenden Maßnahmen umgesetzt werden kann. Daher soll dieses Buch so viele physiologische Grundlagen wie nötig, aber so viele praktische Anleitungen wie möglich offerieren. Keinen Raum möchte ich vergeuden für Empfehlungen, die nicht problemlos umgesetzt werden können (z.B. rezeptpflichtige, nicht ausdrücklich für den Heilpraktiker freigegebene, Notfallmedikamente) oder die eine in lebensbedrohlichen Notfallsituationen nicht zu begründende Sicherheit suggerieren (z.B. homöopathische Globuli).

1989 erging in Nordrhein-Westfalen ein Erlass des Ministers für Arbeit, Gesundheit und Soziales, der Richtlinien zur Überprüfung von Heilpraktikeranwärtern festlegte. Die Vorgaben des Abschnitts „Erkennung und Erstversorgung akuter Notfälle und lebensbedrohlicher Zustände" waren die Grundlage eines ersten Buches zur Notfallmedizin für Heilpraktiker. Aufgrund der vielen positiven Rückmeldungen durch Heilpraktikeranwärter und erfahrene Praktiker habe ich die Grundthemen im vorliegenden Buch aufgegriffen, praxisbezogen zusammengefasst und auf den aktuellen Stand gebracht. Das notwendige Praxiswissen wird dabei ebenso berücksichtigt wie die in der Amtsarztüberprüfung abverlangte und als Hintergrund überaus nützliche Theorie.

Da sich Erkenntnisse und gesetzliche Bestimmungen in der Medizin verändern, ist es wichtig, dass Sie sich erkundigen und auf dem Laufenden bleiben.

Gelsenkirchen, im April 2010
Dr. med. Harald Kämper

---

[1] Aus Gründen der Lesbarkeit werden Personengruppen im Buch mit der einfachen Form geschlechtsneutral überschrieben.

Inhaltsverzeichnis

Vorwort V

Teil I
Allgemeine Grundlagen 1

1	Grundlagen der Bioenergetik	2
2	Zeitbegriffe in der Notfallmedizin	7
2.1	Lähmungszeit	7
2.2	Wiederbelebungszeit	8
2.3	Erholungszeit	8
2.4	Stadien der Gehirnbeeinträchtigung	9

Teil II
Praxis der Notfallmedizin 11

3	Überblick	12
4	Atemstörungen	17
4.1	Einteilung der Atemstörungen	17
4.1.1	Schweregrad: Ateminsuffizienz oder Atemstillstand	17
4.1.2	Ausgangspunkt: Zentrale oder periphere Fehlsteuerung der Atmung	18
4.1.3	Form: Obstruktive und restriktive Ventilationsstörungen ...	19
4.2	Atemnebengeräusche und -rhythmus	19
4.2.1	Trockene und feuchte Atemnebengeräusche	19
4.2.2	Verlängerte Ein- oder Ausatmung	21
4.3	Allgemeine Vorgehensweise bei Atemstörungen	21
4.3.1	Erstmaßnahme: Diagnostischer Block	22
4.3.2	Atemwege prüfen, Hindernisse entfernen	22
4.3.3	Maßnahmen bei tief sitzenden Fremdkörpern	23
4.3.4	Beatmung mit und ohne Hilfsmittel	24
4.3.5	„Sauerstoffdusche" und Sauerstoffbeatmung	25
4.3.6	Beutelbeatmung bei Atemstillstand	26
4.3.7	Endotracheale Intubation	26
4.3.8	Bei Schleimhautschwellung: kühlende Maßnahmen	28
4.3.9	Zur notfallmedizinischen Versorgung erforderliche Instrumente	28
4.4	Dyspnoe	28
4.4.1	Myokardinfarkt	29
4.4.2	Herzinsuffizienz	29
4.4.3	Obstruktion der unteren Atemwege	29
4.4.4	Hyperventilationstetanie	30
4.4.5	Praxisrelevantes Vorgehen bei Dyspnoe	30
4.5	Obstruktive Ventilationsstörungen der oberen Atemwege	31
4.5.1	Fremdkörper- oder Bolusaspiration	32

4.5.2	Pseudokrupp	37
4.5.3	Epiglottitis	38
4.5.4	Zurücksinken der Weichteile des Zungengrundes bei Bewusstlosigkeit	39
4.5.5	Verletzungen oder Verkrampfung des Kehlkopfes	40
4.6	**Obstruktive Ventilationsstörungen der unteren Atemwege**	**41**
4.6.1	Asthmaanfall/Status asthmaticus	41
4.6.2	Chronisch obstruktive Bronchitis	42
4.6.3	Lungenemphysem	43
4.6.4	Lungenödem	44
4.6.5	Pneumonie (Lungenentzündung)	45
4.7	**Perfusions- und Diffusionsstörungen**	**46**
4.7.1	Lungenembolie	46
4.7.2	Pneumothorax	47
4.7.3	Sonderfall Vergiftung	48
5	**Kreislaufstörungen**	**49**
5.1	**Pathophysiologie**	**49**
5.2	**Kernaussagen zur Bewertung von Kreislaufstörungen**	**57**
5.3	**Einteilung von Kreislaufstörungen nach Bedrohlichkeit**	**57**
5.3.1	Kreislaufschwäche	57
5.3.2	Kreislaufkollaps	58
5.3.3	Kreislaufschock	59
5.3.4	Kreislaufstillstand	61
5.4	**Differenzierung kardialer und extrakardialer Kreislaufstörungen**	**67**
5.5	**Kardiale Kreislaufstörungen**	**68**
5.5.1	Therapeutisches Vorgehen bei kardialen Kreislaufstörungen	70
5.5.2	Angina pectoris	72
5.5.3	Myokardinfarkt (Herzinfarkt)	73
5.5.4	Herzrhythmusstörungen	77
5.5.5	Herzinsuffizienz	78
5.5.6	Endokarditis	79
5.5.7	Myokarditis	80
5.5.8	Perikarditis	80
5.6	**Extrakardiale Kreislaufstörungen**	**82**
5.6.1	Therapeutisches Vorgehen bei extrakardialen Kreislaufstörungen	82
5.6.2	Störungen des venösen Rückstroms	84
5.6.3	Karotissinus-Syndrom	86
5.6.4	Vagusreflexe	87
5.6.5	Volumenmangel	90
5.6.6	Akuter peripherer Arterienverschluss	91
5.6.7	Hypertensive Krise	92
5.6.8	Schlaganfall (Apoplektischer Insult)	94
6	**Anaphylaktischer Schock**	**98**
6.1	**Risikofaktoren**	**100**
6.2	**Kritische Allergene**	**101**

6.3	Abwägen von Injektionsbehandlungen bei Allergikern	104
6.4	Symptomatik und Therapie	105
7	**Bewusstseinsstörungen**	111
7.1	Ermittlung und Interpretation des Bewusstseinsgrades	112
7.1.1	Ursachenermittlung durch Alter und Bewusstseinsgrad	112
7.2	Zerebrovaskuläre Synkopen	113
7.2.1	TIA (Transistorische Ischämische Attacke)	113
7.2.2	Subclavia-Anzapfsyndrom (Subclavian-steal-Syndrom)	114
7.3	Zerebrale Synkopen	115
7.3.1	Epilepsie	115
7.3.2	Respiratorische Affektkrämpfe	117
7.3.3	Exkurs: Hysterie	118
7.3.4	Narkoleptisches Syndrom	118
8	**Stoffwechselentgleisungen**	120
8.1	Hypoglykämie	120
8.2	Hyperglykämie	125
8.3	Thyreotoxische Krise	128
8.4	Hypothyreote Krise (Myxödem-Koma)	129
8.5	Morbus Addison (primäre Nebennierenrindeninsuffizienz)	129
8.6	Entgleisung des Leberstoffwechsels	130
8.7	Entgleisung des Nierenstoffwechsels	131
8.8	Exsikkose	133
9	**Augenheilkunde**	135
9.1	Allgemeines zum plötzlichen Erblinden (nicht traumatische Formen)	135
9.2	Akuter Zentralarterienverschluss	136
9.3	Arteriitis temporalis	137
9.4	Netzhautablösung (Ablatio retinae)	138
9.5	Glaukomanfall	139
10	**HNO-Erkrankungen**	141
10.1	Hörsturz	142
10.2	Akute Mittelohrentzündung (Otitis media)	143
10.3	Nasenbluten (Epistaxis)	146
11	**Bauchschmerzen**	148
11.1	Allgemeines	149
11.2	Anamnese und Untersuchung	151
11.3	Schmerzart	152
11.3.1	Kolik	153
11.3.2	Dauerschmerz	153
11.4	Schmerzausstrahlung	153
11.5	Begleitsymptome	154

11.6	**Begleitbefunde**	155
11.6.1	Abwehrspannung	155
11.6.2	Darmgeräusche	156
11.6.3	Fieber	156
11.6.4	Ikterus	157
11.6.5	Exsikkose	158
11.6.6	Schockzeichen	159
11.7	**Erkrankungen mit Oberbauchsymptomatik**	159
11.7.1	Gallensteinkolik	159
11.7.2	Gallenblasenentzündung (Cholezystitis)	160
11.7.3	Gallengangentzündung (Cholangitis)	161
11.7.4	Gallenblasenperforation	161
11.7.5	Zwölffingerdarmgeschwür (Ulcus duodeni, Duodenalulkus)	162
11.7.6	Magengeschwür (Ulcus ventriculi, Magenulkus)	162
11.7.7	Milzinfarkt	163
11.7.8	Milzruptur	164
11.7.9	Nicht von den Bauchorganen ausgehender Oberbauchschmerz	164
11.8	**Mittelbauchregion (Nabelgegend)**	166
11.8.1	Mesenterialarterieninfarkt	166
11.8.2	Mechanischer Dünndarmverschluss (mechanischer Ileus)	166
11.8.3	Akute Pankreatitis	167
11.8.4	Ruptur eines Bauchaortenaneurysmas	168
11.9	**Unterbauchregion (unterhalb des Bauchnabels)**	170
11.9.1	Appendizitis	170
11.9.2	Lymphadenitis mesenterica	171
11.9.3	Morbus Crohn	172
11.9.4	Divertikulitis	172
11.9.5	Leistenbruch (Hernia inguinalis)	173
11.9.6	Adnexitis	174
11.9.7	Tubarruptur	175
11.9.8	Stielgedrehter Adnextumor	175
11.9.9	Hodentorsion	176
11.9.10	Blasenentzündung (Zystitis)	177
11.9.11	Harnverhalt	177
11.9.12	Prostataentzündung (Prostatitis)	177
11.9.13	Gebärmutterentzündung (Endometritis)	178
12	**Thoraxschmerzen**	180
12.1	**Allgemeine Notfallmaßnahmen**	181
12.2	**Klinik möglicher Ursachen**	181
12.2.1	Angina pectoris	181
12.2.2	Myokardinfarkt	182
12.2.3	Myokarditis/Perikarditis	182
12.2.4	Dissezierendes Aortenaneurysma	182
12.2.5	Hypertensive Krise	182

12.2.6	Lungenembolie	182
12.2.7	Pneumonie	182
12.2.8	Pleuritis	182
12.2.9	Spontanpneumothorax	182
12.2.10	Refluxösophagitis	183
12.2.11	Herpes zoster	183
12.2.12	Vertebragener Thoraxschmerz	183
12.2.13	Hyperkinetisches Herzsyndrom	183
12.2.14	Broken-Heart-Syndrom	183
13	**Kopfschmerzen**	**184**
13.1	**Plötzlich auftretender Kopfschmerz – Entwicklung in Sekunden bis wenigen Minuten**	**185**
13.1.1	Hämorrhagischer Insult (Schlaganfall durch Gefäßruptur)	185
13.1.2	Subarachnoidalblutung	185
13.1.3	Dissektion der A. carotis oder A. vertebralis	186
13.1.4	Akutes Glaukom	186
13.2	**Subakuter Kopfschmerz – Entwicklung über mehrere Minuten bis Stunden**	**186**
13.2.1	Hypertensive Krise	186
13.2.2	Sinusthrombose	187
13.2.3	Meningoenzephalitis	187
13.3	**Protrahierender Kopfschmerz – Entwicklung über Tage bis Wochen**	**188**
13.3.1	Arteriitis temporalis	188
13.3.2	Intrazerebrale Raumforderung (Hirntumor, Liquorabflussstörung)	188
13.3.3	Epiduralhämatom	189
13.3.4	Subduralhämatom	191
14	**Rückenschmerzen**	**192**
14.1	**Fraktur eines Wirbelkörpers**	**192**
14.2	**Bandscheibenvorfall (Diskusprolaps)**	**193**
14.3	**Kaudasyndrom**	**195**
15	**Extremitätenschmerzen**	**197**
15.1	**Kniegelenkempyem**	**197**
15.2	**Tiefe Beinvenenthrombose**	**198**
15.3	**Akuter peripherer Arterienverschluss**	**199**
15.4	**Phlegmasia coerulea dolens**	**200**

Teil III
Allgemeine Notfallmedizin 201

16	**Notfallrelevante Diagnosen für Heilpraktiker**	**202**
17	**Lagerungsarten**	**204**
17.1	**Lagerung in der vorgefundenen Position**	**205**
17.2	**Rückenlagerung**	**205**

17.3	Flachlagerung	205
17.4	Oberkörperhochlagerung	205
17.4.1	30°-Oberkörperhochlagerung	205
17.4.2	Halbsitzende Oberkörperhochlagerung	206
17.5	Oberkörpertieflagerung, Schocklagerung	206
17.6	Stabile Seitenlage	207
18	Venöser Zugang	209
19	Stillung starker Blutungen	212
20	Formaljuristische Aspekte	214
21	Notfallausrüstung	216
21.1	Allgemeine Informationen	216
21.2	Zusammenstellung eines Notfallkoffers für Heilpraktiker (Beispiel)	217
22	Schnellübersicht: Indikationen und Notfallbehandlung	218

Teil IV
Anhang 221

23	Literaturverzeichnis	222
24	Abbildungsnachweis	223
25	Sachverzeichnis	227

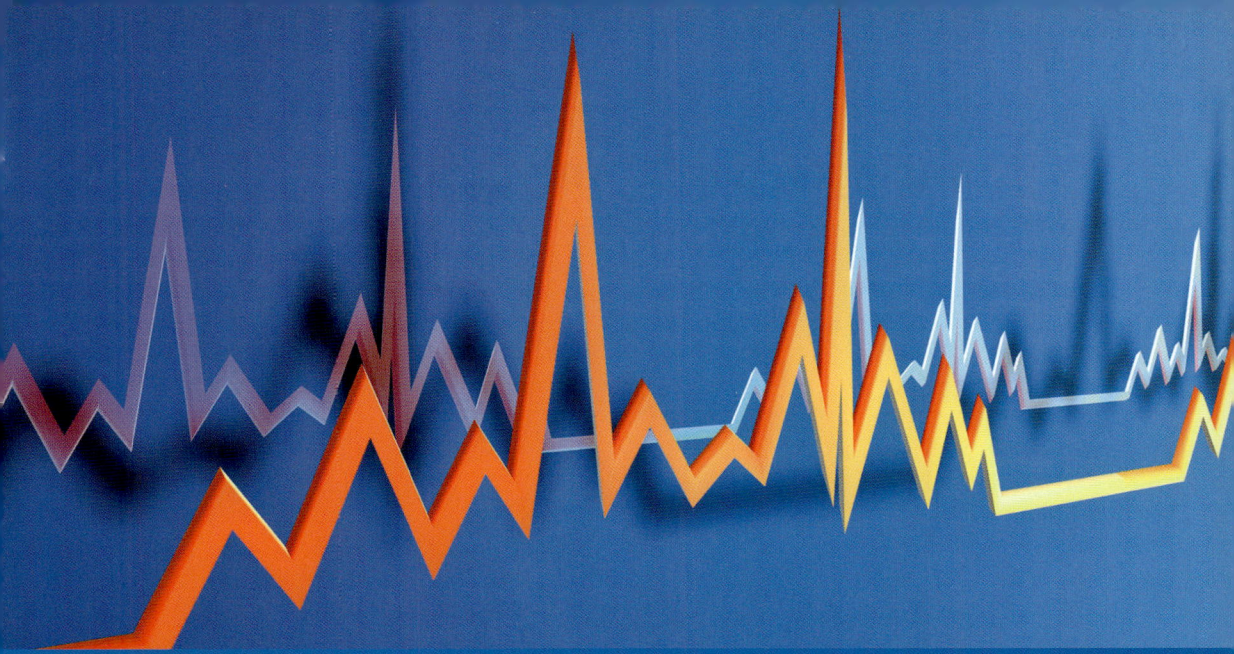

Teil I
Allgemeine Grundlagen

1　　Grundlagen der Bioenergetik 2
2　　Zeitbegriffe in der Notfallmedizin 7

1 Grundlagen der Bioenergetik

Die richtige Einschätzung einer Notfallsituation erfordert das Verständnis für elementare, lebenserhaltende Stoffwechselprozesse. Kommt es nämlich zu einer Störung dieser Abläufe, sind typische Ausfallerscheinungen neben körpereigenen Gegenregulationsmechanismen die ersten klinisch verwertbaren Zeichen. Diese lassen einerseits die Bedrohlichkeit und andererseits die mögliche Ursache der Entgleisung ableiten.

! **Beachte: Stark vereinfacht, handelt es sich bei jeder Notfallsituation um eine Störung der Energiegewinnung.**

Nicht nur der Gesamtstoffwechsel (▶ Abb. 1.1) ist von einer verminderten Energiegewinnung betroffen, sondern auch jede einzelne Zelle. Denn sie benötigt Energie für die Wahrung ihrer besonderen Aufgabe zum Nutzen des Gesamtorganismus, z. B.:
- Bewegung durch Kontraktion (Muskelzelle)
- Insulinherstellung (Inselzelle)
- Wahrnehmung, Bewusstsein, Denkprozesse (Gehirnzelle)

Es sei hier angemerkt, dass einmal mehr die Gehirnzelle die Hauptschwachstelle des Menschen darstellt.

Einen erheblichen Energieanteil braucht die Zelle jedoch auch, um ihren eigenen Stoffwechsel aufrechtzuerhalten. Kommt es zu einem Energiedefizit, reduziert oder stoppt sie zur Erhaltung ihrer eigenen Existenz daher zunächst ihre Aufgabe im Gesamtorganismus, um Energie einzusparen. Die Muskelzelle würde keine Kontraktion mehr durchführen, die Inselzelle kein Insulin mehr bilden und die Zellen der Großhirnrinde das Bewusstsein nicht mehr aufrechterhalten. Während der Funktionsausfall der ersten beiden Zellpopulationen erst nach längerer Zeit des Energiemangels spürbare Probleme bereitet, kann sich der Bewusstseinsverlust sehr schnell entwickeln und notfallmedizinisch bedeutsam werden.

Schlüssel der Energiegewinnung: Die kontrollierte Knallgasreaktion

Die Energiegewinnung beinahe jeder Körperzelle beruht auf der simplen **Reaktion von Wasserstoff mit Sauerstoff zu Wasser**, die den meisten als Knallgasreaktion aus dem Chemieunterricht gut bekannt ist: Nachdem die beiden Gase in geeignetem Mischverhältnis gezündet werden, erfolgt eine heftige Explosion mit folgender Reaktion: $2\,H_2 + O_2 \rightarrow 2\,H_2O$.

Da sich die bei der Detonation freiwerdende Energie eher destruktiv auswirkt, wird in den Körperzellen die formal gleiche Reaktion in mehreren Schritten in den Mitochondrien vollzogen (▶ Abb. 1.2, S. 4), wobei die anfallenden Energieäquivalente z. B. als energiereiche Phosphate (ATP) gespeichert werden. Wichtig ist jedenfalls, dass eine ausreichende Energiegewinnung an das Vorhandensein der Reaktionspartner Wasserstoff und Sauerstoff gebunden ist.

Allgemeine Info

Eine ausreichende Energiegewinnung bedingt auch das reibungslose Funktionieren der Atmungskette in den Mitochondrien. Diese kann z. B. durch eine Vergiftung mit Zyanid (Blausäure, Zyankali) blockiert sein. Da die Patienten in diesem Fall zwar ausreichend mit Sauerstoff versorgt sind, dieser aber nicht mehr genutzt werden kann, ist die Folge ein Erstickungstod, der als „inneres Ersticken" bezeichnet wird. Im Gegensatz dazu steht das „äußere Ersticken", das durch Sauerstoffmangel etwa durch Verlegung der Atemwege verursacht wird.

Steht einer der beiden Reaktionspartner, Wasserstoff und Sauerstoff, nicht in ausreichender Menge zur Verfügung, stellt sich ein Energiedefizit ein. Dabei ist es wichtig zu berücksichtigen, dass der Mangel an einem nicht durch ein Übermaß des anderen ausgeglichen werden kann, beide müssen ausreichend zur Verfügung stehen: Selbst eine noch so luxuriöse Versorgung mit Sauerstoff kann den möglicherweise übersehenen Mangel an Wasserstoff nicht kompensieren. Schwerste Folgeschäden bis hin zum Tod des Patienten würden das – durch den Heilpraktiker sehr wohl vermeidbare – Resultat sein.

Beachte: Notfallsituationen entstehen, wenn die Energiegewinnung der Zelle durch die Verbindung von Wasserstoff und Sauerstoff nicht mehr ausreichend möglich ist.

Die entscheidenden Überlegungen der Notfallmedizin widmen sich also der Herkunft und dem Transport von Wasserstoff und Sauerstoff bis in die Mitochondrien (fast) jeder Körperzelle.

Schwächstes Glied: Sauerstoff

Ohne Sauerstoffaufnahme bleiben dem Menschen nur wenige Minuten zu leben. Er muss in der Atemluft vorhanden sein, durch die Atemwege aufgenommen werden, an die roten Blutkörperchen gebunden werden und, angetrieben durch die Pumpleistung des Herzens, über intakte Blutgefäße vom kapillaren Stromgebiet in die Zelle diffundieren können. Das bedeutet, dass sowohl die Atemwege, als auch das Herz-Kreislauf-System einschließlich des erforderlichen Blutvolumens fehlerfrei arbeiten müssen.

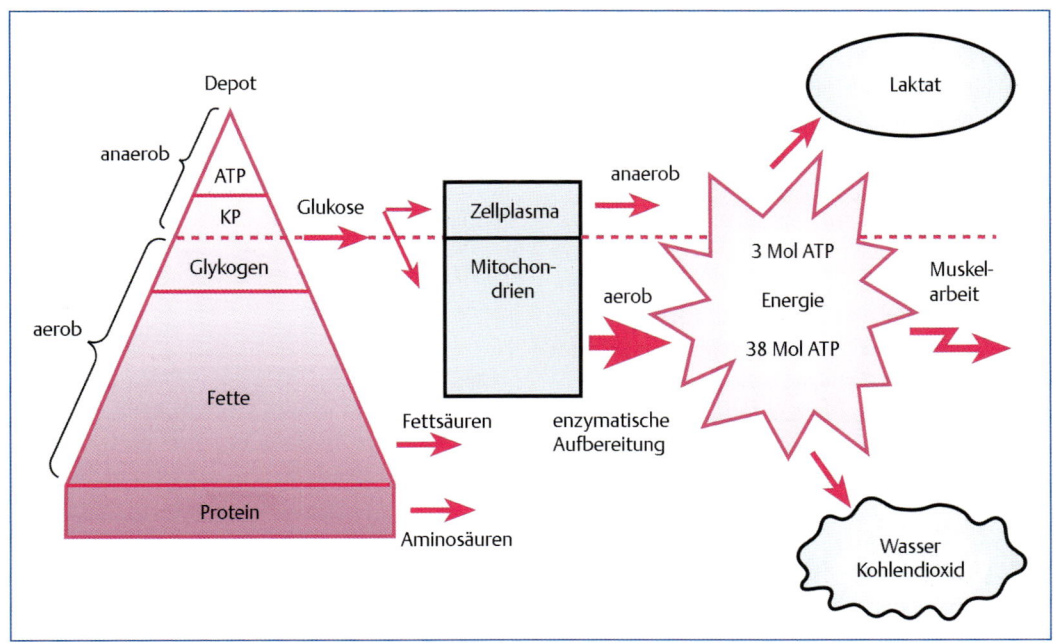

▶ **Abb. 1.1** Aerobe und anaerobe Energiegewinnung.

1 – Grundlagen der Bioenergetik

▶ **Tab. 1.1** Aufnahme von Wasserstoff und Sauerstoff zur Energiegewinnung.

	Wasserstoff	Sauerstoff
Medium	Nahrung	Atemluft
natürliches Vorkommen	Kohlenhydrate	O_2
Substrat	Glukose	O_2
Speicherform	Glykogen	keine, permanente Aufnahme notwendig
Transport	Blutkreislauf	Blutkreislauf

Allgemeine Info

Die einzigen Zellen, die zur „Knallgasreaktion" nicht fähig sind, sind die Erythrozyten, die in reifem Zustand keine Mitochondrien mehr besitzen. So stellt die Natur sicher, dass diese Zellen tatsächlich den Sauerstoff nur transportieren und dann bereitwillig wieder abgeben, da sie ihn nicht selbst zur Energiegewinnung nutzen können. Allerdings sind sie Meister in der sauerstoffunabhängigen Energiegewinnung, der anaeroben Glykolyse (▶ S. 5).

Zu den besonderen Schwachstellen des menschlichen Sauerstoff-Stoffwechsels zählt, dass Sauerstoff nicht gespeichert werden kann (▶ Tab. 1.1) und daher permanent zugeführt werden muss.

Wasserstoff: Kohlenhydrate als Vehikel

Im Gegensatz zu Sauerstoff kann der Körper Wasserstoff speichern. Daher sind unter natürlichen Umständen lebensbedrohliche Mangelzustände sehr selten. Der Metabolismus von der Aufnahme bis zur Reaktion in den Mitochondrien vollzieht sich allerdings etwas komplizierter als der des Sauerstoffs.

Aufgenommen wird der – in elementarer Form gasförmige – Wasserstoff als fester oder flüssiger Nahrungsbestandteil (▶ Tab. 1.1): als Kohlenhydrat, also Einfach- oder Mehrfachzucker (z. B. Stärke). Das im Stoffwechsel verwertbare Substrat ist Glukose (Traubenzucker). Diese wird als Glykogen in der Leber und in den Muskelzellen gespeichert, kann aber auch im Notfall aus körpereigenen Eiweißen (**Glukoneogenese**) synthetisiert werden. Grundsätzlich ist also der Nachschub an Glukose über mehrere Wege sichergestellt. Dennoch kommt es immer häufiger zu gefährlichen Mangelsituationen (Hypoglykämien, ▶ S. 120).

Energiekaskade des Lebens: Glykolyse, Zitratzyklus und Atmungskette

Zur Energiegewinnung wird die Glukose in der Zelle im Rahmen der **Glykolyse** (▶ Abb. 1.2) zu Pyruvat und weiter zu Acetyl-CoA abgebaut, das in den Mitochondrien Ausgangssubstanz des Zitronensäurezyklus wird.

> **Beachte:** Der Zitronensäure- oder Zitratzyklus stellt den wichtigsten Stoffwechselprozess der Energiegewinnung dar. Dabei werden mithilfe des aus allen Nährstoffklassen (Kohlenhydrate, Proteine, Fette) gebildeten Acetyl-CoA und unter Bildung von CO_2 die Energieüberträger ATP und GTP synthetisiert. Der ebenfalls hierbei gebildete, an die Coenzyme NAD und FAD gebundene, Wasserstoff wird im Rahmen der folgenden Atmungskette unter Sauerstoffverbrauch und weiterer Energiegewinnung zu CO_2 und Wasser verbrannt.

Ein Sauerstoff- und Glukosedefizit stellt besonders für Zellen, die auf diese Art der Energiegewinnung spezialisiert sind (z. B. Nervenzellen in der Groß-

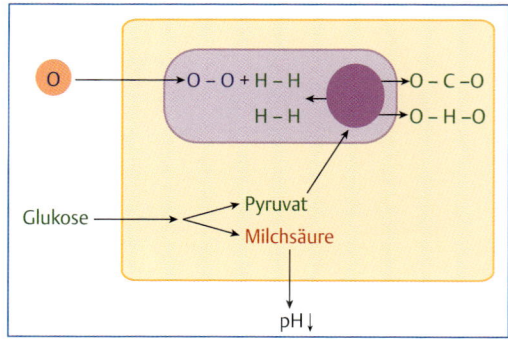

▶ **Abb. 1.2** Energiestoffwechsel der Zelle.

hirnrinde) eine lebensbedrohliche Notfallsituation dar. Eine Unterzuckerung ist daher für das Gehirn ähnlich zu bewerten wie ein Atem- oder Kreislaufstillstand. Dies sollte gerade bei ungeklärter Bewusstlosigkeit nie vergessen werden.

Im Idealfall wird der Energiestoffwechsel der Körperzellen durch die Glukoseverbrennung sichergestellt. Wie bei jeder (aeroben) Verbrennung muss dazu ausreichend Sauerstoff geliefert werden. Ist dies der Fall, wird der Glukoseabbau ab dem ersten Stoffwechselschritt in der Zelle auch darauf ausgerichtet. Wenn also die Zelle „weiß", dass ausreichend Sauerstoff vorhanden ist, wird Glukose zunächst zu **Pyruvat** umgewandelt, das dann in die Mitochondrien gelangt und dort dem Zitratzyklus zur Verfügung steht. In der darauf folgenden **Atmungskette** kommt es schließlich zur „Knallgasreaktion", also der Synthese von Wasserstoff und Sauerstoff, die eine größtmögliche Energiemenge freisetzt. Den Abbau von Glukose in Anwesenheit von Sauerstoff nennt man „**aerobe Glykolyse**".

> ❗ **Beachte:** Die häufigsten Notfallsituationen ergeben sich aus Störungen des Glukosestoffwechsels sowie der Aufnahme (Atemwege) und des Weitertransports (Herz-Kreislauf-System) von Sauerstoff. Daher empfehlen sich Sauerstoff, Glukose (als Tabletten – injektionsfähige Glukose in relevanter Konzentration ist seit 2008 verschreibungspflichtig) und Blutvolumen auffüllende Flüssigkeiten (physiologische Kochsalzlösung) als Basismittel in der Notfallmedizin.

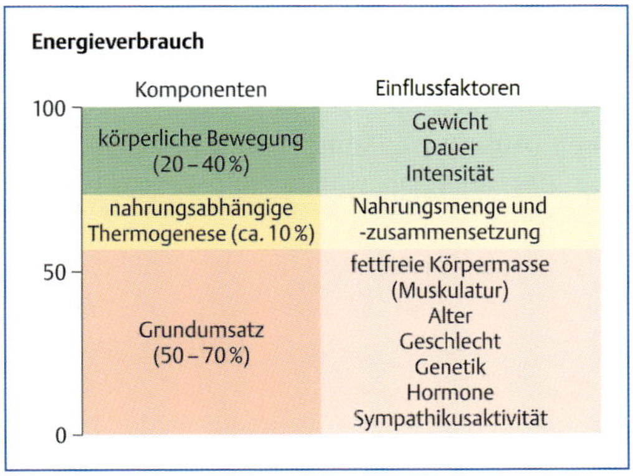

▶ **Abb. 1.3** Energieumsatz des Körpers.

Bei Sauerstoffdefizit: Sauerstoffschuld und anaerober Glukoseabbau

Nicht immer stehen den Körperzellen – insbesondere bei hoher Beanspruchung – ausreichende Sauerstoffmengen zur Verfügung, um ihre Leistung aufrechtzuerhalten. So müssen z.B. Muskelzellen beim Hochleistungssport eine „**Sauerstoffschuld**" eingehen, die sie später wieder ausgleichen: Hundert-Meter-Läufer können z.B. während ihres Sprints ihren Sauerstoffbedarf nicht annähernd decken – und sind daher auch noch Minuten danach „außer Atem". Erythrozyten kommen wie erwähnt sogar ganz ohne Sauerstoff aus. Es gibt also noch eine alternative Energiegewinnung aus Glukose, wenn kein oder nicht genügend Sauerstoff vorhanden ist. Sie wird als „**anaerobe Glykolyse**" (▶ Abb. 1.1) bezeichnet.

Dabei wird Glukose gar nicht erst in Pyruvat verwandelt, da ein Übertritt in die Mitochondrien ohne Sauerstoff zwecklos wäre. Stattdessen wird Glukose direkt zu **Milchsäure** abgebaut. Dies führt zwar zu einer erheblich geringeren Energieausbeute, ermöglicht jedoch bestimmten Geweben, insbesondere Muskelzellen, auch in Ausnahmesituation eine Übernahme ihrer Aufgaben.

Diesen Weg beherrschen allerdings nicht alle Zellarten gleichermaßen. Weltmeister sind die Erythrozyten. Muskelzellen können kurzfristig auf diese Weise sogar anaerobe Höchstleistungen vollbringen. Auch Organe wie Leber und Nieren können eine Zeit lang bei gedrosselter Sauerstoffversorgung weiterarbeiten. Nervenzellen sind hingegen kaum, in der Großhirnrinde praktisch gar nicht zur anaeroben Glykolyse fähig.

Die anfallende Milchsäure wird nun aus der Zelle an die Umgebung abgegeben. Dieser letzte Schritt dient nicht nur der Entsäuerung des Zellinneren, sondern ist in Notfallsituationen auch als verzweifelter Versuch der Zelle zu werten, ihr eigenes Überleben, gegebenenfalls auch auf Kosten des Gesamtorganismus zu sichern: Dieser Stoffwechselweg leitet den Übergang einer reversiblen in eine irreversible **Schockphase** ein (▶ S. 59).

ℹ Allgemeine Info

Die beste Nutzung von Glukose ist die aerobe Verbrennung mit Sauerstoff. Je nach Zellart kann aber auch bei Sauerstoffmangel für unterschiedliche Zeitspannen ausreichend Energie aus dem Abbau der Glukose zu Milchsäure gewonnen werden.

1 – Grundlagen der Bioenergetik

Energiebedarf der Zelle

Wie beschrieben, erschließt die Bioenergetik die wichtigsten Basismedikamente der Notfallmedizin: Sauerstoff, Glukose und physiologische Kochsalzlösung. Darüber hinaus erklärt sie die ersten klinischen Zeichen einer bedrohlichen Notfallsituation.

Zum einen benötigt die Zelle Energie, um ihre spezifische Aufgabe im Gesamtorganismus zu erfüllen (▶ S. 2). Einen weiteren beträchtlichen Teil setzt sie ein, um sich selbst am Leben zu erhalten. Die Selbsterhaltung besteht hierbei nicht etwa in der Abwehr gefährlicher Viren oder Bakterien, sondern in der Abwendung der allzeit vorhandenen, lebensbedrohlichen Gefahr durch Wasser.

ℹ Allgemeine Info

Vor vielen Millionen Jahren, so sagt man, haben einige Lebewesen das Meer verlassen, um sich an Land weiterzuentwickeln. Das stimmt nur zum Teil. Genau genommen haben sie ihre natürliche Umgebung, das Meerwasser in verdünnter Form mitgenommen, sorgsam verpackt in mehrere Schichten, aber doch so, dass es immer noch jede einzelne Körperzelle umspült. Der prozentuale Anteil von Natriumchlorid (NaCl, Koch- oder Meersalz) in der Extrazellulärflüssigkeit beträgt 0,9, daher wird eine 0,9%ige Kochsalzlösung auch „physiologische" Kochsalzlösung genannt und ist zur Ergänzung des Blutvolumens in der Notfallmedizin geeignet.

Die Aufgabe des Kochsalzes ist die **Wasserbindung**. Lässt man Salz offen stehen, wird es feucht, es zieht Wasser aus der Luft an. Bei diesem wasseranziehenden Effekt spielt das Natrium-Ion die Hauptrolle. Es kommt im Extrazellulärraum in hoher Konzentration vor. Im Inneren der Zelle wird die gleiche Aufgabe von Kalium-Ionen wahrgenommen, allerdings bindet Kalium weniger Wasser, was den begrenzten Platzverhältnissen in einer Zelle Rechnung trägt. **Innerhalb** der Zellmembran besteht eine erhöhte Kalium- und erniedrigte Natriumkonzentration, **außerhalb** der Zelle dagegen erhöhte Natrium- und erniedrigte Kaliumwerte.

Solche Konzentrationsgefälle lässt die Natur jedoch nicht zu, sie ist um einen ständigen Konzentrationsausgleich, dem Gesetz der Osmose (Prozess des Konzentrationsausgleichs gelöster Teilchen) entsprechend, bemüht. So kommt es zu einem ständigen Einstrom von Natrium-Ionen (und damit des von ihnen gebundenen Wassers) in das Zellinnere, während Kalium-Ionen nach außen wandern. Dieser Effekt wird bei Nervenzellen durch das Öffnen von Natriumkanälen bei der Informationsübertragung noch verstärkt. Jede Körperzelle muss also ständig gegen das Konzentrationsgefälle Natrium-Ionen aus dem Zellinneren heraus- und Kalium-Ionen hineinbefördern: eine erhebliche, energieintensive Anstrengung, die von der sogenannten **Natrium-Kalium-Pumpe** in der Zellmembran zu leisten ist.

Gerät die Zelle in eine energetische Mangelsituation, wird sie die verbleibende Energiemenge nutzen, um die überlebenswichtige Natrium-Kalium-Pumpe weiter betreiben zu können. Alle sonstigen Funktionen werden reduziert oder komplett eingestellt. Wenn also eine Körperzelle ihre spezifische Aufgabe im Körperverband nicht mehr erfüllt, bedeutet dies nicht zwangsläufig ihr Absterben, sie kann sehr wohl überleben und nach einer Erholungsphase, wenn die Energieversorgung wieder reibungslos funktioniert, ihren Dienst wieder aufnehmen.

Früher oder später im Lebenszyklus einer Zelle wird (je nach Zellart) jedoch auch die anaerobe Glykolyse (erkennbar am ansteigenden Milchsäurespiegel) nicht mehr ausreichen, um die Natrium-Kalium-Pumpe zu versorgen. Es reichert sich Natrium und mit ihm auch Wasser in der Zelle und ihren Zellorganellen an, die Zelle treibt auf, man spricht von einer „**hydropischen Schwellung**". Noch aber ist die Zelle nicht irreversibel geschädigt. Sie könnte „wiederbelebt" werden, würde sie nur endlich genügend Energie erhalten. Das Ende der Zelle wird eingeleitet, wenn ihre **Lysosomen** – Organellen, die aggressive Enzyme zum Abbau von „Zellschrott" enthalten – platzen, und mit ihren Enzymen die Zelle von innen heraus zerstören (**Autolyse**). Dann ist auch bei einer Erholung des Energienotstands der Zelltod unausweichlich.

Nicht zu verwechseln ist der Zelltod durch Energiemangel mit der **Apoptose**, dem programmierten Zelltod, der z. B. in der Embryonalentwicklung, bei T-Lymphozyten oder der Zytostatikatherapie eine wichtige Rolle spielt.

2 Zeitbegriffe in der Notfallmedizin

2.1 Lähmungszeit 7
2.2 Wiederbelebungszeit 8
2.3 Erholungszeit 8
2.4 Stadien der Gehirnbeeinträchtigung 9

Aus der beschriebenen Entwicklung einer Energiemangelsituation werden Zeitphasen definiert, die den pathophysiologischen Mechanismus bis zum Zelltod beschreiben.

2.1 Lähmungszeit

Als Lähmungszeit wird die Zeitspanne vom Beginn des Energiemangels bis zur Einstellung der spezifischen Zelltätigkeit bezeichnet, also die Zeit, die vergeht, bis durch Energiemangel die Muskelzelle nicht mehr kontrahiert, die Inselzelle kein Insulin mehr bildet und die Gehirnzelle nicht mehr denkt (was bei einigen Zeitgenossen nicht weiter auffallen würde) und schließlich das Bewusstsein ausfällt.

Wie aus ▶ Tab. 2.1 ersichtlich, zeigt das Gehirn schon nach wenigen Sekunden Energiemangel erste Ausfallerscheinungen, nach 8–12 Sekunden kompletter Versorgungsstörung kommt es unweigerlich zum Bewusstseinsverlust. Erklärbar wird diese kurze Zeitspanne durch die eingeschränkte Fähigkeit zur anaeroben Glykolyse.

Dies bedeutet aber auch, dass ein bewusstseinsklarer Patient auch bei nicht fühlbarem Puls kaum einen Kreislaufstillstand haben wird, sodass das beherzte Einleiten von Reanimationsmaßnahmen nicht nur von der Fühlbarkeit peripherer Pulse abhängig gemacht werden sollte: Der gesamte klinische Eindruck ist ausschlaggebend. Umgekehrt muss bei Bewusstlosigkeit ein Kreislaufstillstand vermutet und abgeklärt werden.

▶ Tab. 2.1 Wichtige Zeitbegriffe in der Notfallmedizin.

	Lähmungszeit (bis zum reversiblen Funktionsverlust)	Wiederbelebungszeit (bis zum irreversiblen Funktionsverlust)	Erholungszeit (bis zur Normalisierung)
Skelettmuskulatur	1–2 Stunden	mehrere Stunden	Stunden bis Tage
Organe (Niere, Leber)	30–60 Minuten	3–4 Stunden	mehrere Tage
Herzmuskel	wenige Minuten	• ruhend: mehrere Stunden • tätig: 4–5 Minuten	mehrere Tage
Gehirn	8–12 Sekunden	8–10 Minuten	10 Minuten bis mehrere Tage

2 – Zeitbegriffe in der Notfallmedizin

> **Beachte:** Bei jedem bewusstlosen Patienten muss ein Kreislaufstillstand als mögliche Ursache umgehend ausgeschlossen werden. Ist dies nicht sicher möglich, so sollten nach heutiger Auffassung die Maßnahmen der kardiopulmonalen Reanimation (▶ S. 64) eingeleitet werden.
> Der plötzliche Bewusstseinsverlust nach unspezifischen Beschwerden wie Schwindel oder Übelkeit gibt einen ersten Hinweis auf eine potenziell lebensbedrohliche Notfallsituation.

2.2 Wiederbelebungszeit

Die Wiederbelebungszeit (▶ Tab. 2.1) entspricht dem Zeitraum bis zum Ende der hydropischen Schwellung (▶ S. 6). In diesem Zeitraum ist zwar die Funktion der Zelle gestört, sie kann aber wiederhergestellt werden, wenn der Energiefluss erneut einsetzt.

Diese Zeitspanne ist für das Gehirn unter Normalbedingungen (37 °C Körpertemperatur) mit 8–12 Minuten deutlich länger als die Wiederbelebungszeit des Herzmuskels mit 4–5 Minuten, der sich danach nicht mehr (vollständig) regenerieren kann.

> **Beachte:** Weil sich das Gehirn noch nach 8–12 Minuten, das Herz jedoch nur innerhalb von 4–5 Minuten reanimieren lässt, kann auch nach einer für das Gehirn erfolgreichen Reanimation der Patient versterben, wenn das Herz länger als 4 Minuten nicht durchblutet wurde. Aufgrund der kürzeren Reanimationszeit des Herzens ist es von größter Wichtigkeit, bei einem Kreislaufstillstand unverzüglich mit einer externen Herzdruckmassage (▶ S. 65) zu beginnen, die nicht nur eine ausreichende Gehirndurchblutung, sondern auch eine ausreichende koronare Perfusion des Herzens gewährleistet.

2.3 Erholungszeit

Als Erholungszeit wird die Zeitspanne bis zur vollständigen Wiederherstellung der Organfunktion bezeichnet (▶ Tab. 2.1).

Wurde das Gehirn nur sehr kurz minderversorgt, kann das Bewusstsein schon nach ca. einer Minute zurückkehren. Bei einer Minderversorgung von etwa 60 Sekunden dauert die Bewusstlosigkeit 10–15 Minuten, bis zur vollständigen Erholung können allerdings Stunden bis Tage vergehen.

Da auch das tätige Herz eine relativ lange Erholungszeit benötigt, in der kein ausreichender Blutdruck zur Perfusion des Gehirns aufgebaut werden kann, ist in vielen Fällen die Langzeit-Überlebensrate von Patienten mit Kreislaufstillstand ungünstig und sinkt rapide mit jeder Minute ab, die bis zur Reanimation vergeht.

Fasst man alle Aspekte von Energiemangel, Wiederbelebung und Erholung zusammen, ergibt sich für den Gesamtorganismus eine **Wiederbelebungszeit von 4–5 Minuten**.

Diese Zeitspanne ist als Mittelwert zu verstehen und sehr von äußeren und individuellen Umständen beeinflussbar. Bei älteren Menschen und hohen Umgebungstemperaturen kann schon nach 3–4 Minuten ein irreversibler Schaden eintreten. Bei Kindern, die in kühler Umgebung verunglücken (z. B. Eiseinbruch) sind auch nach 30–40 Minuten noch erfolgreiche Reanimationen möglich.

Bislang wurde Energiemangel von Zellen gleichgesetzt mit Sauerstoffmangel durch Perfusionsstörung bei Kreislaufstillstand, denn in der Praxis wird in den meisten Fällen Ersteres durch Letzteres bedingt. Dabei sollte jedoch nicht vergessen werden, dass für die Gehirnzellen Glukose ebenso unentbehrlich ist wie Sauerstoff.

> **Beachte:** Bei Glukosemangel (Hypoglykämie) ergeben sich ähnliche Lähmungs-, Wiederbelebungs- und Erholungszeiten für das Gehirn wie bei Kreislaufstillstand.

2.4 Stadien der Gehirnbeeinträchtigung

Damit sind wir einmal mehr bei der Schwachstelle des Menschen angelangt, seinem Gehirn. Da es am schnellsten und empfindlichsten auf Energiemangel reagiert, und der Grad der Schädigung einem gut dokumentierten Schema folgt (▶ Tab. 2.2), eignet sich die Registrierung der abfolgenden klinischen Zeichen zur Beurteilung des Schweregrades des Energiemangels.

Wenige Sekunden nach Reduzierung der Energieversorgung klagt der Patient über Schwindel, Übelkeit, Hitzegefühl im Kopf, er verdreht die Augen und verliert nach **10 Sekunden** das Bewusstsein. Besteht der Energiemangel weiterhin, gelingt es dem Gehirn nicht mehr, Krampfpotenziale zu unterdrücken, nach ca. **20 Sekunden** treten generalisierte Krämpfe auf. Da jedoch der gesamte Organismus unter Energiemangel leidet, können die Entladungen nicht lange aufrechterhalten werden, oft erfolgen nur einige wenige tonisch-klonische Zuckungen die, im Gegensatz zum epileptischen Anfall rasch wieder sistieren. Dies dient der differenzialdiagnostischen Abgrenzung zur Epilepsie, bei der die Anfälle bis zu einer Minute anhalten können.

Wenn nach einer plötzlichen Bewusstlosigkeit **Krämpfe** auftreten kann dies ein Zeichen zunehmender **zerebraler Schädigung** sein.

ℹ️ Allgemeine Info

Bei Zeichen einer **zerebralen Schädigung** gilt es insbesondere, drei **Differenzialdiagnosen** abzuklären (es gäbe sicherlich erheblich mehr Ursachen wie Meningitis, intrazerebrale Blutungen, Intoxikationen etc., aber hier sollen nur die Ursachen Berücksichtigung finden, die schnell ermittelt und, was noch wichtiger ist, die auch unmittelbar behandelt werden können):
- epileptischer Anfall
- zerebrale Anoxie durch Kreislaufkollaps oder -stillstand
- zerebraler Energiemangel durch Hypoglykämie

Zunächst gilt es, den Kreislaufstillstand als gefährlichste Möglichkeit auszuschließen. Dies geschieht durch Palpieren des Pulses an der Halsschlagader. Ein fühlbarer Puls schließt einen Kreislaufstillstand aus. Ist der Karotispuls an einer Halsseite nicht fühlbar, sollte auch an der anderen Seite getastet werden, da gelegentlich einseitige Verschlüsse der Halsschlagader den Tastbefund erschweren. Liegt kein Kreislaufstillstand vor, erfolgt das weitere Vorgehen nach dem Schema der Notfalldiagnostik und Basisversorgung (▶ S. 14).

Nach ca. **60 Sekunden** erfolgt durch Schädigung der Stammhirnzentren ein zentraler Atemstillstand. Wenn wir von der Hypothese eines Kreislaufstillstands ausgehen bedeutet dies, dass eine Minute nach Kreislaufstillstand auch die Atmung aussetzt. Daher wird man bei der Wiederbelebung

▶ Tab. 2.2 Reaktion des Gehirns auf ausbleibende Energieversorgung.

Zeit ohne Sauerstoff oder Glukose	Symptome
1–10 Sekunden	Schwindel, Übelkeit, Hitzegefühl, Unruhe, Hitzegefühl im Kopf, Gesichtsrötung, Verdrehen der Augen
10 Sekunden	Bewusstlosigkeit
20 Sekunden	generalisierte Krämpfe (häufig als vorübergehende tonisch-klonische Zuckungen)
60 Sekunden	zentraler Atemstillstand
3–5 Minuten	lichtstarre, mittelweite Pupillen
5 Minuten	erloschener Kornealreflex
8–10 Minuten	Eintreten irreversibler Hirnschäden
> 10 Minuten	Hirntod

in der Regel auch gezwungen sein, nicht nur die Herzdruckmassage sondern auch die Atemspende durchzuführen (▶ S. 24).

> **Beachte: Eine Minute nach einem Kreislaufstillstand kommt es zum Atemstillstand, 5 Minuten nach einem primären Atemstillstand zum Kreislaufstillstand.**

Nach **3–5 Minuten** zerebralen Energiemangels werden die (zuvor geweiteten) Pupillen mittelweit und reagieren bei Lichteinfall nicht mehr mit einer Verengung. Sie werden, als Ausdruck schwerer Stammhirnschäden, lichtstarr. Nach **5 Minuten** erlischt der Hornhautreflex (Cornealreflex), was einen tief komatösen Zustand anzeigt. Schließlich zeigen nach **20 Minuten** an abhängigen Körperpartien entstehende Leichenflecken als erste sichere Todeszeichen die Aussichtslosigkeit der Situation an. Der folgende 2. Teil soll helfen, dies zu verhindern.

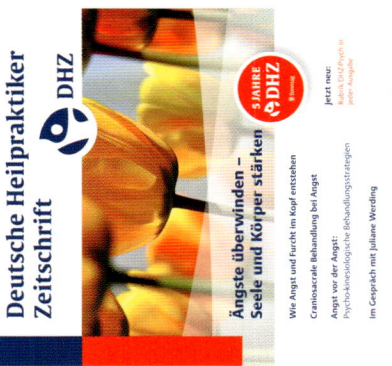

Deutsche Heilpraktiker Zeitschrift

DHZ

Ängste überwinden – Seele und Körper stärken

Wie Angst und Furcht im Kopf entstehen

Craniosacrale Behandlung bei Angst

Angst vor der Angst:
Psychokinesiologische Behandlungsstrategien

Im Gespräch mit Juliane Werding

5 JAHRE DHZ

Jetzt neu:
Rubrik DHZ-Praxis in jeder Ausgabe

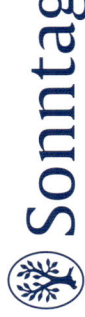

Sonntag

Sonntag

Vertieft Ihr Wissen, liefert konkrete Behandlungstipps und bereichert Ihr Leben.

Jetzt 1 Ausgabe kostenlos testen!

DHZ lesen lohnt sich:
- 6-mal jährlich praxisnahe Fortbildung
- kostenloser Zugang zum Online-Archiv
- Vorzugspreis für das Forum Heilpraxis – den DHZ-Kongress
- Qualifizierung durch den Erwerb von Fortbildungspunkten

Wissen. Heilen. Leben.

Gratis-Test!

Einfach Karte ausfüllen und
absenden oder hier bestellen:

TEL +49/(0)711/8931-321
FAX +49/(0)711/8931-422
MAIL aboservice@thieme.de
WEB www.medizinverlage.de

Die DHZ erscheint 6-mal im Jahr. Die Hefte erhalte ich direkt vom Verlag, die Berechnung erfolgt über die Buchhandlung Thieme & Frohberg GmbH, Tempelhofer Weg 11-12, 10829 Berlin. Alle Preise inkl. MwSt. zzgl. Versand (Inland 11,90 €, Ausland auf Anfrage). Der laufende Jahrgang wird anteilig berechnet. Das Abonnement läuft nach Bestelleingang mindestens ein Jahr und kann anschließend jederzeit mit dreimonatiger Frist zum Jahresende gekündigt werden. Der Lesetest kann nicht mehrmals in Folge in Anspruch genommen und nicht mit anderen Angeboten kombiniert werden.

Vertrauensgarantie: Ich kann diese Bestellung innerhalb von 14 Tagen (Poststempel) durch eine schriftliche Mitteilung an den Verlag widerrufen.

Preisänderungen und Irrtum vorbehalten. Verlag, Sitz und Handelsregister Stuttgart HRA 13411, Komplementärin: Thieme GmbH, Sitz und Handelsregister Stuttgart HRB 15454, Geschäftsführer: Dr. Th. Scherb, Dr. W. Knüppe, Dr. A. Hauff, Buchhandlung Thieme & Frohberg GmbH: Registergericht Stuttgart HRB 4410, Geschäftsführer: E. Straßmeir, Dr. P. Seitz.

Ja, ich möchte kostenlos ...

die *DHZ Deutsche Heilpraktiker Zeitschrift* kennen lernen. Ich erhalte ein aktuelles Probeheft. Ein Brief mit Formular erinnert mich an den Ablauf des Testangebotes. Es bleibt beim Test, wenn ich auf dem Formular ein Nein ankreuze und es dem Verlag zusende. Wenn Sie nichts von mir hören, möchte ich die Zeitschrift zu folgendem Preis abonnieren:

☐ Normalpreis 2010: 54,– € [D].
☐ Preis 2010 für Heilpraktiker-Anwärter von 24,95 € [D] (mit Nachweis).

Anschrift: ☐ privat ☐ dienstlich

Name, Vorname (möglichst Stempel)

Straße

PLZ, Ort

Beruf, Fachgebiet

E-Mail

Ja, ich möchte über neue Produkte und interessante Angebote aus der Thieme Verlagsgruppe informiert werden: ☐ **per E-Mail** und ☐ **per Post**

Datum   Unterschrift

Wenn ich künftig Informationen und Angebote der Thieme Verlagsgruppe nicht mehr erhalten möchte, kann ich der Verwendung meiner Daten für Werbezwecke jederzeit widersprechen.

102A92

Deutsche Post
ANTWORT

MVS Medizinverlage Stuttgart
GmbH & Co. KG
Leserservice
Oswald-Hesse-Str. 50
70469 Stuttgart
DEUTSCHLAND

Bitte freimachen, falls Marke zur Hand!

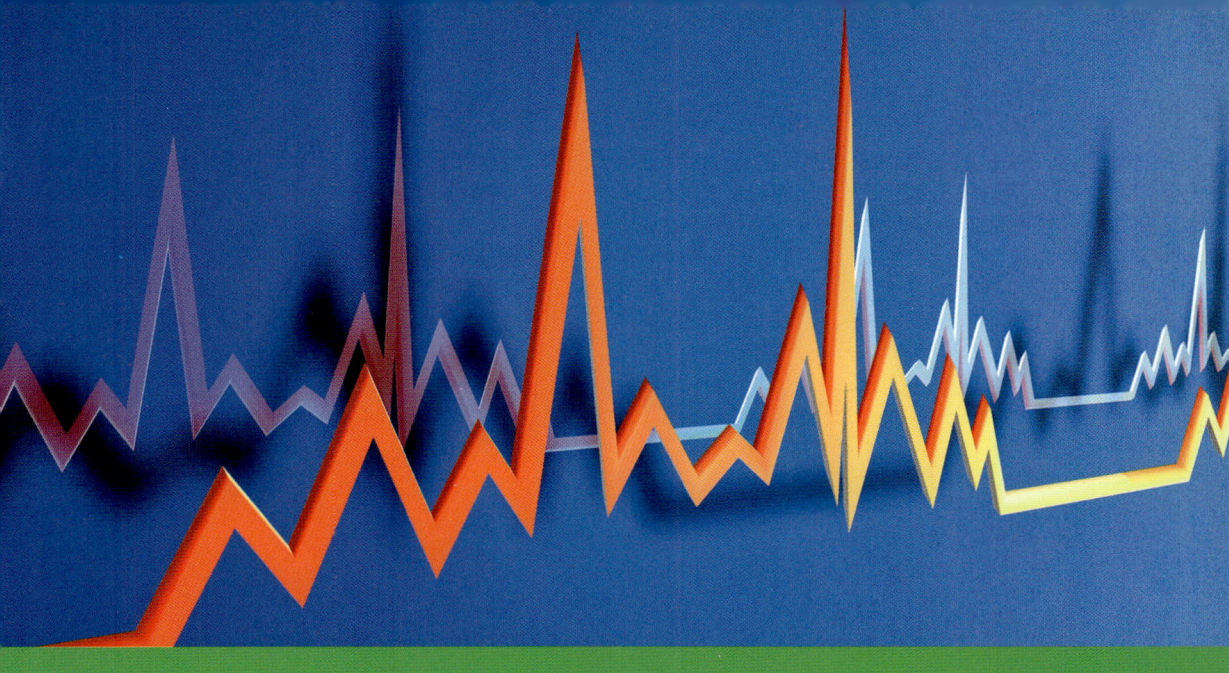

Teil II
Praxis der Notfallmedizin

3	Überblick	12
4	Atemstörungen	17
5	Kreislaufstörungen	49
6	Anaphylaktischer Schock	98
7	Bewusstseinsstörungen	111
8	Stoffwechselentgleisungen	120
9	Augenheilkunde	135
10	HNO-Erkrankungen	141
11	Bauchschmerzen	148
12	Thoraxschmerzen	180
13	Kopfschmerzen	184
14	Rückenschmerzen	192
15	Extremitätenschmerzen	197

3 Überblick

Eine allgemein gültige und für alle Bundesländer verbindliche Regelung der Anforderungen, die an einen Heilpraktiker zur Beherrschung von Notfallsituationen gestellt werden, gibt es bis heute nicht.

❗ **Beachte:** Der Einsatz rezeptpflichtiger Arzneimittel ist dem Heilpraktiker nur dann erlaubt, wenn diese für spezielle lebensbedrohliche Notfälle für Heilpraktiker zugelassen sind (s. Kapitel Anaphylaktischer Schock, S. 98).

Die noch vor 25 Jahren übliche Vorstellung, dass im Notfall das höhere Rechtsgut (Leben des Patienten) ein bestehendes Verbot (Einsatz rezeptpflichtiger Arzneimittel) überwinde, wird heute nicht mehr vertreten. Stattdessen wird festgestellt, dass ein Patient, der sich in die Behandlung eines Heilpraktikers begibt damit rechnen muss, dass im Notfall nicht die gleiche Versorgung erfolgen kann wie durch einen Arzt. Vom Heilpraktiker wird erwartet, dass er in der Lage ist, im Rahmen seiner durch den Gesetzgeber zugelassenen Möglichkeiten die bestmögliche Erstversorgung des Patienten bis zur Übernahme der Behandlung durch einen Arzt sicherzustellen.

Gleichwohl werden vom Heilpraktiker angesichts weitreichender Behandlungsbefugnisse Kenntnisse und Fähigkeiten erwartet, die deutlich über denen eines Laien angesiedelt sind.

Listet man die Häufigkeit von Notfallsituationen in der heilpraktikergeführten Naturheilpraxis auf, stehen Kreislaufregulationsstörungen unangefochten an erster Stelle, in absteigender Reihenfolge gefolgt von einfacher Kreislaufschwäche über Kreislaufkollaps bis hin zum deutlich selteneren Kreislaufschock. Eine absolute „Rarität" stellt der Kreislaufstillstand dar, er kommt aber vor.

An zweiter Stelle stehen allergische Reaktionen, die in der Regel im Stadium 0–2 sistierten. Nur ein Kollege berichtete von einem Allergischen Schock (Stadium 3), der aber durch den Notarzt erfolgreich behandelt werden konnte.

Relativ häufig wurden Zwischenfälle beschrieben, bei denen der Heilpraktiker keine exakte Diagnose angeben konnte, da aufgrund der augenscheinlichen Bedrohlichkeit rasch ein Notarzt gerufen wurde, der den Patienten in der Regel ins Krankenhaus abtransportierte – oder die Patienten an ihre Hausärzte verwiesen wurden. Im Vordergrund solcher Situationen standen Symptome wie Bewusstseinsstörungen, Luftnot, Thoraxschmerz, Bauchschmerz, unklare Fieberzustände, Lähmungserscheinungen und selten auch hochgradige Unruhezustände.

Gerichtsurteile, die betroffenen Patienten aufgrund von Notfallsituationen Schadenersatz zusprechen, bescheinigen dem Therapeuten (Arzt oder Heilpraktiker) in den meisten Fällen eine zu späte Weiterleitung des Patienten in eine fachärztliche Behandlung (in aller Regel stationäre Krankenhausbehandlung). Bei Zwischenfällen, die in

Zusammenhang mit naturheilkundlichen Behandlungen aufgetreten waren, wurde außerdem besonders häufig eine nicht ausreichende Aufklärung des Patienten über mögliche Risiken bemängelt.

Fasst man jedoch alle Veröffentlichung der letzten 25 Jahre zum Thema Notfälle in der Heilpraktikerpraxis zusammen, ist das Resultat überwiegend akzeptabel. Von einigen wenigen Extremfällen abgesehen, erkennt ein verantwortungsbewusster, erfahrener Heilpraktiker sehr genau seine Grenzen und zögert nicht, im Zweifelsfall einen Arzt hinzuzuziehen. Leider sind es aber die Exremfälle, die dann in der Presse publiziert werden und damit dem Ansehen einer gesamten Berufsgruppe Schaden zufügen.

Aus der Praxiserfahrung kristallisieren sich zwei Arten von Notfallsituationen (▶ Tab. 3.1) heraus:
- **Akut lebensbedrohliche** Notfälle erfordern ein sofortiges Handeln nach vorgegebenen Standards. Sie sind in der Praxis sehr selten, können aber überall im Alltag auftreten und verpflichten den Heilpraktiker zu fachmännischer Hilfeleistung. Dabei handelt es sich um schwere akute Störungen der Vitalfunktionen wie Atemwegsverlegung oder Herzstillstand, die aufgrund lebensbedrohlicher Symptome kein Warten auf den Notarzt (durchschnittliche Wartezeit auf den Rettungsdienst: 8 Minuten) erlauben.
- Die überaus häufigeren, **potenziell bedrohlichen** Notfallsituationen bedrohen nicht akut das Leben, können aber, wenn nicht rasche ärztliche Hilfe veranlasst wird, zu bleibender Schädigung oder sogar zum Tod des Patienten führen.

Erstmaßnahmen bei bewusstlosem Patienten

Wenn irgend möglich, sollten bei einem bewusstlosen Patienten auf der Straße bzw. in der Öffentlichkeit, sofort weitere Hilfskräfte einbezogen werden, z. B. durch lautes **Rufen**. Allerdings führt das Rufen von „Hilfe" in unserer Gesellschaft leider oft zu einer Vermeidungstaktik: Potenzielle Helfer laufen lieber weg als sich einer unklaren, gefährlichen Situation auszusetzen. Daher wird bisweilen empfohlen, statt „Hilfe" besser „Feuer" zu rufen, da die Neugierde und Sensationslust eher Passanten herbeilockt als die Vorstellung, helfen zu müssen.

Ein hinzugezogener Helfer wird aufgefordert, unverzüglich den **Rettungsdienst** zu verständigen und einen Notarzt anzufordern. Bleibt zusätzliche Hilfe aus, steht zunächst die Betreuung des Patienten im Vordergrund, und der Notruf erfolgt nach den wichtigsten **Diagnoseschritten**.

▶ Tab. 3.1 Differenzierung von Notfällen nach Handlungszwang.

Notfallsituationen überwiegend mit Zeitfenster zur Weiterleitung an einen Arzt	Notfallsituationen mit unmittelbarem Handlungszwang vor Eintreffen eines Arztes
• Schmerzsyndrome der unterschiedlichen Fachrichtungen (z. B. Abdomen, Thorax, Kopf, Extremitäten) • Dyspnoe • Allergische Reaktionen (außer Typ I, ab Stadium 1) • Stoffwechselentgleisungen • Störungen der Sinnesorgane • Ernährungsstörungen, Exsikkose • Fieber • neurologisch-psychiatrische Syndrome • Intoxikationen, Traumata,	• komplette Atemwegsverlegung • Herzstillstand • akute Hypoglykämie • anaphylaktischer Schock

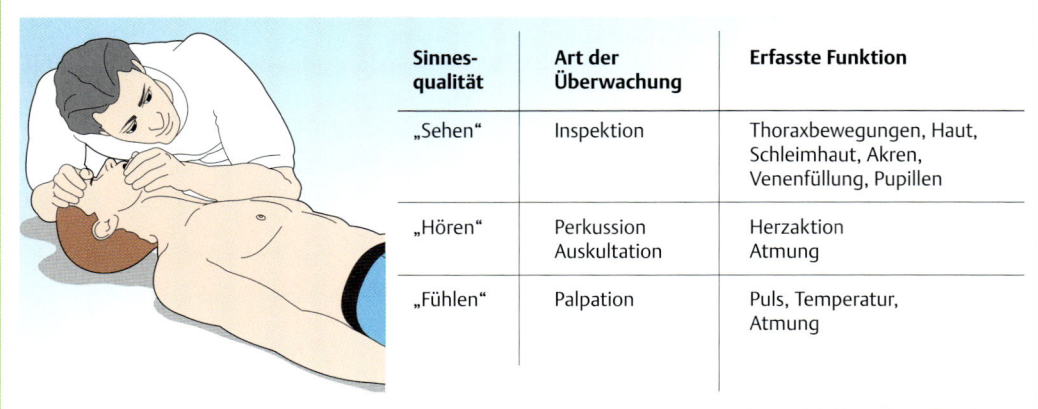

▶ **Abb. 3.1** Atmungskontrolle im Rahmen des Diagnostischen Blocks.

Sinnes-qualität	Art der Überwachung	Erfasste Funktion
„Sehen"	Inspektion	Thoraxbewegungen, Haut, Schleimhaut, Akren, Venenfüllung, Pupillen
„Hören"	Perkussion Auskultation	Herzaktion Atmung
„Fühlen"	Palpation	Puls, Temperatur, Atmung

Handlungsschema bei bewusstlosem Patienten

Diagnostischer Block
Am bewusstlosen Patienten erfolgt zunächst eine erste orientierende Untersuchung (Diagnostischer Block), die nicht länger als 10 Sekunden dauern sollte:
- Ansprechen und Anfassen (leichter Schmerzreiz, z. B. zwicken): erweckbar/nicht erweckbar bzw. Grad der Bewusstseinsstörung (▶ S. 112).
- Inspektion und Freimachen der Atemwege (▶ S. 22).
- Überprüfen der Atemtätigkeit durch Sehen, Fühlen und Hören (Thoraxbewegungen, Ohr an Nase/Mund, ▶ Abb. 3.1, ▶ S. 22)

Patient nicht erweckbar (komatös)
- bei Kreislaufstillstand (keine Pulse an den großen Arterien): kardiopulmonale Reanimation (▶ S. 64)
- Ist eine ausreichende Spontanatmung – keine Zyanose, keine Atemnebengeräusche, normale Atemfrequenz (▶ Tab. 4.1, S. 18) – nachweisbar, ist ein Kreislaufstillstand (▶ S. 61) unwahrscheinlich. Dies wird durch die Fühlbarkeit der Pulse (▶ Abb. 3.2) abgesichert.
- Sind Atmung und Puls ausreichend vorhanden, folgen die weiteren Schritte:
  - Überprüfung des Blutzuckers per Photometer (Werte unter 50 mg/dl: ▶ S. 120 ff.)
  - Kontrolle der Pupillen (▶ S. 16, 89)
  - stabile Seitenlage (▶ S. 207)
  - Sauerstoff mit Sonde oder Maske (▶ S. 25)
  - Notarzt verständigen (evtl. mit der Diagnose: Hypoglykämisches Koma)
  - venöser Zugang, durch Infundieren von 5–10 Tr. 0,9 % NaCl offen halten, anschließend Schlauchklemme am Infusionsgerät schließen
  - Suche nach Tablettenschachteln oder Drogenbesteck
  - Patient überwachen bis zur Übergabe an den Notarzt

Patient erweckbar aber stark bewusstseinsgetrübt, verliert wieder das Bewusstsein (Somnolenz oder Sopor, ▶ S. 112)
- Blutzuckerkontrolle (mittels Teststreifen oder Photometer; Werte unter 50 mg/dl: ▶ S. 120 ff.)
- Blutdruck- und Pulskontrolle
- Pupillenkontrolle
- stabile Seitenlage
- Sauerstoffsonde oder -maske
- Notarzt verständigen
- Suche nach Tablettenschachteln, Drogenbesteck
- Patient überwachen bis zur Übergabe an den Notarzt

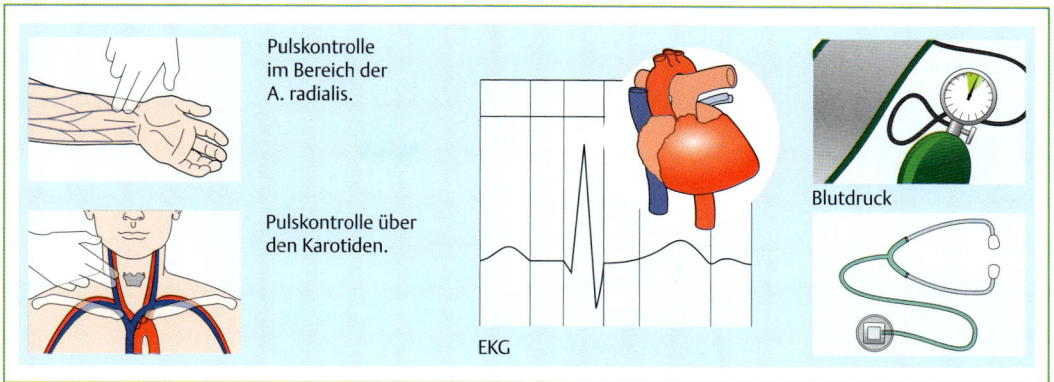

▶ **Abb. 3.2** Pulskontrolle im Rahmen des Diagnostischen Blocks.

Patient erweckbar, bleibt wach ist aber verhangen (verhangener Patient, ▶ S. 112)
- Blutzuckerkontrolle
- Wenn Werte im Normbereich:
  - Blutdruck und Pulskontrolle
  - Lagerung je nach Puls- und Blutdruckwerten, bei Normalwerten: Flache Rückenlagerung mit leicht erhöhtem Oberkörper
  - Sauerstoffdusche per Maske oder Sonde
  - Notarzt verständigen
  - Suche nach Tablettenschachteln oder Drogenbesteck
  - Patient überwachen bis zur Übergabe an den Notarzt
- bei Glukosewerten unter 50 mg/dl: orale Glukosegabe (▶ S. 122)

Patient leicht erweckbar, von normaler Vigilanz, bleibt wach
- anamnestisch: Kreislaufschwäche bekannt? Ausschluss von Diabetes, Verletzung, Fieber, Pupillenauffälligkeiten und Herzerkrankungen
- Blutzuckerkontrolle
- bei Glukosewerten unter 50 mg/dl: orale Glukosegabe
- Blutdruck und Pulskontrolle
- Wenn Werte normal:
  - Verständigung des Rettungsdienstes
  - Überwachung des Patienten bis zum Eintreffen der Rettungssanitäter
  - Transport des Patienten in Krankenhaus durch Rettungsdienst.

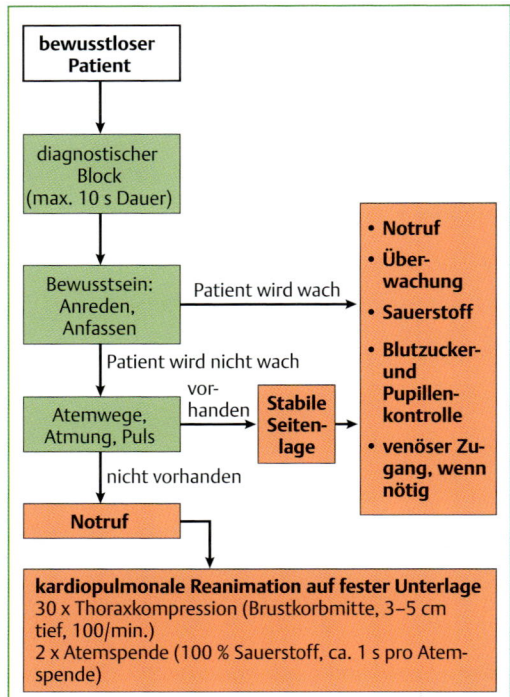

▶ **Abb. 3.3** Allgemeines Vorgehen bei bewusstlosem Patienten.

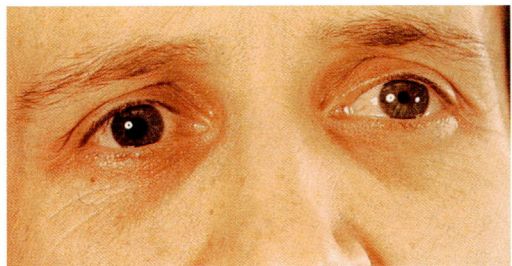

▶ **Abb. 3.4** Warnzeichen ungleiche Pupillenweite (hier bei diabetischer Polyneuropathie).

Auch bei augenscheinlich banalen Fällen einer Kreislaufstörung ist eine ärztliche Untersuchung nach einer Bewusstlosigkeit erforderlich. Die Angaben des Patienten können falsch interpretiert werden, und die klinischen Kenntnisse und Erfahrungen eines Heilpraktikers reichen nicht immer aus, um hier eine sichere Entscheidung zu treffen. Auch wenn ein Patient nicht bewusstlos vorgefunden wurde oder wenn er spontan das Bewusstsein wieder erlangen konnte, ist die Überprüfung des Bewusstseinsgrades (▶ S. 112) eine wichtige notfallmedizinische Basismaßnahme.

❗ **Beachte:** Bei ungleich großen Pupillen (▶ Abb. 3.4) mit direkter und konsensueller (bei Belichtung des gesunden Auges) Lichtstarre der weiteren Pupille und erhaltener direkter und konsensueller Lichtreaktion der engeren Pupille besteht der Verdacht auf eine intrazerebrale Blutung (▶ S. 185) Dies sollte bei der Verständigung des Rettungsdienstes unbedingt mit angegeben werden, da dies für die weitere Logistik wichtige Weichen stellt und Zeitverluste zu vermeiden hilft.

Ist trotz freier Atemwege (▶ S. 22) **keine Spontanatmung** nachweisbar und sind keine Pulse tastbar (Diagnose: Atem- und Kreislaufstillstand), muss sofort ein Notruf erfolgen, auch wenn man als Helfer auf sich alleine gestellt ist.

Wenn sich abzeichnet, dass eine **Reanimation** (▶ S. 64 ff. und ▶ Abb. 5.18, S. 66) erforderlich wird, muss zur Durchführbarkeit der Thoraxkompression für eine feste Unterlage gesorgt werden. Liegt der Patient schon auf dem Boden, ist dies kein Problem.

Auf einer Untersuchungsliege, oder gar im häuslichen Bett, ist die **Herz-Druckmassage** nicht effizient (▶ Abb. 5.16, S. 65). Daher sollte der Patient vorsichtig auf den Boden umgelagert werden, und zwar so, dass der Kopf und die Arme für die weitere notärztliche Versorgung gut zugänglich sind. Stehen mehrere Helfer zur Verfügung, kann es den Effekt der Wiederbelebungsmaßnahmen verbessern, wenn die Beine des Patienten z. B. auf einem Hocker oder ungedrehten Stuhl ca. 10–20° hochgelagert werden. Keinesfalls aber darf sich der Beginn der Reanimation durch die Suche nach einem geeigneten Hocker verzögern.

❗ **Beachte:** Laien wird empfohlen, auf die Pulskontrolle an der Karotis zu verzichten. Dies ist für Ungeübte zu zeitaufwendig. Sind die Atemwege frei und es ist keine Spontanatmung nachweisbar, beginnt unverzüglich die Thoraxkompression (▶ Abb. 5.16, 5.17, S. 65)

4 Atemstörungen

4.1 Einteilung der Atemstörungen 17
4.2 Atemnebengeräusche und -rhythmus 19
4.3 Allgemeine Vorgehensweise bei Atemstörungen 21
4.4 Dyspnoe 28
4.5 Obstruktive Ventilationsstörungen der oberen Atemwege 31
4.6 Obstruktive Ventilationsstörungen der unteren Atemwege 41
4.7 Perfusions- und Diffusionsstörungen 46

Akute Krankheitsbilder mit Atemnot zählen zu den häufigsten Notfällen in der Praxis. Zeichnet sich ein Sauerstoffmangel ab, ist rasches und sicheres Handeln geboten, denn nach 3 Minuten ohne Sauerstoff treten die ersten Gehirnschäden ein, nach 5 Minuten ist eine Reanimation evtl. nicht mehr möglich. Erst nach 8 Minuten trifft im Schnitt der Rettungsdienst ein. Daher sollten Heilpraktiker über Kenntnisse im Bereich diagnostische Kriterien und Notfallmaßnahmen sowie die wichtigsten Instrumente verfügen, um im Akutfall die richtigen Entscheidungen zu treffen und wertvolle Zeit zu gewinnen.

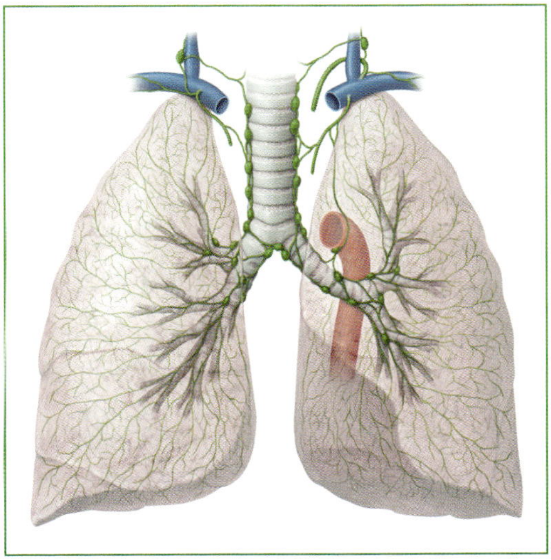

4.1 Einteilung der Atemstörungen

Es gibt mehrere Möglichkeiten, Atemstörungen einzuteilen. Am gebräuchlichsten ist die Unterscheidung nach
- Schweregrad,
- Ausgangspunkt oder
- Form der Ventilationsstörung.

4.1.1 Schweregrad: Ateminsuffizienz oder Atemstillstand

Der **Atemstillstand** als schwerste Form der Atemstörung zeigt sich bei bewusstlosen Patienten durch das Fehlen sichtbarer Atembewegungen des Brustkorbs sowie eines hör- oder fühlbaren Luftstroms vor Mund oder Nase. Im Regelfall wird eine deutliche Blaufärbung (Zyanose) von Haut und Schleimhäuten zu beobachten sein, besonders an den Lippen (Ausnahmen: schwere Anämie mit Blässe, Kohlenmonoxidvergiftung, Zyanidvergiftung: hellrotes Gesicht).

Bei der **Ateminsuffizienz** ist zwar noch eine Spontanatmung vorhanden, diese kann aber nicht mehr den Sauerstoffbedarf des Körpers, speziell des Gehirns, decken. Das Leitsymptom ist die vom

▶ **Abb. 4.1** Trachea, Bronchien und Lunge in der Übersicht, mit Jugularvenen, Aorta und Lymphgefäßen.

▶ **Tab. 4.1** Normbereiche der Atemfrequenz (Atemzüge pro Minute).

Erwachsener	12–18
Kind	16–25
Kleinkind	20–30
Säugling	30–40
Neugeborenes	40–50

Patienten subjektiv empfundene Luftnot (Dyspnoe). Sie wird bei bewusstseinsklaren Patienten durch eine vermehrte Atemanstrengung kompensiert, oft mit erhöhter Atemfrequenz (▶ Tab. 4.1) und unter Einsatz der **Atemhilfsmuskulatur**: Da diese effektiver genutzt werden kann, wenn der Schultergürtel fixiert ist, stützen die Patienten sich dabei meist auf ihre gestreckten Arme (z. B. auf einen Tisch) und halten den Oberkörper aufrecht. Man spricht von Orthopnoe (Dyspnoe mit aufrechter Körperhaltung). Je nach Schweregrad kann bei der Ateminsuffizienz eine sich entwickelnde Zyanose die Verschlimmerung des Zustands anzeigen. Als Folge des zerebralen Sauerstoffmangels entwickelt sich zudem ein zentral ausgelöster Sympathikotonus, der zum Anstieg von Herzfrequenz und Blutdruck, zu Schweißausbruch und Unruhezuständen führt. Auch die Pupillen zeigen eine typische sympathikotone Erweiterung (Mydriasis), wenn dies nicht durch spezifische Vergiftungen (Opiate, Organophosphate in Pflanzenschutzmitteln, Nikotin) verhindert wird.

> **Allgemeine Zeichen der Ateminsuffizienz**
> - Dyspnoe
> - Orthopnoe
> - Zyanose
> - beschleunigte, verlangsamte oder unregelmäßige Atmung
> - Sympathikotonus mit Anstieg von Herzfrequenz und Blutdruck, Mydriasis, Schweißausbruch, Unruhe bis Panik

Beim bewusstlosen Patienten können je nach Ursache unterschiedliche **Atemtypen** vorgefunden werden. Die Atmung kann beschleunigt, verlangsamt oder in bestimmten Rhythmen aussetzend sein. Auch hier zeigt eine sich entwickelnde Zyanose die Bedrohlichkeit des Geschehens an.

Ein besonderer Atemtypus ist die **Kussmaul-Atmung**. Sie ist kein Anzeichen einer Atemstörung, sondern dient dem Abatmen von sauren Valenzen bei stoffwechselbedingten Azidosen. Dies ist am häufigsten bei der ketoazidotischen Form der Hyperglykämie (▶ S. 125) zu beobachten, sowohl im bewusstseinsklaren als auch im bewusstlosen Zustand. Dieser Atemtypus ist vertieft und beschleunigt, die Ausatemluft riecht bei Ketoazidose nach vergorenem Obst.

4.1.2 Ausgangspunkt: Zentrale oder periphere Fehlsteuerung der Atmung

Von **zentraler Fehlsteuerung** spricht man, wenn die Atmung bei intakten Atemwegen durch einen gestörten Atemantrieb infolge einer Schädigung des medullären Atemzentrums (▶ Abb. 4.2) oder durch die blockierte Überleitung von Nervenimpulsen auf die Atemmuskulatur beeinträchtigt wird. Die Hauptursache sind Vergiftungen (z. B. Schlafmittel, Opiate, Botulismus). Aber auch der sich bei Kreislaufstillstand nach ca. einer Minute entwickelnde Atemstillstand ist dieser Gruppe zuzurechnen. Alle anderen Atemstörungen werden der **peripheren Fehlsteuerung** der Atmung zugerechnet.

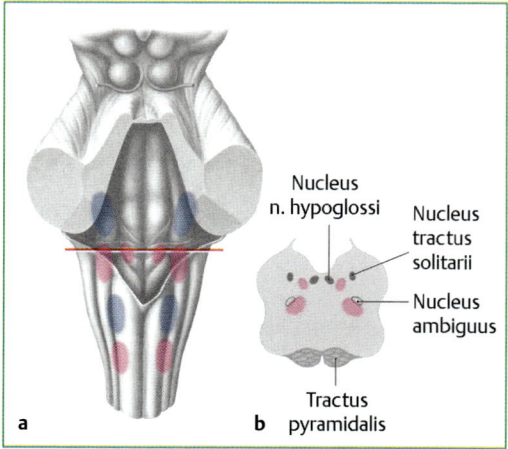

▶ **Abb. 4.2** Atemzentrum in der Formatio reticularis. **a** Ansicht von dorsal, Kleinhirn entfernt; **b** Querschnitt in angegebener Höhe.

4.1.3 Form: Obstruktive und restriktive Ventilationsstörungen

In der inneren Medizin werden zwei Formen von Ventilationsstörungen unterschieden:
- restriktive Ventilationsstörungen als Belüftungsstörungen aufgrund einer verminderten Dehnbarkeit oder Elastizität der Atemorgane (Lunge, Thorax)
- obstruktive Ventilationsstörungen infolge einer Verlegung der Atemwege

Restriktive Ventilationsstörungen entwickeln sich meist infolge chronischer Erkrankungen wie der Lungenfibrose oder bei Morbus Bechterew. In der Notfallmedizin spielen sie allenfalls bei Verschüttungsunfällen eine Rolle. Diese sollten allerdings in einer gut aufgeräumten Naturheilpraxis nicht vorkommen und können hier vernachlässigt werden.

Sehr viel häufiger ist mit **obstruktiven Ventilationsstörungen** – Atemstörungen durch verlegte Atemwege – zu rechnen. Aus praktischen Gründen werden diese weiter unterteilt in Verlegungen der oberen oder unteren Atemwege.

Als **anatomische Grenze** zwischen oberen (▶ Abb. 4.3) und unteren Atemwegen wird die Aufgabelung (Bifurkation) der Luftröhre in den linken und rechten Hauptbronchus definiert (▶ Abb. 4.1). Sie liegt etwa auf der Höhe des Ansatzes der dritten Rippen am Brustbein.

Während Ventilationsstörungen der unteren Atemwege meist im Zusammenhang mit internistischen Erkrankungen wie Asthma bronchiale, obstruktiver Bronchitis, kardialem oder toxischem Lungenödem auftreten und damit bis zur Übergabe an einen (Not-)Arzt lediglich allgemeine Notfallmaßnahmen (z. B. Lagerung, Sauerstoff) zulassen, sind plötzliche Verlegungen der oberen Atemwege gefürchtete Notfallsituationen, die sofortiges Handeln erforderlich machen.

> ❗ Beachte: Für Heilpraktiker relevante Notfallsituationen mit unmittelbarem Behandlungszwang im Bereich der Atemwege ergeben sich in der Regel aus einem Atemstillstand oder einer obstruktiven Ventilationsstörung der oberen Atemwege. Im Bereich der unteren Atemwege stehen überwiegend allgemeine Notfallmaßnahmen im Vordergrund.

4.2 Atemnebengeräusche und -rhythmus

Woran ist eine Atemwegsobstruktion zu erkennen, und woran die Zuordnung zu oberen oder unteren Atemwegen? Das klassische Leitsymptom der Atemwegsobstruktion sind die **Atemnebengeräusche** (▶ Tab. 4.2). Die normalen Atemgeräusche (Bronchialatmen, Vesikuläratmen) sind aus der Distanz nicht zu hören. Auch geringgradige Obstruktionen der tieferen Atemwege sind oft nur mit dem Stethoskop auskultierbar. Gleichzeitig schließt das Fehlen von Atemnebengeräuschen eine Obstruktion nicht per se aus, im Gegenteil. Bei der schwersten Form des Asthmaanfalls können z. B. die Atemnebengeräusche verschwinden, da kaum noch Luftbewegung stattfindet. Man spricht dann von einer „stillen Brust" (silant chest).

4.2.1 Trockene und feuchte Atemnebengeräusche

Klassischerweise unterscheidet man trockene und feuchte Atemnebengeräusche. **Feuchte Atemnebengeräusche** entstehen, wenn Luft durch eine mit Flüssigkeit gefüllte Röhre strömt, ähnlich wie das Geräusch beim Blasen von Luft durch einen Strohhalm in ein Glas Wasser. Je nach Größe der entstehenden Luftbläschen unterscheiden sich auch die Geräusche. Die kleinsten Bläschen entstehen in den Alveolen, die größten in abnorm erweiterten Bronchialästen. Der Geräuscheindruck wird

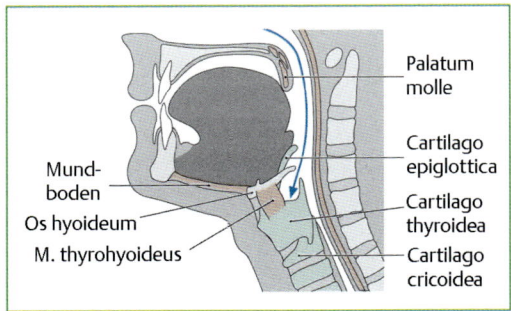

▶ Abb. 4.3 Weg der Atemluft über den Rachenraum zum Kehlkopf.

▶ **Tab. 4.2** Bedeutung von Atemnebengeräuschen.

Atemnebengeräusch	Wichtige Ursachen
trockene Rasselgeräusche (Giemen, Brummen, Pfeifen)	obstruktive Ventilationsstörungen wie Asthma bronchiale oder chronische Bronchitis
feuchte Rasselgeräusche	Lungenödem, Pneumonie, Endphase einer akuten Bronchitis, Bronchiektasen
Lederknarren	Pleuritis sicca (trockene Brustfellentzündung)
Knisterrasseln	Anfangsstadium einer Pneumonie
Bronchialatmen über der Lunge	Pneumonie
Stridor	• exspiratorisch: Obstruktion der unteren Atemwege, z. B. Asthma bronchiale • inspiratorisch: Obstruktion/Verlegung der oberen Atemwege, z. B. Fremdkörperaspiration, (Pseudo-)Krupp, Epiglottitis
abgeschwächtes bis aufgehobenes Atemgeräusch	Pneumothorax, Lappenpneumonie, Pleuraerguss

als fein-, mittel- oder grobblasig bezeichnet. Da die Atemluft sowohl beim Ein- als auch beim Ausatmen durch die Flüssigkeit strömt, sind die Geräusche auch in beiden Atemphasen zu hören. Solche Flüssigkeitsansammlungen in den Atemwegen kommen vor bei Lungenödem, Bronchitis oder Bronchiektasen, also bei Störungen der unteren Atemwege (▶ S. 41).

❗ **Beachte: Der Nachweis feinblasiger Atemnebengeräusche kann auf eine schwerwiegende Herzerkrankung hindeuten. Im Zusammenhang mit Übelkeit, Schweißausbruch und thorakaler Beklemmung muss von einem akuten Herzinfarkt ausgegangen werden. Das unverzügliche Rufen des Notarztes bei strikter Immobilisation des Patienten in aufrechter Oberkörperposition sowie die Gabe von Sauerstoff sind in diesem Fall die wichtigsten Maßnahmen.**

Die **trockenen Atemnebengeräusche** entstehen, wenn die Atemluft durch verengte Bronchialröhren strömt (Pfeifen, Giemen), zähe Schleimfäden in Schwingung geraten (Brummen) oder Luft durch die verengte Stimmritze im Kehlkopf gezogen wird (Stridor). Daneben kann sicher auch das Schnarchen (Schwingen der erschlafften Rachenweichteile) als Atemnebengeräusch verstanden werden. Während Pfeifen, Giemen und Brummen klassische Auskultationsbefunde bei obstruktiver Bronchitis oder im Asthmaanfall darstellen und somit den unteren Atemwegen zugerechnet werden können, die sich der Behandlung durch den Heilpraktiker entziehen, sind **Stridor** und **Schnarchen** im Bereich der oberen Atemwege lokalisiert.

Die beschriebenen diagnostischen Kriterien einer obstruktiven Ventilationsstörung setzen voraus, dass beim Patienten noch eine **Spontanatmung** vorhanden ist.

Woran aber lässt sich erkennen, ob Atemnebengeräusche den oberen oder unteren Atemwegen zuzurechnen sind? Noch einmal zur Verdeutlichung: Die unteren Atemwege bestehen aus zwei Lungenhälften und zahlreichen Lungensegmenten. Die Verengung oder der Verschluss eines Teils davon kann eine gewisse Zeit durch andere Abschnitte kompensiert werden. Die oberen Atemwege sind ein Einröhrensystem. Ist dieses verengt oder gar komplett blockiert, gibt es keine Kompensationsmöglichkeiten, die Situation wird rasch lebensbedrohlich.

Eine orientierende Zuordnung von Atemnebengeräuschen zu den oberen oder unteren Atemwegen ergibt sich neben der Geräuschkategorie (▶ Tab. 4.2) aus den Atemphasen.

4.2.2 Verlängerte Ein- oder Ausatmung

Im Normalfall dauert die Ausatemphase etwas länger als die Einatemphase. Bei einer Erhöhung des Atemwegswiderstands **unterhalb der Luftröhrenaufgabelung** führt dies atemmechanisch zu einer erschwerten und verlängerten Ausatmung. Somit treten auch die Atemnebengeräusche besonders deutlich in der Ausatemphase auf. Die erschwerte Ausatmung führt auf Dauer zu einem höheren Restluftgehalt in der Lunge, einem Lungenemphysem.

> **Zuordnung von Atemnebengeräuschen nach Atemphasen**
> - untere Atemwege: erschwerte und verlängerte Ausatmung, Atemnebengeräusche in der Ausatemphase verstärkt
> - obere Atemwege: Einatemphase verlängert, Atemnebengeräusche während der Einatemphase verstärkt

Erhöhte Atemwegswiderstände **oberhalb der Luftröhrenaufgabelung** erschweren besonders das Einatmen. Daher ist in diesem Fall die Einatemphase abnorm verlängert, die Atemnebengeräusche (im Wesentlichen der Stridor) sind während der Einatemphase besonders deutlich zu hören. Da während dieser erschwerten Einatemphase der durch das kontrahierende Zwerchfell im Thorax entstehende Unterdruck durch nachströmende Luft nicht schnell genug ausgeglichen wird, sind besonders bei Kindern an den Zwischenrippenräumen und an den Weichteilen oberhalb des Brustbeins **Hauteinziehungen** bis zum Ende der Einatemphase zu beobachten. Diese Einziehungen sind bei Kindern ein wichtiger Hinweis auf eine Atemwegsverlegung der oberen Atemwege. Bei einer kompletten Verlegung der oberen Atemwege finden anfangs noch hektische Atembewegungen des Zwerchfells und der Atemhilfsmuskulatur statt, der Thorax hebt und senkt sich, aber es strömt keine Luft mehr. Dieser, von zunehmender Zyanose begleitete, Atemtyp wird als „**inverse Atmung**" bezeichnet.

Beim **bewusstlos** aufgefundenen Patienten **mit Atemstillstand** ergibt sich der Verdacht auf eine Atemwegsverlegung durch die, bei korrekter Technik, nicht oder nur gegen Widerstand durchführbare Atemspende oder Beatmung.

4.3 Allgemeine Vorgehensweise bei Atemstörungen

Im Folgenden werden noch einmal wichtige Vorgehensweisen bei Ateminsuffizienz und Atemstillstand zusammengefasst.

> **Allgemeine Notfallmaßnahmen bei Atemstörungen**
> - Beurteilung der Atemluft, gegebenenfalls Patienten bergen bei Verdacht auf Vergiftung
> - Überprüfung der Atmung: sehen, hören, fühlen (▶ Abb. 4.7)
> - Überprüfung der Atemwege: Mund öffnen, Inspektion
> - Atemwege freimachen: Mund ausräumen (▶ Abb. 4.4), Sekret absaugen, Kopf überstrecken, Unterkiefer anheben
> - bei ausbleibender Spontanatmung ohne Hilfsmittel:
>   - Inspektion des Mundes
>   - Überstreckung des Kopfes
>   - Anheben des Kinns
>   - Mund-zu-Mund- oder Mund-zu-Nase-Beatmung (▶ Abb. 4.6)
>   - Thorax muss sich heben.
> - **oder** ausbleibender Spontanatmung und vorhandenem Atembeutel oder Atemmaske:
>   - Sauerstoffzufuhr zum Beutel (▶ Abb. 4.8)
>   - Inspektion des Mundes
>   - Überstreckung des Kopfes
>   - C-Griff (▶ Abb. 4.8): Daumen und Zeigefinger bilden ein „C" und drücken die Maske an, während Klein-, Mittel- und Ringfinger den Unterkiefer umgreifen.
>   - evtl. Maske mit beiden Händen andrücken
>   - Thorax muss sich heben.
> - **oder** ausbleibender Spontanatmung und Atembeutel über Endotrachealtubus (▶ Abb. 4.9):
>   - Ausstattung: Laryngoskop, Tubus, 10 ml Spritze, Pflaster, Stethoskop
>   - Lagerung des Kopfes
>   - Darstellung der Stimmritze
>   - Lagekontrolle
>   - Auskultation
>   - Tubusfixierung
> - bei einsetzender Spontanatmung: Sauerstoffgabe (Flow: 3–15 l O_2/min)
> - Atemwege freihalten: stabile Seitenlage, evtl. Intubation

4 – Atemstörungen

- differenzialdiagnostische Überlegungen: zentrale/periphere Atemlähmung? Schlafmittel, Schmerzmittel, Giftstoffe?
- bei Schleimhautschwellungen: von außen kühlen
- bei Aspiration: zum Husten auffordern, Rücken klopfen, Heimlich-Handgriff (▶ S. 35), evtl. Not-Koniotomie (▶ S. 36)

4.3.1 Erstmaßnahme: Diagnostischer Block

Das veraltete **ABC-Schema** beinhaltet die Überprüfung der **A**temwege, das **B**eatmen und die Überprüfung der **C**irculation. Dies gilt heute nicht mehr, da es wichtige Aspekte der Notfalluntersuchung nicht explizit beinhaltet.

Heute steht am Beginn einer Notfallmaßnahme der **Diagnostische Block** (▶ S. 14). Er sollte nicht länger als 10 Sekunden dauern und die wichtigsten Daten zum Bewusstseinsgrad, der Atmung und den Kreislaufverhältnissen des Patienten liefern (▶ Kapitel Kreislaufstillstand, S. 61).

> **Zeichen der Spontanatmung**
> (▶ Abb. 3.1, S. 14)
> - Thoraxbewegungen
> - Luftströmungen
> - Atemgeräusche

Der für die Atemstörungen relevante Teil des Diagnostischen Blocks beinhaltet zunächst die Feststellung, ob der Patient noch spontan atmet oder ein Atemstillstand vorliegt. Dabei wird auf sichtbare oder fühlbare Thoraxbewegungen und hörbare Luftströmungen oder Atemgeräusche vor den Atemwegen geachtet. Dies sollte aus zeitlichen Gründen in einer Bewegung erfolgen. Der Ersthelfer, der sich zur Untersuchung an der rechten Körperseite des Patienten befindet, legt seine rechte Handfläche auf den Übergangsbereich Brustkorb/Oberbauch des Patienten und beugt sich mit dem Kopf zu dessen Gesicht. Dabei dreht er den Kopf nach rechts sodass sich sein linkes Ohr vor Mund und Nase des Patienten befindet. Gleichzeitig kann er so den Thorax des Patienten beobachten, um Atemexkursionen wahrzunehmen.

4.3.2 Atemwege prüfen, Hindernisse entfernen

Wird ein Atemstillstand festgestellt, erfolgt daraufhin die Überprüfung der Durchgängigkeit der Atemwege (Patient in Rückenlage), da häufig Atemwegsverlegungen, z. B. durch den Zungengrund, die Ursache sind. Dazu wird zunächst der Mund geöffnet und inspiziert. Würde in dieser Phase schon der Kopf überstreckt und der Unterkiefer gehoben, könnten Fremdkörper oder Schleim von der Mundhöhle in den Rachen abrutschen, wo sie schwerer zu entfernen sind. Daher zunächst den Mund durch Herabdrücken des Unterkiefers öffnen. Sichtbare Fremdkörper und lose Prothesenteile mit den Fingern oder, wenn vorhanden, mit einer gebogenen **Kornzange** oder besser einer **Magillzange**, entfernen, Schleim auswischen (dazu Taschentuch um die Finger wickeln) oder, falls vorhanden, mit einer **Hand-Vakuumpumpe** absaugen (▶ Abb. 4.4).

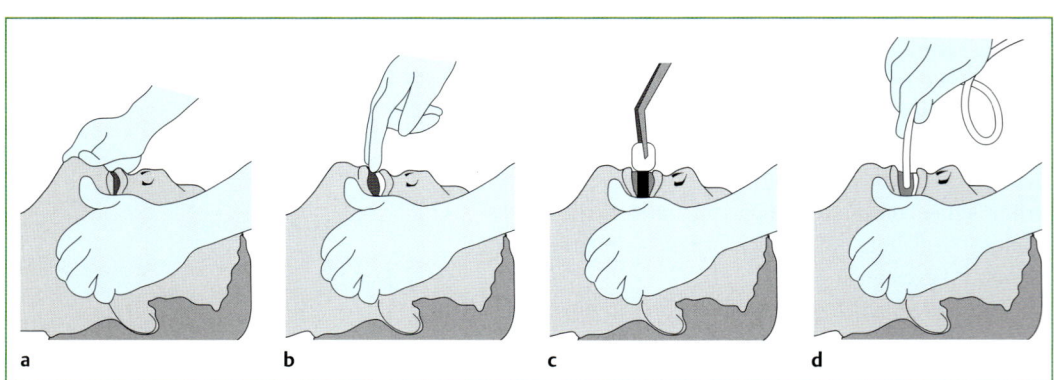

▶ **Abb. 4.4** Ausräumen des Mund- und Rachenraums. **a** Esmarch-Handgriff; Reinigung mit: **b** Fingern, **c** Magillzange, **d** Hand-Vakuumpumpe.

Allgemeine Vorgehensweise bei Atemstörungen

Vollprothesen sollten, wenn sie sich nicht verschoben haben, möglichst belassen werden, da sie die Weichteile der Mundgegend von innen stabilisieren. Dies erleichtert das Andrücken und Abdichten der Beatmungsmaske bei der Beutelbeatmung.

> **Kreuzgriff zum Offenhalten des Mundes**
> Zum Offenhalten des Mundes während der Entfernung von Fremdkörpern eignet sich am besten der Kreuzgriff (▶ Abb. 4.5) mit der linken Hand. Dabei drückt der Daumen gegen die Zahnreihe des Unterkiefers, während der Zeigefinger gegen die Schneidezähne des Oberkiefers drückt, wenn sich der Ersthelfer am Kopfende des Patienten befindet. Befindet sich der Ersthelfer an der rechten Seite des Patienten, drückt der Daumen gegen den Oberkiefer.
> Mit diesem Griff kann einerseits sehr viel Kraft aufgebracht werden, andererseits können die Finger aber auch rasch zurückgezogen werden, wenn der Patient reflektorisch zubeißt.

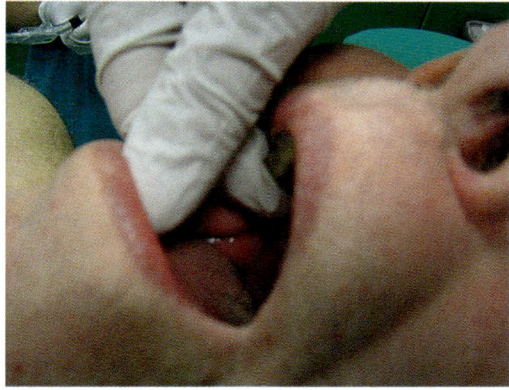

▶ **Abb. 4.5** Kreuzgriff zur Mundöffnung.

Nach der Überprüfung und evtl. Entfernung von Fremdkörpern wird der Kopf überstreckt, der Unterkiefer zur Öffnung der Atemwege des Rachens angehoben und der Mund geöffnet (▶ Abb. 4.7).

Setzt keine **Spontanatmung** ein, müssen auch die tieferen Abschnitte der Atemwege soweit möglich auf ihre Durchgängigkeit überprüft werden. Dies geschieht durch **zwei probatorische** (testweise) **Atemspenden**, die vorsichtig appliziert werden, um mögliche, tiefer sitzende Fremdkörper nicht in die Stimmritze zu drücken (▶ Abb. 4.6).

Ist die **Beatmung ohne Widerstand** möglich, wird bis zum Einsetzen der Spontanatmung oder bis zum Eintreffen des Notarztes weiter beatmet (bei Mund-zu-Nase/Mund-Beatmung auf eigene Hyperventilation achten).

4.3.3 Maßnahmen bei tief sitzenden Fremdkörpern

Stößt die Beatmung auf Widerstand, muss mit einem tief sitzenden Fremdkörper im Kehlkopf oder mit einer für die Reanimation prognostisch ungünstigen Verlegung der Atemwege unterhalb des Kehlkopfes gerechnet werden. Zunächst sind **Thoraxkompressionen** (▶ S. 65, ▶ Abb. 5.16) ähnlich der Herzdruckmassage indiziert – ein Versuch, den potenziellen Fremdkörper durch Druckerhöhung im Thorax zu mobilisieren.

Anschließend wird der Rachen erneut inspiziert und, soweit möglich, ausgetastet. Hat sich kein Fremdkörper gelöst, kann versucht werden, durch einen **erhöhten Beatmungsdruck** den vermuteten Fremdkörper in den rechten Hauptbronchus zu drücken oder die durch Schwellung oder Verkrampfung verengten Atemwege zu belüften.

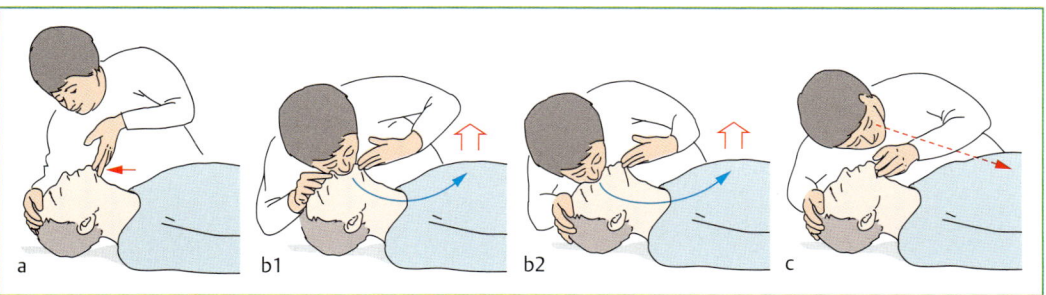

▶ **Abb. 4.6** Atemspende: Überstreckung des Kopfes (**a**), Mund-zu-Mund-Beatmung (**b1**) oder Mund-zu-Nase-Beatmung (**b2**), Mund entfernen und Thoraxbewegung beobachten (**c**).

Gelingt auch dies nicht, wird sich die weitere Reanimation auf die Herzdruckmassage beschränken müssen, denn nach ca. 5 Minuten Atemstillstand wird es zum Kreislaufstillstand kommen. Auch in einer solchen aussichtslosen Situation kann sich plötzlich noch bei der Herzdruckmassage ein festsitzender Bolus lösen, da sich mit zunehmender Bewusstlosigkeit Verkrampfungen, die einen Fremdkörper im Kehlkopf fixieren, allmählich zurückbilden. Zur Bolusaspiration ▶ S. 32.

4.3.4 Beatmung mit und ohne Hilfsmittel

Sind die Atemwege frei, aber es setzt keine Spontanatmung (▶ Abb. 4.7) ein, muss der Patient beatmet werden. Hierfür gibt es zwei Möglichkeiten:

Sind keine Hilfsmittel vorhanden erfolgt die Mund-zu-Mund- oder, meist einfacher durchzuführen, die **Mund-zu-Nase-Beatmung**.

Sehr viel mehr Vorteile bietet die Beatmung mit einem **Beatmungsbeutel** (▶ Abb. 4.8). Mit seiner Hilfe kann die Atemluft mit reinem Sauerstoff

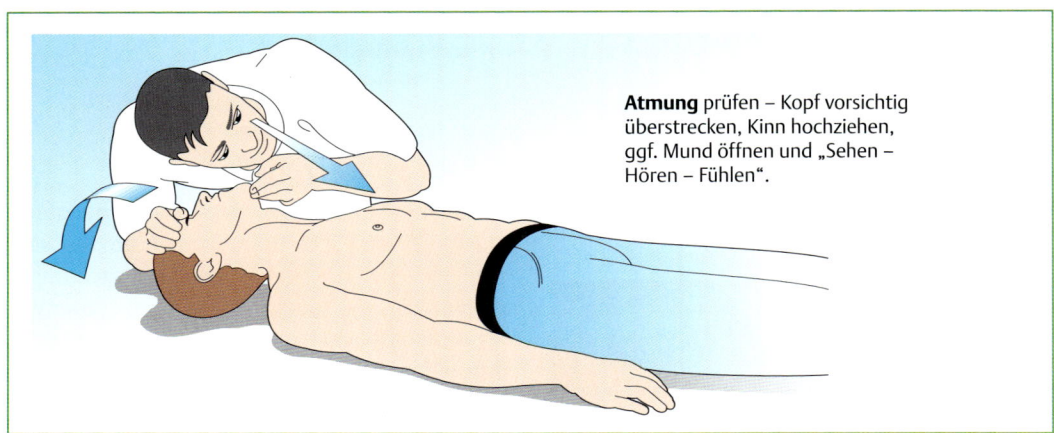

▶ **Abb. 4.7** Prüfung der Spontanatmung.

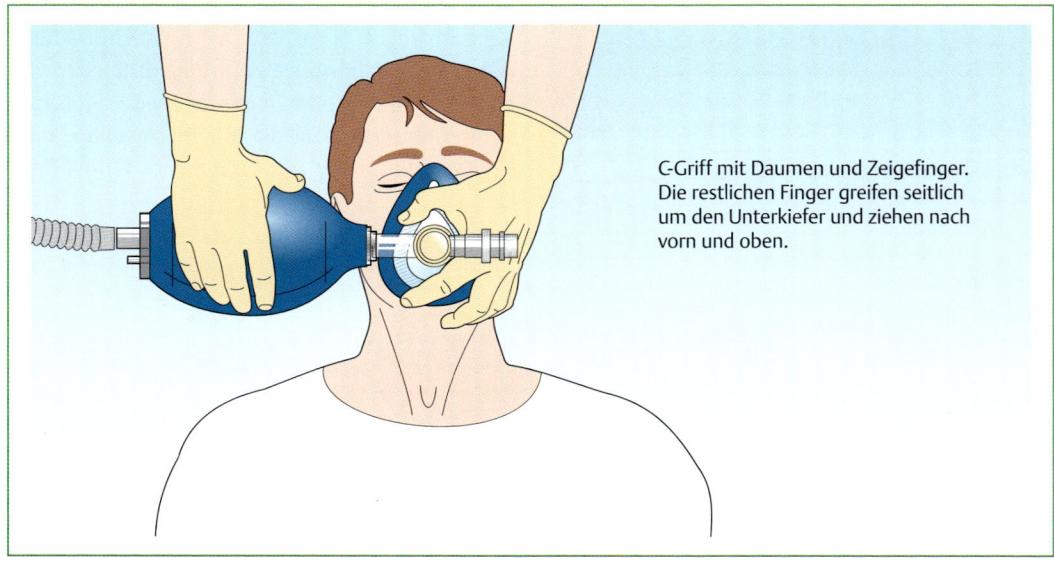

▶ **Abb. 4.8** Beutelbeatmung.

Allgemeine Vorgehensweise bei Atemstörungen

angereichert werden, und eine Erschöpfung des Helfers durch Hyperventilation wird vermieden.

Frequenz und **Volumen** der Beatmung müssen dem Alter und der körperlichen Statur des Patienten entsprechen. Die Atemfrequenz entspricht ▶ Tab. 4.1 (S. 18). Das Beatmungsvolumen eines Erwachsenen beträgt ca. 400–800 ml, bei Kindern 7–10 ml/kg Körpergewicht (zur Beatmung „Durchführung der kardiopulmonalen Reanimation", ▶ S. 64).

Der Ablauf einer Mund-zu-Nase- oder einer Beutelbeatmung sollte regelmäßig (ca. alle 2 Jahre) unter Anleitung praktisch geübt werden. Eine explizite Beschreibung würde hier eher Ratlosigkeit zurücklassen.

4.3.5 „Sauerstoffdusche" und Sauerstoffbeatmung

Ein wichtiger Aspekt in der Versorgung der Atemstörung ist die Sauerstoffgabe. Prinzipiell ist Sauerstoff ein Basismedikament, das bei allen Notfallpatienten indiziert ist, auch wenn keine primäre Störung der Atmungsorgane festgestellt werden kann.

Bei der Applikation von Sauerstoff werden formell zwei Arten unterschieden:
- Anreicherung der Atemluft mit Sauerstoff bei vorhandener Spontanatmung („Sauerstoffdusche")
- Beatmung mit Sauerstoff bei Atemstillstand

Ist der Patient bei Bewusstsein und atmet spontan, kann ihm die Sauerstoffmaske in die Hand gegeben werden. Er hält diese dann selbst vor Nase und Mund. Der Vorteil dabei ist, dass der Patient nicht das Gefühl der Beklemmung hat und bei Übelkeit, Husten oder Brechreiz schnell die Maske entfernen kann.

> **Beachte:** Bei der Sauerstoffdusche wird an der Sauerstoffflasche der maximale Durchfluss (Flow) von 10–15 l/Min. eingestellt. Mit einer Zwei-Liter-Flasche, die mit einem Druck von 200 bar gefüllt ist, kann bei einem Flow von 15 l/Min. ca. 25 Minuten lang behandelt werden.
> Ist der Patient bewusstlos, atmet aber noch spontan, wird nach Sicherung der Atemwege (stabile Seitenlage) eine Maske vor Mund und Nase des Patienten fixiert. Besitzt die Maske einen Beutel als Reservoir, beträgt der Sauerstoff-Flow 6–10 l/Min. Ohne Reservoir wird ein Flow von 5–8 l/Min. am Druckminderer der Sauerstoffflasche eingestellt. Steht keine Maske, sondern nur eine Nasensonde zur Verfügung, genügt ein Flow von 3–6 l/Min.

Bei bewusstlosen Patienten, die mit einer fixen Atemmaske versorgt sind, ist auf Anzeichen von Schleimfluss, Würgen oder Erbrechen zu achten. Daher sollten Atemmasken immer durchsichtig sein. Außerdem ist der Patient ständig zu beobachten, um, wenn nötig, die Maske schnell entfernen zu können.

Kontraindikation: Hypoventilations-Hyperkapnie-Syndrom

Sehr viel mehr in den Amtsarztüberprüfungen als in der Praxis tritt die einzige Kontraindikation für Sauerstoff auf: das Hypoventilations-Hyperkapnie-Syndrom. Rein physiologisch betrachtet, gibt es zwei Gründe, warum der Mensch atmet: weil zentrale Messstellen im Hypothalamus einen Sauerstoffabfall im Gehirn registrieren (wird als zu schwache Einatmung gewertet) oder weil eine zu hohe CO_2-Konzentration gemessen wird (wird als zu schwache Ausatmung gewertet). In beiden Fällen erfolgt ein Atemantrieb im medullären Atemzentrum. Kann dieser nicht oder nicht erfolgreich umgesetzt werden, entsteht zusätzlich das Empfinden der Kurzatmigkeit (Dyspnoe), mit einer weiteren Erhöhung der Atemanstrengung, bis die Blutgase wieder ausgeglichen sind. Bei einer chronischen Atemwegserkrankung wie chronisch obstruktiver Bronchitis oder Lungenemphysem, die im Laufe von Jahren das Ausatmen erschwert und damit ständig für einen CO_2-Überschuss im Blut sorgt, gewöhnt sich der Hypothalamus an erhöhte CO_2-Werte. Diese führen also immer weniger zum Atemantrieb. Damit ist die Wortschöpfung „Hypoventilations-Hyperkapnie-Syndrom" wie folgt zu erklären.

4 – Atemstörungen

> **Cave**
>
> Durch eine reduzierte Atmung (Hypoventilation) steigt der CO_2-Wert im Blut an, was auch als Hyperkapnie (Kapnie steht für Kohlendioxid oder Kohlensäure) bezeichnet wird. Folglich geht der einzig verbliebene zentrale Atemantrieb vom Abfall der Sauerstoffkonzentration im Gehirn aus. Würde nun in einer Notfallsituation reiner Sauerstoff verabreicht, könnte es zu einem zentralen Atemstillstand kommen. Daraus wird für die Sauerstoffgabe die Gegenanzeige – Patient mit langjähriger chronisch obstruktiver Emphysembronchitis – abgeleitet.

In der Praxis spielt diese Überlegung allerdings eine untergeortete Rolle. Zwar muss bei der Versorgung eines solchen Patienten mit einem verminderten Atemantrieb gerechnet werden, doch solange der Patient bei Bewusstsein ist, kann er natürlich dazu angehalten werden, willentlich zu atmen. Sollte ein bewusstloser, noch spontan atmender, Patient mit Anzeichen von Sauerstoffmangel (Zyanose) unter der Sauerstoffgabe einen zentralen Atemstillstand erleiden, so wirkt sich die dann erforderliche Beutelbeatmung mit Sauerstoff bei fachgerechter Anwendung prognostisch immer noch günstiger aus als der Verzicht auf Sauerstoff.

4.3.6 Beutelbeatmung bei Atemstillstand

Bei Atemstillstand ist die Beutelbeatmung der anzustrebende Standard. Hierbei kann die Beatmungsluft durch Anschluss an eine Sauerstoffflasche ebenfalls mit Sauerstoff angereichert werden. Üblich ist hierbei der maximale Flow von z. B. 15 l/Min.

Bei einfachen Sauerstoffgeräten lässt sich keine differenzierte Flussmenge einstellen. Durch das Öffnen des Ventils fließt die maximal mögliche Sauerstoffmenge, die je nach Gerät unterschiedlich sein kann.

> **Beachte:** Sauerstoff ist in jeder Form und Menge dem Verzicht auf Sauerstoff vorzuziehen. Daher sollten eine Sauerstoffeinheit und ein Beatmungsbeutel mit unterschiedlichen Maskengrößen (normale Erwachsenengröße: Nr. 3) in jeder Praxis greifbar sein.

4.3.7 Endotracheale Intubation

Der in der Schulmedizin unumstrittene Goldstandard zur Sicherung der Atemwege ist die endotracheale Intubation. Dabei sollte der Kopf auf eine spezielle Weise überstreckt werden („Schnüffelposition"). Die korrekte Durchführung der endotrachealen Intubation (▶ Abb. 4.9) setzt allerdings einige Erfahrung voraus, die durch alleiniges Üben an Phantomen oder gar theoretische Beschreibungen – auf die daher hier verzichtet wird – nicht erworben werden kann. Zu groß ist die Gefahr, durch Fehlintubation, Schleimhautverletzungen, Blutungen oder Auslösen eines Würgereizes den Zustand des Patienten zu verschlimmern. Außerdem geht durch ungeeignete Versuche wertvolle Zeit verloren. Aus diesem Grund ist es sinnvoll, in praktischen Kursen den formalen Ablauf einer Intubation zu erlernen und das entsprechende Zubehör greifbar zu haben. Ist dies nicht der Fall, hat für den Heilpraktiker die bestmögliche Sicherung der Atemwege durch korrekte Lagerung – in aller Regel die stabile Seitenlage – Vorrang.

Wichtig für Heilpraktikeranwärter: In der Vergangenheit haben einige Amtsärzte im praktischen Teil der Heilpraktikerprüfung die Intubation eines Phantoms abverlangt.

> **Beachte:** Jeder bewusstlose, spontan atmende, nicht endotracheal intubierte, normoglykämische Patient mit ausreichenden Kreislaufverhältnissen muss in stabiler Seitenlage (▶ S. 207 und Abb. 17.7) gelagert werden. Sie zählt zu den wichtigsten Basismaßnahmen in der Notfallmedizin und sollte durch wiederholtes Üben immer präsent bleiben.

Ist die Durchführung der stabilen Seitenlage nicht möglich, weil z. B. der Patient 120 kg und der Helfer 50 kg wiegt, ist die nasopharyngeale Intubation mit dem weichen Wendltubus (▶ Abb. 4.18) die günstigste Art, den Zungengrund zu stabilisieren.

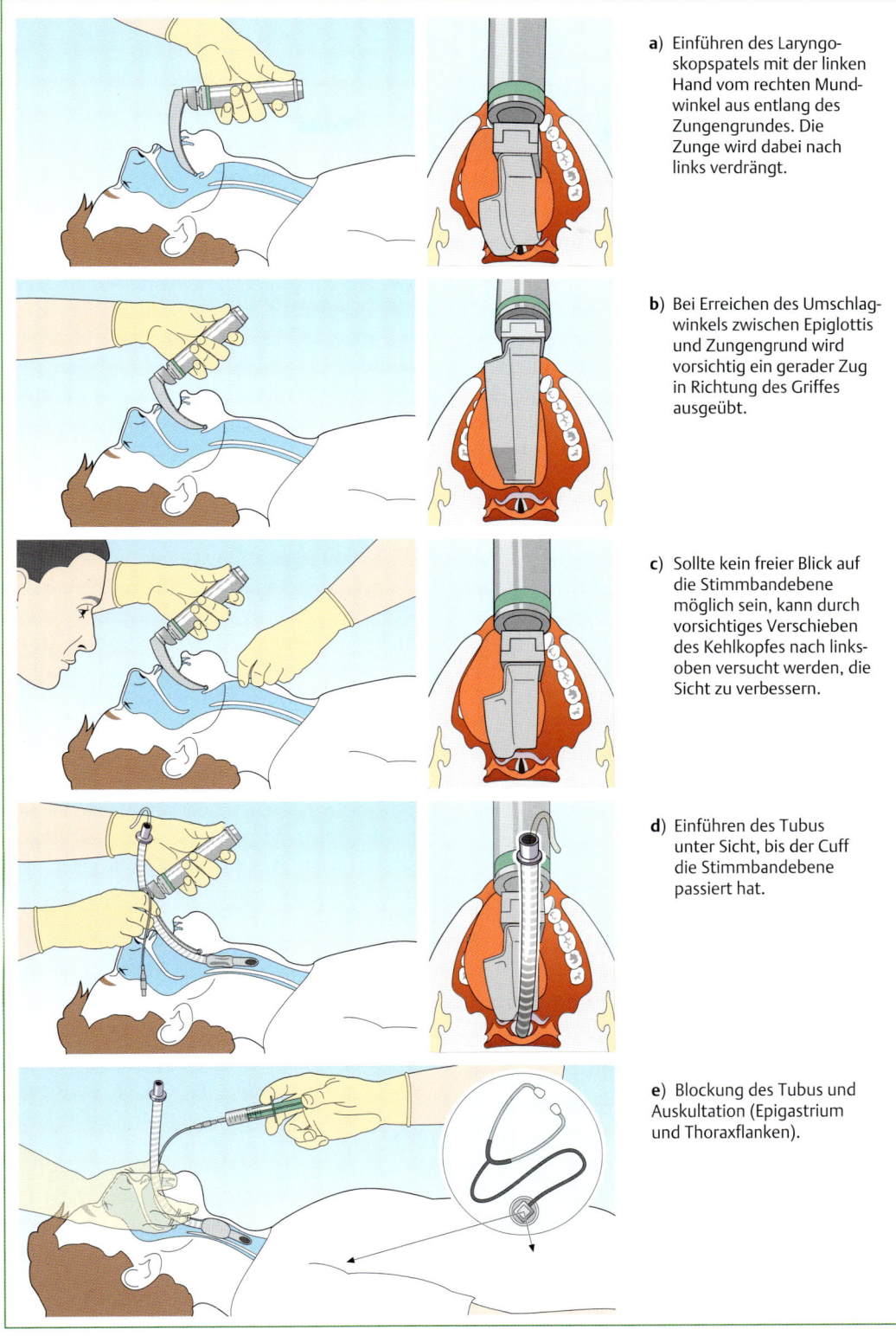

▶ **Abb. 4.9** Vorgehen bei endotrachealer Intubation.

Sind die Atemwege versorgt und gesichert, ergibt sich bis zur Übergabe des Patienten an den Notarzt Zeit, um differenzialdiagnostische Überlegungen anzustellen. Insbesondere das Auffinden von leeren Arzneimittelpackungen (z. B. Schlafmittel) kann den weiterbehandelnden Ärzten wichtige Hinweise für das weitere Vorgehen liefern.

4.3.8 Bei Schleimhautschwellung: kühlende Maßnahmen

Bei drohender Atemwegsverlegung durch Schleimhautschwellung im Kehlkopf- oder Rachenbereich, z. B. bei allergischen Reaktionen oder Insektenstichen, sind kühlende Maßnahmen von außen indiziert. Dazu geeignet sind Kühlpackungen, wie sie auch zum Kühlen von Sportverletzungen benutzt werden. Diese sollten allerdings zum Schutz vor Kälteschäden nicht direkt auf die Haut, sondern mit einem Handtuch oder Kleidungsstück bedeckt aufgelegt werden, um Hautschäden durch Erfrierungen zu vermeiden – in diesem Zusammenhang wurden schon Haftpflichtprozesse wegen entstellender Narbenbildung angestrengt. Es macht durchaus Sinn, im Praxiskühlschrank eine solche Kühlpackung bereitzuhalten, auch für weitere Indikationen wie dem Kühlen iatrogener (durch den Therapeuten verursachten) Hämatome nach Akupunktur, Blutentnahmen etc. Die Gabe einer Sauerstoffdusche ist in jedem Fall indiziert.

> **Cave**
> Bei der kindlichen Epiglottitis sind Kühlung und andere Manipulationen am Hals strikt zu meiden.

4.3.9 Zur notfallmedizinischen Versorgung erforderliche Instrumente

- latexfreier Beatmungsbeutel mit drei unterschiedlich großen, durchsichtigen Masken
- Sauerstoffeinheit mit Druckminderer (begrenzte Haltbarkeit!), Verbindungsschlauch zum Beatmungsbeutel, zur Atemmaske oder Nasensonde
- Atemmaske oder Nasensonde
- Hand-Absaugpumpe
- Untersuchungslampe
- Kühlpack
- evtl. Magillzange, weiche Wendltuben

4.4
Dyspnoe

Dyspnoe – auch Kurzatmigkeit, Atem- oder Luftnot – stellt eines der bedeutsamsten Leitsymptome in der Notfallmedizin dar. Die subjektiv empfundene Atemnot entsteht immer dann, wenn die Atemarbeit – z. B. durch Atmen gegen einen **Widerstand** wie beim Asthmaanfall – erhöht ist, oder wenn der Atemantrieb im Ein- oder Ausatemzentrum im Stammhirn ansteigt – z. B. durch **Sauerstoffmangel** bei einer Anämie oder durch **CO_2- Anstieg** bei behinderter Ausatmung.

Dyspnoe muss nicht zwangsläufig auf eine Erkrankung der Atemwege hinweisen. Auch anders verursachter Sauerstoffmangel (oder Anstieg der Kohlensäure) führt, dann aber oft erst bei körperlicher Belastung (Treppensteigen), zu Atemnot.

Für die Notfallmedizin sind allerdings hauptsächlich jene Formen von Bedeutung, die plötzlich und schon unter Ruhebedingungen oder bei geringer körperlicher Anstrengung (gehen, sprechen) auftreten. Diese gehen für gewöhnlich von den Atemwegen oder vom Herz-Kreislauf-System (▶ S. 49 ff.) aus. Neben solchen mit unmittelbar erforderlicher Notfalltherapie gibt es eine Vielzahl von Störungen, die zwar nicht ad hoc lebensgefährlich sind, aber bei Ausbleiben einer ärztlichen Behandlung bedrohlich dekompensieren können. Insbesondere die Herzinsuffizienz und Erkrankungen der unteren Atemwege wie Asthma bronchiale werden von wenig erfahrenen Heilpraktikern häufig falsch eingeschätzt. Dazu tragen leider auch Fortbildungsveranstaltungen bei, bei denen Referenten die jüngeren Kolleginnen und Kollegen glauben lassen, mit Globuli, Infusionen, oder mit homöopathischen Komplexmitteln könnten alle Krankheiten geheilt werden. Alle angehenden oder frischen Heilpraktikerkolleginnen und -kollegen sind gut beraten, sehr kritisch mit solchen Therapieempfehlungen umzugehen.

4.4.1 Myokardinfarkt (▶ S. 73)

In gar nicht so seltenen Fällen (gehäuft bei Diabetikern, Patienten mit Polyneuropathie oder Opiattherapie) können Myokardinfarkte „stumm" verlaufen. Die Patienten klagen in der Praxis über einen „Leistungsknick", manchmal auch über Schlafstörungen, Albträume – und eben eine nicht gekannte Kurzatmigkeit bei geringer körperlicher Anstrengung. Der Beginn der Beschwerden liegt oft schon einige Tage oder sogar Wochen zurück, da sich der Patient bei fehlendem Schmerz der Gefährlichkeit der Situation nicht bewusst ist.

4.4.2 Herzinsuffizienz (▶ S. 78)

Höhergradige Herzinsuffizienz (Stadium III und IV NYHA) kann auf verschiedenste Ursachen zurückzuführen sein, darunter u. a. Herzklappenfehler, Kardiomyopathien, koronare Durchblutungsstörungen, Hypertonie, Medikamente (oder deren Weglassen), Anämie, Hypo- oder Hyperthyreose und Myokarditis. Sie tritt durchaus auch bei jüngeren Menschen z. B. durch angeborene Aortenstenose oder virale Myokarditis auf und äußert sich durch zunehmende Kurzatmigkeit, zunächst bei Belastung, dann aber auch in Ruhe, dazu Leistungsverminderung, manchmal mit Kopfdruck, Schwindel und Herzrasen bei Belastung. Auch nächtlicher Hustenreiz und Husten bei flacher Lagerung des Oberkörpers sowie spärliches, seröses, bräunlich tingiertes Sputum („Asthma kardiale") weisen auf die Erkrankung hin.

Befunde sind je nach Form (Rechtsherz-/Linksherz-/Globalinsuffizienz): Zyanose, gestaute periphere Venen, vergrößerte Leber, Proteinurie, zum Abend hin zunehmende Unterschenkelödeme, mehrfaches nächtliches Wasserlassen (Nykturie), zum Morgen hin wieder schlanke Beine. Zeichen des Lungenödems sind neben der Zyanose feinblasige feuchte Rasselgeräusche, schaumiges, auch blutiges Sputum, oberflächliche, beschleunigte Atmung und Orthopnoe (Atemnot im Liegen). Puls und Blutdruck sind wenig aussagefähig, aber es ist beruhigend, wenn beide vorhanden sind. Es erübrigt sich hoffentlich zu erwähnen, dass eine fachärztliche Behandlung unumgänglich ist.

Weitere Symptome und Notfallmaßnahmen ▶ S. 78.

4.4.3 Obstruktion der unteren Atemwege (▶ S. 41 ff.)

Neben Husten mit oder ohne Auswurf ist Atemnot das führende Symptom einer Obstruktion der unteren Atemwege (z. B. Asthmaanfall, obstruktive Bronchitis). Vom „einfachen" Asthmaanfall bis zum akut lebensbedrohlichen Status asthmaticus (Anfallsdauer mehr als 24 Stunden) sind alle Übergänge denkbar. Besonders bei Kleinkindern verlaufen virale Infekte nicht selten als obstruktive Bronchitis. Wenn dies häufiger auftritt, wenden sich jüngere Eltern gerne an naturheilkundliche Therapeuten, um nicht immer chemische Arzneimittel verabreichen zu müssen. Im akuten Krankheitsfall können wir diesem Wunsch aber nicht immer entsprechen. Die Domäne der Naturheilkunde ist die Intervallbehandlung zur Prophylaxe, im floriden Krankheitsgeschehen selbst sind unsere Mittel nicht immer ausreichend wirksam. In weniger schweren Fällen ist es sicherlich möglich, homöopathisch oder phytotherapeutisch zu behandeln, allerdings bei täglicher Befundkontrolle und guten Auskultationskenntnissen oder in Abstimmung mit dem Kinderarzt.

Eine Obstruktion der unteren Atemwege kennzeichnet sich neben der Atemnot insbesondere durch Atemnebengeräusche besonders bei der (verlängerten) Ausatmung (Pfeifen, Giemen, Brummen), Husten, Orthopnoe, Unruhe, „Lufthunger", beschleunigte Atmung oft an der Grenze zur Hyperventilation. Typische Befunde sind die tief stehenden und wenig verschieblichen Lungengrenzen und der hypersonore Klopfschall.

Vorsicht ist geboten, wenn bei augenscheinlich großer Atemnot (die Patienten kommen schon beim Sprechen schnell außer Atem) die typischen Atemnebengeräusche nicht auskultierbar sind („silent chest"). Hier wird so wenig Luft bewegt, dass auch keine Strömungsgeräusche entstehen. Es besteht in diesem Fall akute Lebensgefahr durch Rechtsherzdekompensation.

❗ **Beachte: Eine Atemwegsobstruktion mit akuter Dyspnoe ist eine Notfallsituation, die schulmedizinisch zu behandeln ist.**

4.4.4 Hyperventilationstetanie

Noch immer ist der genaue Pathomechanismus der Hyperventilationstetanie nicht sicher verstanden. Die gängige Auffassung, dass ein überhöhtes Abrauchen saurer Valenzen (CO_2) zu einer respiratorischen Alkalisierung des Blutes führt, die eine erhöhte Albuminbindung von Kalziumionen verursacht, die letztlich zum Mangel an freien und damit wirksamen Kalziumionen im Blut führt und somit Muskelkrämpfe verursacht, gilt zwar noch immer. Ob diese Reaktionskette aber tatsächlich auf diese Art kausal abläuft, ist derzeit nicht unumstritten. Ungeklärt ist auch die Rolle von Magnesium und Kalium bei diesem Krankheitsbild.

Definition
Den erforderlichen Kohlendioxidaustausch übersteigende Atmung mit normalem bis erhöhtem O_2-Partialdruck, die zu Krämpfen mit Spasmen – v. a. „Pfötchenstellung" – führt.

Klinik
- Dyspnoe
- beschleunigte und vertiefte Atmung
- Sensibilitätsstörungen („Ameisenlaufen", Taubheit, Pelzigkeitsgefühl), v. a. in Gesicht, Händen und Füßen
- Verkrampfungen der Hände („Pfötchenstellung") und Lippen
- Muskelkrämpfe, in Extremfällen bis zum Laryngospasmus (Kehlkopfkrampf)
- Zittern
- gesteigerte Muskeleigenreflexe
- Unruhe, Angst
- Schwindel, Benommenheit
- Kopfschmerz
- Sehstörungen
- evtl. Muskelschmerzen, Gähnen, Reizhusten, Lähmungen, Bewusstlosigkeit
- überwiegend Frauen
- positives **Chvostek-Zeichen** (Zuckung der Gesichtsmuskeln der drei Äste des N. facialis – also auch der Stirnmuskulatur – bei Beklopfen des Nervs vor dem Kiefergelenk unterhalb des Jochbeinbogens)

Differenzialdiagnose
- Asthma bronchiale
- Myokardinfarkt
- Herzinsuffizienz
- Asthma kardiale
- chronisch obstruktive Bronchitis
- Lungenemphysem
- Lungenembolie
- Pneumothorax

Notfallbehandlung

- prüfen und überwachen der Vitalfunktionen
- Beruhigung des Patienten
- mehrmalige Rückatmung der Ausatemluft in eine Plastiktüte (3–4 × ein- und ausatmen)
- evtl. ärztlich Sedativa

Für die Rückatmung wird eine Atemmaske mit Beutel oder eine nicht zu große Plastiktüte benutzt, in die der Patient ausatmet und aus der er wieder einatmet. Es genügt dazu, die Tüte vor Mund und Nase zu halten und den Patienten anzuleiten, durch den Mund ein- und durch die Nase auszuatmen.

Nach wenigen Minuten sollte der Anfall sistieren, dies beweist dann die Richtigkeit der Diagnose. Bei psychisch sehr agitierten Patienten besteht allerdings eine hohe Rezidivneigung, da mit der Rückatmung die eigentliche Ursache es Anfalles nicht beseitigt wurde. Manchmal kommen die Patienten erst durch die Gabe eines Beruhigungsmittels (im Notdienst: Diazepam) zur Ruhe. Dies ist dann Aufgabe des Arztes. Allerdings geht die zugrunde liegende Angst, die mit dem Gefühl der Luftnot und der Hilflosigkeit verbunden ist, zurück, wenn der Patient mehrere Male die Erfahrung machen konnte, dass er die Hyperventilation mit der Plastiktüte selbst beherrschen kann. Dann verlieren die Anfälle ihren Krankheitswert, werden seltener und bleiben schließlich aus.

4.4.5 Praxisrelevantes Vorgehen bei Dyspnoe

Bei schweren Formen (Status asthmaticus, Ruhedyspnoe, silent chest) gestaltet sich die Therapie bis zum Eintreffen des Notarztes wie folgt:

Notfallbehandlung

- Notarzt rufen
- beengende Kleidungsstücke öffnen
- Fenster öffnen
- Sauerstoffdusche (▶ S. 25)
- verbales Beruhigen, da Angst den Atemantrieb steigert und den Sauerstoffverbrauch erhöht
- Behandlung noch vor Ort durch den angeforderten Notarzt

Zu beachten ist, dass theoretisch bei älteren Patienten mit chronisch obstruktiver Emphysembronchitis im akuten Stadium durch die Sauerstoffgabe der autonome Atemantrieb reduziert werden kann (**Hypoventilations-Hyperkapnie-Syndrom**, ▶ S. 25). Solange der Patient bei Bewusstsein ist, kann der Atemantrieb aber auch willentlich aufrechterhalten werden. Gegebenenfalls ist der Patient zum Ein- und Ausatmen anzuleiten. Die Sauerstoffgabe ist aber in jedem Fall anzuraten.

Bei weniger schweren Fällen (Atemnot nur bei Belastung, Anfallsdauer erst wenige Stunden, guter Allgemeinzustand, keine Zyanose) kann der Patient in Begleitung zum **Hausarzt** oder außerhalb der Sprechzeiten zur Notfallambulanz überwiesen werden.

Neben diesen grundsätzlichen Regeln wird oft noch empfohlen, Patienten, die schon auf **Asthmasprays** eingestellt sind und ihr Notfallspray bei sich tragen, anzuleiten, dieses doch nochmals zu benutzen. Das ist praxisfremd. Diese Patienten haben, wenn sie geistig geordnet sind, ihr Spray schon mehrfach benutzt, jedoch ohne therapeutische Wirkung. Jedes weitere Sprühen würde allenfalls die Nebenwirkungen (Herzrhythmusstörungen) erhöhen. Der Grund für die Wirkungslosigkeit des Sprays ist entweder, dass es leer, weit jenseits des Verfalldatums oder das falsche Präparat ist. Nicht jedes Asthmaspray ist zur Therapie von Anfällen geeignet, einige haben nur vorbeugenden Charakter. Diese können gefährlich leicht überdosiert werden, ohne unmittelbar zu helfen. Nicht jedem Patienten (und auch nicht jedem Heilpraktiker) sind diese Unterschiede bewusst. Eine weitere Ursache für die Wirkungslosigkeit auch von geeigneten Asthmasprays ist der Zustand der Atemwege. Sind die unteren Atemwege bereits verkrampft, weil sich der Anfall zu schnell entwickeln konnte oder weil der Patient zu lange mit dem Einsatz seines Sprays gewartet hat, ist auch der forcierte Einsatz nicht mehr hilfreich, während sich die Nebenwirkungen verstärken.

- Anders kann die Situation sein, wenn ein Patient im akuten Anfall panisch reagiert und das Spray falsch anwendet und nach der Inhalation zu schnell wieder ausatmet. Hier kann es durchaus nützlich sein, den Patienten zu beruhigen und ihn dann anzuleiten, nach der Inhalation die Luft wenigstens 10 Sekunden anzuhalten, um das Verteilen des Wirkstoffs in den tiefen Atemwegen zu ermöglichen. Dies sollte aber nicht mehr als zwei Mal geschehen.

4.5 Obstruktive Ventilationsstörungen der oberen Atemwege

Durch Einengung oder Verlegung am meisten gefährdet ist im Bereich der oberen Atemwege die Region um die von den Stimmbändern gebildete **Stimmritze** (▶ Abb. 4.10). Hier können sich aspirierte Fremdkörper wie z.B. Erdnüsse festsetzen, die dann durch eine Verkrampfung der Kehlkopfmuskulatur (Laryngospasmus) noch fixiert werden.

Der Kehlkopfbereich ist jedoch nicht nur an der Stimmritze durch Atemwegsobstruktionen gefährdet, problematisch ist auch die lockere Schleimhaut oberhalb, in der Gegend der **Epiglottis** (Kehldeckels), und unterhalb, am Beginn der **Luftröhre** (Laryngotrachealbereich). Bei Erwachsenen sind es überwiegend allergische oder toxische (Nahrungsmittel, Bienen- oder Wespenstiche) Schleimhautschwellungen, die dort in kürzester Zeit die Atemwege verlegen können. Da hier nicht wie bei der Bolusaspiration die Atemwege sofort verschlossen sind, steht die zunehmend behinderte Einatmung mit Stridor im Vordergrund der klinischen Zeichen. Notfalltherapeutisch sind in diesen Fällen antiallergische Maßnahmen (z.B. Fenistil-Tropfen oder Tavegil-Injektion), aber auch äußere Kühlung am Kehlkopf hilfreich.

Bei Kindern ergeben sich durch die noch relativ dicken, schwellungsbereiten Schleimhäute bei vergleichsweise englumigen Luftwegen altersspezifische Krankheitsbilder durch Infekte.

4 – Atemstörungen

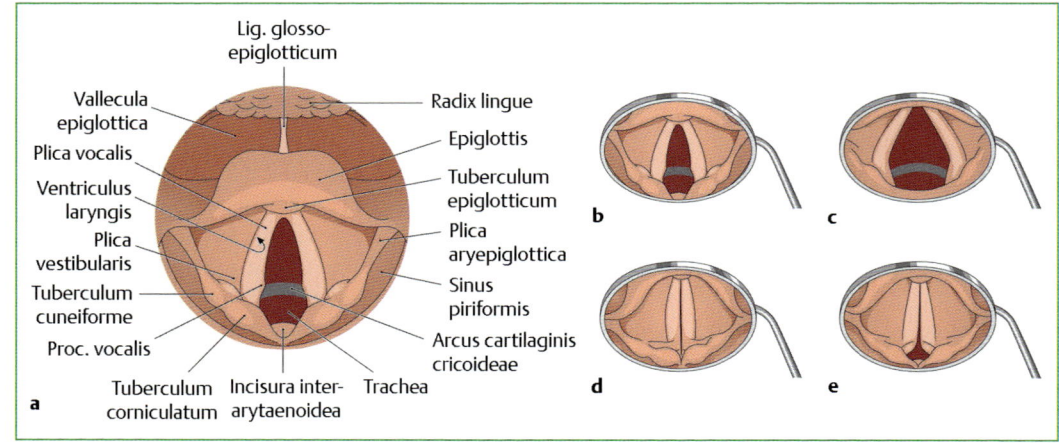

▶ **Abb. 4.10** Stimmritze im Überblick (**a**) sowie bei normaler (**b**) und verstärkter Atmung (**c**), Phonationsstellung mit komplett geschlossener Stimmritze (**d**) und geringer Öffnung der Glottis im hinteren Stimmlippendrittel bei Flüstersprache (**e**).

Wichtige **Ursachen** einer Obstruktion der oberen Atemwege:
- Aspiration (Bolus, Erbrochenes, Blut, Schleim)
- Schleimhautschwellung (allergisch, infektiös, toxisch, traumatisch)
- Zungengrundobstruktion
- Laryngospasmus
- Kehlkopftrauma

4.5.1 Fremdkörper- oder Bolusaspiration

Die Fremdkörper- oder Bolusaspiration stellt die problematischste Form der akuten Atemstörung dar. Kleinere Fremdkörper, die den Kehlkopf passieren können, gelangen in den großlumigeren und steiler verlaufenden rechten Hauptbronchus, wo sie den gesamten rechten Lungenflügel oder Bronchialsegmente verlegen können. Dies ist häufiger bei Kindern der Fall, die spielerisch kleine Gegenstände in den Mund nehmen und diese versehentlich aspirieren. Bei Erwachsenen ist die Kombination aus Essen, Sprechen und Alkohol für die häufigsten Formen der Bolusaspiration verantwortlich.

Grundsätzlich erfordert die akute Atemwegsverlegung durch Bolusaspiration sofortiges Handeln. In der Naturheilpraxis wird in der Regel keine Bolusaspiration durch Mahlzeiten auftreten, zumindest ist sehr zu hoffen, dass Gelage, bei denen Alkohol und Speisen im Überfluss angeboten werden, nicht zu den Praxissprechzeiten statt-

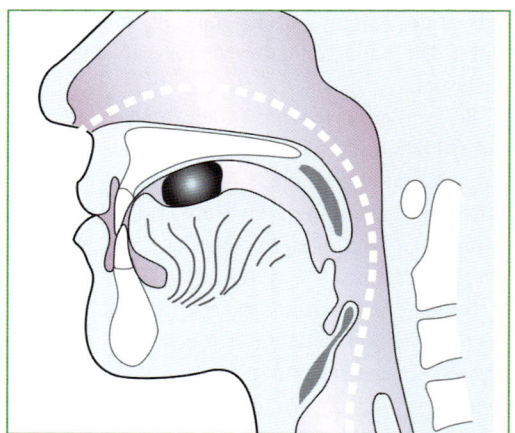

▶ **Abb. 4.11** Physiologische Boluspositionierung auf der Zunge.

finden. Realistischer ist eine solche Situation nach Gastroskopien. Dabei wird häufig ein Schleimhautanästhetikum eingesetzt, um den Würgereflex beim Einführen des Endoskops zu unterdrücken. Zusammen mit milden Beruhigungsmitteln kann auch noch einige Zeit nach der Untersuchung der physiologische Schluckakt gestört sein, sodass Aspirationen durch Trinken oder Essen vorkommen könnten. Durch eine diesbezügliche Aufklärung des Patienten und durch eine angemessene Überwachung nach der Untersuchung dürfte dies allerdings nicht vorkommen. Auch eine ausgiebige Lokalanästhesie beim Zahnarzt kann den physiologischen Schluckakt noch über Stunden beeinträchtigen. Ansonsten aber dürfte in der Praxis

Obstruktive Ventilationsstörungen der oberen Atemwege

eine Aspiration am ehesten bei kollabierten, bewusstlosen Patienten zu erwarten sein.

> **Cave**
>
> Da den meisten Formen von Bewusstlosigkeit eine Phase der vegetativen Begleitreaktion vorausgeht (Übelkeit bis zum Erbrechen), muss bei jedem bewusstlos vorgefundenen Patienten mit Erbrochenem im Mundraum gerechnet werden, und dies umso mehr, wenn Schleimspuren im Bereich des Mundes zu sehen sind. Daher ist es auch von größter Wichtigkeit, vor Beginn einer Beatmung die Atemwege auf Fremdkörper – einschließlich eines verrutschten Gebisses – zu inspizieren, um nicht durch die Beatmung eine Aspiration zu verursachen!

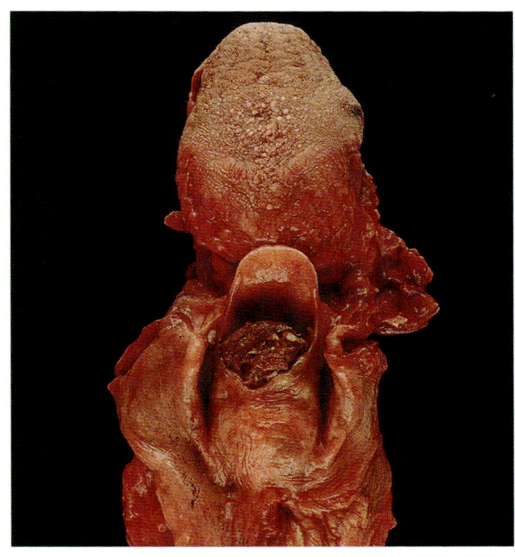

▶ **Abb. 4.12** Bolustod infolge eines im Kehlkopf eingeklemmten Fleischstücks.

Definition
Verlegung der oberen Atemwege durch einen großen Fremdkörper (▶ **Abb. 4.12**).

Klinik
- unterhalb des Kehlkopfes (Bronchialbereich): Reizhusten ohne Infekt oder Allergie, evtl. keine Atemnot, nach einigen Tagen fiebrige Pneumonie mit zunehmender Beeinträchtigung des Atmens
- im Bereich des Kehlkopfes: Atemnot, Angst bis Panik, Stridor, Zyanose

Während sich eine Verlegung im Bereich des Kehlkopfes sofort durch Atemnot, Angst und Stridor, bei Sauerstoffmangel auch Zyanose, bemerkbar macht, zeigt sich die Fremdkörperaspiration im Bronchialbereich weniger akut: Typischerweise kommt es dabei aus völligem Wohlbefinden heraus zu auftretendem Reizhusten ohne Infekt oder Allergiesymptome. Da noch ausreichend Lungengewebe zum Gasaustausch zur Verfügung steht, entwickelt sich zunächst keine Luftnot. Erst nach einigen Tagen verschlechtert sich der Allgemeinzustand des Patienten (meist sind Kinder betroffen), im nicht mehr belüfteten Lungenabschnitt entwickelt sich eine Lungenentzündung mit Fieber und zunehmender Beeinträchtigung der Atmung. Der Verdacht auf eine solche atelektatische Pneumonie ergibt sich aus dem Verlauf der Symptome, die Diagnose kann mit bildgebenden Verfahren gesichert werden. Eine bronchoskopische Entfernung des Fremdkörpers ist unerlässlich.

Die Differenzialdiagnose „Fremdkörperaspiration" sollte jeder Heilpraktiker, der ein fieberndes Kleinkind mit trockenem Hustenreiz behandelt, im Gedächtnis haben. Aber auch Erwachsene sind gefährdet. Dabei sind zwei klassische Szenarien typisch.

Fallbeispiel 1
Sie sitzen nach getaner Arbeit mit Kollegen zum gemütlichen Erfahrungsaustausch beim Italiener ihres Vertrauens. Zu schon fortgeschrittener Stunde (sie sind nur noch anwesend, weil die interessanten Gespräche über die Arbeit einfach nicht enden wollen) erhebt sich zwei Tische hinter ihnen ein Gast, fasst sich an den Hals, gibt wild gestikulierend zu verstehen, dass er keine Luft mehr bekommt, sein Gesicht ist zunächst rot, und schweißbedeckt, verfärbt sich aber zunehmend nach dunkelrot und nimmt schließlich, von den Lippen ausgehend, einen Blauton an. Dies ist die klassische Situation einer Bolusaspiration.

Normalerweise verhindert ein Schutzreflex, dass Speisen statt in die Speiseröhre in die Atemwege gelangen. Ist dieser Schutzreflex jedoch durch Alkohol gemindert, kann es passieren, dass bei einer lebhaften Unterhaltung während des Essens unvollständig gekaute Nahrungsbestandteile in den

Kehlkopf gelangen und dort festsitzen. Pathophysiologisch kann dies zwei fatale Konsequenzen haben: Der Patient erstickt durch Atemwegsobstruktion oder, dies ist zwar seltener aber kommt vor, er erleidet einen Kreislaufkollaps mit Blutdruck- und Pulsabfall, im Extremfall bis zum Kreislaufstillstand. Ursache dafür ist die starke mechanische Irritation der Kehlkopfschleimhaut, die (über den N. laryngeus recurrens) Vagus innerviert ist und somit einen vasovagalen Kollaps (▶ S. 87) bis zum Herzstillstand auslösen kann.

Fallbeispiel 2
Es ist Montagmorgen um 8 Uhr, Sie haben Patienten zum Routinelabor einbestellt, nüchtern. Es sind auch kräftige Männer dabei. Vielleicht sind Sie daher leichtsinnig genug, bei dieser Klientel die Blutentnahme im Sitzen auf einem Blutentnahmestuhl durchzuführen. Plötzlich ist die ohnehin an diesem Morgen schon blasse Gesichtsfarbe ihres Patienten nach Erblicken der Nadel kaum noch vom makellosen Weiß Ihrer Kleidung zu unterscheiden. Vielleicht toppen Sie das Ganze auch noch dadurch, dass Sie Ihrem Patienten, nicht ohne Stolz, die Spritze mit dem entnommen Lebenssaft vor das nun nicht mehr weiße, sondern komplett blutleere Gesicht halten. Diese Summe widriger Umstände fordert nun unweigerlich ihren Tribut. Ihrem Patienten wird schlecht, er kollabiert und erbricht, zusammengesunken auf ihrem Blutentnahmestuhl. In dieser Position wird möglicherweise nicht alles Erbrochene den Mundraum ungehindert verlassen können. Mit dem nächsten Einatemzug aspiriert ihr Patient, und aus einem harmlosen Kreislaufkollaps wird eine bedrohliche obstruktive Atemstörung.

Differenzialdiagnose
Sonstige Obstruktionen der oberen Atemwege, z. B. im Rahmen von Epiglottitis, Pseudokrupp oder allergischer oder hyperreagibler Reaktion.

Notfallbehandlung

- zum Husten auffordern
- Mundhöhle inspizieren und ausräumen (Oberkörper vorbeugen)
- kein Erfolg: 5 Schläge mit der flachen Hand zwischen die Schulterblätter bei vorgebeugtem Oberkörper (▶ Abb. 4.13)
- wenn möglich, Rachenraum untersuchen und freiräumen
- Notarzt rufen
- bisherige Maßnahmen erfolglos: Heimlich-Handgriff (▶ Abb. 4.14)
- (erneut) Mundhöhle inspizieren und ausräumen
- kein Erfolg: 5 × abwechselnd 5 Schläge zwischen die Schulterblätter und 5 × Heimlich-Handgriff
- (erneut) Mundhöhle inspizieren und ausräumen
- kein Erfolg: 5 Beatmungsversuche, evtl. endotracheale Intubation
- kein Erfolg: 15 Thoraxkompressionen, Mundhöhle ausräumen, 5 Beatmungsversuche (bei Bedarf wiederholen)
- kein Erfolg: evtl. Not-Koniotomie (▶ Abb. 4.16)
- sobald eine Beatmung möglich ist: Vitalfunktionen überprüfen und sichern (kardiopulmonale Reanimation ▶ S. 64)

Die wichtigste Erstmaßnahme nach Aspiration ist das Unterstützen der körpereigenen Schutzfunktionen. In der laienhaften Vorstellung, dass durch forciertes Schlucken der Kehlkopf frei werden könnte, wird der Betroffene oft aufgefordert zu trinken. Dies ist unsinnig. Viel besser ist es, den Patienten aufzufordern, so kraftvoll wie möglich zu husten. Dies wäre nämlich die natürliche Schutzreaktion des Körpers, wäre sie nicht durch Alkohol oder Medikamente gedämpft. Gleichzeitig

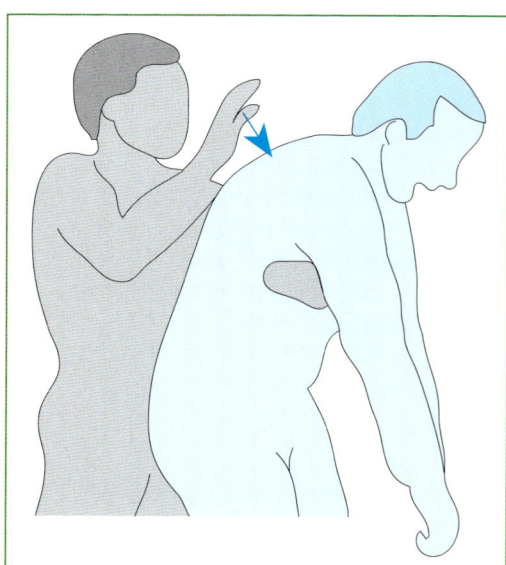

▶ **Abb. 4.13** Wenn der Patient den Bolus nicht mehr aus eigener Kraft (durch Husten etc.) herausbefördern kann: kräftige Schläge zwischen Schulterblätter.

Obstruktive Ventilationsstörungen der oberen Atemwege

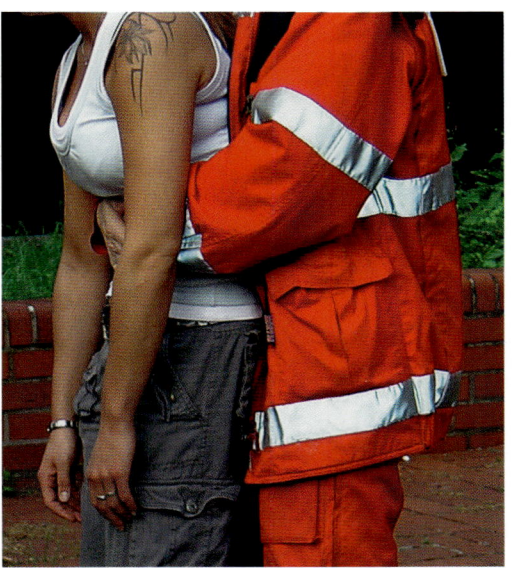 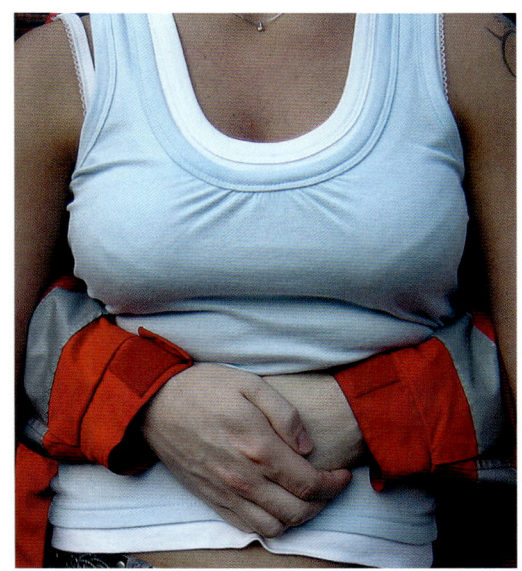

▶ **Abb. 4.14** Heimlich-Handgriff: kräftige Oberbauchkompression im Stehen.

sollen wohldosierte Schläge mit der flachen Hand zwischen die Schulterblätter (▶ Abb. 4.13) bei gebeugtem Oberkörper helfen, den Bolus zu lösen.

Gelingt dies nicht beim ersten Versuch, ist der Notarzt rufen zu lassen. Dabei sollte unbedingt die Situation kurz geschildert werden, um die Dringlichkeit des Rettungsrufes zu unterstreichen. Die im Algorithmus (▶ S. 34) nun empfohlene Inspektion und Ausräumung des Rachens stellt sich in der Praxis bei einem agitierten, angetrunkenen, um sein Leben kämpfenden Patienten als problematisch heraus. Wenn möglich, sollten Fremdkörper mit einer gebogenen Zange (Magill- oder Kornzange, ▶ Abb. 4.4) oder notfalls mit den Fingern entfernt werden.

Wenn nach fünf Schlägen zwischen die Schulterblätter der Fremdkörper immer noch festsitzt, wird der **Heimlich-Handgriff** (▶ Abb. 4.14) durchgeführt:

Der Helfer umfasst von hinten den Oberbauch des stehenden, ansprechbaren Patienten, platziert eine Faust unterhalb des Brustbeins und zieht dies mit der anderen Hand ruckartig kräftig zu sich, ohne den Brustkorb zusammenzudrücken. Die Gefahr möglicher innerer Verletzungen muss bei drohendem Ersticken in Kauf genommen werden.

Das Risiko, beim Erwachsenen Milz, Rippen oder Leber zu verletzen steht dabei in keinem Verhältnis zum zu befürchtenden Erstickungstod. Solange der Patient noch bei Bewusstsein ist, werden Schläge auf den Rücken und Heimlich-Handgriff im Wechsel weiter durchgeführt. Sind diese Bemühungen erfolglos, wird der Patient mit zunehmender Zyanose das Bewusstsein verlieren. Nun macht es Sinn, den Rachenraum zu untersuchen und, wenn möglich, freizuräumen.

Gelingt dies nicht, erfolgen Thoraxkompressionen, die jetzt, mit durch Sauerstoffmangel nachlassendem Muskeltonus, den Bolus lösen könnten (zur Fremdkörperentfernung ▶ S. 23.)

Sind alle diese Bemühungen vergeblich und ist auch langfristig nicht mit der Ankunft eines Notarztes zu rechnen (z. B. in entlegenen Regionen), muss als letzte Maßnahme die chirurgische Eröffnung des Kehlkopfes, die **Not-Koniotomie** (▶ Abb. 4.15, 4.16), in Erwägung gezogen werden. Diese soll mithilfe eines neuen Spezialinstrumentes (Airfree) zwar zum „Kinderspiel" geworden sein, dies wäre aber zu beweisen.

> ❗ Beachte: Bei einigen Menschen verläuft über dem Ligamentum conicum, das bei der Koniotomie durchtrennt wird, der Schilddrüsenlappen Lobus pyramidalis, der zu stärkeren Blutungen beim Schnitt durch die Haut führen kann. Daher sollte der erste Schnitt einer Koniotomie immer in Längsrichtung erfolgen.

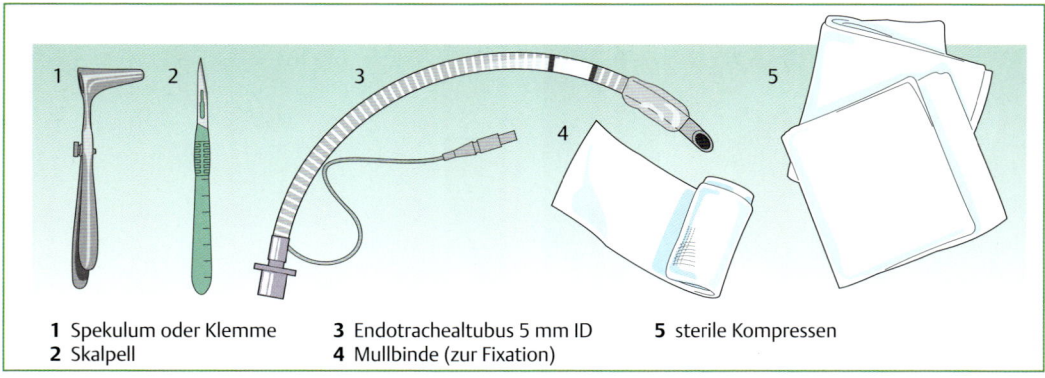

1 Spekulum oder Klemme
2 Skalpell
3 Endotrachealtubus 5 mm ID
4 Mullbinde (zur Fixation)
5 sterile Kompressen

▶ **Abb. 4.15** Zubehör zur Koniotomie.

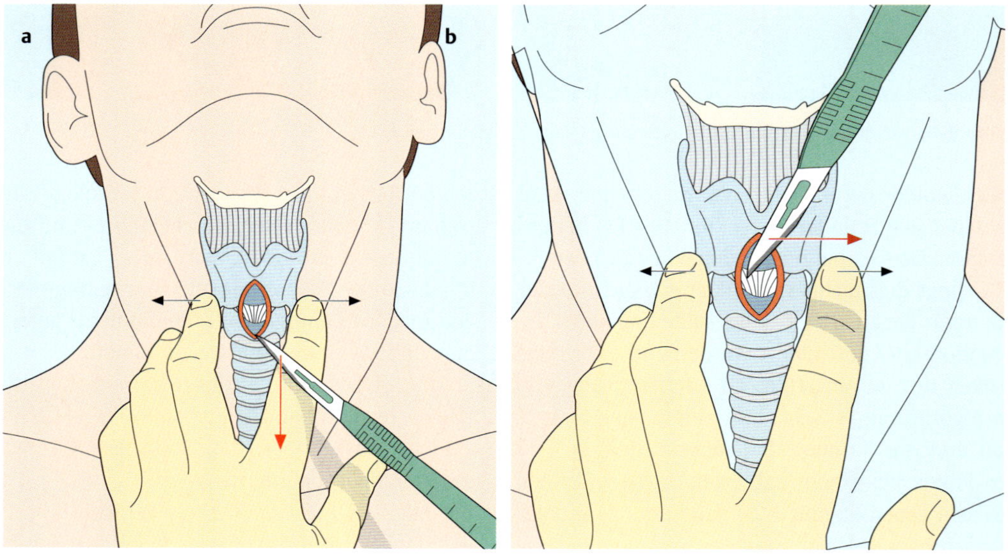

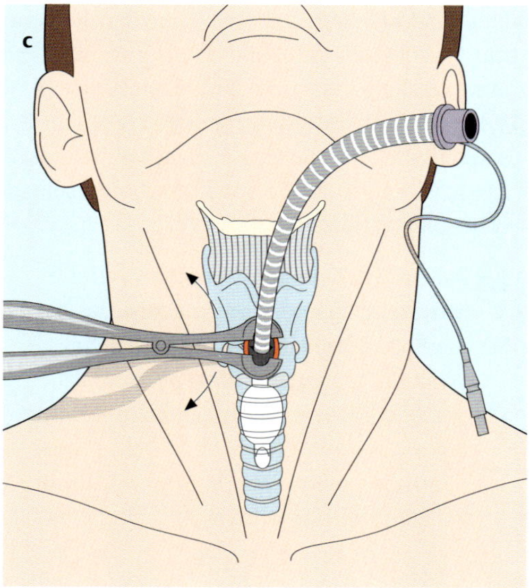

a) Nachdem der Kopf überstreckt gelagert wurde, erfolgt ein Längsschnitt durch die Haut vom Schildknorpelunterrand bis zum Ringknorpeloberrand (ca. 1,5 cm).

b) Unter Querspreizung mit zwei Fingern wird das darunter liegende Lig. cricothyroideum ca. 1 cm quer durchtrennt.

c) Spreizung des Trachealzugangs mit dem Spekulum nach distal und Einführen des Endotrachealtubus 5 mm ID.

▶ **Abb. 4.16** Durchführung der Not-Koniotomie.

4.5.2 Pseudokrupp

Bei Kindern im Vorschulalter (etwa 3.–6. Lebensjahr) ist der Pseudokrupp eine gefürchtete Erkrankung und sollte aufgrund der Häufigkeit jedem Heilpraktiker geläufig sein.

Definition
V. a. bei Klein- und Vorschulkindern auftretende Atemwegsobstruktion im Kehlkopfbereich im Rahmen viraler Infektionen oder als spastische Form (allergisch/hyperreagibel).

Klinik
- bellender Reizhusten
- Verschlimmerung zum Abend
- nächtliche Luftnot, inspiratorisch Stridor und Hauteinziehungen
- Unruhe, weinen
- bei fortschreitendem Sauerstoffmangel: Zyanose, CO_2-Koma

Diese **Virusinfektion** (Parainfluenzaviren) beginnt allmählich im Tagesverlauf mit Schnupfen und trockenem, bellendem Reizhusten. Der Allgemeinzustand ist kaum beeinträchtigt, Fieber tritt nicht oder mit nur leicht erhöhten Temperaturen auf. Zum Abend hin verstärken sich, wie bei den meisten Infekten, die Symptome. Besonders der Reizhusten nimmt an Heftigkeit zu. In der Nacht schließlich kommt es infolge der zunehmenden Schleimhautschwellung unterhalb des Kehlkopfes (Laryngotracheitis stenosans) zu inspiratorischer Luftnot, Stridor und inspiratorischen Einziehungen der Zwischenrippenweichteile und der Haut über der Drosselgrube (Fossa jugularis). Dabei sind die Kinder sehr unruhig und weinerlich.

Der weitere Verlauf kann ein gefährlich falsches Bild suggerieren. Mit fortschreitender Atemwegsverlegung werden die Kinder wieder ruhiger, sie schlafen sogar ein. Die zunehmende Zyanose nach vorheriger Blässe und die sich entwickelnde Schweißbildung kann von unerfahrenen Eltern als Zeichen der Genesung fehlgedeutet werden („das Kind schläft sich gesund"), tatsächlich entwickelt sich jedoch durch vermindertes Abatmen von CO_2 eine „CO_2-Narkose" mit Abnahme des Atemantriebs. Schließlich können die Kinder ohne ärztliche Intervention versterben.

Differenzialdiagnose
- Epiglottitis
- Diphtherie
- Fremdkörperaspiration
- spastische Bronchitis
- andere Formen der Kehlkopfobstruktion

Eine häufige Differenzialdiagnose zum Pseudokrupp ist die **spastische (obstruktive) Bronchitis** (▶ S. 42), die ähnliche Symptome verursachen kann. Dabei handelt es sich um eine Verengung der unteren Atemwege, die sich mehr in der Ausatemphase bemerkbar macht und von – oft auch ohne Stethoskop hörbaren – Atemnebengeräuschen wie Giemen oder Pfeifen begleitet ist. Auch sie kann bedrohlich werden und macht eine schulmedizinische Behandlung erforderlich.

Notfallbehandlung

- Arzt rufen
- kühle, feuchte Atemluft
- Kind beruhigen
- evtl. Sauerstoffgabe (▶ S. 25)

Da der zeitliche Ablauf von Beginn des Hustenreizes bis zur bedrohlichen Atemwegsobstruktion relativ lange ist (ca. 10 Stunden), sollte die erforderliche ärztliche Behandlung (Kortison als Suppositorium) eigentlich nicht versäumt werden. Hilfreich ist bis zum Eintreffen des Arztes das Kühlen und Befeuchten der Atemluft. Dies kann im Freien oder im häuslichen Badezimmer bei laufender Dusche erreicht werden. Eine wichtige Verantwortung tragen Heilpraktiker bei der Führung von Eltern, deren Kinder zu Pseudokrupp neigen, denn häufig kommt es zu Rezidiven. Hier gilt es, ungerechtfertigten Vorbehalten gegen das Notfallmedikament Kortison fachlich korrekt zu begegnen. Eine einmalige Verabreichung auch von hoch dosiertem Kortison (100 mg) bleibt ohne schädliche Langzeitfolgen. Jeder Organismus wird in Stresssituationen die körpereigene Kortisolproduktion (ca. 20–40 mg/Tag) um den Faktor 10 steigern. Eine der Ursachen für die abendlichen Verschlimmerungen von entzündlichen Erkrankungen ist der physiologische Kortisolabfall zum Abend hin. Es gibt Kinder, die genetisch bedingt bei Stress (Infekte sind neben Schmerz und Angst die stärksten Stressoren) nicht ausreichend Kortisol produzieren, um den Entzündungsprozess zu

4 – Atemstörungen

kontrollieren. Hier muss die Kortisonbehandlung sogar als wichtige Substitutionsmaßnahme im Akutfall verstanden werden.

4.5.3 Epiglottitis

Zu den bedrohlichsten Atemwegserkrankungen im Grundschulalter, also mit 6–9 Jahren, zählt die Epiglottitis (▶ Abb. 4.17), die allerdings in den letzten 15 Jahren glücklicherweise deutlich seltener auftrat. Es handelt sich um eine von Bakterien (gramnegative Stäbchen) verursachte Infektion, die das lockere Bindegewebe des Kehldeckels befällt. Die gefürchtete akute Form wird als „Epiglottitis akutissima" bezeichnet. Der Krankheitserreger ist in den meisten Fällen Haemophilus influenzae Typ B, den man vor der Nachweismöglichkeit von Viren für den Erreger der Grippe (Influenza) hielt, da er bei Obduktionen häufig im Bronchialgewebe isoliert werden konnte. In der Kinderheilkunde ist dieser Keim auch bekannt als Verursacher von Mittelohrentzündungen und einer gefährlichen Form der Meningitis. Der deutliche Rückgang schwerwiegender Erkrankungen mit **H**aemophilus **I**nfluenzae **B** (HIB) ist sicher auf die seit mehreren Jahren übliche HIB-Impfung zurückzuführen.

Definition

Meist akut auftretende bakterielle Entzündung der Epiglottis (Kehldeckel), v. a. bei Kindern ab dem 5. Lebensjahr, häufig mit starker Epiglottisschwellung und Atemwegsverlegung.

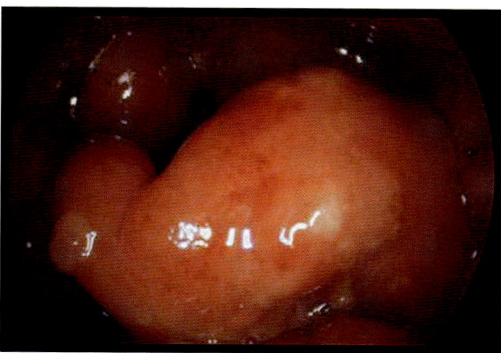

▶ **Abb. 4.17** Laryngoskopischer Epiglottitisbefund.

Klinik
- starke Schluckschmerzen
- inspiratorischer Stridor
- kloßige Sprache
- Speichelfluss aus dem Mund
- meist hohes Fieber

Die Epiglottitis ist eine Erkrankung, die ihrem Zusatz „akutissima" gerecht wird. Vom Beginn mit hohem Fieber, stärksten Halsschmerzen, kloßiger Sprache und schlechtem Allgemeinzustand bis zum inspiratorischen Stridor durch Obstruktion der oberen Atemwege vergehen gerade einmal 30 Minuten. Das Kind befindet sich in akuter Lebensgefahr.

Wann ist der Verdacht auf eine Epiglottitis gerechtfertigt?

Der beschriebene akute, hochfieberhafte Verlauf bei Kindern im Grundschulalter gibt erste Hinweise. Typisch ist zudem das Bild, welches das erkrankte Kind bietet: Das Schlucken ist derart schmerzhaft, dass sogar der eigene Speichel nicht mehr heruntergeschluckt wird, er läuft daher dem Kind aus dem Mund. So findet man die Betroffenen oft mit erhöhtem Oberkörper im Bett mit einem Handtuch vor der Brust, um den aus dem Mund laufenden Schleim aufzufangen. Seit Einführung der HIB-Impfung kann gerade der Heilpraktiker mit diesen Situationen noch eher konfrontiert werden als ein Arzt. Denn häufig treten diese bei Kindern auf, deren Eltern sich gegen Impfungen entschieden haben und daher auch im akuten Erkrankungsfall einem Heilpraktiker vielleicht eher vertrauen als einem Arzt.

Differenzialdiagnose
- Laryngitis
- Pseudokrupp
- Diphtherie
- Fremdkörperaspiration
- allergische/hyperreagible Kehlkopfobstruktion
- spastische Bronchitis

Notfallbehandlung
- Notarzt rufen
- jegliche Belastung und Reize vermeiden (keine Untersuchung, keine Behandlung)
- Patienten beruhigen
- Oberkörper hochlagern

- bei Zyanose Sauerstoffgabe („Sauerstoffdusche" ▶ S. 25)

Klinik/Arzt: Kortison, Antibiotika, evtl. Intubation, seltener Koniotomie/Tracheotomie

Jede unsachgemäße Untersuchung, sogar jede Erschütterung, kann zum **plötzlichen Totalverschluss** der Atemwege führen. Daher sollte bei Verdacht auf Epiglottitis eine weitere Untersuchung und Behandlung durch den Heilpraktiker unterbleiben.

Wichtigste und in der Regel einzige Maßnahme bei Auftreten der beschriebenen Epiglottitissymptome ist das **Rufen eines Notarztes**. Es wäre in diesem Fall falsch, den Eltern zu raten, das Kind mit dem eigenen PKW in Krankenhaus zu fahren. Korrekt ist das Rufen eines in Kinderheilkunde erfahrenen Notarztes, am besten aus einer Kinderklinik, in dessen Begleitung der Krankentransport erfolgen muss. Es kann nämlich jederzeit durch Erschütterungen während des Transports eine endotracheale Intubation erforderlich werden, die angesichts der starken Epiglottisschwellung nicht einfach durchzuführen ist.

4.5.4 Zurücksinken der Weichteile des Zungengrundes bei Bewusstlosigkeit

Eine weitere Ursache einer Verlegung der oberen Atemwege zählt wie die Aspiration zu den häufigen Komplikationen der Bewusstlosigkeit: das Zurücksinken der Weichteile des Zugengrundes. Sie wird ebenfalls durch eine falsche Lagerung verursacht (üblicherweise fällt der Kollabierende nicht spontan in die stabile Seitenlage).

Definition
Obstruktion bzw. Verlegung der Atemwege durch Erschlaffung und Zurücksinken der Weichteile des Zungengrundes bei falscher Lagerung eines bewusstlosen Patienten.

Klinik
- Rückenlage bei Bewusstlosigkeit
- schnarchende bis röchelnde oder ausbleibende Atemnebengeräusche
- bei zunehmendem Sauerstoffmangel: Zyanose, CO_2-Koma mit nachlassendem Atemtrieb

Typische Zeichen für ein Zurücksinken der Weichteile des Zugengrundes sind „schnarchende, röchelnde Atemnebengeräusche". Auch hier ist, ähnlich dem Pseudokrupp, die allmähliche Retention von CO_2 zuständig für die Verminderung des Atemantriebs, sodass es dem Patienten schließlich nicht mehr möglich ist, gegen die obstruierenden Weichteile anzuatmen. Auf den vielleicht banalen Kreislaufkollaps pfropft sich eine CO_2-Narkose, die letztlich zum Atemstillstand führt. Erkennbar wird dies daran, dass die schnarchenden Atemnebengeräusche schwächer werden und, mit zunehmender Zyanose, letztlich sistieren.

Differenzialdiagnose
- Epiglottitis
- Diphtherie
- Pseudokrupp
- allergische/hyperreagible Kehlkopfobstruktion
- spastische Bronchitis
- Fremdkörperaspiration

Notfallbehandlung

- Ansprechen, milde Schmerzreize
- bei ausbleibender Reaktion:
  - Überstreckung des Kopfes
  - stabile Seitenlage
  - für Geübte: Pharynxintubation (Guedel- oder Wendltubus, ▶ Abb. 4.18, 4.19)

Für die Notfallbehandlung in dieser Situation gilt es, die Zungenweichteile in eine gedehnte Position zu bringen und dort zu fixieren. Dazu gibt es verschiedene Vorgehensweisen.

Die wichtigste Erstmaßnahme ist der Versuch, den Patienten durch Ansprechen und Applizieren milder Schmerzreize (Tätscheln der Wangen) wieder zu Bewusstsein zu bringen.

Bei einem bewusstlosen Patienten, bei dem aufgrund der vorgefundenen Situation eine **starke Unterkühlung** angenommen werden muss, sollte starkes Rütteln oder Schütteln am Oberkörper unbedingt vermieden werden, da es Kammerflimmern und somit einen Kreislaufstillstand auslösen könnte.

Erlangt der Patient daraufhin das Bewusstsein nicht zurück, erfolgt bei fühlbarem Puls die Öffnung der Atemwege durch Überstrecken des Kopfes bei gleichzeitigem Anheben des Unterkiefers, der sogenannte **Esmarch-Handgriff** (▶ Abb. 4.4).

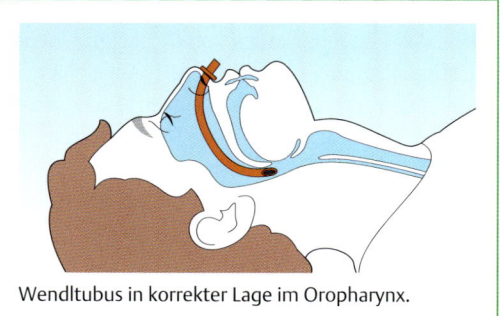

Wendltubus in korrekter Lage im Oropharynx.

▶ **Abb. 4.18** Wendltubus.

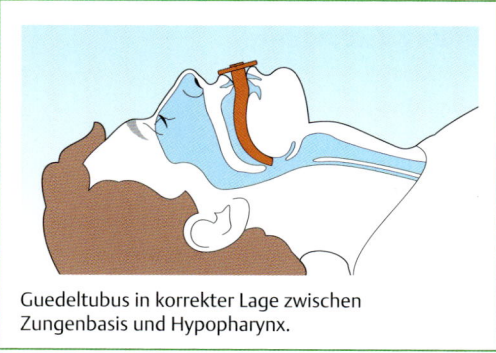

Guedeltubus in korrekter Lage zwischen Zungenbasis und Hypopharynx.

▶ **Abb. 4.19** Guedeltubus.

Sind die Atemwege frei, der Patient atmet spontan, eine Kreislaufzirkulation ist nachweisbar und der Blutzucker ist im Normbereich, erfolgt zur Sicherung der Atemwege – besonders auch zur Aspirationsprophylaxe – die Umlagerung des Bewusstlosen in die stabile Seitenlage. Denn damit enden die Vorortmöglichkeiten der Diagnose und Therapie. Kann der Patient nicht in die stabile Seitenlage verbracht werden, ist zu Sicherung der Atemwege das Einbringen eines Tubus erforderlich (▶ Abb. 4.9, S. 27). Hier kämen ein **nasopharyngealer Wendltubus** (▶ Abb. 4.18) oder ein **oropharyngealer Guedeltubus** (▶ Abb. 4.19) in Betracht (▶ S. 27).

Welcher Tubus eingesetzt wird, ist abhängig von der praktischen Erfahrung des Heilpraktikers. Unproblematischer ist der Einsatz des Wendltubus, da die Verletzungsgefahr und die Pharynxreizung geringer sind.

Beide stabilisieren den Zungengrund, sind aber kein Schutz vor Aspiration. Evtl. besteht sogar eher die Gefahr, dass durch Reizung der Rachenwand Würgereize und Erbrechen begünstigt werden,

wenn die Bewusstlosigkeit nicht sehr tief ist oder der Patient erwacht. Daher empfiehlt sich für den Ungeübten wenn möglich die Sicherung der Atemwege durch die stabile Seitenlage.

Durch den Sturz infolge der Bewusstlosigkeit besteht neben der Zungengrundverlegung auch die Gefahr von **Schädel-Hirn- oder Thoraxverletzungen**. Bei der orientierenden Untersuchung des Bewusstlosen sollten daher entsprechende Hinweise beachtet werden, da insbesondere eine intrazerebrale Blutung dringend in einer neurochirurgischen Abteilung versorgt werden muss (bei Unfallverletzten Hubschraubertransport) und sich aus einer Rippenfraktur ein lebensbedrohlicher Spannungspneumothorax entwickeln kann. Anzeichen dafür können sein: Prellmarken an Kopf oder Brustkorb, ungleich weite Pupillen, Blut und/oder Liquorfluss aus Mund, Nase oder Ohren, gestaute Halsvenen und Zyanose (durch Mediastinalverschiebung bei Spannungspneumothorax).

4.5.5 Verletzungen oder Verkrampfung des Kehlkopfes

Weitere Ursachen für eine obstruktive Ventilationsstörung der oberen Atemwege sind direkte Verletzungen des Kehlkopfes, zu erkennen an Hämatom und Prellmarken, und die Verkrampfung der Kehlkopfmuskulatur bei einem epileptischen oder tetanischen Anfall (Laryngospasmus). Während der **epileptische Anfall** für gewöhnlich selbst sistiert, erfordert der echte **tetanische Anfall** („Krampfanfall") eine **Therapie:**

Hier ist die Gabe von Kalzium notwendig. Diese kann oral erfolgen, z. B. als Brausetabletten, wenn der Patient noch bewusstseinsklar ist oder langsam intravenös (10 ml Kalziumglukonat, z. B. Calcium Sandoz 10%) nach Bewusstseinsverlust. Die echte Tetanie ist meist eine Folge von Schilddrüsenoperationen, bei denen auch die Nebenschilddrüsen mit entfernt wurden. Für gewöhnlich weiß dies der Patient und wird im Notfall den Therapeuten auch darauf hinweisen. Ansonsten sind die typischen Muskelverkrampfungen diagnostische Anhaltspunkte, insbesondere die „Pfötchenstellung" der Hände sowie die Verkrampfung von Füßen und Gesicht.

Abzugrenzen davon ist die „**Hyperventilationstetanie**": Die sehr agitierten Patienten klagen über Beklemmungen und Luftnot. Sie zeigen eine beschleunigte und vertiefte Atmung ohne Atemnebengeräusche und keine Zyanose – das Gegenteil zur CO_2-Narkose. Das forcierte Abatmen von CO_2 führt zur respiratorischen Alkalose und zum Abfall der freien Kalziumionen im Blut, was die Muskelkrämpfe verursacht. Wichtigste **Therapie** ist das Rückatmen der ausgeatmeten Luft z. B. mithilfe eines Plastikbeutels, der vor Mund und Nase gehalten wird. Dadurch sollte nach 1–2 Minuten der Anfall beendet sein (▶ S. 30). Ist dies nicht der Fall, muss die Verdachtsdiagnose überprüft werden. Zu den wichtigen **Differenzialdiagnosen** zählen Lungenembolie, Herzinfarkt und hyperkinetisches Herzsyndrom.

4.6 Obstruktive Ventilationsstörungen der unteren Atemwege

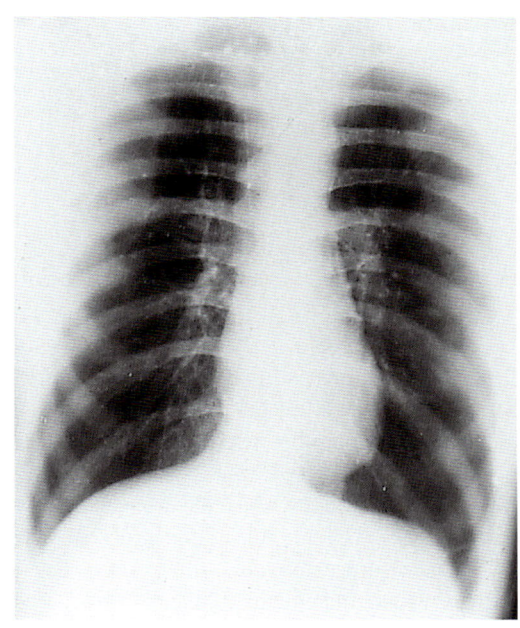

▶ Abb. 4.20 Überblähte Lunge und tiefstehendes Zwerchfell beim Status asthmaticus.

4.6.1 Asthmaanfall/Status asthmaticus

Fünf Prozent der Erwachsenen und über sieben Prozent der Kinder leiden unter Asthma bronchiale mit mehr oder weniger starken Anfällen – denen die meisten Praktiker im Lauf ihrer Tätigkeit begegnen.

Definition
Asthma bronchiale ist eine chronische, entzündlich-obstruktive Erkrankung der Bronchien mit dauerhafter Überempfindlichkeit und anfallsweiser Luftnot (Asthmaanfall) durch reversible Bronchialobstruktion, Schleimsekretion und Ödeme der Bronchialschleimhaut. Hält ein Asthmaanfall 24 Stunden oder länger an, spricht man vom Status asthmaticus (▶ Abb. 4.20).

Klinik
- akute Luftnot nach beschwerdefreiem Intervall
- exspiratorischer Stridor
- Unruhe, evtl. Angst
- evtl. Zyanose

Bei einem Asthmaanfall kommt es zu akuter Luftnot, häufig **ausgelöst** durch:
- Allergene wie Hausstaubmilben, Schimmel, Pollen oder Tiere
- chemische Reize wie Zigarettenrauch, Abgase, Feinstaub, Schmerzmittel, ätherische Öle
- mechanische Reize wie Lachen, Husten
- psychisch-vegetative Reize wie Stress, Wetterumschwung
- intensive körperliche Belastung

Da die Obstruktion die Bronchien und damit die unteren Atemwegen betrifft, ist v. a. die Ausatmung erschwert, verlängert und oft von einem pfeifenden exspiratorischen Stridor begleitet. Mitunter können Husten und Hustenanfälle das Krankheitsbild prägen, besonders bei Kindern. Der Asthmaanfall ist häufig von Unruhe und Angst begleitet. Schwere Anfälle können mit Zyanose einhergehen. Im beschwerdefreien Intervall fehlen häufig die Symptome.

Differenzialdiagnose
- Asthma kardiale
- chronisch obstruktive Bronchitis
- Lungenemphysem
- Spannungspneumothorax
- Hyperventilationssyndrom
- andere obstruktive Erkrankungen der unteren Atemwege

4 – Atemstörungen

Notfallbehandlung

- „Lippenbremse"
- Kutschersitz (▶ Abb. 4.21)
- Sauerstoffgabe (▶ S. 25)
- ärztliche Akutmedikation: inhalative Beta-2-Sympathomimetika, Theophyllin, Kortikosteroide zur Hemmung der Entzündungsreaktion sowie Parasympatholytika
- bei anhaltender Luftnot oder Sauerstoffmangel Notarzt rufen

Behandelt wird der Asthmaanfall zunächst durch Sauerstoffgabe (▶ S. 25) bei aufrechtem Oberkörper und die „**Lippenbremse**": Der Patient atmet gegen den Widerstand seiner fast geschlossenen Lippen aus, wodurch sich die Bronchien unter dem Druck weiten. Auch der **Kutschersitz** (▶ Abb. 4.21) erleichtert das Atmen: Dabei beugt sich der Patient auf einem Stuhl leicht nach vorne und stützt die Unterarme auf den gespreizten Oberschenkeln ab. Bei unverändert schwerer Atemnot und Sauerstoffmangel (blaue Lippen) ist umgehend ein Notarzt zu rufen. Ärztlich wird der Asthmaanfall durch verschreibungspflichtige Medikamente behandelt, insbesondere Beta-2-Sympathomimetika (als Aerosol oder Injektion) und Theophyllin-Derivate zur Weitung der Bronchien, Kortison zur Entzündungshemmung sowie Parasympatholytika, um die Kontraktion der glatten Muskulatur sowie die Schleimsekretion zu hemmen. Asthmatiker sollten daher immer die auf sie abgestimmten, zu inhalierenden Notfallmedikamente bei sich tragen. In schweren Fällen kann eine Intubation oder maschinelle Beatmung notwendig werden.

4.6.2 Chronisch obstruktive Bronchitis

Insbesondere bei Rauchen, Umweltbelastung (Schadstoffe, Feinstaub), aber auch durch andere Vorbelastungen der Bronchien kann sich aus einer akuten Bronchitis, die normalerweise harmlos verläuft, eine chronische Bronchitis entwickeln, die zu einer zunehmenden Engstellung der Atemwege führt.

Definition

Entzündung der Bronchien mit Husten, Auswurf und Atemnot an den meisten Tagen während mindestens je drei Monaten in zwei aufeinanderfolgenden Jahren.

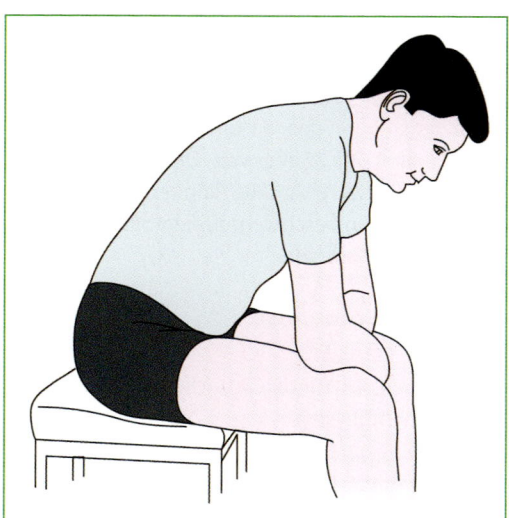

▶ Abb. 4.21 Kutschersitz.

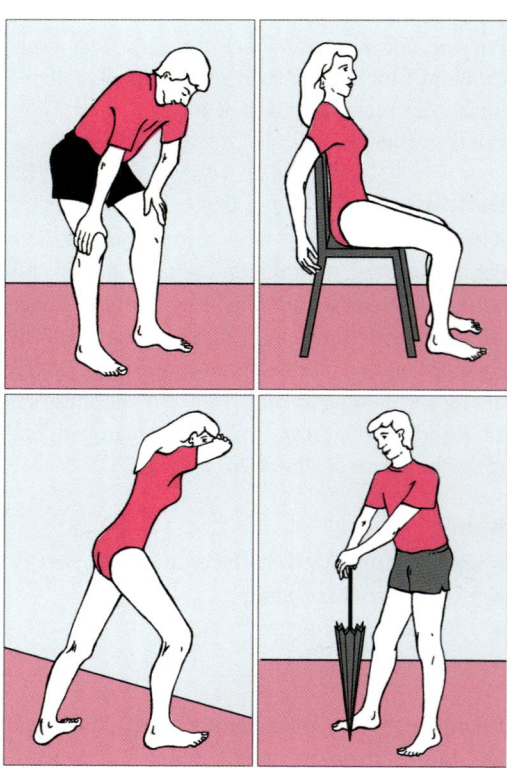

▶ Abb. 4.22 Atmungserleichternde Positionen bei Asthma bronchiale.

Klinik

- Husten
- Auswurf
- Belastungs-, später Ruhedyspnoe

Die Hauptsymptome der chronisch obstruktiven Bronchitis werden auch als AHA-Symptome bezeichnet: **A**uswurf (verstärkt am Morgen, häufig mit grünlichem Sputum), **H**usten, **A**temnot. In den meisten Fällen chronischer Bronchitis kommt es nach einigen Jahren zu einer Obstruktion der Bronchien, die zu einer ständig zunehmenden Atemnot führt. Zunächst tritt diese nur bei intensiver körperlicher Belastung auf, später auch bei leichter Belastung und schließlich in Ruhe. Wird die Erkrankung unzureichend behandelt oder die Ursache nicht ausgeschaltet, entwickelt sich meist ein Lungenemphysem (▶ s. u.).

Cave
Jeder zusätzliche Infekt kann zum Zusammenbruch der Lungenfunktion führen.

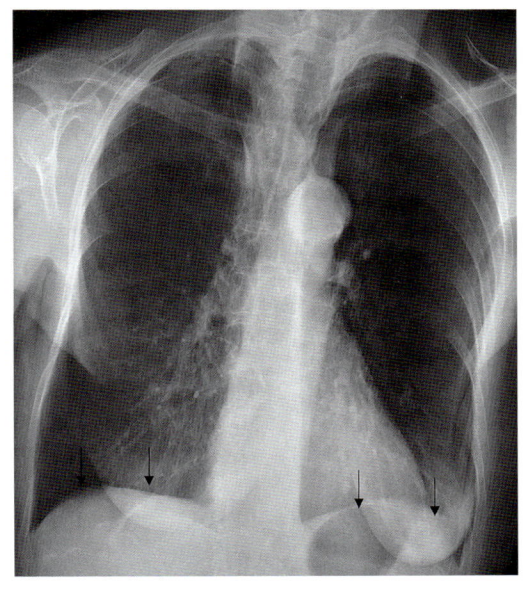

▶ **Abb. 4.23** Lungenemphysem (Röntgen-Thorax-Aufnahme) mit ausgeprägter Überblähung und Zwerchfelltiefstand (Pfeile).

Differenzialdiagnose

- Bronchialkarzinom
- Lungenemphysem
- Asthma bronchiale
- Pseudokrupp
- Fremdkörperaspiration im Bereich der unteren Atemwege
- Lungen-Tbc

Notfallbehandlung

Die Notfallmaßnahmen für Heilpraktiker entsprechen denen des Asthmaanfalls (▶ S. 42). Besteht allerdings bereits ein langjähriger Sauerstoffmangel, ist für die Sauerstoffgabe ein erhöhtes Risiko eines Atemstillstands zu beachten (▶ S. 25).

4.6.3 Lungenemphysem

Das Lungenemphysem (▶ Abb. 4.23) per se ist keine obstruktive Atemwegserkrankung, aber häufig die Folge einer obstruktiven Ventilationsstörung.

Definition

Irreversible Erweiterung der Lufträume (Alveolen) distal der Bronchioli terminales durch Destruktion der Alveolarwände.

Klinik

- Belastungs-, später Ruhedyspnoe
- Fassthorax
- Kopfschmerzen, Leistungsabfall
- evtl. Zyanose und Rechtsherzinsuffizienz

Durch die verminderte Gasaustauschfläche sinkt der Sauerstoffpartialdruck im Blut, der Kohlendioxidpartialdruck steigt. Hierdurch entwickelt sich eine chronische Atemnot, zunächst bei Belastung, später auch in Ruhe. Der Sauerstoffmangel führt zu Kopfschmerzen, Leistungsabfall, Kraftlosigkeit und Schlafstörungen, häufig auch zur Zyanose, v. a. an Lippen, Finger- und Zehenspitzen. Durch den Stabilitätsverlust der Alveolen wird die Lunge überbläht, es kommt zum Fassthorax in Inspirationsstellung. Im fortgeschrittenen Stadium entwickelt sich eine Rechtsherzinsuffizienz (Cor pulmonale).

Unterschieden werden zwei **klinische Typen** (▶ Abb. 4.24):
- „Pink Puffer" mit Normal- oder Untergewicht, ausgeprägter Atemnot, Hypoxämie, ohne Zyanose
- „Blue Bloater" mit Übergewicht, wenig Atemnot, Zyanose, CO_2-Überschuss, chronischer Bronchitis und Rechtsherzinsuffizienz

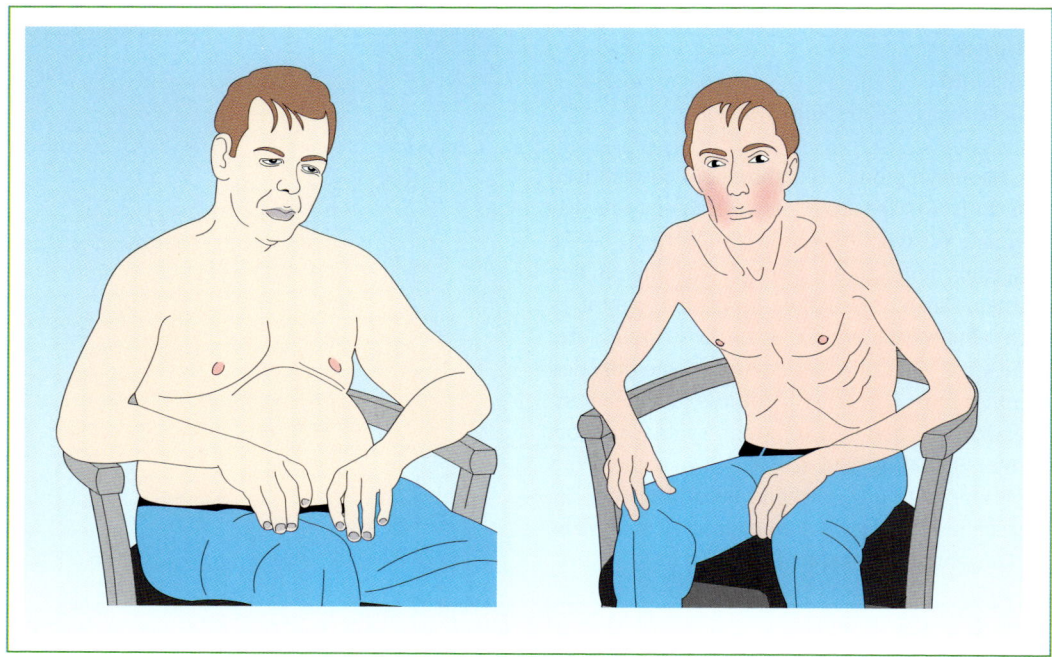

▶ **Abb. 4.24** Lungenemphysem-Typen Blue Bloater (links) und Pink Puffer.

Differenzialdiagnose
- chronisch obstruktive Bronchitis
- Bronchialkarzinom
- Asthma bronchiale
- Fremdkörperaspiration im Bereich der unteren Atemwege
- Lungen-Tbc

Notfallbehandlung

Die Notfallmaßnahmen für Heilpraktiker entsprechen denen des Asthmaanfalls (▶ S. 42).

Cave
Die Sauerstoffbehandlung bei chronisch erhöhtem CO_2-Partialdruck muss in der Klinik eingestellt werden, da aufgrund der Erschöpfung des CO_2-Regelkreises ein Anstieg des Sauerstoffpartialdrucks im Blut zu einem Ausfall des Atemantriebs und damit zum Atemstillstand führen kann (▶ S. 25).

4.6.4 Lungenödem

Besonders bei Herzpatienten kann sich durch eine Druckerhöhung im Lungenkreislauf ein Lungenödem (▶ Abb. 4.25) entwickeln, welches die Sauerstoffaufnahme erheblich reduzieren und zu Notfallsituationen führen kann. Auch große Höhen, erhöhtes Blutvolumen oder heftige Lungenreize (Mageninhalt, Entzündungen, Reizstoffe) kommen als Ursachen infrage.

Definition
Pathologisches Austreten seröser Flüssigkeit aus den Kapillargefäßen in das Interstitium und die Alveolen der Lunge.

Klinik
- Atemnot
- Zyanose
- brodelnde Atemgeräusche
- schaumiges Sputum
- Orthopnoe
- evtl. Bronchospasmen (Asthma kardiale)

Als Symptome des Lungenödems stehen v.a. bei der akuten Form Atemnot, Angst, brodelnde Atemgeräusche und schaumiger Auswurf im Vorder-

4.6.5 Pneumonie (Lungenentzündung)

In Zeiten der Antibiotika sind Lungenentzündungen (▶ Abb. 4.26) seltener geworden, doch sind sie mit einem hohen Komplikationsrisiko verbunden und stellen nach wie vor die häufigste Todesursache bei Infektionskrankheiten dar. Diverse Ursachen führen hierbei zu unterschiedlichsten Ausprägungen.

Definition
Entzündung des Lungenparenchyms.

Klinik
- plötzlicher Beginn mit schwerem Krankheitsgefühl
- hohes Fieber (meist eine Woche durchgängig), Schüttelfrost
- Husten, Atemnot, Tachypnoe
- Tachykardie
- im weiteren Verlauf reichlicher, evtl. rotbrauner Auswurf
- evtl. Brustschmerzen
- Stimmfremitus (▶ S. 47) verstärkt
- Bronchialatmen (verstärktes Atemgeräusch über der Lunge)
- Bronchophonie (▶ S. 47) positiv
- Klopfschalldämpfung über der Lunge
- zunächst Knisterrasseln, später feuchte Rasselgeräusche
- bei atypischer Pneumonie (z. B. viral): langsamer Beginn mit grippeartigen Symptomen, Reizhusten sowie geringem Auswurf und Fieber
- Komplikationen: septische Erregerstreuung (z. B. Meningitis), Abszess, Kreislaufkollaps, Schock

Differenzialdiagnose
- Sarkoidose
- Bronchialkarzinom
- Lungenembolie
- Lungenödem

Notfallbehandlung
- umgehende ärztliche Behandlung
- Oberkörperhochlagerung
- Sauerstoffgabe

Klinik/Arzt: Antibiotika, Heparin, Flüssigkeitsausgleich

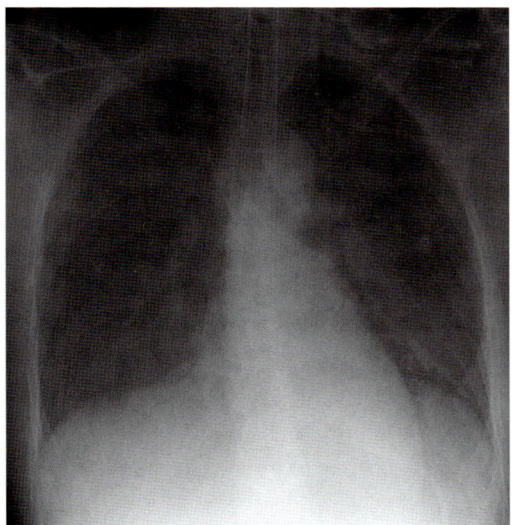

▶ Abb. 4.25 Röntgen-Thorax-Aufnahme mit akutem Lungenödem.

grund, bei Sauerstoffmangel auch Zyanose. In den meisten Fällen entsteht das Lungenödem durch eine Linksherzinsuffizienz mit entsprechendem Krankheitsverlauf. An einen möglichen Herzinfarkt als Ursache ist ebenfalls unbedingt zu denken.

Differenzialdiagnose
- chronisch obstruktive Bronchitis
- Pneumonie
- Bronchialkarzinom
- Asthma bronchiale
- Fremdkörperaspiration

Notfallbehandlung
- Alarmierung von Rettungsdienst und Notarzt
- Oberkörperhochlagerung
- Sauerstoffgabe
- Venöser Zugang

Klinik/Arzt: Katecholamine, Nitroglyzerin, Diuretika

Jedes akute Lungenödem ist ein Notfall und muss notärztlich versorgt werden. Bis zum Eintreffen des Notarztes sollte der Oberkörper hochgelagert (Beine tief) und Sauerstoff (8 l/Minute, ▶ S. 25) gegeben werden. Ein venöser Verweilzugang erleichtert die spätere Medikation. Auf keinen Fall sollte aber durch Trinken oder Infusion etc. das Blutvolumen weiter erhöht werden.

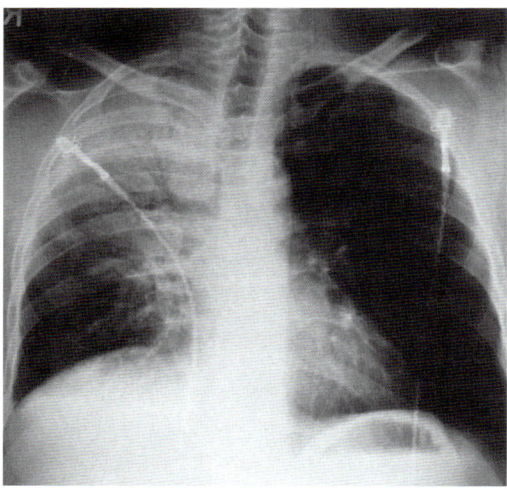

▶ **Abb. 4.26** Pneumokokkenpneumonie im Röntgen-Thorax mit alveolärem Infiltrat und segmentaler Verschattung rechts.

4.7

Perfusions- und Diffusionsstörungen

Unter einer Lungenperfusionsstörung versteht man die unzureichende Durchblutung der Lungengefäße mit daraus folgender Störung des Gasaustauches. Bei der Diffusionsstörung ist der Gasaustausch direkt beeinträchtigt, z.B. durch Kollaps oder Wandverdickung der Alveolen.

4.7.1 Lungenembolie

Als hochakutes Geschehen tritt eine Lungenembolie häufig ohne Vorwarnung auf und bedarf einer sofortigen Therapie.

Definition

Verlegung von Lungenarterien durch Einschwemmung eines Embolus, in der Regel ein Thrombus, seltener Gewebeteilchen, Fetttröpfchen oder Gasbläschen (z.B. bei Tauchunfällen).

Klinik

- Schwindel
- (Blut-)Husten, Atemnot
- atemabhängige Brustschmerzen
- Angst, Unruhe, Vernichtungsgefühl
- Tachykardie und Tachypnoe
- Zyanose
- arterielle Hypotonie
- Jugularisstauung
- Schocksymptome, Bewusstseinsverlust

Die Symptomatik einer Lungenembolie hängt stark von der Größe des verschleppten Embolus ab. Kleine Embolien gehen mit vorübergehendem Schwindel und Fieber einher und bleiben häufig unerkannt (Stadium I nach Grosser). Im Stadium II kommt es über eine längere Dauer zusätzlich zu beschleunigter Atmung und Herzfrequenz, Atemnot, Schwitzen und Pleurareiben, häufig mit Husten und atemabhängigen (im Gegensatz zum Herzinfarkt) Brustschmerzen, mitunter auch Bluthusten (Hämoptyse). Werden größere Lungenarterien verlegt, fällt außerdem der arterielle Blutdruck ab, Rechtsherzinsuffizienz (Venenstauung), Todesangst, Zyanose und Rasselgeräusche über dem betroffenen Lungenabschnitt stellen sich ein (Stadium III). Im Stadium IV treten Schock oder Kreislaufstillstand ein. Da etwa 80% der Lungenembolien durch Thromben aus den tiefen Beinvenen verursacht werden, geht dem Ereignis meist eine Phlebothrombose voraus, die jedoch asymptomatisch verlaufen kann.

Differenzialdiagnose

- Herzinfarkt
- Pneumothorax
- Panikzustände

Notfallbehandlung

- Notarzt rufen
- Oberkörperhochlagerung
- Sauerstoffgabe (▶ S. 25)
- Verweilzugang legen

Klinik/Arzt: Heparin, bei schwerer Embolie Lysetherapie

Eine Lungenembolie ist immer potenziell lebensbedrohlich und kann Rezidive nach sich ziehen. Daher sollte der Betroffene sofort in eine Klinik eingewiesen werden, wo die Diagnose überprüft und der Patient überwacht und eingestellt werden kann.

4.7.2 Pneumothorax

Auch der Pneumothorax (▶ Abb. 4.27) zählt zu den Notfällen, die häufig aus völliger Gesundheit heraus auftreten, gehäuft bei sportlichen jungen Männern zwischen 15 und 35 Jahren, bei denen man keine pulmonale Erkrankung vermuten würde.

Definition
Luftansammlung im Pleuraraum, die das interpleurale Vakuum aufhebt und zum Kollaps betroffener Lungenanteile führt.

Klinik
- Atemnot
- Tachypnoe
- plötzliche, atemabhängige einseitige Schmerzen im Brustkorb
- asymmetrische Atembewegungen
- Reizhusten
- evtl. Zyanose
- bei Spannungspneumothorax: Zyanose, schwerste Atemnot, venöse Stauung, Schock

Die häufigste, idiopathische Form, der Spontanpneumothorax, betrifft meist junge Männer und tritt plötzlich ohne Vorwarnung auf. In anderen Fällen gehen dem Ereignis Lungenerkrankungen wie Lungenemphysem, -Tbc, -fibrose oder -tumoren voraus. Auch Verletzungen der Pleura bergen ein hohes Risiko für einen Pneumothorax, darunter Rippenbrüche, Messer- oder Schussverletzungen sowie falsch gesetzte Injektionen oder Akupunkturnadeln.

Neben typischen Symptomen gibt die körperliche Untersuchung bereits **aussagekräftige Hinweise** auf die Erkrankung: Im Rahmen der Perkussion ist über dem betroffenen Gebiet ein hypersonorer Klopfschall festzustellen, Atemgeräusche fehlen dort, die **Bronchophonie** (Patient spricht bei aufgelegtem Stethoskop mit Flüsterstimme „66") und **Stimmfremitus** (Patient spricht bei aufgelegten Händen mit tiefer Stimme „99") sind negativ. Leitsymptom eines Pneumothorax ist die spontan auftretende Atemnot. Darüber hinaus treten häufig atemabhängige, einseitige Brustschmerzen, Reizhusten, beschleunigter Atem und asymmetrische Atembewegungen auf. Sind größere Lungenanteile betroffen, kann sich eine Zyanose entwickeln.

Gefürchtet ist die seltenere Form, der Ventil- oder Spannungspneumothorax (▶ Abb. 4.28). Nach Verletzung der Pleura gelangt bei der Einatmung Luft in den Pleuraspalt, die einen zunehmenden Überdruck erzeugt sowie Gefäße, Herz und gesunde Lungenanteile verdrängt. Es kommt zur Zyanose, schwerster Atemnot, venöser Stauung und Schock.

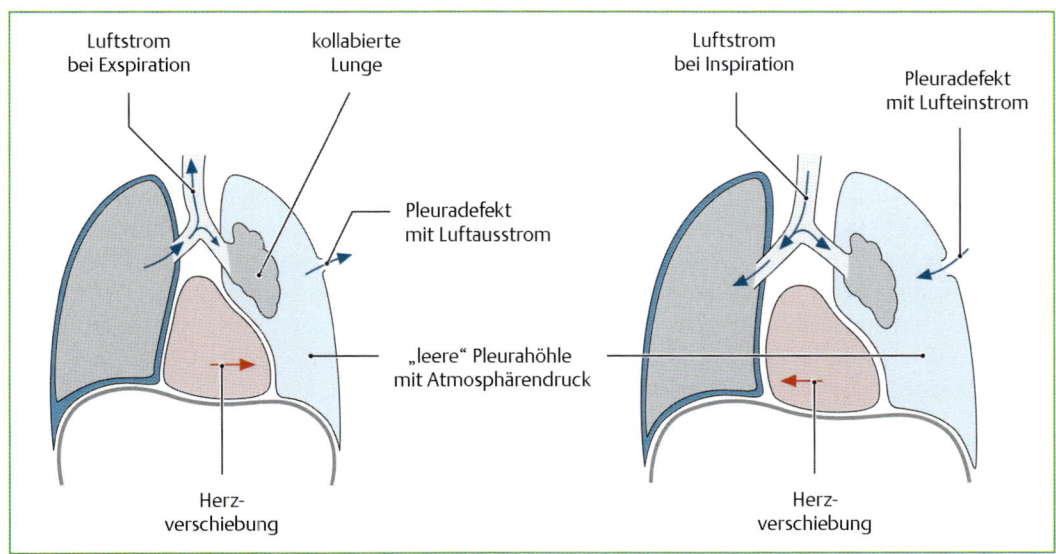

▶ **Abb. 4.27** Veränderung der Atemmechanik und Herzverschiebung beim Pneumothorax.

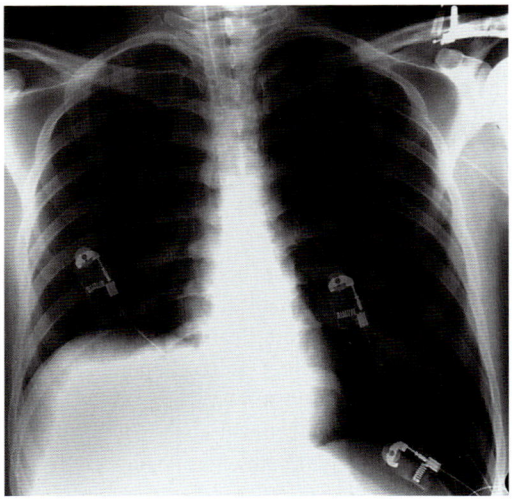

▶ **Abb. 4.28** Spannungspneumothorax links mit Zwerchfelltiefstand links im Röntgenbild, einschließlich Trachealtubus und EKG-Elektroden.

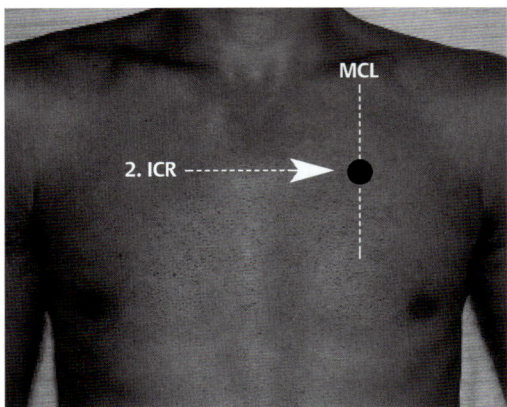

▶ **Abb. 4.29** Punktion bei Spannungspneumothorax: Einbringen einer Drainage nach Stichinzision im 2. oder 4. ICR.

Differenzialdiagnose

- Herzinfarkt
- Lungenembolie
- Panikzustände

Notfallbehandlung

- sofortige Klinikeinweisung, bei Atemnot oder Zyanose Alarmierung eines Notarztes
- Oberkörperhochlagerung
- Sauerstoffgabe (▶ S. 25)
- Verweilzugang legen
- bei drohendem Ersticken: Pleurapunktion

Klinik/Arzt: Thoraxdrainage

Ein Pneumothorax ist immer potenziell lebensbedrohlich und bedarf einer sofortigen Klinikeinweisung. Bis zur Klinikaufnahme muss der Patient durchgehend betreut werden. Bei starker Atemnot oder Zyanose Notarzt rufen!

Ein kleinerer Pneumothorax kann durch Luftresorption ohne weitere Behandlung ausheilen. Sind jedoch größere Lungenanteile betroffen, wird in der Klinik eine Thoraxdrainage durchgeführt, bei der die eingedrungene Luft, evtl. auch Flüssigkeit, über einen eingeführten Schlauch abgesaugt wird. Zur erneuten Entfaltung der Lunge wird ein Unterdruck aufrechterhalten.

Droht der Patient im Fall eines **Spannungspneumothorax** zu ersticken und ist keine rechtzeitige notärztliche Hilfe zu erwarten, besteht die Notfalltherapie in einer **sofortigen Druckentlastung** des Pleuraspalts. Diese erfolgt durch Punktion (▶ Abb. 4.29) mit einer großlumigen Braunüle im 2. Interkostalraum auf der Medioklavikularlinie (gedachte Linie senkrecht durch die Mitte des Schlüsselbeins).

4.7.3 Sonderfall Vergiftung

Bei Atemstörungen in Ihrer Praxis dürfte sich die Prüfung der Atemluft erübrigen. Wird jedoch im Rahmen eines Hausbesuchs ein Patient in einer kohlebefeuerten Altbauwohnung angetroffen, sollte in kühleren Jahreszeiten eine Kohlenmonoxidvergiftung (geruchloses Gas) mitberücksichtigt werden. Erdgasvergiftungen sind am typischen Geruch zu erkennen (Fenster öffnen, kein Licht). In beiden Fällen ist der Patient vorrangig aus der Wohnung zu bergen.

5 Kreislaufstörungen

5.1	Pathophysiologie	49
5.2	Kernaussagen zur Bewertung von Kreislaufstörungen	57
5.3	Einteilung von Kreislaufstörungen nach Bedrohlichkeit	57
5.4	Differenzierung kardialer und extrakardialer Kreislaufstörungen	67
5.5	Kardiale Kreislaufstörungen	68
5.6	Extrakardiale Kreislaufstörungen	82

5.1 Pathophysiologie

Über den Gasaustausch in den Lungenbläschen gelangt Sauerstoff ins Körperinnere, CO_2 wird abgegeben. Damit haben die Atemwege ihre Schuldigkeit getan, es ist nun die Aufgabe des Kreislaufsystems, den Sauerstoff, aber natürlich auch alle andere Vitalstoffe wie Glukose, an den Ort des Bedarfs zu transportieren. Für diese logistische Meisterleistung ist das Zusammenwirken von Transportmitteln (roten Blutkörperchen), Transportwegen (Blutgefäßen), einer Antriebseinheit (Herz) und einer ordnenden, koordinierenden Verwaltung (autonomes Nervensystem, Hypothalamus und medulläres Kreislaufzentrum) erforderlich.

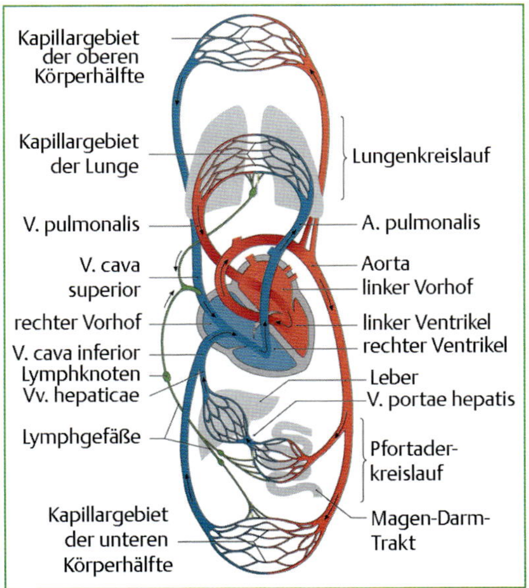

Die Regulation des Kreislaufsystems erfolgt nach dem Sauerstoff- oder Energiebedarf und den gewebetypischen Möglichkeiten der Energiegewinnung. Praktisch bedeutet dies, dass z.B. nach dem Essen der Magen-Darm-Trakt auf Kosten der Muskelversorgung besonders gut durchblutet wird, während bei intensiver Bewegung eine Umverteilung des Blutvolumens in den Bewegungsapparat erfolgt. Von beiden Bedarfslagen bleibt die Gehirndurchblutung jedoch unbeeinflusst.

> **! Beachte:** Oberstes Ziel der Herz-Kreislauf-Regulation ist es, in jeder Situation – ob physiologisch wie Nahrungsaufnahme oder körperliche Aktivität, oder pathologisch wie Blutverlust oder Herzinsuffizienz – die Sauerstoff- und Glukoseversorgung des Gehirns sicherzustellen. Sauerstoffmangel im Gehirn oder eine nachlassende Wandspannung der Arterien wird als Gefährdung der Gehirnversorgung gewertet und unmittelbar mit Gegenregulationsmaßnahmen beantwortet.

▶ Abb. 5.1 Blutkreislauf im Überblick.

5 – Kreislaufstörungen

Mechanismen der Kreislaufkompensation:
- Steigerung der Herzfrequenz
- Blutdrucksteigerung
- Konstriktion peripherer Gefäße
- Zentralisierung des Kreislaufs auf lebenswichtige Organe

Um die Versorgung des Gehirns zu gewährleisten, wird ständig dessen Sauerstoffkonzentration überprüft und dem Kreislauf- und Atemzentrum übermittelt. Als weitere wichtige Messgröße wird der arterielle Blutdruck anhand der Wandspannung des Herzens und der großen Blutgefäße (Aorta, Karotis) bestimmt.

Die zu regulierende Größe stellt neben dem Atemzeitvolumen (Luftumsatz pro Minute) v. a. das **Herzzeitvolumen** (HZV) dar, also die Blutmenge, die das Herz pro Zeiteinheit – üblicherweise pro Minute, man spricht dann von **Herzminutenvolumen** (▶ Tab. 5.1) – auswirft. Diese Größe ist abhängig von der **Auswurfleistung** des Herzens pro Kontraktion (normal: ca. 70 ml) und der Häufigkeit, mit der das Herz schlägt (**Puls** ca. 70 × pro Minute, ▶ Tab. 5.2). Aus diesen mittleren Zahlenwerten ergibt sich ein Herzminutenvolumen von ca. 5 Litern pro Minute, ausreichend für die Versorgung des Organismus unter normalen Bedingungen.

Bei einem erhöhten Bedarf (z. B. Bewegung, Stress, Krankheit) wird das **Herzzeitvolumen** angehoben, bei einem geringeren Bedarf (z. B. Schlaf) abgesenkt.

Herzzeitvolumen (HZV)
= Herzfrequenz (HF) × Schlagvolumen (SV)

Herzfrequenz, Wandspannung der Arterien, Blutdruck und Schlagvolumen stehen über komplizierte physiologische Gesetze miteinander in Beziehung. Sie können sich gegenseitig kompen-

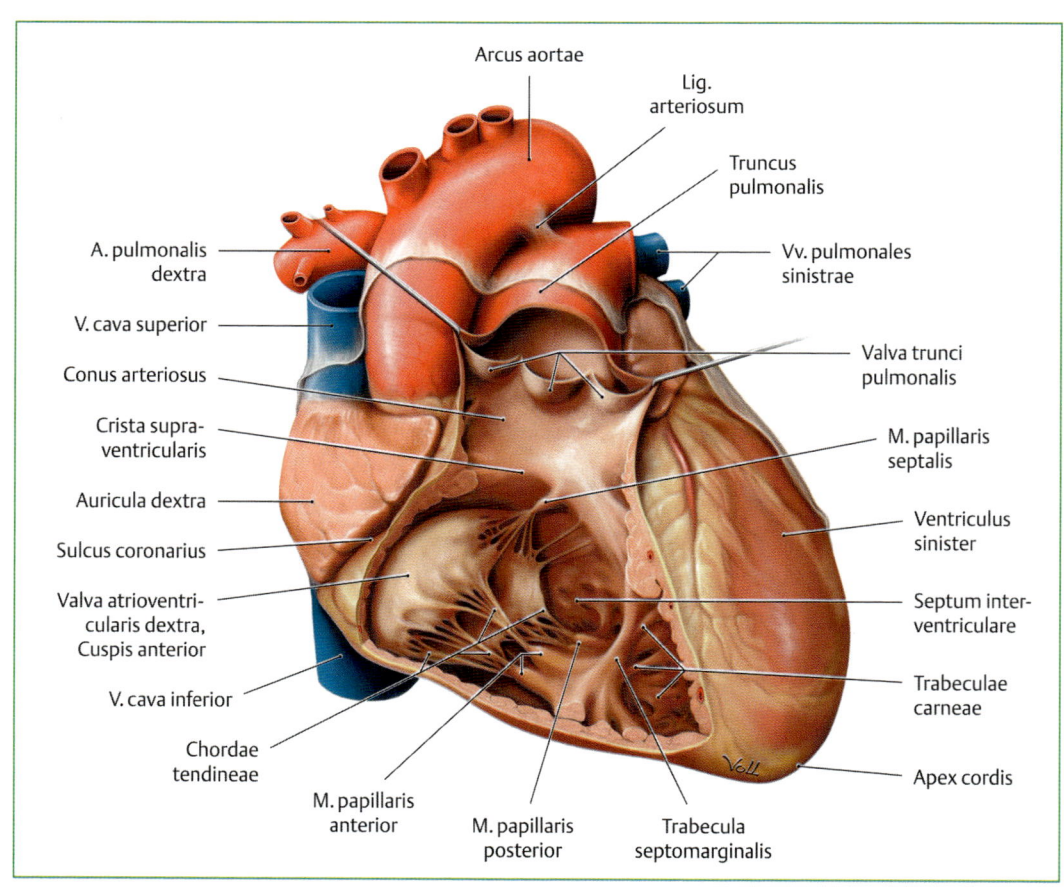

▶ **Abb. 5.2** Herzansicht von vorne mit Schnitt durch die rechte Herzkammer.

Pathophysiologie

▶ **Tab. 5.1** Wichtige Parameter der Herzleistung.

Bezeichnung	Referenzwert (Erwachsene)
Herzschlagvolumen	70 ml
Herzminutenvolumen	5 l
Herzfrequenz	70/Min.
Herzgewicht	300 g

▶ **Tab. 5.2** Ruhepuls, Normwerte nach Alter.

Alter	Normwert Ruhepuls
Neugeborenes	140
3 Monate	130
2 Jahre	120
4 Jahre	100
10 Jahre	90
14 Jahre	85
Erwachsener	70

▶ **Tab. 5.3** Maximale Herzfrequenz nach Altersgruppen (Mittelwerte).

Alter in Jahren	Maximalpuls
20	203
30	193
40	183
50	173
60	163
70	153

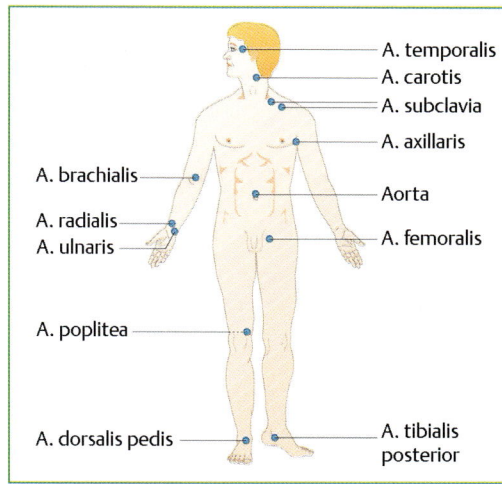

▶ **Abb. 5.3** Orte der Pulspalpation im Überblick.

sieren, wenn eine der Größen von der Norm abweicht. So steigert z. B. das **Sportlerherz** mit steigender Trainingsleistung und damit auch steigendem Sauerstoffbedarf das Auswurfvolumen, wodurch sich in Ruhe bei gleichem Herzzeitvolumen die Herzfrequenz absenkt. Damit ergeben sich bei vielen Sportlern Ruhepulswerte von 50–60 Schlägen pro Minute bei normalem Blutdruck und gesteigerter Leistungsfähigkeit.

Wichtige Regelgrößen für den Kreislauf sind also die Kontraktionskraft des Herzens, die sich im systolischen Blutdruck widerspiegelt, und die Herzfrequenz, die anhand der Pulszahl leicht gemessen werden kann. Das Herzschlagvolumen ist nicht ohne größeren apparativen Aufwand festzustellen. Einen groben Eindruck darüber erhält man bei der Pulspalpation (▶ Abb. 5.3, Abb. 5.4–5.13) durch die Amplitude der Pulswelle.

Ein **hohes Schlagvolumen** zeigt sich an einem kräftigen, die tastenden Finger etwas anhebenden Puls, ein niedriges an einem dünnen, fadenförmigen Puls.

Im Extremfall kann das **Schlagvolumen** so **gering** sein, dass der Puls an den peripheren Arterien wie der **A. radialis** überhaupt nicht zu fühlen ist. Um einen Kreislaufstillstand auszuschließen, müssen daher im Zweifelsfall auch die größeren, näher am Herz liegenden Arterien palpiert werden. Dies erfolgt in der Notfallmedizin an der **A. carotis** im vorderen Halsdreieck (▶ Abb. 5.4), und zwar auf beiden Seiten, da bei älteren Menschen einseitige komplette Verschlüsse der Halsschlagader möglich sind, die dann zu einem einseitig nicht fühlbaren Karotispuls führen. Ist bei der orientierenden Untersuchung ein Radialispuls nachweisbar, erübrigt sich das Aufsuchen des Karotispulses.

> **Cave**
> Äußerer Druck auf die A. carotis, z. B. durch kräftige Pulspalpation, kann über den Karotissinus-Reflex selbst einen Kreislaufkollaps mit vorübergehender Bewusstlosigkeit verursachen, da die dort lokalisierten Blutdruckrezeptoren bei Kompression einen Puls- und Blutdruckabfall auslösen.

5 – Kreislaufstörungen

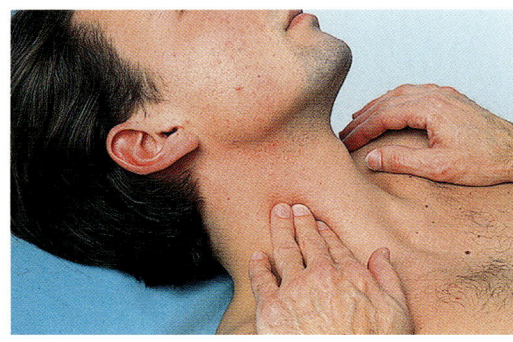
▶ **Abb. 5.4** A. carotis.

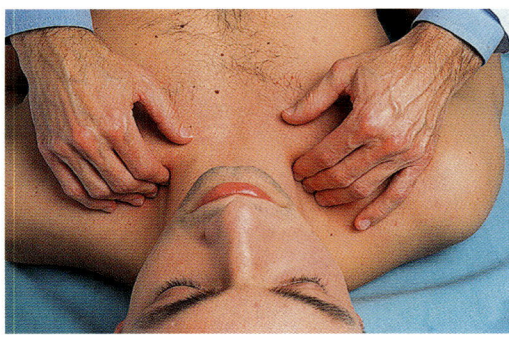
▶ **Abb. 5.5** A. subclavia.

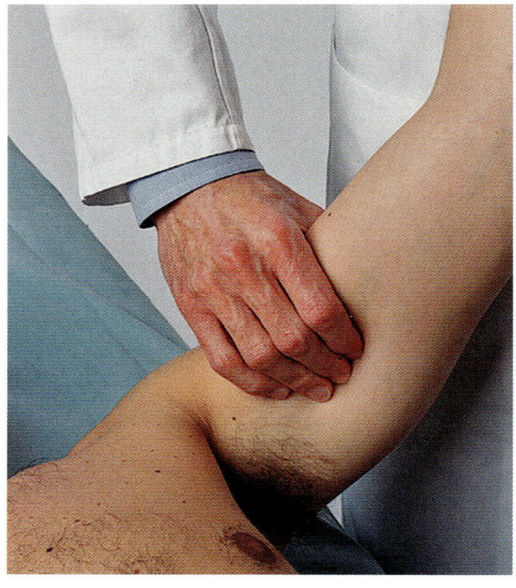
▶ **Abb. 5.6** A. axillaris.

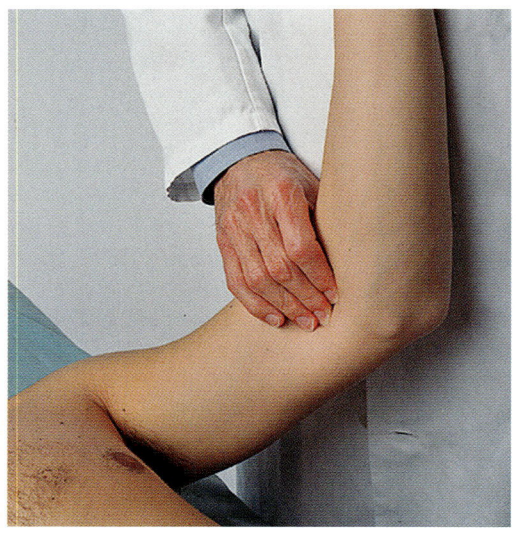
▶ **Abb. 5.7** A. brachialis.

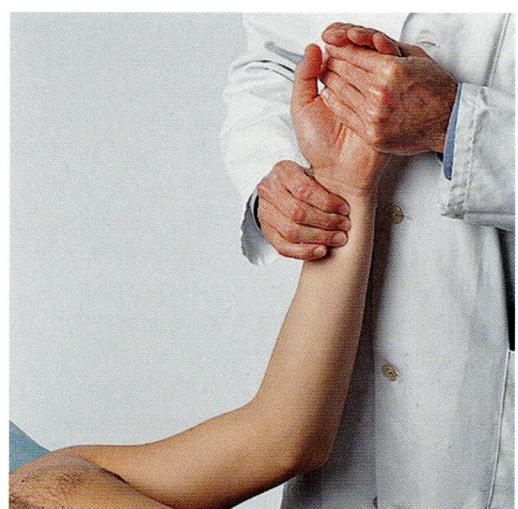
▶ **Abb. 5.8** A. ulnaris.

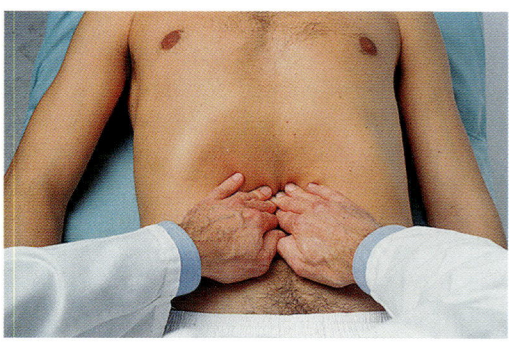
▶ **Abb. 5.9** Aorta abdominalis.

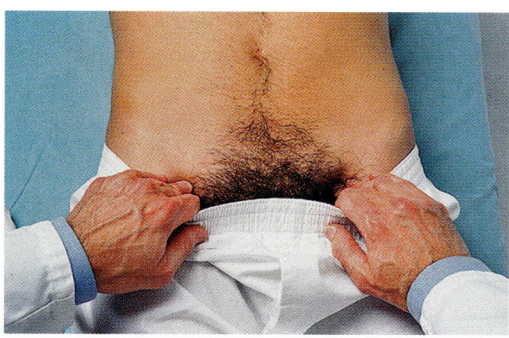

▶ **Abb. 5.10** A. femoralis.

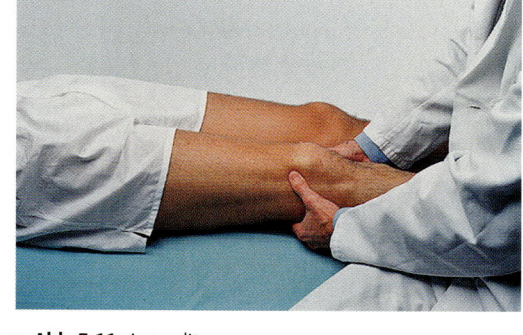

▶ **Abb. 5.11** A. poplitea.

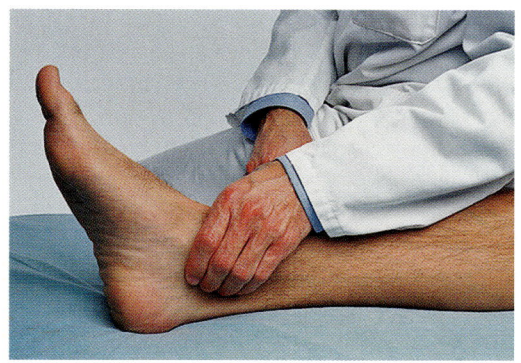

▶ **Abb. 5.12** A. tibialis posterior (hier: rechter Fuß).

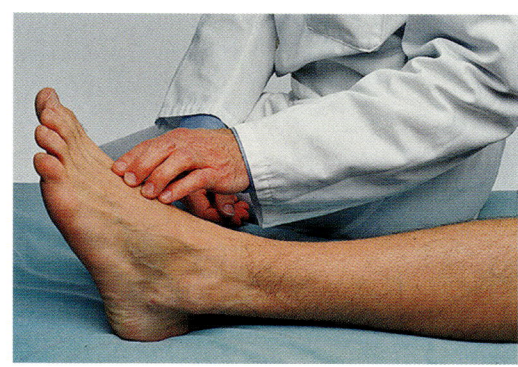

▶ **Abb. 5.13** A. dorsalis pedis.

Da Puls und Blutdruck aussagekräftige Messgrößen für die Versorgung des Gehirns liefern, geht man davon aus, dass Notfallpatienten mit normalen Puls- und Blutdruckwerten unter keiner bedrohlichen Kreislaufstörung leiden.

Dies stimmt leider nicht uneingeschränkt. Denn wie schon erwähnt, unterliegen Puls und Blutdruck großen individuellen Schwankungen und lassen ohne Kenntnis des Herzschlagvolumens keinen Schluss auf die tatsächliche Durchblutung zu. Ein Patient mit einem Blutdruck von 110/80 und einem Puls von 90 kann sich durchaus in einer bedrohlichen Schocksituation befinden, in der zwar das Gehirn vorläufig noch ausreichend perfundiert wird, aber die Nierentätigkeit schon zum Erliegen kommt. Für die genauere Beurteilung der Situation muss das Herzzeitvolumen (Berechnung ▶ S. 50) und damit das Herzschlagvolumen bekannt sein.

Das Herzzeitvolumen wird nicht alleine durch Auswurfvolumen und Schlagfrequenz des Herzens bestimmt, sondern auch durch den **peripheren Widerstand**, gegen den das Herz anzupumpen hat. Dieser ist abhängig vom Spannungszustand, den die Arterien der Pulswelle entgegensetzen. Sind die Arterien weitgestellt, kann ohne viel Mühe viel Blut durch sie hindurchfließen. Sind sie enggestellt, muss das Herz einen höheren Druck aufbauen um die gleiche Blutmenge zu transportieren.

Diese physikalischen Phänomene finden ihre Entsprechung im **ohmschen Gesetz**: Die Flussstärke (hier Herzzeitvolumen) ist abhängig von der anliegenden Spannung (hier systolischer Blutdruck) und dem zu überwindenden Widerstand (hier Eng- oder Weitstellung der Arterien).

Daraus ergibt sich eine erweiterte Formel für das Herzzeitvolumen:

$$\text{Herzzeitvolumen} = \frac{\text{Systolischer Blutdruck}}{\text{Periph. Gefäßwiderstand}}$$

Zur Berechnung benötigt man damit zwei relativ leicht zu bestimmende Werte (Herzfrequenz und systolischer Blutdruck) und zwei nur näherungsweise abzuschätzende Größen, das Auswurfvolumen und den Kontraktionszustand der peripheren Arterien. Einen orientierenden Überblick über den Zustand der peripheren Arterien bietet die Hautfarbe.

Je **blasser** die Haut, desto enger die Gefäße und desto größer der periphere Widerstand.

Einschränkung: Blasse Haut kann auch beim „Versacken des Blutes" durch plötzliche Gefäßerweiterung beobachtet werden.

Fasst man beide Formeln zur Berechnung des Herzzeitvolumens zusammen, so lässt sich aus den leicht zu bestimmenden Größen Herzfrequenz und Blutdruck ein Quotient ermitteln, der deutlich mehr aussagt als Puls und Blutdruck jeweils für sich betrachtet. Dieser Wert wird als **Schockindex** (SI, ▶ Tab. 5.4) bezeichnet und nach folgender Formel berechnet:

$$\text{Schockindex (SI)} = \frac{\text{Herzfrequenz}}{\text{Systolischer Blutdruck}}$$
(Norm: 0,4–0,7)

ℹ Allgemeine Info
Bei einem Blutdruck von systolisch 120 und einer Herzfrequenz von 70 liegt der Schockindex bei $\frac{70}{120}$ = 0,58 und damit im Normbereich. Ein steigender Wert zeigt eine zunehmende Verminderung des Herzzeitvolumens und damit eine ansteigende Gefährdung an. Bei einem Schockindex von 1 oder mehr (z. B. Puls über 100, Blutdruck unter 100) muss von einer lebensbedrohlichen Kreislaufstörung ausgegangen werden. Auch für das angenommene Verhältnis von 110/90 ergäbe sich ein Schockindex von 0,8 – deutlich alarmierender, als die einzelnen gemessenen Parameter vermuten ließen.

Leider ist der Schockindex nicht für alle Formen der Kreislaufstörungen brauchbar. Bei Mangel an Blutvolumen sind die Werte relativ verlässlich, funktionierende Kreislaufkompensationsmechanismen vorausgesetzt. Diese sind jedoch nicht immer gegeben. Geht z. B. die Störung vom Herz aus, etwa als Rhythmusstörung mit stark verlangsamtem Puls, ist die Formel wertlos, da eine das Herzzeitvolumen ausgleichende Erhöhung der Herzfrequenz nicht stattfinden kann. So erhält man bei einem Puls von 30 und einen systolischen Blutdruck von 90 einen Schockindex von ca. 0,3. Dies würde trotz der katastrophalen Kreislaufsituation einen „guten" Wert darstellen.

Körpereigene Gegenregulation
Kreislaufstörungen zeigen neben den Symptomen der zerebralen Durchblutungsstörung (v. a. Schwindel, Schwarzwerden vor den Augen, Bewusstlosigkeit) auch die Zeichen der körpereigenen Gegenregulation (▶ Tab. 5.5).

Insbesondere auf einen **Blutdruckabfall** reagiert unser Organismus mit kurzfristigen, mittelfristigen und langfristigen Mechanismen, die auf das Herz, die Blutgefäße und das Blutvolumen Einfluss nehmen. So interessant sich die Kreislaufphysiologie auch darstellt, genügt es für die Belange der Notfallmedizin in der präklinischen Versorgungsphase, die unmittelbar wirksamen (kurzfristigen) Kreislaufregulationsmechanismen zu beschreiben.

Die erste und unmittelbarste Reaktion des medullären Kreislaufzentrums auf einen Blutdruckabfall ist die Aktivierung des sympathoadrenergen Teils des autonomen Nervensystems. Dies führt, vermittelt durch den Botenstoff **Noradrenalin**, auf neuronalem Weg zu einer Engstellung von Blutgefäßen nahezu aller Stromgebiete, auch des venösen Systems. Weniger von dieser Engstellung betroffen sind die Arterien des Gehirns und die Herzkranzgefäße. Der Einfluss von Noradrenalin auf das Herz ist eher gering.

Im Ergebnis kommt es durch **Erhöhung des peripheren Widerstands** zu einem Anstieg des Blutdrucks und einer Mobilisierung von Blutreser-

▶ Tab. 5.4 Schockindex-Bewertung.

Quotient	Bedeutung	entspricht Blutverlust	Beispiel HF/RR (syst.)
0,5 (0,4–0,7)	normal	< 10 %	60/120
1	drohender Schock	< 20–30 %	100/100
1,5	manifestierter Schock (lebensbedrohlich)	> 30–50 %	120/80

ven aus der venösen Strombahn, wobei das transportierte Blutvolumen besonders den nicht von der Engstellung betroffenen Stromgebieten (Gehirn und Herz) zugute kommt.

Gleichzeitig bewirkt diese nur über Nervenbahnen vermittelte Reaktion auch eine Ausschüttung von Noradrenalin und zum weit größeren Anteil auch von **Adrenalin** aus dem Nebennierenmark in die Blutbahn (humorale Reaktion). Adrenalin wirkt, ebenso wie Noradrenalin, gefäßverengend, allerdings ist es, je nach Konzentration und peripherem Rezeptorprofil auch in der Lage, in bestimmten Stromgebieten (z. B. in der Muskulatur) die Durchblutung zu verbessern und zahlreiche andere Reaktionen auszulösen, wenn dies für bevorstehende körperliche Kampf- und Fluchtsituationen erforderlich ist. Liegt Adrenalin wie bei Kreislaufzwischenfällen in hoher Konzentration vor, dominiert der gefäßverengende Effekt auch in der Muskulatur und unterstützt so die Wirkung von Noradrenalin. Die anderen für Kampf und Flucht nötigen Reaktionen bleiben jedoch und verstärken sich sogar noch.

Adrenalinwirkungen
- Unruhe
- feinschlägiger Tremor
- Atmung und Puls beschleunigt
- blasse, kühle, schweißige Haut
- Blutdruckanstieg
- Pupillenerweiterung
- Stoffwechsel: Anstieg von Blutzucker, Gerinnungsfaktoren und freien Fettsäuren
- hämodynamisch: Zentralisation

So wirkt der Patient unter Adrenalineinfluss unruhig und zittrig, atmet schnell und schwitzt. Dabei ist die Haut wegen der verminderten Durchblutung kühl und blass. Energieträger wie Glukose und freie Fettsäuren werden vermehrt bereitgestellt. Wegen der Verletzungsgefahr bei Kampf- und Fluchtsituationen steigen die Gerinnungsfaktoren im Blut an, was das Auftreten der disseminierten intravasalen Gerinnung (▶ S. 60/61) begünstigt. Auch die Herzleistung wird unmittelbar in allen Qualitäten gesteigert. Dies führt zu einem Puls- und Blutdruckanstieg, aber auch zu einer beschleunigten Überleitung der Sinusknotenimpulse auf die Ventrikel und eine erhöhte Erregbarkeit des Reizleitungssystems. Diese Verstärkung der Herzleistung bedeutet allerdings auch einen **erhöhten Bedarf an Sauerstoff**.

> ❗ **Beachte:** Kann der aufgrund der Adrenalinwirkung erhöhte Sauerstoffbedarf nicht gedeckt werden (z. B. beim Herzinfarkt), kann dieses Hormon am Herz bedrohliche Rhythmusstörungen bis hin zum Kammerflimmern auslösen. Daher gehört es zu den wichtigsten Notfallmaßnahmen beim Herzinfarkt, den durch Schmerz und Todesangst erhöhten Adrenalinspiegel zu senken.

Hämodynamisch werden nun zur Sicherstellung der Gehirn- und Herzdurchblutung andere Stromgebiete wie Niere, Magen-Darm-Trakt, Leber, Lunge oder Muskulatur minderversorgt, was prinzipiell kurzzeitig möglich ist, da diese Systeme einen Sauerstoffmangel durch anaerobe Glykolyse länger tolerieren können als Gehirn und Herzmuskulatur. Man bezeichnet diesen Zustand als **Zentralisation**. Allerdings ist diese keine Dauerlösung, weshalb der Organismus Adrenalin durch zwei Enzyme in der Leber rasch abbaut.

Die Halbwertszeit von Adrenalin beträgt etwa 5 Minuten. So kann die Zentralisation rasch auf-

▶ **Tab. 5.5** Klinische Zeichen einer Kreislaufstörung.

zerebrale Unterversorgung	Blutfehlverteilung	autonome Gegenregulation
• Schwindel	• Hypotonie	• Unruhe
• Übelkeit	• Blässe (kardial) oder Zyanose (nicht kardial)	• Zittern
• Sehstörungen	• leere, kollabierte (nicht kardial) oder gefüllte bis gestaute (kardial) herznahe Venen	• Kaltschweißigkeit
• Schwarzwerden vor den Augen		• weite Pupillen
• Bewusstlosigkeit	• Tachykardie oder Bradykardie	• Tachykardie
• Krämpfe	• Arrhythmie	• beschleunigte Atmung
	• Kurzatmigkeit	• Blutdruckstabilisierung

gehoben werden, sobald die Ursache der Kreislaufstörung überwunden und kein neues Adrenalin aus dem Nebennierenmark mehr abgegeben wird.

Bei allen vier Kategorien von Kreislaufstörungen (▶ S. 57 ff.) können die **Adrenalinsymptome** als Zeichen der **körpereigenen Kompensationsmechanismen** beobachtet werden. Während sie bei der Kreislaufschwäche und auch beim Kreislaufkollaps jedoch nur wenige Minuten andauern, bleiben sie beim Kreislaufschock als Ausdruck der Zentralisation für längere Zeit bestehen. Dies ist unabhängig von messbaren Kreislaufparametern und Bewusstseinsgrad als lebensbedrohliches Alarmzeichen zu werten.

Irreführend: paradoxe Klinik

In der Praxis ist die Beurteilung der Kreislaufsituation anhand von Puls und Blutdruck oft verwirrend. Ohne genauere kardiologische Untersuchungen wie EKG können wir anhand der messbaren Werte von Puls und Blutdruck als einzig wirklich verlässliche Aussage feststellen, dass kein Kreislaufstillstand besteht.

Denn in der Regel überlagern sich klinische Zeichen der Ursache einer Kreislaufstörung und körpereigene Kompensationsmechanismen gegenseitig und lassen sich ohne Ableitung eines EKGs oft nicht eindeutig zuordnen.

So kann ein beschleunigter Puls von ca. 120/Min. die Kompensation eines primären Blutdruckabfalls sein, dann wäre er physiologisch und sollte natürlich nicht gesenkt werden, aber er kann auch die Ursache des Blutdruckabfalls sein, etwa im Rahmen einer ventrikulären Tachykardie (Erregungsbildungszentrum im Ventrikelbereich, z. B. Kammertachykardie, Kammerflattern), dann konzentrieren sich die Notfallmaßnahmen auf die Behandlung dieser primären Herzrhythmusstörung.

> **ℹ Allgemeine Info**
>
> Veränderungen der Pulszahl (erhöht oder erniedrigt) führen in der Regel nur dann zu einem Blutdruckabfall, wenn das Auswurfvolumen des Herzens deutlich eingeschränkt ist. Eine solche Einschränkung resultiert aus einer Koordinationsstörung von Herzvorhof und Herzkammer, wenn das Reizleitungssystem erheblich beeinträchtigt ist. So könnte ein **AV-Block** III. Grades (vollständige Erregungsleitungsunterbrechung zwischen Herzkammern und -vorhöfen) zu einer Bradykardie oder ein von der Herzkammer ausgehendes Herzrasen (ventrikuläre Tachykardie) zu einem Blutdruckabfall führen.

Die Unsicherheit in der Beurteilung von Ursache und Kompensation einer Kreislaufstörung könnte zu gravierenden Fehlbehandlungen in der ersten Phase der Notfallmaßnahmen führen.

> **Cave**
>
> Während bei einer Tachykardie als Kompensation eines Blutdruckabfalls die „Schocklage" (▶ Abb. 5.14, S. 59) die korrekte Lagerungsform darstellt, könnte diese bei einem Patienten mit Blutdruckabfall durch Tachykardie einen Kreislaufstillstand durch Überlastung des Herzens auslösen.

Aber damit noch nicht genug. In Notfallsituationen, die von Schmerz oder Angstgefühlen begleitet werden, können sogenannte vegetative Mitreaktionen beobachtet werden, die über eine Aktivierung der „Kurzzeitstress-Achse" (**Sympathikus-Nebennierenmark-Achse**) auch Kreislaufveränderungen verursachen. Diese können zu Puls- und Blutdruckanstieg (**sympathikotone Reaktion**), aber auch sogar zu Puls- und Blutdruckabfall (**vagotone Reaktion**) führen. Dies bedeutet, dass in einer Notfallsituation ein schneller Puls (Tachykardie) zwar auf eine ursächliche Kreislaufstörung hinweisen kann, dass aber auch noch Raum sein muss für differenzialdiagnostische Überlegungen, z. B. hinsichtlich einer sekundären Stressreaktion oder einer Hypoglykämie.

Um zum Abschluss dieser im Ergebnis möglicherweise verwirrenden Darstellung der Grundlagen der Kreislaufphysiologie zu einer versöhnlichen Zusammenfassung zu gelangen, sei Folgendes angemerkt: Es ist gut, wenn man in einer Notfallsituation bei seinem Patienten einen halbwegs gut gefüllten Radialispuls tasten kann, und wenn sich der Blutdruck in Größenordnungen von systolisch 110–180 mm Hg messen lässt: In diesem Fall ist der Patient vorläufig hämodynamisch weitgehend stabil.

5.2 Kernaussagen zur Bewertung von Kreislaufstörungen

Folgende Ausgangsüberlegungen stehen zur Bewertung der Klinik und Kompensation von Kreislaufstörungen im Mittelpunkt:

- Die wichtigste Aufgabe des Kreislaufsystems ist die Sicherstellung der **zerebralen Durchblutung**.
- Die dazu relevanten Stellgrößen sind: **Blutdruck**, **Herzfrequenz** und **Herzschlagvolumen** sowie **Blutvolumen** (▶ S. 50–54).
- Geringfügige Störungen einer Stellgröße können durch **Kompensationsmechanismen** der anderen ausgeglichen werden (▶ S. 54).
- Ein **Leitbefund** der Kreislaufstörung ist der **erniedrigte Blutdruck**, der jedoch je nach individuellen Ausgangswerten und Effektivität der körpereigenen Kompensationsmechanismen keine sichere Aussage über die Bedrohlichkeit der Situation zulässt (▶ S. 56).
- Bei schwerwiegenderen Störungen wird die zerebrale Blutversorgung notfalls auch durch **Unterversorgung weniger empfindlicher Organsysteme** aufrechterhalten.
- Greifen die Kompensationsmechanismen nicht schnell genug oder reichen aufgrund des Schweregrads der Störung nicht aus, wird das klinische Bild von den Zeichen der **zerebralen Unterversorgung** dominiert (zerebraler Energiemangel durch Anoxie, ▶ S. 9).
- Bei **ausreichender Kompensation** und minderschweren (reversiblen) Ursachen für die Kreislaufstörung bilden sich die zerebralen Ausfallerscheinungen und Zeichen der Kreislaufkompensation rasch (nach 5–10 Minuten) zurück.
- Wenn die Kreislaufregulation **dekompensiert**, die Selbstregulation des Körpers die Ursache der Kreislaufstörung also nicht beheben kann, persistieren die oft subtilen klinischen Zeichen der Kompensationsbemühungen. Dabei sollte nicht vergessen werden, dass innere Organe wie Nieren oder Lunge, auf deren Kosten das Blutvolumen zum Gehirn umverteilt wird, relativ unbemerkt schwersten Schaden nehmen können, während zerebrale Störungen kaum feststellbar sind.
- Daher steht bei Kreislaufstörungen das aufmerksame **Beobachten** der klinischen Zeichen der Kreislaufkompensation in ihrem Verlauf im Mittelpunkt.

In den meisten Fällen handelt es sich bei Kreislaufereignissen um leichte, reversible Störungen, bei denen sich der Organismus aus eigener Kraft systematisch zu helfen weiß. Diese Eigenregulation sollte durch gezielte Basismaßnahmen wie der richtigen Lagerung des Patienten unterstützt werden. Davon sind schwerwiegende Störungen zu unterscheiden, die der Organismus nur behelfsmäßig kompensieren kann. Weil häufig die klinischen Zeichen der Bedrohlichkeit der Störung nicht entsprechen, können sie leicht falsch eingeschätzt werden, sodass lebensrettende schulmedizinische Behandlungen oft zu spät erfolgen.

5.3 Einteilung von Kreislaufstörungen nach Bedrohlichkeit

Der Bedrohlichkeit nach (dies entspricht auch in etwa der Häufigkeit) können Kreislaufstörungen unterteilt werden in:

- Kreislaufschwäche
- Kreislaufkollaps
- Kreislaufschock
- Kreislaufstillstand

Allen Kreislaufstörungen gemeinsam ist der Blutdruckabfall mit zerebraler Durchblutungsstörung. Der klinische Verlauf ist in der Regel ein plötzliches Gefühl der Blutleere in Kopf mit Schwindel, Übelkeit, und/oder Hitzegefühl im Kopf.

5.3.1 Kreislaufschwäche

Eine Kreislaufschwäche wird schnell kompensiert, daher halten diese Symptome nur wenige Sekunden an. Sie tritt bei den meisten Menschen von Zeit zu Zeit auf, z. B. bei Müdigkeit, Infektionskrankheiten und Bewegungsmangel. Stark begünstigt wird die Kreislaufschwäche durch **Hypotonie** und **Varikosis** (Krampfadern).

5 – Kreislaufstörungen

Definition
Kurzzeitige Störung der Kreislauffunktion mit Minderversorgung des Gehirns ohne Bewusstlosigkeit.

Klinik
- Schwäche
- Schwindel, Übelkeit
- Blässe
- Tachykardie

Vorübergehend kommt es – z. B. durch Fehlverteilung des Blutes bei langem Stehen oder zu schnellem Aufrichten aus dem Liegen, Bücken oder Sitzen – zu Schwäche, Schwindel, Frösteln, Blässe oder Unwohlsein. Da das Blutvolumen nur „umverteilt" wird und nicht die Blutbahn verlässt, reichen jedoch körpereigene Kompensationsmechanismen (▶ S. 50) aus, um das Problem zu lösen. Dies geschieht im Wesentlichen durch eine **Beschleunigung der Herzfrequenz** bei gleichzeitigem Anstieg des **Gefäßwiderstandes** durch Engstellung von Venen und Arterien.

Ein Patient mit Kreislaufschwäche erholt sich rasch, ohne das Bewusstsein zu verlieren. Die objektiven Kreislaufparameter sind zum Zeitpunkt der Messung meist schon wieder normal.

Differenzialdiagnose
- Kreislaufkollaps
- Myokardinfarkt
- Infektion
- Stoffwechselstörungen (z. B. Hypoglykämie, Hypokaliämie)
- Anämie
- zerebrale Ursachen (z. B. Schlaganfall)

Notfallbehandlung

> Liegen bis zur Normalisierung des Kreislaufs, dann langsames Aufrichten und einige Schritte gehen (Nutzen der Muskelpumpe der Wadenmuskulatur zum verbesserten Rückfluss des Blutes zum Herz) unter Kontrolle des Therapeuten.

5.3.2 Kreislaufkollaps

Greifen die Kompensationsmechanismen der Kreislaufschwäche nicht schnell genug, kann das reduzierte Herzzeitvolumen nach wenigen Sekunden zum Kreislaufkollaps mit Bewusstlosigkeit führen. Damit hat die Kreislaufstörung einen höheren Schweregrad erreicht. Meist handelt es sich um eine **orthostatische Störung**: Aufgrund von Hypotonie und/oder Krampfadern, die schlechter tonisiert (unter Druck gesetzt) werden können, vermindert sich der venöse Rückstrom zum Herz. Doch auch kardiale Ursachen (▶ S. 68 ff.) können zum Kreislaufkollaps führen, darunter insbesondere Herzrhythmusstörungen.

Allgemeine Info
Bei vorübergehender Bewusstlosigkeit spricht man häufig von einer „**Synkope**". Damit ist eine kurzzeitige, spontan reversible Bewusstlosigkeit definiert. Allerdings zählen auch der epileptische Anfall, die Narkolepsie, die Hysterie, und zerebrovaskuläre Ursachen wie das „Subclavia-Anzapfsyndrom" oder die TIA (transistorische ischämische Attacke) zu den Synkopen. Weil jedoch die häufigsten Synkopen durch einen Blutdruckabfall bedingt sind, verwenden einige Autoren Synkopen und Kreislaufkollaps synonym. Aufgrund dieser Unschärfe wird in Zusammenhang mit Herz-Kreislauf-Störungen auf den Begriff verzichtet.

Definition
Plötzlich einsetzende Bewusstlosigkeit durch Sauerstoffunterversorgung des Gehirns infolge eines verminderten Herzzeitvolumens.

Klinik
- plötzlich einsetzende Bewusstlosigkeit mit Haltungsverlust, meist über wenige Sekunden bis Minuten
- Tachykardie
- Bewusstseinstrübung bis zur Bewusstlosigkeit
- Schwäche
- Schwindel, Übelkeit
- Blässe

In den meisten Fällen gelten für den Kreislaufkollaps die beschriebenen Pathomechanismen der Kreislaufschwäche (▶ S. 57), allerdings sind die Zeichen der Gegenregulation (Blässe, Bewusstseinstrübung, erhöhter Puls) deutlicher und länger festzustellen. Darüber hinaus drohen Komplikationen wie Verletzungen durch Sturz sowie Atemwegsverlegungen (▶ S. 39).

Noch aber ist die Ursache der Kreislaufstörung durch den Körper selbst kompensierbar, da wie

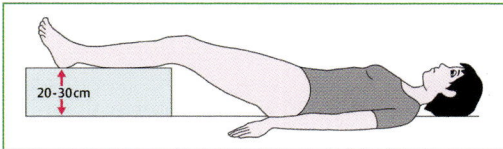

▶ **Abb. 5.14** Oberkörpertieflagerung (Schocklagerung).

bei der Kreislaufschwäche das Blutvolumen nur fehlverteilt wird.

Die **Hauptgefahr** des Kreislaufkollapses geht nicht von diesem selbst, sondern von Stürzen und Atemwegsverlegungen aus.

Differenzialdiagnose
- Kreislaufschock
- epileptischer Anfall
- Angina pectoris
- Stoffwechselstörungen (z. B. Hypoglykämie, Hypokaliämie)
- Schlaganfall
- Lungenembolie

Notfallbehandlung
- Überprüfung der Vitalfunktionen
- bei Bewusstlosigkeit mit vorhandenen Vitalfunktionen: stabile Seitenlage (▶ S. 207)
- Sauerstoffgabe (▶ S. 25)
- bei Ansprechbarkeit und orthostatischer Ursache: Schocklagerung (▶ Abb. 5.14)
- bei Ansprechbarkeit und kardialer Ursache: Oberkörper hochlagern, unblutiger Aderlass (▶ S. 71)
- bei längerer (> 30 Sekunden) Bewusstlosigkeit (▶ S. 14) Notarzt rufen
- Nachbetreuung im Liegen oder Sitzen

5.3.3 Kreislaufschock

Im Gegensatz zum Kreislaufkollaps ist beim Kreislaufschock der Grad der Störung so massiv, dass der Organismus auf ein „Notprogramm" umschalten muss, um wenigstens Gehirn und Herz zu versorgen (**Zentralisationsphase**). Im Fall des Volumenmangels könnte dies bedeuten, dass Blut oder Wasser (z. B. bei Erbrechen mit Durchfall) die Blutbahn nach außen verlassen.

In der notfallmedizinischen Systematik der Schulmedizin werden die Schockformen in fünf Hauptgruppen unterteilt:

- hypovolämischer Schock (z. B. durch Blutung oder Dehydrierung)
- kardiogener Schock (z. B. durch akute Herzinsuffizienz bei Myokardinfarkt)
- neurogener Schock (z. B. durch Rückenmarks- oder Schädel-Hirn-Trauma, Intoxikation oder Enzephalitis)
- septischer Schock (z. B. bei Peritonitis oder generalisierter bakterieller Infektion)
- anaphylaktischer Schock (z. B. durch Allergie auf Penicillin oder Insektengift)

Für die Belange der Naturheilpraxis ist es sicher ausreichend, im Hinblick auf die Basisversorgung den kardiogenen Schock von nicht kardiogenen Schockformen unterscheiden zu können.

Allgemeine Info
Der **septische Schock** weicht insofern vom üblichen Schockbild ab, als er mit einer „warmschweißigen" Haut einhergeht. Er wird oft verursacht durch gramnegative Keime, z. B. bei einer Urosepsis, und führt rasch zu Bewusstseinsstörungen. Differenzialdiagnostisch ist die thyreotoxische Krise (Basedow-Koma) im Rahmen einer Hyperthyreose zu erwägen. Bei dieser ist allerdings im Gegensatz zum septischen Schock der Blutdruck stark erhöht.

Eine Schockform ist allerdings doch gesondert darzustellen, da sie sowohl kardiale als auch nicht kardiale Elemente aufweist, sehr schnell sehr gefährlich werden kann und in der frühen Phase sehr wohl durch den Heilpraktiker zu beeinflussen ist. Außerdem kann sie auch in der Naturheilpraxis vorkommen: Der anaphylaktische Schock (▶ S. 98).

Definition
Kreislauffunktionsstörung mit lebensbedrohlicher Sauerstoffunterversorgung von Organen und hypoxisch-metabolischer Schädigung der Zellfunktion durch eine
- absolute (Blut-/Flüssigkeitsverlust) oder
- relative (dekompensierte Herzinsuffizienz, periphere Gefäßweitstellung, z. B. Sepsis, Anaphylaxie [▶ S. 98]) Verminderung des zirkulierenden Blutes.

Klinik

- Tachykardie/Bradykardie
- Blässe/Zyanose
- kalte Schweißausbrüche
- Hypotonie
- Schwindel, Übelkeit
- anormaler Schockindex (▶ **Tab. 5.4**, S. 54)
- Bewusstseinstrübung, Bewusstlosigkeit
- Symptome über einen längeren Zeitraum andauernd
- evtl. Nierenversagen und Verschlechterung der Vitalparameter

Während äußere Blutungen als Verletzungen gut sichtbar sind, machen sich innere Blutungen wie ein blutendes Duodenalulkus häufig erst durch Volumenmangelsymptome bemerkbar. Wenn sich ein Blutverlust **allmählich entwickelt**, fehlt das Alarmsignal „plötzliche Bewusstlosigkeit".

Neben den Zeichen der Kreislaufschwäche dominiert hierbei das „Notprogramm" das Krankheitsbild, also die Zeichen der körpereigenen Regulationsmechanismen. Da diese das zugrunde liegende Problem jedoch nicht lösen können, persistieren sie über längere Zeit, wobei sich der Zustand des Patienten eher verschlechtert, bis er das Bewusstsein verliert.

Die **Persistenz der Symptome** der Gegenregulation in der Frühphase eines Kreislaufschocks ist oft der einzige Hinweis auf den Schweregrad der Kreislaufstörung.

Differenzialdiagnose

- Kreislaufkollaps
- Kreislaufstillstand
- epileptischer Anfall
- Angina pectoris
- Stoffwechselstörungen (z. B. Hypoglykämie, Hypokaliämie)
- Schlaganfall
- Lungenembolie

Notfallbehandlung

- Überprüfung der Vitalfunktionen
- bei Bewusstlosigkeit mit vorhandenen Vitalfunktionen: stabile Seitenlage (▶ S. 207)
- Sauerstoffgabe (▶ S. 25)
- bei Ansprechbarkeit und **nicht kardiale**r Ursache: Schocklagerung (▶ **Abb. 5.14**), Autotransfusion (▶ S. 83)
- bei Ansprechbarkeit und **kardialer Ursache**: Oberkörper hochlagern, unblutiger Aderlass (▶ S. 71)
- **bei längerer (>30 Sekunden) Bewusstlosigkeit oder Schockindex >1 (▶ Tab. 5.4) immer Notarzt rufen**
- Nachbetreuung im Liegen oder Sitzen

Tödliche Kaskade: Schock, anaerobe Glykolyse und Blutgerinnung

Weshalb ist nun aber diese scheinbar kompensierte Kreislaufsituation so gefährlich? Um dies zu erläutern, kehren wir zum ersten Kapitel dieses Buches zurück (▶ S. 2 ff.). Die im Rahmen der Zentralisation mit reduziertem Sauserstoffangebot versorgten Zellen schalten auf anaerobe Glykolyse, um den osmotischen Wassereinstrom weiterhin zurückzupumpen zu können. Dabei geben sie **Milchsäure** (Laktat) in den extrazellulären Raum ab – als gleichsam letzter Versuch, das eigene Überleben zu sichern, auch auf Kosten des Gesamtorganismus. Denn die Milchsäure ist in der Lage, die kontrahierten zuführenden Arteriolen zu erweitern, sodass wieder mehr Blut ins Gewebe einströmen kann. Dieses geht gleichwohl Gehirn und Herz verloren, die Zentralisation wird aufgebrochen. In dieser Phase sinkt der bis dahin halbwegs „brauchbare" systolische Blutdruck deutlich ab, und der Patient verliert das Bewusstsein.

Doch es kommt noch schlimmer. Milchsäure kann zwar die Arteriolen erweitern, der Effekt auf die ebenfalls kontrahierten Venolen ist aber gering. So kann Blut in das kapilläre Stromgebiet besser ein-, aber unverändert schlecht abfließen, es entwickelt sich ein **Filtrationsdruck**, der die flüssigen Bestandteile des Blutes aus den Gefäßen in den interstitiellen Raum presst, während die festen Blutbestandteile, also die Blutzellen, eingedickt werden. Besonders die Erythrozyten lagern sich wie „Geldrollen" aneinander, das **zähflüssige Blut** kommt in den Kapillaren zum Stillstand. Damit beginnt die dramatische, oft auch nicht mehr reversible Schockphase, die Blockade der kapillären Strombahn in lebenswichtigen Organen wie Nieren oder Lunge. Denn wenn Blut langsamer fließt und verklumpt, wird durch Freisetzung von Gerinnungsfaktoren aus den Thrombozyten die Kaskade der Blutgerinnung aktiviert, es kommt zur „**disseminierten intravasalen Gerinnung**".

Da diese Gerinnungsprozesse fast in der gesamten Blutbahn stattfinden, sind die Gerinnungsfaktoren des Blutes rasch verbraucht, worauf das Gegenteil folgt: Durch die geschädigten Kapillaren treten diffuse Blutungen in allen Organen, auch im Gehirn auf. Man spricht von einer „**Verbrauchskoagulopathie**".

> **!** Beachte: Disseminierte intravasale Gerinnung und Verbrauchskoagulopathie sind die lebensbedrohlichen Pathomechanismen, die den Schock von einem Kollaps unterscheiden.

Selbst wenn die akute Schockphase überlebt werden sollte, kann die kapilläre Schädigung noch nach 1–2 Wochen zum Tod des Patienten führen – früher hauptsächlich durch Nierenversagen („**Schockniere**"). Da dies heute durch Infusionsbehandlungen beherrscht werden kann, steht nunmehr die Problematik des „**Schocklungen-Syndroms**" im Vordergrund.

Heimtückisch am Schockverlauf ist die unter Umständen wenig auffällige Klinik in der reversiblen Schockphase, wenn ein rasches Eingreifen noch eine gute Prognose hätte. Dies soll noch einmal unterstreichen, wie sehr man sein Augenmerk auf die Zeichen der körpereigenen Gegenregulation (▶ S. 54) richten sollte, auch dann, wenn der Schockindex unauffällig ist.

5.3.4 Kreislaufstillstand

Obgleich ein Kreislaufstillstand in der Praxis sehr selten auftritt und typischerweise in Alltagssituationen anzutreffen ist, spielt gerade hier ein rasches und zielgerichtetes Handeln für das Überleben des Patienten eine zentrale Rolle. Da hier in der frühen Behandlungsphase keine rezeptpflichtigen Arzneimittel erforderlich sind (wichtigstes Mittel ist der Sauerstoff), bestehen auch keinerlei Einschränkungen für das therapeutische Vorgehen des Heilpraktikers.

In den meisten Fällen liegt dem plötzlichen Kreislaufstillstand eine Herzrhythmusstörung zugrunde, in der Regel mit zunehmender Beschleunigung der Herzschlagfrequenz (**Tachyarrhythmie**), die in ein **Kammerflimmern** einmündet. Beim Kammerflimmern finden zwar noch kreisende elektrische Erregungen am Herz statt, diese bewirken aber keine geordnete Muskelkontraktion mehr, hämodynamisch steht der Blutkreislauf also still.

> **Cave**
> Wird das Kammerflimmern nicht unterbrochen, resultiert der „plötzliche Herztod".

Ähnlich wie beim anaphylaktischen Schock (▶ S. 98) kann es für den Therapeuten hilfreich sein, zu wissen, bei welchen Patienten und in welcher Situation mit dem Auftreten eines solchen Ereignisses zu rechnen ist. Für diese Fragestellung wurde 2005 in der Zeitschrift *Notfall & Hausarztmedizin* (Trappe HJ, Perings C: „Gespenst" plötzlicher Herztod. 2005; 31 [11]: 505) eine interessante Arbeit veröffentlicht, welche die Epidemiologie des plötzlichen Herztods wie folgt beleuchtet.

Allgemeine Info

Jährlich fallen in Deutschland ca. 100 000 Menschen einem **plötzlichen Herztod** zum Opfer. Dies geschieht häufig an öffentlichen Plätzen wie Flughäfen oder Sportstätten, aber auch im häuslichen Bereich, gehäuft montags und in den Wintermonaten. Als gefährlichste Zeit werden die ersten drei Stunden nach dem Aufwachen angesehen.

Vom plötzlichen Herztod zu unterscheiden ist der akute Kreislaufstillstand, der ebenfalls häufig in Krankenhäusern auftritt. Da dort aber mittels früher Defibrillation (▶ Abb. 5.15) und einem routinierten Notfallmanagement die Überlebenschancen relativ gut stehen, sind Todesfälle eher an Orten ohne professionelle Notfallversorgung zu erwarten. Umso wichtiger erscheint es, Laien mit den Möglichkeiten einer effektiven Intervention vertraut zu machen. Da der Zeitpunkt der Defibrillation den wichtigsten Faktor für das Überleben des Patienten darstellt, werden derzeit an öffentlichen Orten mit großem Publikumsverkehr sogenannte AEDs (automatische externe Defibrillatoren, ▶ S. 66) für jedermann zugänglich angebracht. Diese leiten optisch und akustisch durch das Anwendungsprogramm und sind so eingerichtet, dass Fehlbehandlungen eigentlich nicht möglich sind.

Unter den vorbestehenden Herzerkrankungen, welche einen Kreislaufstillstand begünstigen, nimmt die **Koronarsklerose** die erste Stelle ein,

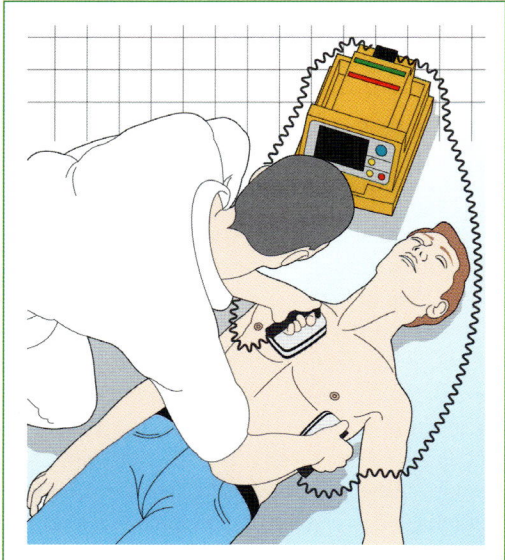

▶ **Abb. 5.15** Platzierung der Elektroden bei der Defibrillation.

gefolgt von **entzündlichen oder primären Herzmuskelerkrankungen**. Überraschend jedoch ist, dass bei einem Großteil der Patienten die jeweilige Vorerkrankung zuvor nicht auffällig war und somit nicht diagnostiziert wurde.

Neben den bestehenden Vorerkrankungen spielen „**Triggerfaktoren**" als akute Auslöser eine wichtige Rolle. Dies sind Faktoren, welche die Erregbarkeit des Reizleitungssytems erhöhen. Dazu zählen:

- akute **Sauerstoffunterversorgung**, z. B. bei Herzinfarkt oder schwerem Angina-pectoris-Anfall
- **Elektrolytstörungen** (besonders Kalium) wie bei Durchfall oder Erbrechen
- Einnahme von **Medikamenten**, die Herzrhythmusstörungen auslösen können, wie Diuretika (Elektrolytstörungen), Antidepressiva, Antibiotika und, paradoxerweise, Antiarrhythmika
- Letztlich können auch körpereigene Stoffe wie Adrenalin bei einer **Stressreaktion** wie Ärger, Angst oder Schmerz gefährliche Rhythmusstörungen bis zum Kammerflimmern auslösen.

❗ **Beachte:** Nicht selten ist der Kreislaufstillstand die erste Manifestation einer Herzerkrankung.
Jede kardiale Kreislaufstörung (▶ S. 68 ff.) kann als erster ernstzunehmender Vorbote für einen plötzlichen Herztod gewertet werden. Eine sorgfältige kardiologische Untersuchung und Therapie können dieses Risiko deutlich vermindern.

Für unsere Praxis könnten wir ableiten: Patienten mit bekannter Herzerkrankung, die Antidepressiva oder Antibiotika einnehmen, sollten im Winter nicht montags am Vormittag mit schmerzhaften Therapien behandelt werden. Dies ist natürlich zu sehr simplifiziert, aber als Gedächtnisstütze brauchbar.

Reanimationsrichtlinien im Wandel

In den letzten Jahren gab es immer wieder neue Überlegungen und Empfehlungen verschiedener Fachgremien zu den Maßnahmen bei Kreislaufstillstand. Es war schon längerer Zeit klar, dass die alten Reanimationsrichtlinien überarbeitet werden mussten, da die Erfolgsquote, insbesondere bei der Wiederbelebung durch Nicht-Fachkräfte, zu nicht vertretbaren Ergebnissen führte (Überlebensrate 3–10 %). Die ungünstigste Prognose ergab sich allerdings, wenn Laien überhaupt nicht reanimierten – sei es aus Angst etwa vor Fehlern oder einer Infektion bei der der Mund-zu-Mund- oder Mund-zu-Nase-Beatmung. Wurde diese Hürde überwunden, und Laien konnten sich zur Atemspende durchringen, war dies jedoch nicht immer zum Wohle des Patienten. Denn nicht selten wurde ohne vorherige Inspektion des Mundraums eine „Beatmungsaspiration" verursacht oder durch falsche Technik nicht die Lunge, sondern der Magen des Patienten beatmet. Dadurch blieb nicht nur der Sauerstoffmangel bestehen, die Überblähung des Magens behinderte zusätzlich die Zwerchfelltätigkeit und führte bei den folgenden Thoraxkompressionen gehäuft zur Magenentleerung über die Speiseröhre in den Rachen und damit ebenso zur Aspiration.

Die Schwierigkeit der **Laienreanimation** wurde daher, insbesondere in den USA, in der Atemspende gesehen. Aus diesem Grunde empfiehlt die American Heart Association, dass Laien prinzipiell nur die Herzdruckmassage anwenden sollen. Diese Empfehlung wurde auch bereits in den deutschen Reanimationsrichtlinien von 2006 erwogen. Setzt die Reanimation frühzeitig ein (bei Kreislaufstillstand erfolgt „erst" nach ca. 60 Sekunden der zentrale Atemstillstand) mit einer Frequenz von

100 Kompressionen pro Minute, mag dies tatsächlich ausreichend sein und ist – aufgrund von Ekel oder Unsicherheit – ausbleibenden Erste-Hilfe-Maßnahmen in jedem Fall vorzuziehen. Dies gilt für Laien. Heilpraktiker sind keine Laien.

In Deutschland gilt nach wie vor die Richtlinie, dass eine sachgerechte Reanimation aus Herzdruckmassage und Atemspende bestehen sollte. Nur in Ausnahmefällen (schwere Gesichtsverletzungen) kann der Verzicht auf die Beatmung toleriert werden.

Es ist selbstverständlich zu erwarten, dass ein Angehöriger eines Heilberufs, der hinsichtlich der Behandlungserlaubnis nahe an den Arztbefugnissen angesiedelt ist, die Reanimation gemäß den aktuell geltenden Qualitätsansprüchen durchführen kann. Die Erfüllung seiner Sorgfaltspflicht verlangt, dass Heilpraktiker in Theorie und Praxis ihren Kenntnisstand auf dem Laufenden halten. Dabei ist es ein Stück weit auch Aufgabe der Berufsverbände, für ein entsprechend qualifiziertes Kursangebot zu sorgen. Unabhängig von der Frage „Beatmen ja oder nein?" haben sich eine Reihe neuer Behandlungsrichtlinien ergeben, die das Ergebnis einer Reanimation deutlich verbessern sollen (▶ S.64). Durch einige Grundüberlegungen zum akuten Kreislaufstillstand lässt sich der rationale Ablauf einer kardiopulmonalen Reanimation herleiten.

Definition
Komplettausfall des Herz-Kreislauf-Systems.

Klinik (▶ S.9; Tab. 2.2)
- zu Beginn thorakale Beklemmung, Angst
- Pulslosigkeit, auch an der A. carotis communis oder A. femoralis
- Schnappatmung (einzelne schnappende Atemzüge mit langen Pausen), vorübergehend ca. 20–30 Sekunden nach dem Herzstillstand
- Bewusstlosigkeit (nach 10–20 Sekunden)
- Atemstillstand nach ca. 30–60 Sekunden
- weite oder lichtstarre Pupillen (ca. 60 Sekunden)
- Zyanose
- Krämpfe

Beim Kreislaufstillstand entwickelt sich der klinische Verlauf bis zur Bewusstlosigkeit rascher als beim Kollaps. Die Zeichen der Gegenregulation treten nur kurzfristig auf, hämodynamisch besteht in der Regel ein Kammerflimmern, das zu keiner Blutbewegung mehr führt. Der Kreislaufstillstand kündigt sich durch das Auftreten **kurzer Krampfphasen** an.

> **Beachte:** Wird ein Patient bewusstlos vorgefunden, ist der Kreislaufstillstand die wichtigste Differenzialdiagnose.

Pathophysiologisch entspricht die Klinik des Kreislaufstillstands der schweren zerebralen Anoxie (▶ S.9). Im Vordergrund der Symptomatik steht die plötzliche thorakale Beklemmung, der Patient klagt über Luftnot, greift sich ans Brustbein oder an den Hals, es folgen Schweißausbruch, Schwindel und Übelkeit. Nach wenigen Sekunden verliert der Patient das Bewusstsein, kollabiert und stürzt. Als Ausdruck der Schwere des zerebralen Sauerstoffmangels kommt es zu wenigen, sich rasch erschöpfenden Krampfentladungen. In dieser Phase sind die Pupillen noch weit und reagieren auf Licht mit einer Verengung.

Nach etwa einer Minute sistiert die Atmung, nach wenigen weiteren Minuten werden die Pupillen mittelweit und lichtstarr. Noch ist die zerebrale Schädigung reversibel. Als Ausdruck der Regeneration des Hirnstammes werden sich die Pupillen bei sachgerechter Reanimation verengen und wieder auf Licht reagieren. Früher wurde empfohlen, die laufende Reanimation zu Kontrolle der Effektivität zu unterbrechen und die Pupillen zu überprüfen. Dies gilt heute nicht mehr.

Die **Diagnose** wird durch fehlenden Radialis- und Karotispuls auf beiden Seiten gestellt.

Neuere Empfehlungen für die Laienreanimation machen die Diagnose Kreislaufstillstand nicht mehr vom Pulsbefund der Carotis abhängig, da Ungeübte die genaue Palpationsstelle ohnehin nicht lokalisieren können. Erfahrene Heilpraktiker sind allerdings nicht als Laien einzustufen. Im Zweifelsfall ist die Herzdruckmassage einzuleiten.

Differenzialdiagnose
- kardialer Kreislaufkollaps
- kardialer Kreislaufschock
- Angina pectoris
- Myokardinfarkt
- Lungenembolie
- dissezierendes Aortenaneurysma

5 – Kreislaufstörungen

> ⚠ **Beachte:** Wenn ein Patient nach 10 Sekunden nicht das Bewusstsein verliert, handelt es sich nicht um einen Kreislaufstillstand.

Die exakte Diagnose muss der Heilpraktiker bei kardialen Störungen nicht stellen können, da in allen oben genannten Fällen die gleichen Notfallmaßnahmen zum Einsatz kommen: Sauerstoffgabe, stabile Seitenlage/aufrechte Lagerung, Notarzt anfordern. Bei Bewusstlosigkeit gilt es für die Belange der Notfallmedizin für Heilpraktiker, zwei Arten zu differenzieren (▶ S. 112):
- Der Patient ist durch Ansprache oder milde Schmerzreize (z. B. Zwicken) erweckbar.
- Der Patient ist nicht erweckbar. Dies ist per definitionem ein **Koma**.

Ist der Patient erweckbar, erübrigt sich die Diagnose „Kreislaufstillstand". Meist war es eine **Synkope** (= kurzzeitige Bewusstlosigkeit), z. B. durch einen Kreislaufkollaps.

Ist der Patient nicht erweckbar, müssen die durch den Heilpraktiker behandelbaren Komaformen überprüft werden. Diese sind von der Zahl her überschaubar:
- Kreislaufstillstand
- Hyperglykämisches Koma

Bis 2008 gehörte auch das **Hypo**glykämische Koma in diese Kategorie, da jedoch der bewusstlose Patient nur parenteral (Infusion) versorgt werden sollte und die dazu geeigneten Glukoselösungen verschreibungspflichtig wurden, ist das Kriterium der „Behandelbarkeit durch den Heilpraktiker ohne Konflikt mit der Jurisprudenz" nicht mehr gegeben.

Die Diagnose Hyper- oder Hypoglykämie muss durch Blutzuckermessung verifiziert werden, dazu später mehr, ▶ S. 120.

Notfallbehandlung

- Notarzt rufen
- kardiopulmonale Reanimation
- bei wieder vorhandenen Vitalfunktionen und Bewusstlosigkeit: stabile Seitenlage (▶ S. 207)
- bei wieder vorhandenen Vitalfunktionen und Ansprechbarkeit: Oberkörper hochlagern
- Sauerstoffgabe (▶ S. 25)

Sobald die Pulslosigkeit festgestellt wurde ist die Herz-Kreislauf-Wiederbelebung einzuleiten. Auch im Zweifelsfall ist von einem Kreislaufstillstand auszugehen, da eine Herzdruckmassage nach heutigem Kenntnisstand bei insuffizientem Spontankreislauf wenig Schaden anrichtet oder sogar von Nutzen sein kann. Da zu diesem Zeitpunkt auch ein Atemstillstand vorliegen dürfte, wird auch eine Beatmung erforderlich sein, also eine **kardiopulmonale Reanimation**.

Die laufende Wiederbelebung sollte erst unterbrochen werden, wenn eine ausreichende Spontanatmung und ein ausreichender spontaner Blutkreislauf wieder nachweisbar sind – oder ein Arzt den Tod des Patienten feststellt.

Durchführung der kardiopulmonalen Reanimation

Man möchte meinen, dass durch die Vorgaben der American Heart Association und des European Resuscitation Council 2005 (▶ S. 62) klare Richtlinien zum Ablauf der Reanimation als einheitlicher Algorithmus vorliegen sollten. Zum überwiegenden Teil trifft dies auch zu. Dennoch bleibt Raum, um im Einzelfall geringfügige Abweichungen zu erlauben. Die uns allen noch bekannte ABC-Regel (Überprüfung der Atemwege, Beatmen, Überprüfung der Circulation) hat jedenfalls ausgedient.

> ℹ **Allgemeine Info**
>
> Abweichend von den bisherigen Regeln wird bei der kardiopulmonalen Reanimation nicht mehr zwischen einer Einhelfer- und einer Zweihelfer-Methode unterschieden, sondern ein einheitlicher Rhythmus von 30:2 (**30 Thoraxkompressionen auf 2 Atemspenden**) empfohlen. Als weitere Vereinfachung wird als Druckpunkt für die externe Herzmassage heute die **Brustkorbmitte** (▶ Abb. 5.17) angegeben. Das bisherige, umständliche Ertasten des Schwertfortsatzes und Anlegen von 3 Querfingern nach kranial entfällt.

Auch die Reihenfolge der Applikationen hat sich geändert: Früher wurde (entsprechend der ABC-Regel) zunächst zwei Mal beatmet und anschließend die Herzdruckmassage durchgeführt.

Nach **heutiger Empfehlung** beginnt die Wiederbelebung direkt mit 30 Thoraxkompressionen (▶ Abb. 5.16).

Die Ursache dafür ist die Annahme, dass dem Atem- und Kreislaufstillstand meist ein Kammer-

Einteilung von Kreislaufstörungen nach Bedrohlichkeit

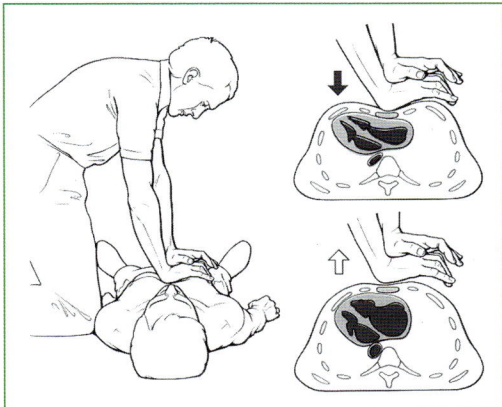

▶ **Abb. 5.16** Thoraxkompression: Patient liegt auf harter Unterlage. Der Druckpunkt befindet sich in der Mitte des Brustbeins zwischen den Brustwarzen. Frequenz: 100/Min. Drucktiefe 3–5 cm.

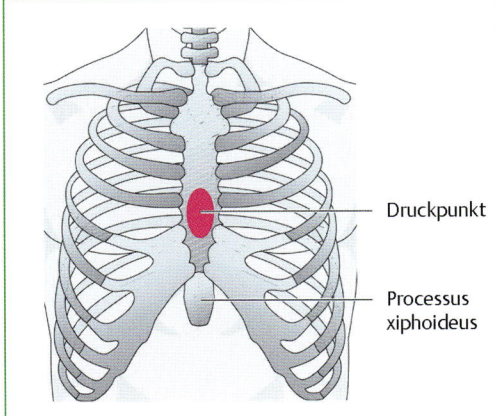

▶ **Abb. 5.17** Druckpunkt der Herzdruckmassage.

flimmern, also ein primärer Kreislaufstillstand, zugrunde liegt. Da die Atmung dann erst ca. eine Minute später aussetzt, sollte noch ausreichend Sauerstoff in der Lunge und somit auch im Blutkreislauf vorhanden sein. Diesen durch externe Herzmassage zu bewegen und so zum Gehirn zu transportieren ist daher wichtiger, als frische Atemluft in die Atemwege einzubringen.

> **Cave**
> Als Ausnahme von der 30:2-Regel gilt das „Beinahe-Ertrinken", da in dieser Situation eindeutig von einem primären Atemluftmangel in der Lunge ausgegangen werden muss. Hier ist sicherlich die Atemspende vorrangig, denn es macht wenig Sinn, nahezu sauerstofffreies Blut zu transportieren. Auch bei Kindern ist eher von einer respiratorischen Störung auszugehen als von einer primär kardialen. Daher beginnt bei ihnen die Reanimation mit einer fünfmaligen Atemspende.

Die Änderung der früheren Rhythmen von 15:2 oder 5:1 auf einheitlich 30:2 trägt der Beobachtung Rechnung, dass zu häufiges Unterbrechen der Thoraxkompressionen das Reanimationsergebnis verschlechtert. Außerdem kann nur so die angestrebte Thoraxkompressionsfrequenz von **100/Minute** halbwegs realistisch erreicht werden.

An der **Technik** der Thoraxkompression hat sich indes nichts geändert: Der Druck sollte senkrecht (sagittal) mit gestreckten Armen und übereinandergelegten Händen, unter Einsatz des Schultergürtels und Oberkörpers erfolgen.

Dies ist kraftsparender als die bloße Beugung und Streckung der Ellenbogengelenke. Zur Verringerung der Druckfläche werden die Finger der unten liegenden Hand angehoben (z. B. durch Ineinandergreifen der Finger beider übereinandergelegter Hände und Zug der oben liegenden Hand in Richtung Handrücken. Das klingt kompliziert, lässt sich aber theoretisch nicht besser beschreiben. Auch hier sei auf die Notwendigkeit der **praktischen Übungen** verwiesen.

Um eine ausreichende Herzkompression zu erreichen, sollte das Brustbein ca. **3–5 cm** (je nach Thoraxbeschaffenheit) in die Tiefe gedrückt werden. Dazu ist im Mittel eine Kraft von 30 bis 40 kp nötig – dies entspricht der Kraft die nötig ist, um eine Personenwaage bis zur Anzeige **30–40 kg** zu drücken. Nach der Kompression muss der Druck wieder vollständig zurückgenommen werden, um die Füllung der Herzkammern nicht zu behindern.

Für die Durchführung der Atemspende gelten die im Kapitel „Atemstörungen" (S. 24) abgehandelten Empfehlungen. Stehen zwei Helfer zur Verfügung, ist die Beatmung mit dem Atembeutel und Zusatz von Sauerstoff die effektivste Form der Atemspende. Ist nur ein Helfer vor Ort, würde das immer wieder notwendige Ansetzen der Atemmaske zu viel Zeit in Anspruch nehmen. Hier ist die Mund-zu-Mund- oder Mund-zu-Nase-Beatmung trotz der geringeren Sauerstoffzufuhr sinnvoller. Bei der Zweihelfer-Reanimation (▶ Abb. 5.18) muss der Erfahrenere die Leitung der Maßnahmen übernehmen. Zur Abstimmung von Beatmung und Thoraxkompression ist es wichtig, dass der jeweils Agierende seine Aktionen durch lautes Mitzählen anzeigt.

Besteht die Möglichkeit einen **AED (automatischer externer Defibrillator)** herbeizuschaffen, sollte dies, wenn möglich, durch einen dritten Helfer erfolgen. Sobald der AED zur Stelle ist, sollte er eingesetzt werden. Der AED gibt nach Öffnen und Einschalten genaue Anweisungen zum Anlegen der Elektroden, stellt fest, ob ein defibrillationsfähiger Befund vorliegt (Kammerflimmern) und empfiehlt dann, den Elektroschock manuell auszulösen. Dabei darf niemand den Patienten berühren. Auch sollte unbedingt darauf geachtet werden, dass die Reanimation im Freien nicht auf nassem Boden stattfindet. Denn hier könnte der elektrische Schock den Helfer auch dann schwer verletzen, wenn er den Patienten nicht berührt. Nach dem Auslösen des Schocks gibt der AED verbal und durch akustische Signale den Rhythmus (30:2) für die folgende Reanimation vor. Es muss 2 Minuten, das sind 5 Zyklen, 30:2 weiter reanimiert werden, bevor ein weiterer Elektroschock sinnvoll ist. Dies „weiß" und überwacht der AED.

🅘 Allgemeine Info

Die Reanimation wird fortgesetzt, bis
- spontane Herzaktionen und eine ausreichende spontane Atmung einsetzen oder
- der Notarzt eintrifft oder
- die Erschöpfung des Helfers eine weitere Reanimation unmöglich macht.

Im ersten Fall wird der Patient in die stabile Seitenlage gebracht und überwacht. Wenn möglich sollte eine Sauerstoffgabe erfolgen.

In der Notfallmedizin wird man meist nach ca. 20-minütiger lege artis Reanimation ohne Einsetzen eines Spontankreislaufs den Tod des Patienten feststellen. Bei Kindern und kalten Außentemperaturen verlängert sich diese Zeitspanne erheblich (45–60 Min.).

In den neueren Richtlinien zur Durchführung der Reanimation findet der **„präkordiale Faust-**

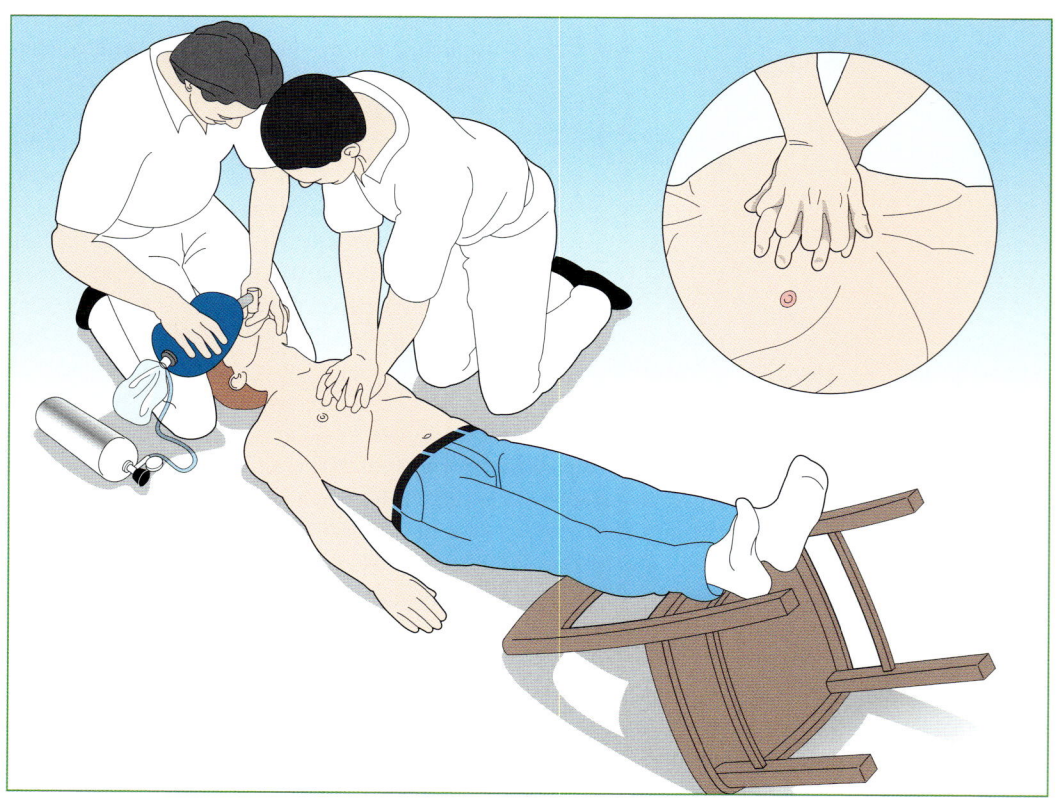

▶ **Abb. 5.18** Kardiopulmonale Reanimation bei Kreislaufstillstand.

schlag" zur „mechanischen Defibrillation" bei vermutetem, gerade erst aufgetretenem Kammerflimmern keine Berücksichtigung mehr. Wenn überhaupt, dann war diese Maßnahme nur in den ersten Sekunden des Kammerflimmerns erfolgreich, die Quote wurde mit 15% angegeben. Da das Prozedere (Feststellen der Pulslosigkeit, 2–3 Schläge auf das Brustbein, Kontrolle der Karotispulse) bei dem zu geringen potenziellen Nutzen den Beginn der Herzkompression verzögert, wird heute davon abgeraten. Bei bewusstlos aufgefundenen Patienten wäre der Zeitrahmen, in dem der präkordiale Faustschlag noch Erfolg versprechend sein könnte ohnehin schon abgelaufen.

Die **wichtigste Anforderung** an eine kardiopulmonale Reanimation ohne Hilfsmittel ist die kontinuierliche Durchführung, möglichst ohne Unterbrechung. Aus diesem Grund wird von den früher empfohlenen Erfolgskontrollen (Pupillenreaktion, Pulskontrolle, Kontrolle der Spontanatmung) abgeraten.

Die Reanimation war dann optimal, wenn der Patient das Bewusstsein wieder erlangt. Dies kündigt sich meist durch eine Normalisierung der Gesichtsfarbe und durch In-Erscheinung-Treten von Schutzreflexen wie Husten- oder Würgereiz an.

Bestand der Kreislauf- und Atemstillstand schon zu lange, ist es zwar möglich, dass Spontanatmung, Kreislauf und ungerichtete Schutzreflexe wieder auftreten, der Patient bleibt jedoch komatös (Verdacht auf „apallisches Syndrom"). In diesem Fall wird der Patient bis zur Übernahme der Behandlung durch den Notarzt in der stabilen Seitenlage gelagert.

In ▶ Abb. 5.18 werden wichtige Aspekte einer Reanimation durch zwei Helfer graphisch dargestellt. ▶ Abb. 3.3 (▶ S. 16) zeigt einen Algorithmus zum Prozedere der kardiopulmonalen Reanimation unter Berücksichtigung der Empfehlungen der Bundesärztekammer (2006).

5.4 Differenzierung kardialer und extrakardialer Kreislaufstörungen

Für das therapeutische Vorgehen ist die Unterscheidung zwischen kardialer und extrakardialer Ursache grundlegend:

> **Cave**
>
> Die therapeutischen Konsequenzen bei kardialen Kreislaufstörungen entsprechen dem genauen Gegenteil der nicht kardialen Formen (▶ Tab. 5.6).

Ein erstes, wichtiges **Unterscheidungskriterium** liefert die Haut, die zwar bei allen Kreislaufstörungen tendenziell kalt und schweißbedeckt ist, bei einer **nicht kardialen Ursache** (z. B. orthostatische Dysregulation oder Blutung) jedoch blass, bei **kardialem Geschehen** (z. B. Herzinfarkt) hingegen zyanotisch, also bläulich verfärbt. Wenn das Herz in seiner Leistung nachlässt, kommt es zum Blutstau, der sich entsprechend des Schweregrades in einem Lungenödem (Linksherzinsuffizienz) oder einem venösen Rückstau mit prallen, gestauten Venen, z. B. Halsvenen (Rechtsherzinsuffizienz) äußert. Extrakardiale Störungen sind hingegen immer mit einer Blutleere der herznahen Venen vergesellschaftet, weshalb hier leere, kollabierte Arm- und Halsvenen auffallen.

Damit lassen sich kardiale von nicht kardialen Kreislaufstörungen gewissermaßen schon per Blickdiagnose unterscheiden, noch bevor Puls oder Blutdruck gemessen wurden, die überdies keine verlässliche Aussage zu kardialer oder extrakardialer Ursache zulassen.

Es gilt jedoch eine **Einschränkung**: Die Kardinalzeichen kardialer Störungen Venenstau und Zyanose (▶ S. 68) sind stark von der arteriellen Blutzufuhr in die Haut abhängig. Je geringer die Durchblutung, desto undeutlicher die Zyanose und desto geringer die Venenfüllung. Da bei zunehmender Dauer der kardialen Kreislaufstörung, also beim Übergang von Kreislaufschwäche oder Kreislaufkollaps in einen kardiogenen **Schock** (▶ S. 59), die Zentralisation ebenso wie beim nicht kardiogenen Schock zu einer geringeren Hautperfusion

▶ **Tab. 5.6** Differenzialdiagnose und therapeutische Konsequenz bei kardialen und extrakardialen Kreislaufstörungen.

	kardiale Ursache	extrakardiale Ursache
Haut	Zyanose	Blässe
Venenfüllung	prall, gestaut	leer, kollabiert
angestrebte Blutumverteilung	Umverteilung von Herz und Lunge zur Peripherie	Umverteilung aus der Peripherie zu Herz und Lunge
Maßnahmen	Lagerung mit erhöhtem Oberkörper, halb sitzend, unblutiger Aderlass (▶ S. 71)	flache Lagerung, Beine anheben (Schocklage, ▶ Abb. 5.14), Autotransfusion = Ausstreichen der Beine zum Herz hin (▶ S. 83)

führt, werden die peripheren Venen weniger gefüllt und die Zyanose weniger deutlich.

❗ **Beachte: Im Vollbild eines Kreislaufschocks ist die rein morphologische Differenzierung von kardiogen und nicht kardiogen oft nicht mehr sicher möglich. Es dominieren dann die allgemeinen Zeichen der Zentralisation: blasse, kaltschweißige Haut, Unruhe, beschleunigte vertiefte Atmung, erniedrigter Blutdruck.**

Wird also ein Patient im Vollbild eines Kreislaufschocks angetroffen, ohne dass die Entwicklung der Symptome beobachtet werden konnte, müssen weitere Hinweise für die Zuordnung kardial/nicht kardial herangezogen werden. Beim **nicht bewusstlosen** Patienten kann die Auffindesituation wichtige Hinweise liefern:

- Der **kardial** dekompensierte Patient wird in aufrecht sitzender Position angetroffen, das Sprechen fällt ihm schwer, er signalisiert Beklemmungsgefühl im Brustkorb und Kurzatmigkeit. Auch ein extrem verlangsamter, extrem beschleunigter oder unregelmäßiger Puls weist auf die kardiale Genese der Störung hin. Sind kardiale Vorerkrankungen oder Risiken für kardiale Erkrankungen bekannt, bestätigen diese die Verdachtsdiagnose.
- Bei **nicht kardialem** Kreislaufschock wird der Patient die Rückenlage bevorzugen, da das Aufrichten zu Schwindelerscheinungen im Sinne einer Orthostasereaktion führt. Die Pulsbeschleunigung kompensiert den Blutdruckabfall, infolgedessen signalisiert der ansteigende Schockindex (> 1, ▶ S. 54) den Gefährdungsgrad des Patienten. Trockene Haut und Schleimhäute sowie der verminderte Hautturgor („stehende Hautfalte", ▶ Abb. 8.9, S. 133) bestätigen die Verdachtsdiagnose.

Und beim **bewusstlos** aufgefundenen Patienten? Ich hoffe, dass sich diese Frage inzwischen selbst beantwortet. Ansonsten ▶ S. 26: „Jeder bewusstlose…".

> **Kardiale Kreislaufstörungen**
> - Rhythmusstörungen
> - mechanische Herzmuskelschwäche
>
> **Extrakardiale Kreislaufstörungen**
> - Störungen des venösen Rückstroms
>   - Orthostasereaktion
>   - Vasomotorenerschöpfung
>   - Vena-cava-Kompressionssyndrom
> - Störungen der autonom-neuronalen Kreislaufregulation
>   - Vagusreflexe (mechanisch, sensorisch, emotional)
>   - Karotissinus-Syndrom
> - Volumenmangel

5.5 Kardiale Kreislaufstörungen

Bei der bisherigen Darstellung der Kreislaufzwischenfälle wurde von der Hypothese ausgegangen, dass ein Volumenmangel die Ursache des Blutdruckabfalls und der körpereigenen Gegenregulationen war. An diesem Modell konnten die physiologischen Abläufe am besten beschrieben und der Schockindex nachvollziehbar abgeleitet werden. In der Praxis jedoch werden wir häufiger auf andere Ursachen für eine Kreislaufstörung treffen, die den diagnostischen Wert des Schockindex (▶ S. 54) relativieren. Denn wenn die Entgleisung vom Herz oder direkt von der zentralen Kreislaufsteuerung ausgeht, kompensieren sich Puls und Blutdruck oft nicht mehr gegenseitig. So können niedrige Blutdruckwerte zusammen mit langsamen Pulsfrequenzen auftreten, was die zerebrale Durchblutung natürlich rascher beeinträchtigt und schneller zu höhergradigen Kreislaufproblemen führt. Auch Medikamente wie Betablocker, Antidepressiva oder Antiarrhythmika machen es schwierig, aus der Bestimmung von Puls und Blutdruck die Situation richtig einzuschätzen. Wir brauchen also neben den Pulsqualitäten, dem Blutdruck und den Zeichen der Gegenregulation bzw. Adrenalinzeichen (▶ S. 55) ein weiteres diagnostisches Kriterium, das ohne großen Aufwand den Mechanismus der Kreislaufstörung klärt. Eine genaue Diagnose werden wir ohne Geräteeinsatz kaum stellen können. Dies ist auch nicht die Aufgabe der Notfallmedizin für Heilpraktiker. Aber für die einzuleitenden Notfallmaßnahmen ist es unerlässlich, den Grundmechanismus einer solchen Störung (kardial/nicht kardial) zu erkennen, um schwerwiegende Fehlbehandlungen schon in dieser Phase zu vermeiden.

Unter normalen Umständen wird ein gesundes Herz keine bedeutsamen Kreislaufstörungen verursachen. Bei ungewohnter körperlicher oder seelischer Belastung können zwar funktionelle Missempfindungen wie Herzklopfen, Beklemmung oder auch Schwindelgefühl im Sinne einer Kreislaufschwäche auftreten, ein echter Kreislaufkollaps mit Bewusstlosigkeit dürfte aber kaum zu beobachten sein. So glaubte man zumindest bisher. In den letzten Jahren wurde jedoch in den Vereinigten Staaten häufiger ein Krankheitsbild beschrieben, das als **„Broken-Heart-Syndrom"** bezeichnet wird, das in Phasen starker emotionaler Belastungen (Trennungs- oder Verlustsituationen) v. a. bei Frauen auftrat. Es handelt sich um eine Bewegungsstörung des Herzmuskels, welche die Symptome eines Herzinfarkts bis hin zum hämodynamischen Schockzustand aufweist – und dies bei zuvor völlig gesundem Herz. Nach Überstehen der Anfangsphase ist die Prognose des weiteren Verlaufs daher sehr günstig.

Abgesehen von extremem emotionalen Stress sind schwerwiegendere kardiale Kreislaufstörungen nur bei vorgeschädigtem Herz oder einer allopathischen, herzleistungsmindernden Arzneimitteltherapie (z. B. Zytostatika) zu erwarten.

Häufig handelt es sich bei Herzereignissen um:
- koronare Durchblutungsstörungen
- Zustand nach Herzinfarkt
- Herzmuskelerkrankungen (Kardiomyopathie)
- Folgen von Herzklappenfehlern
- Hypertoniefolgen

Daher sind auch eher ältere Patienten betroffen. Dennoch ist auch bei jüngeren Menschen ein kardiogener Kollaps oder Schock nicht auszuschließen. Denn nicht selten verlaufen angeborene Herzklappenfehler lange Jahre durch Kompensationsmechanismen unauffällig, und können dann, im Rahmen einer größeren körperlichen Anstrengung (Jogging) als Kollaps dekompensieren.

🛈 Allgemeine Info

Sportliche Wettkämpfe oder Volksläufe veranlassen oft genug Teilnehmer, über ihre körperlichen Grenzen zu gehen. Auf den Sportplätzen und Laufstrecken werden wir viel häufiger ein mechanisches Pumpversagen oder lebensgefährliche Herzrhythmusstörungen antreffen als in unseren Praxen. So ist bei Marathonteilnehmern fast ausnahmslos ein Anstieg der Herzinfarktmarker nach dem Lauf festzustellen.

Manchmal müssen die Anstrengungen auch gar nicht so groß sein. Ist das Herz durch eine akute Erkrankung massiv geschwächt, können schon leichte körperliche Betätigungen auch bei jungen, vorher gesunden Personen Kreislaufstörungen **verursachen**. Hier sei an die virusbedingte **Herzmuskelentzündung** erinnert, die circa 14 Tage nach einem grippalen Infekt auftreten kann. Sie hat schon mehrfach zum Tode von Hochleistungssportlern geführt, die zu früh ihr Training wieder aufgenommen hatten. Das Leitsymptom ist die nach einem Infekt auftretende Schwäche mit Schweißausbrüchen und schnellem Puls, schon bei geringer Belastung.

Doch auch aus der völligen Ruhe heraus muss mit kardiogenen Ereignissen gerechnet werden. Denn nicht nur körperliche, sondern auch **seelische Belastungen** können ein vorgeschädigtes Herz irritieren. Stress- oder Angstsituationen, aber auch eine schmerzhafte Behandlung, können durch Ausschüttung von Adrenalin (▶ S. 55) Herzrhythmusstörungen oder sogar Herzinfarkte auslösen. Dies ist auch in der Naturheilpraxis bei ängstlichen, kardial vorgeschädigten Patienten möglich und sollte bei einer Therapieplanung immer berücksichtigt werden.

Durch körperliche oder seelische Belastungen kann ein Patient mit vorgeschädigtem Herz eine kardiogene Kreislaufstörung, von der einfachen Kreislaufschwäche bis hin zum Herzstillstand, erleiden. Im Umkehrschluss bedeutet dies, dass ein Patient, der eine kardiale Kreislaufstörung überstanden hat, immer auf eine zugrunde liegende Herzerkrankung zu untersuchen ist. Dies ist Aufgabe des Kardiologen.

Bei kardialen Kreislaufstörungen ist aufgrund einer bestehenden organischen Schädigung des Herzens der **Übergang** von der Kreislaufschwäche zum Kollaps, Schock ja sogar zum Kreislaufstillstand, fließend.

5.5.1 Therapeutisches Vorgehen bei kardialen Kreislaufstörungen

Richtige Lagerung
(▶ auch Lagerungsarten, S. 204)
Bei einer hämodynamischen Herzschwäche wird der Blutdruck absinken. Das Gehirn leidet an Sauerstoffmangel, der Organismus wird versuchen, mit Adrenalin zu kompensieren. Bis dahin entspricht das Geschehen dem bekannten Ablauf, wobei das Adrenalin dem Herz noch weiteren Schaden zufügen wird. Die Situation muss also schnellstens bereinigt werden, um den Adrenalinnachschub zu drosseln.

> **Cave**
> Der vermeintlichen allgemeinen Empfehlung zu folgen und jeden Patienten mit Kreislaufstörungen erst einmal flach hinzulegen und die Beine hochzulagern, wäre ein fataler Irrtum und ein waschechter Kunstfehler.

Denn wenn das Herz nicht ausreichend pumpt, kommt es erwartungsgemäß zum **Blutstau** davor. Da sich eine Herzinsuffizienz schneller am linken Ventrikel bemerkbar macht – dieser muss bekanntlich einen höheren Druck aufbauen, um den durch Adrenalin erhöhten peripheren Widerstand zu überwinden –, staut sich das Blut zunächst vor diesem in das Stromgebiet der Lunge zurück, was zu einem kardialen Lungenödem führt. Damit steigt aber auch der Druck im Lungenkreislauf gefährlich an, es entwickelt sich eine Überlastung des rechten Ventrikels. Somit staut sich das Blut auch vor dem rechten Herz, also in den peripheren venösen Kreislauf. Im Ergebnis kommt es zu einem globalen Blutstau sowie zu einer **zentralen und peripheren Zyanose** durch Lungenstau (zentral) und verlangsamten Blutstrom (peripher).

Der Patient ist also nicht blass, wie beim Versacken des Blutes in die Beine (orthostatischer Kreislaufkollaps, ▶ S. 58) oder bei Blutverlust (Volumenmangelschock, ▶ S. 59, 90), sondern zyanotisch verfärbt.

Die **Zyanose** ist ein erstes wichtiges Zeichen, das auf die kardiale Ursache einer Kreislaufstörung hinweist. Sie zeigt sich besonders deutlich an den Lippen, der Nase und den Fingerspitzen.

Als zweites Zeichen erscheinen die zum Herz führenden **Venen prall mit Blut gefüllt**. Dies ist besonders gut sichtbar an den Hals- und Hand-Unterarm-Venen.

> **ℹ Allgemeine Info**
> Beim flach liegenden Patienten sind auch im Normalfall die Hand- und Halsvenen blutgefüllt sichtbar. Werden die Hände jedoch über Herzniveau angehoben, so sollte das Blut aus den Venen gut zum Herz hin ablaufen können, sie entleeren sich. Bleiben sie mit Blut gefüllt, ist dies ein Hinweis auf eine obere Einflussstörung oder eine Rechtsherzinsuffizienz. Die Halsvenen sollten sich entleeren, wenn der Oberkörper des Patienten aufgerichtet wird: bei einem Winkel von 45° zur Unterlage zur Hälfte, bei ganz aufgerichtetem Oberkörper (90°) vollständig.

Würden wir bei einer kardialen Kreislaufstörung den Patienten flach lagern und durch Anheben der Beine den Blutstrom zu Herz und Lunge verstärken, würde dies die Situation noch verschlimmern. Ein Kreislaufstillstand durch Versagen des vorgeschädigten Herzens könnte die Folge sein.

Bei kardialen Kreislaufstörungen sollten Herz und Lunge durch **Reduzierung des venösen Rückstroms** entlastet werden. Dazu sollte der Patient mit erhöhtem Oberkörper (▶ Abb. 5.19), soweit möglich auch im Sitzen (▶ Abb. 5.20), gelagert werden.

Diese Position wird der Patient meist instinktiv einnehmen, da er so besser atmen kann: In aufrechter Haltung verlegt die Flüssigkeit des Lungen-

Kardiale Kreislaufstörungen

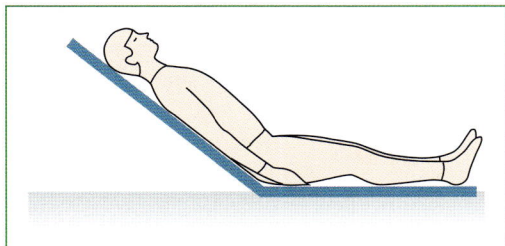

▶ **Abb. 5.19** Oberkörperhochlagerung bei kardialer Kreislaufstörung, 30° erhöhte Position.

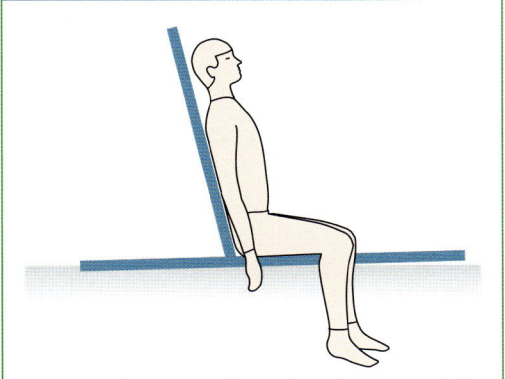

▶ **Abb. 5.20** Sitzende Lagerung zur optimalen Herzentlastung bei kardialer Kreislaufstörung.

ödems nicht zuletzt nur die basalen Lungenabschnitte, sodass die oberen weiterhin am Gasaustausch teilnehmen können.

> ❗ **Beachte: Lagerungspositionen außerhalb der stabilen Seitenlage sind nur zulässig, wenn der Patient das Bewusstsein noch nicht verloren (Kreislaufschwäche oder -schock) oder nach einer kurzen Phase der Bewusstlosigkeit (Kreislaufkollaps) wiedererlangt hat. Ansonsten gilt zum Schutz der Atemwege die Grundregel (▶ S. 26), dass jeder bewusstlose, normoglykämische, nicht endotracheal intubierte Patient mit Spontankreislauf und Spontanatmung bis zur Übernahme des Patienten durch den Notarzt in der stabilen Seitenlage gelagert wird.**

Sauerstoff und „unblutiger Aderlass"

Die Gabe von Sauerstoff (▶ S. 25) ist bei zyanotischen Patienten nach der Lagerung der erste Schritt. Um den venösen Rückstrom weiter zu reduzieren, wird zudem der „unblutige Aderlass" empfohlen.

> **Unblutiger Aderlass**
> Zur Volumenentlastung des Herzens werden alle vier Extremitäten mit Blutdruckmanschetten oder Staubinden versehen, die daraufhin an drei Extremitäten unter fühlbarem Puls aufgepumpt werden. Für eine optimale Herzentlastung sollten jeweils drei Extremitäten gestaut sein und eine frei ablaufen können. Im Uhrzeigersinn wird alle 3–4 Minuten eine Extremität entlastet, dafür die zuvor entlastete wieder angestaut.
> Sind nicht ausreichend Blutdruckmanschetten vorhanden (das wird wohl die Regel sein), wird der Stau mit einer Staubinde unter peripher fühlbarem Puls angelegt. Der Puls sollte tastbar bleiben, während sich die oberflächlichen Venen wie zur Blutentnahme stauen.
> Soviel zur Theorie des unblutigen Aderlasses. Ob das hier prüfungsrelevant beschriebene Vorgehen in der Praxis realistisch umzusetzen ist, sei dahingestellt.

Es ist sehr wichtig, beim unblutigen Aderlass einen Stau und keine Abbindung zu verursachen, also die Venen, nicht aber die Arterien, zu blockieren. Ein Stau wird erreicht, wenn das Blut in die Extremität einströmen kann, aber nur verzögert oder gar nicht abläuft. Dies gelingt bei einem Staudruck, der zwischen systolischem und diastolischem Blutdruck liegt. Eine Abbindung würde hingegen nicht nur die Extremität schädigen, sondern auch den peripheren Widerstand weiter erhöhen und somit das Herz noch mehr belasten.

Die Frage, ob ein klassischer **blutiger Aderlass**, der ja viel einfacher durchzuführen ist, nicht auch geeignet wäre, muss glatt verneint werden. Denn um eine hämodynamisch wirksame Entlastung zu erreichen, müssten Blutmengen von 1–1,5 Litern entnommen werden. Diese würden aber zu einem Volumenmangel führen, der die im kardiogenen Schock notwendige schulmedizinische Behandlung z. B. mit Katecholaminen (Dopamin) erschweren würde. Außerdem würde das abgenommene Blut in der klinischen Regenerationsphase (Erholungszeit) als Sauerstoffträger fehlen und die kompensatorische Adrenalinausschüttung wegen Volumenmangel unnötig lange aufrechterhalten. So ist es prinzipiell besser, das Blut zur Entlastung von Herz und Lunge nur vorübergehend umzuverteilen.

Zusammengefasst kann man Folgendes sagen: Bei kardialen Kreislaufstörungen staut sich das Blut vor dem Herz im venösen Kreislauf und in der Lunge. Dies ist zu erkennen an einer Zyanose und prall gestauten Venen. Das Therapiekonzept besteht aus einer Entlastung von Herz und Lunge durch Umverteilung des Blutes in die Peripherie. Dies geschieht durch die Lagerung des Patienten mit erhöhtem Oberkörper und, wenn möglich, den unblutigen Aderlass. Die Gabe von Sauerstoff als Sauerstoffdusche (maximaler Flow) oder als Sauerstoffmaske/Nasensonde (Flow 4–10 l/Min., ▶ S. 25) verbessert die Prognose.

5.5.2 Angina pectoris

Verkrampfungen der betroffenen Herzkranzgefäße können einen Angina-pectoris-Anfall auslösen, der sich durch gefäßerweiternde Medikamente (Nitropräparate) rasch zurückbildet, was als differenzialdiagnostisches Kriterium zum Herzinfarkt herangezogen werden kann.

Definition

Koronarer Sauerstoffmangel durch eine reversible, akute Koronarinsuffizienz mit plötzlich einsetzendem, über Sekunden bis maximal 20 Minuten andauerndem Thoraxschmerz, Schmerzlokalisation wie beim Myokardinfarkt, jedoch Rückbildung der Symptome innerhalb weniger Minuten durch Nitrospray.

Klinik (▶ Myokardinfarkt, S. 73)
- Auftreten bei Anstrengung (instabile Form: in Ruhe) oder nach typischer Auslösesituation (▶ S. 75)
- Thoraxschmerz: plötzlich einsetzend, über Sekunden bis maximal 20 Minuten andauernd, meist unter dem Brustbein, rasches Abklingen durch Nitrospray oder -kapseln.
- Schmerzausstrahlung in den linken Brust-Schulter-Arm-Hand- (Kleinfingerseite) sowie Hals-Kiefer-Bereich, seltener rechts, Oberbauch oder Rücken
- Enge- und Zusammenschnürungsgefühl des Brustkorbs, meist gürtelförmig, häufig mit Atemnot und Erstickungsgefühl
- Todesangst und Vernichtungsgefühl
- Übelkeit, Erbrechen, Schweißausbruch

Die Klinik der Angina pectoris entspricht weitgehend dem Herzinfarkt (▶ S. 73). Typisch sind plötzliche Schmerzen, Angst, Enge- und Erstickungsgefühl, die in den beschriebenen Situationen auftreten, aber nach kurzer Zeit, in der Regel innerhalb von 10 Minuten, wieder abklingen und daher vom Patienten als weniger bedrohlich eingestuft werden. Wichtigstes Unterscheidungskriterium gegenüber dem Myokardinfarkt: Die Symptome verschwinden nach der Gabe von Nitrospray oder -kapseln innerhalb weniger Minuten, häufig sofort. Außerdem fehlen infarkttypische Befunde wie Blutdruckabfall, Herzrhythmusstörungen, Fieber, Perikarditis mit Reibegeräusch oder Zeichen der Herzinsuffizienz (▶ S. 78).

Da die auslösenden Pathomechanismen reversibel sind, hat die Angina pectoris eine gute Prognose, sofern es sich um eine stabile Form

▶ **Tab. 5.7** Formen und Schweregrade der Angina pectoris.

Form	Schweregrad	Auftreten
stabile Angina pectoris	I	bei intensiver Belastung (z. B. Laufsport)
	II	bei mittelgradiger Belastung (z. B. wandern, Rad fahren)
	III	bei leichter Belastung (z. B. gehen)
	IV	bei minimaler Belastung
instabile Angina pectoris	I	neu aufgetreten oder deutlich zunehmend, keine Beschwerden in Ruhe
	II	Ruhebeschwerden innerhalb des letzten Monats, nicht aber innerhalb der letzten 48 Stunden
	III	Ruhebeschwerden innerhalb der letzten 48 Stunden

Kardiale Kreislaufstörungen

(▶ Tab. 5.7) handelt. Tritt eine Angina pectoris neu oder in Ruhe auf oder nimmt in ihrer Häufigkeit und Schwere zu, handelt es sich um eine instabile Angina pectoris und damit um eine unmittelbare Vorstufe des Myokardinfarkts.

Differenzialdiagnose
- Myokardinfarkt
- Lungenembolie
- Pleuritis
- Perikarditis
- dissezierendes Aortenaneurysma
- Schlaganfall
- Epilepsie
- Pankreatitis
- Gastritis
- Gallenblasenentzündung
- wirbelsäulenbedingter Thoraxschmerz
- Herzneurose, hyperkinetisches Herzsyndrom

Notfallbehandlung

- Überprüfung der Vitalfunktionen
- bei Ansprechbarkeit: Oberkörper hochlagern (30°)
- Patient zur Verwendung eines Nitropräparates (sofern dieser darüber verfügt und der systolische Blutdruck sicher über 90 liegt) auffordern
- Sauerstoffgabe (▶ S. 25)
- Erstmaßnahmen zur Verbesserung der kardialen Sauerstoffversorgung (▶ S. 76)
- wenn die Symptome unter Nitrogabe verschwinden: Nachbetreuung und Überweisung an einen Kardiologen
- sofern innerhalb weniger Minuten nach Nitrogabe die Symptome nicht verschwinden oder kein Nitropräparat vorhanden ist: Notfallmaßnahmen wie Myokardinfarkt, ▶ S. 76

Patienten mit bekannter Angina pectoris sind in der Regel mit einem **Nitropräparat** (z. B. Nitrolingual N Spray) versorgt und haben dieses sicher auch schon bei eintretenden Beschwerden mehrfach benutzt. Falls dies noch nicht der Fall war, der systolische Blutdruck sicher über 90 mm Hg liegt und keine Anzeichen eines Rechtsherzversagens oder eines höhergradigen AV-Blocks erkennbar sind (gestaute Halsvenen, langsamer Puls), kann der Heilpraktiker den Patienten anleiten, das vom Hausarzt verordnete Mittel nach der Vorgabe der Verordnung des Hausarztes (üblicherweise in einer Dosis von 2 × 0,4 mg Glyceroltrinitrat = 2 Hub Nitrolingual N Spray) anzuwenden. Da Nitropräparate rezeptpflichtig sind, gehören sie allerdings nicht zur Notfallausrüstung des Heilpraktikers. Der eigenmächtige Einsatz eines solchen Präparats ist keinesfalls zulässig.

5.5.3 Myokardinfarkt (Herzinfarkt)

Früher galten Männer ab dem 50. Lebensjahr als besonders gefährdet, immer häufiger jedoch werden Infarkte bei jüngeren Patienten und auch bei Frauen beobachtet. Da bei diesen die Symptome oft untypisch sind oder ohne Vorankündigung (Angina-pectoris-Anfälle) auftreten, wird in der wichtigen präklinischen Phase zu selten an die Möglichkeit eines Herzinfarktes gedacht.

Meist kommt es bei schon längere Zeit bestehender Koronarsklerose zur Ruptur einer entzündlichen Ablagerung in der Gefäßwand (Plaque), auf die sich ein Blutgerinnsel aufpfropft und das Gefäß plötzlich komplett verschließt. Im Gegensatz zum Angina-pectoris-Anfall persistieren die Symptome auch unter der Gabe von Nitropräparaten.

Risikofaktoren

In groß angelegten Studien wurden Risikofaktoren ermittelt, die bei der Entwicklung einer Gefäßsklerose und damit eines Myokardinfarkts eine wichtige Rolle spielen können.

Risikofaktoren **I. Ordnung**
- Nikotinabusus
- hoher Blutdruck
- erhöhte Blutfettwerte (LDL-Cholesterin, Triglyzeride)
- Diabetes mellitus

Risikofaktoren **II. Ordnung**
- Übergewicht
- erhöhte Harnsäurewerte im Blut, Gicht
- Bewegungsmangel
- Stressbelastungen
- Herzinfarkt oder Schlaganfall in der Familie

Jüngere Patienten sind gefährdet bei
- angeborenen Fettstoffwechselstörungen
- Schilddrüsenstörungen (Myxödem)
- Autoimmunerkrankungen, die mit einer Vaskulitis (Blutgefäßentzündung) einhergehen (z. B. Panarteriitis nodosa)

- Gerinnungsstörungen mit Neigung zur Thrombenbildung, z. B. bei heparininduzierter Thrombozytopenie

Definition
Zelltod von Herzmuskelgewebe infolge akuten Sauerstoffmangels.

Klinik
- **Infarktschmerz**: akut einsetzender, starker Schmerz unter dem Brustbein, also in der Mitte des Brustkorbs, der im Gegensatz zur Angina pectoris lange, über Stunden, persistiert und auch durch Nitrospray oder -kapseln nicht abklingt
- **Schmerzausstrahlung** (▶ Abb. 5.21): typischerweise in die linke Brusthälfte, linke Schulter, linke Halsseite, linken Arm, entlang der ulnaren Unterarmseite (Kleinfingerseite) bis in den 4. oder 5. Finger, seltener rechts, Oberbauch oder Rücken
- **Enge- und Zusammenschnürungsgefühl** des Brustkorbs oder Empfindung einer schweren Last auf dem Brustkorb, mit dem Gefühl, nicht durchatmen zu können, häufig mit Atemnot und Erstickungsgefühl
- **Todesangst und Vernichtungsgefühl** in einer Form, wie es die Patienten aus vorher schon abgelaufenen Angina-pectoris-Anfällen nicht kannten
- **vegetative Begleitreaktionen**: Übelkeit, Erbrechen, Schweißausbruch
- Die Patienten verhalten sich ruhig und vermeiden jede Anstrengung, auch das Sprechen.
- **bei akuter Herzinsuffizienz:**
  - Zyanose
  - gestaute periphere Venen
  - Lungenödem mit feinblasigen Rasselgeräuschen bis hin zum „Brodeln auf der Brust" (auch ohne Stethoskop hörbar), Orthopnoe
  - Zeichen des kardiogenen Schocks (▶ S. 59)
- infarkttypische Befunde, ▶ S. 75

Überbegriff Akutes Koronarsyndrom (ACS)
Der Begriff „Akutes Koronarsyndrom" (Acute Coronary Syndrome = ACS) bezeichnet in der Notfallmedizin zunächst ungeklärte, anhaltende Angina-pectoris-Beschwerden und fasst drei Formen akuter Durchblutungsstörungen der Herzkranzgefäße zusammen:
- akuter Myokardinfarkt mit typischer EKG-Veränderung (ST-Hebung)
- akuter Myokardinfarkt ohne typische EKG-Veränderung
- Angina-pectoris-Anfall ohne dauerhafte Schädigung des Myokards.

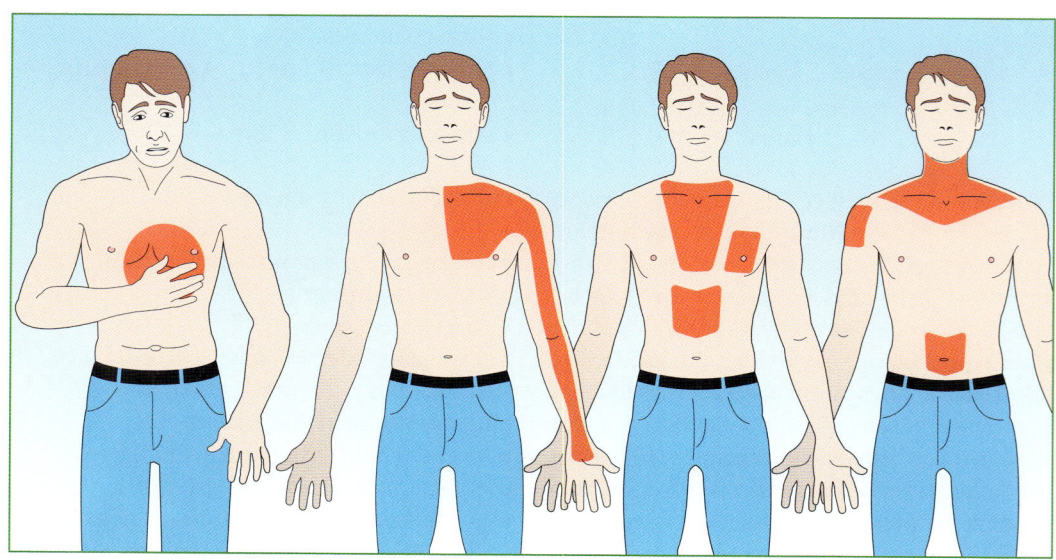

▶ **Abb. 5.21** Schmerzausstrahlung beim akuten Myokardinfarkt.

Die Unterteilung in Myokardinfarkt mit oder ohne EKG-Veränderung ist nur für die ärztliche Weiterbehandlung und Prognose von Bedeutung.

Alleine aufgrund der klinischen Symptomatik ist es zunächst meist nicht möglich, eine sichere Diagnose zu stellen.

Da durch **frühzeitige Intervention** die Sterblichkeitsrate deutlich verringert werden kann, ist bei entsprechender Symptomatik – und auch bei untypischer Symptomatik, wenn klassische Risikofaktoren vorliegen – immer von einem Herzinfarkt auszugehen und dementsprechend rasch zu handeln.

Zu einem akuten Koronarsyndrom bei bestehender koronarer Herzkrankheit kommt es entweder durch eine **Verringerung des Perfusionsdrucks**, z. B. durch Blutdruckabfall, oder eine **erhöhte Anforderung** an das Kreislaufsystem mit Blutdrucksteigerung.

Auslösesituationen

Daraus ergeben sich klassische Auslösesituationen:
- plötzliche ungewohnte körperliche Anstrengung
- Aufenthalt in großer Kälte, besonders bei gleichzeitiger körperlicher Arbeit (Anmerkung: Während der extremen Kältephase im Januar 2009 stiegen in einigen Notfallstationen die ACS-Fälle um 30 % gegenüber dem Durchschnitt an).
- emotionaler Stress
- Blutdruckabfall durch Flüssigkeitsverlust oder Umverteilung der Durchblutung nach einem schwer verdaulichen Essen
- Umstellung des körperlichen „Betriebssystems" von trophotrop (vagoton) auf ergotrop (sympathikoton) in den frühen Morgenstunden (gegen 5 Uhr)
- in einer sympathikotonen Traumschlafphase, oft gegen 3 Uhr morgens

Infarkttypische Befunde

Sichere Befunde, die ohne größeren technischen Aufwand die Diagnose „Myokardinfarkt" sichern, gibt es nicht. Zwar weisen auffällige EKG-Befunde oder positive Troponin-Schnelltests auf einen Infarkt hin, aber das Fehlen von EKG-Zeichen oder der negative Troponintest schließen in der frühen Phase einen Herzinfarkt nicht aus. Im Zusammenhang mit den beschriebenen Zeichen können jedoch einige Befunde den Verdacht auf Myokardinfarkt erhärten:
- Blutdruckabfall
- Herzrhythmusstörungen
- Fieber (oft erst nach 24 Stunden)
- Frühperikarditis: systolisch-diastolisches Reibegeräusch bei der Auskultation
- Zeichen der Herzinsuffizienz (▶ S. 78)

Untypische Infarktzeichen

Gehäuft bei Frauen und Älteren, kann sich ein Myokardinfarkt durch untypische Beschwerden äußern, die zunächst nicht an die Ursache denken lassen:
- Schmerzlokalisation und -ausstrahlung: rechte Thoraxhälfte, rechter Arm, rechte Halsseite
- Oberbauchschmerz
- Nacken- oder Rückenschmerz
- Kiefer- oder Zahnschmerz
- Unwohlsein
- Übelkeit, Erbrechen
- In ca. 15 % Fehlen von Schmerz (z. B. bei Diabetikern durch Polyneuropathie), aber Leistungsknick, Kurzatmigkeit oder Kollapsneigung. Daher ist bei älteren Menschen, insbesondere bei Diabetikern, bei jedem Kreislaufkollaps ein Herzinfarkt als mögliche Ursache zu berücksichtigen.

Komplikationen

Die häufigste Komplikation in den ersten Stunden nach einem Infarkt ist das Auftreten von **Herzrhythmusstörungen** mit zu schnellem, zu langsamem oder völlig unregelmäßigem Pulsschlag. Besonders gefürchtet sind vom Herzmuskel ausgehende Zusatzschläge (Extrasystolen), die sich zu ventrikulären Tachykardien oder sogar zum Kammerflimmern aufbauen können. Dies führt zu hämodynamisch relevanten Veränderungen wie **Blutdruckabfall**, **kardiogenem Schock** (▶ S. 59) oder **Kreislaufstillstand** (▶ S. 61).

Schwere, großflächige Infarkte mit umfangreichen Muskelnekrosen können durch mechanisches Pumpversagen ebenfalls rasch zu einem kardiogenen Schock oder zum Kreislaufstillstand führen.

Differenzialdiagnose
- Angina pectoris
- Lungenembolie
- Pleuritis
- Perikarditis
- disseziierendes Aortenaneurysma
- Pankreatitis
- Gastritis
- Gallenblasenentzündung
- wirbelsäulenbedingter Thoraxschmerz
- Herzneurose, hyperkinetisches Herzsyndrom

Insbesondere bei Beschwerden, die nicht direkt im Brustraum lokalisiert sind, aber mit einem entsprechenden Risikoprofil und Anzeichen von Kreislaufstörungen einhergehen, sollten Heilpraktiker auch an die Möglichkeit eines Herzinfarkts denken und für rasche ärztliche Therapie sorgen.

Notfallbehandlung

- Überprüfung der Vitalfunktionen und ggf. Reanimation (▶ S. 64)
- bei Bewusstlosigkeit mit vorhandenen Vitalfunktionen: stabile Seitenlage (▶ S. 207)
- bei Ansprechbarkeit: Oberkörper hochlagern
- Erstmaßnahmen zur Verbesserung der kardialen Sauerstoffversorgung (s. Infokasten)
- Notarzt rufen
- Sauerstoffgabe (▶ S. 25)

Klinik/Arzt: intensivmedizinische Überwachung, i. v. Gaben von Schmerzmitteln, angstlösenden Mitteln (Morphine), ASS, Heparin, Nitroglyzerol sowie Koronarangiografie und Thrombolyse

Es sollte kein Zweifel daran bestehen, dass die Überlebensquote und die Prognose für die Zeit nach einem überstandenen Infarkt im Wesentlichen davon abhängt, wie schnell eine optimale notärztliche und schließlich klinische, intensivmedizinische Versorgung des Patienten erfolgt. Es ist daher sicher nicht richtig, dem Patienten bei Verdacht auf Myokardinfarkt zu empfehlen, sich von Angehörigen zum Hausarzt oder ins Krankenhaus fahren zu lassen.

Ein Patient mit Verdacht auf Myokardinfarkt ist nach einer notärztlichen Primärversorgung unter ärztlicher Begleitung in Reanimationsbereitschaft im Rettungswagen ins Krankenhaus zu transportieren!

Es ist also der Notarzt anzufordern. Die Zeit bis zu seinem Eintreffen kann allerdings sehr sinnvoll durch Maßnahmen der Basisversorgung genutzt werden.

Da es sich beim Herzinfarkt um eine myokardiale Sauerstoffmangelsituation handelt, müssen alle Maßnahmen darauf ausgerichtet sein, das Angebot an Sauerstoff zu erhöhen und den Verbrauch zu minimieren.

Erstmaßnahmen zur Verbesserung der kardialen Sauerstoffversorgung
Das Sauerstoffangebot wird verbessert durch:
- eine **Entlastung der Lunge** mittels richtiger Lagerung, das heißt bei bewusstseinsklaren Patienten durch die Rückenlage mit erhöhtem Oberkörper
- Entlastung des Herzens und der Lunge durch **Verminderung des venösen Rückstroms**. Dies wird ebenfalls durch eine Lagerung mit erhöhtem Oberkörper, bei Anzeichen eines Lungenödems oder eines kardiogenen Schocks auch durch den unblutigen Aderlass (▶ S. 71) in halbsitzender Position erreicht.
- Verabreichung von **Sauerstoff** als Sauerstoffdusche, Maske oder Nasensonde (▶ S. 25) mit einem Flow von 5 l/Min.

Der Sauerstoffverbrauch wird vermindert durch:
- **Immobilisation** des Patienten – schon der Gang zur Toilette kann gefährlich sein.
- **Warmhalten** des Patienten zur Vermeidung von unwillkürlichem Muskelzittern zur Wärmeerzeugung

Minderung der Stresshormone Adrenalin und Noradrenalin, die durch Angst und Schmerz vermehrt ausgeschüttet werden, den myokardialen Sauerstoffverbrauch erhöhen und tachykarde Herzrhythmusstörungen begünstigen. Dies geschieht durch beruhigendes Auftreten des Ersthelfers und der Vermittlung des Gefühls, dass die richtigen Maßnahmen eingeleitet werden und ärztliche Hilfe rasch eintreffen wird.

Zu den **primären ärztlichen Maßnahmen** gehört, wenn keine Kontraindikationen vorliegen, die Blutverdünnung mit 500 mg Acetylsalicylsäure (**ASS**) i. v. sowie die i. v. Gabe von ca. 5000 IE **Heparin**. Beide Präparate sind rezeptpflichtig und dürfen vom Heilpraktiker nicht appliziert werden. Gelegentlich wird empfohlen, dass in der präklinischen Phase auch Laien die Antikoagulation durch die orale Gabe von 500 mg ASS als Brausetablette einleiten sollen. Diese Maßnahme beeinträchtigt nicht die spätere klinische Lysetherapie und kann, fehlende Kontraindikationen vorausgesetzt, auch vom Heilpraktiker durchgeführt werden. **Kontraindikationen** sind Allergie auf ASS, Asthma bronchiale, extrem hoher Blutdruck über 200/120, Infarktperikarditis (Gefahr der Herzbeuteleinblutung), gastrointestinale Blutungen und die vorherige Einnahme anderer Antikoagulantien wie Marcumar.

> **Cave**
> Im Notfall gilt: Keine i. m. Injektionen!

In der Notfallmedizin sind i. m. Injektionen nicht indiziert. Außerdem können sie das zur Diagnose wichtige Muskel-Enzym-Muster verändern, wobei dies heute angesichts der Bestimmung herzmuskelspezifischer Isoenzyme keine große Rolle mehr spielt. Doch stellen sie, je nach Injektionsort, eine Kontraindikation zur Thrombolysetherapie dar. Sollte doch unter der Vorstellung einer anderen Erkrankung (z. B. bei Rückenschmerzen) eine i. m. Injektion appliziert worden sein, muss der weiter behandelnde Notarzt unbedingt darauf hingewiesen werden. Tatsächlich ist die Notfalltherapie durch den Heilpraktiker bei Herzinfarkt auf wenige Basismaßnahmen begrenzt. Ausschlaggebend sind das **rasche Erfassen** der Bedrohlichkeit des Geschehens und die **schnelle Aktivierung** der schulmedizinischen Rettungskette.

Unter diesem Aspekt ist die wichtigste Aufgabe des Heilpraktikers, seine Patienten so zu betreuen, dass frühe Anzeichen einer koronaren Durchblutungsstörung rechtzeitig erkannt und auch nach den Regeln der wissenschaftlichen Medizin diagnostiziert und behandelt werden. Dazu ist nicht nur die Beurteilung der Risikofaktoren eines jeden Patienten erforderlich, sondern auch die sorgfältige anamnestische Befragung nach Symptomen, die auf eine noch stabile Angina pectoris (▶ S. 72) hinweisen.

5.5.4 Herzrhythmusstörungen

Meist sind Herzrhythmusstörungen asymptomatisch, oder es handelt sich um harmlose Anomalien, die als Herzstolpern, -klopfen oder -aussetzer wahrgenommen und durch seelischen Stress begünstigt werden. Hierbei gilt es jedoch, physiologische Beschwerden, welche die meisten Menschen von Zeit zu Zeit betreffen, von ernstzunehmenden Warnsignalen zu unterscheiden.

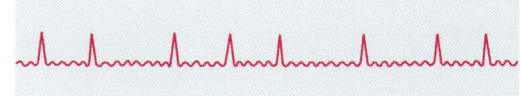

▶ **Abb. 5.22** EKG-Linie bei Vorhofflimmern.

> **Beispiele häufiger Herzrhythmusstörungen**
> **Erregungsbildungsstörungen**
> - Sinusknoten
>   - Sinusarrhythmie
>   - Sinusbradykardie
>   - Sinustachykardie
>   - Sick-Sinus-Syndrom
> - Vorhof (supraventrikuläre Rhythmusstörungen)
>   - Extrasystolen
>   - supraventrikuläre Tachykardie
>   - Vorhofflimmern (▶ Abb. 5.22)
>   - Vorhofflattern
> - Kammer (ventrikuläre Rhythmusstörungen)
>   - Extrasystolen
>   - ventrikuläre Tachykardie
>   - Kammerflattern (lebensbedrohlich!)
>   - Kammerflimmern (lebensbedrohlich!)
>
> **Erregungsleitungsstörungen**
> - AV-Block (I–III)
> - Schenkelblock
> - SA-Block

Definition
Abweichungen von der normalen Herzschlagfolge oder -frequenz durch Störungen der Erregungsbildung und -leitung im Myokard.

Klinik
- vorübergehendes Herzrasen, -stolpern, -klopfen oder -aussetzen
- auskultatorisch: Abweichungen von der normalen Herzfrequenz (Tachykardie/Bradykardie) oder Herzschlagabfolge (Extrasystolen)
- im Rahmen einer schweren Herzschädigung (z. B. Myokardinfarkt, Intoxikationen, AV-Block III) Kreislaufkollaps (▶ S. 58) bis hin zum Kreislaufstillstand (▶ S. 61)

Differenzialdiagnose
- Angina pectoris
- Myokardinfarkt
- Herzinsuffizienz
- Herzneurose, hyperkinetisches Herzsyndrom

Notfallbehandlung

> Sind die Rhythmusstörungen vorübergehend und bestehen keine weiteren Symptome oder Vorerkrankungen, sind meist keine notfallmedizinischen Maßnahmen erforderlich.

Handlungsbedarf, insbesondere im Sinne einer umgehenden ärztlichen Diagnostik (z.B. Langzeit-EKG) besteht insbesondere bei:
- Vorschädigung des Herzens
- ständige Tachykardie (Ruhepuls > 100/Min.) oder Bradykardie (< 60/Min.)
- Rhythmusstörungen bei Belastung
- gleichzeitig auftretende Symptome einer Kreislaufschwäche (Notfallmaßnahmen ▶ S. 57) oder eines Kreislaufkollapses (▶ S. 58)
- Persistieren der Symptome
- ausgeprägte Rhythmusstörungen mit Fehlen eines regelmäßigen Rhythmus
- Bei Kreislaufkollaps, -schock oder -stillstand gelten die dazu aufgeführten Notfallmaßnahmen (S. 58, 59, 61).

5.5.5 Herzinsuffizienz

Bei der Herzinsuffizienz handelt es sich um die häufigste Herzerkrankung. Ätiologisch spielen Herzmuskelschädigungen, Koronare Herzkrankheit, Herzklappenfehler, Herzrhythmusstörungen und v.a. Hypertonie eine wichtige Rolle. Zunächst verläuft die Erkrankung in den meisten Fällen symptomlos. Zu einer Notfallsituation kann sie dann führen, wenn sich im fortgeschrittenen Stadium (▶ Tab. 5.8) daraus ein Kreislaufkollaps oder -stillstand entwickelt oder sie hochakut im Rahmen eines Myokardinfarkts (▶ S. 73) oder einer Lungenembolie (▶ S. 46) auftritt.

Definition

Herzmuskelschwäche mit verminderter Auswurfleistung, welche den Bedarf des Körpers nicht ausreichend decken kann.

Klinik
- (Belastungs-)Dyspnoe
- Tachykardie
- Müdigkeit
- verminderte körperliche Leistungsfähigkeit
- Nykturie
- Asthma kardiale
- im fortgeschrittenen Stadium der Linksherzinsuffizienz: Ödeme im Bereich des Lungenkreislaufs (Pleuraerguss, Lungenödem), kardiogener Schock (▶ S. 59)
- Atemnot im Liegen, die sich beim Aufrichten bessert (Orthopnoe)

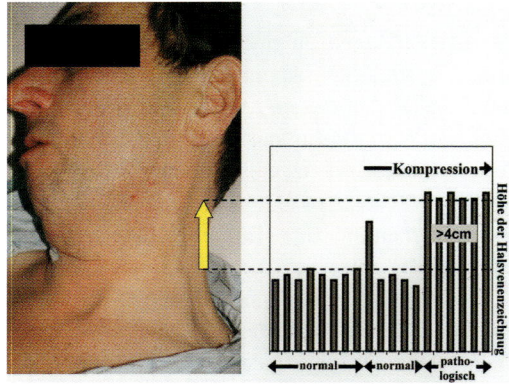

▶ **Abb. 5.23** Gestaute Halsvenen bei Rechtsherzinsuffizienz.

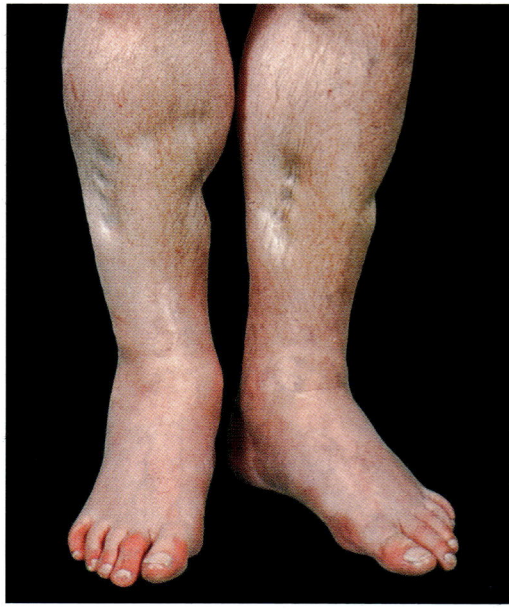

▶ **Abb. 5.24** Eindrückbare Beinödeme bei Rechtsherzinsuffizienz.

▶ Tab. 5.8 Stadien der Herzinsuffizienz nach der New York Heart Association (NYHA)

NYHA-Stadium	Symptome
I	klinisch Nachweis per EKG, Sonografie und Röntgen möglich, in Ruhe und unter Belastung keine Beschwerden
II	Atemnot und Tachykardie bei mittlerer körperlicher Belastung
III	deutliche Leistungseinschränkung mit Atemnot und Tachykardie schon bei geringer Belastung, in Ruhe Beschwerdefreiheit, Kälteintoleranz
IV	Atemnot schon in Ruhe, in der Nacht anfallartig mit Asthma kardiale, Orthopnoe, Reizhusten, evtl. wässrigem Auswurf und Zyanose

- Zyanose
- Verschlimmerung der Symptome mit dem Grad der körperlichen Belastung
- auskultatorisch: evtl. 3. Herzton
- bei Rechtsherzinsuffizienz außerdem:
  - Venenstauung (z. B. Halsvenen, ▶ Abb. 5.23)
  - periphere Ödeme (Knöchel, Unterschenkel, ▶ Abb. 5.24)
- Leber-, Magen- und Nierenbeeinträchtigung durch Stauung

Differenzialdiagnose
- Angina pectoris
- Myokardinfarkt
- Herzrhythmusstörungen
- Pneumonie, Pleuritis
- Schlaganfall
- Epilepsie
- Asthma bronchiale
- Anämie
- Herzneurose
- Tumor- und Infektionserkrankungen
- Intoxikationen (z. B. Arznei- oder Suchtmittel)

Notfallbehandlung
- Überprüfung der Vitalfunktionen und ggf. Reanimation (▶ S. 64)
- bei Bewusstlosigkeit mit vorhandenen Vitalfunktionen: stabile Seitenlage (▶ S. 207)
- bei Ansprechbarkeit: Oberkörper 30° hochlagern
- Notarzt rufen
- Sauerstoffgabe (▶ S. 25)
- evtl. unblutiger Aderlass (▶ S. 71)

Kommt es zu einem Kreislaufkollaps (▶ S. 58), -schock (▶ S. 59) oder -stillstand (▶ S. 61), gelten die dazu beschriebenen Notfallmaßnahmen. Eine möglichst rasche notärztliche Versorgung steht hierbei im Vordergrund. Für die weitere Prognose spielen neben einer medikamentösen Volumenentlastung (z. B. Diuretika, ACE-Hemmer), Betablockern und Herzglykosiden insbesondere präventive Maßnahmen hinsichtlich Körpergewicht, Bewegung, Ernährung und Lebensweise eine Rolle.

5.5.6 Endokarditis

Als häufigste entzündliche Herzerkrankung tritt die Endokarditis v. a. nach chirurgischen Eingriffen am Herz (Herzklappen, Herzschrittmacher), in Zusammenhang mit anderweitigen (meist bakteriellen) Infekten oder bei i. v. Drogenkonsum auf.

Definition
Entzündung der Herzinnenwand, aus der sich auch die Herzklappen bilden.

Klinik
- Fieber, Schwäche
- auskultatorisch: Herzklappengeräusch
- anamnestisch:
  - (Herz-)Operation,
  - (bakterielle) Infektion – aktuell bzw. bei rheumatischer Endokarditis: vor ca. 2 Wochen, oder
  - i. v. Drogengebrauch
- akute Form:
  - plötzlicher Beginn
  - hohes Fieber
- evtl. arterielle Embolien (▶ Abb. 5.25, Abb. 5.26) mit Bewusstseinsstörung, neurologischen Ausfällen und Organstörungen (lebensbedrohlich!)

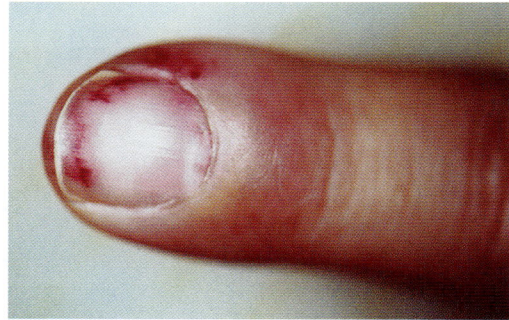

▶ **Abb. 5.25** Mikroembolien der oberen Extremitäten bei Endokarditis.

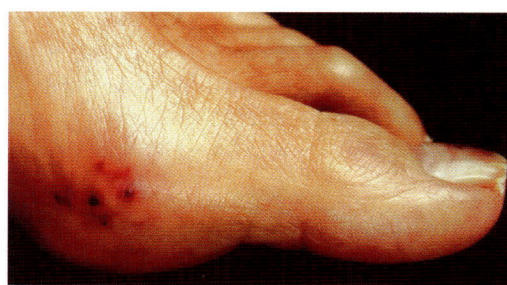

▶ **Abb. 5.26** Mikroembolien der unteren Extremitäten bei Endokarditis.

Differenzialdiagnose
- Angina pectoris
- Myokardinfarkt
- Infektion
- Perikarditis
- Myokarditis

Notfallbehandlung

- Überprüfung der Vitalfunktionen und ggf. Reanimation (▶ S. 64)
- bei Bewusstlosigkeit mit vorhandenen Vitalfunktionen: stabile Seitenlage (▶ S. 207)
- bei Ansprechbarkeit: Oberkörper 30° hochlagern
- Notarzt rufen
- Sauerstoffgabe (▶ S. 25)

In der weiteren ärztlichen Therapie stehen thrombolytische, gerinnungshemmende und antibiotische Maßnahmen sowie evtl. eine chirurgische Korrektur im Vordergrund.

5.5.7 Myokarditis

Ätiologisch sind meist Infektionen (u. a. Viren, Bakterien, gleichzeitig oder ca. 2 Wochen zuvor), mitunter auch Medikamente beteiligt.

Definition
Herzmuskelentzündung.

Klinik
- Schwäche, Müdigkeit
- Tachykardie
- Herzrhythmusstörungen (▶ S. 77)
- retrosternaler, atemunabhängiger Schmerz
- evtl. Fieber, Atemnot
- häufig gleichzeitig mit Perikarditis
- hochakute Form: Stauungslunge bis zum kardiogenen Schock
- anamnestisch: Infektion (viral, bakteriell) – bei rheumatischer Form: vor ca. 2 Wochen

Differenzialdiagnose
- Angina pectoris
- Myokardinfarkt
- Infektion
- Perikarditis
- Endokarditis

Notfallbehandlung

- Überprüfung der Vitalfunktionen und ggf. Reanimation (▶ S. 64)
- bei Bewusstlosigkeit mit vorhandenen Vitalfunktionen: stabile Seitenlage (▶ S. 207)
- bei Ansprechbarkeit: Oberkörper 30° hochlagern
- Notarzt rufen
- Sauerstoffgabe (▶ S. 25)

In der weiteren Therapie stehen strikte Schonung sowie die Behandlung der Grunderkrankung im Vordergrund.

5.5.8 Perikarditis

Häufig gehen dem Krankheitsbild Virusinfektionen voraus. Da der Herzbeutel (▶ Abb. 5.27) gegenüber dem Myokard verschieblich sein muss, führen Entzündungen zu charakteristischen Schmerzen und Reibegeräuschen.

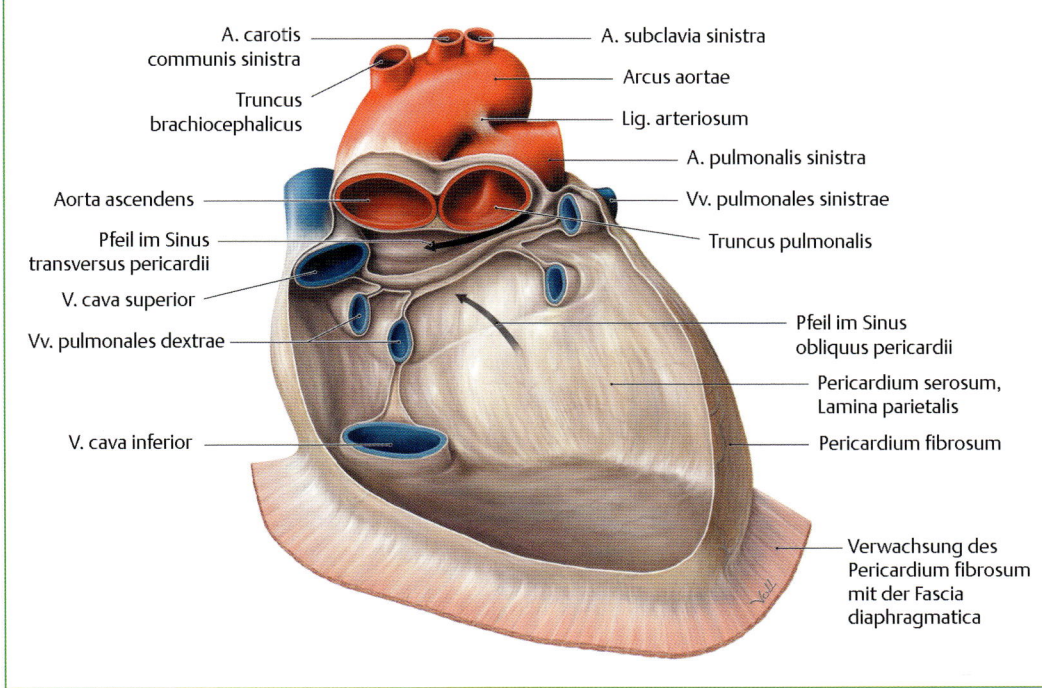

▶ Abb. 5.27 Aufbau des Herzbeutels, von vorne.

Definition
Herzbeutelentzündung.

Klinik
- Krankheitsgefühl
- stechender, retrosternaler Schmerz, verstärkt beim Husten, Liegen und tiefen Einatmen
- evtl. Fieber, Atemnot, beschleunigter Atem
- Auftreten häufig mit Myokarditis (▶ S. 80)
- auskultatorisch: pulssynchrones, atemunabhängiges, ohrnahes Reibegeräusch
- Bei Übergang von trockener in feuchte Perikarditis: Schmerzen und Reibegeräusch verschwinden.
- bei Herzbeuteltamponade (Perikarderguss): Herzinsuffizienz bis zum kardiogenen Schock (lebensbedrohlich!)
- anamnestisch: häufig während oder nach einer Infektion (viral, bakteriell), Herz- oder Lungenvorschädigung

Differenzialdiagnose
- Angina pectoris
- Myokardinfarkt
- Infektion
- Myokarditis
- Endokarditis

Notfallbehandlung
- Überprüfung der Vitalfunktionen und ggf. Reanimation (▶ S. 64)
- bei Bewusstlosigkeit mit vorhandenen Vitalfunktionen: stabile Seitenlage (▶ S. 207)
- bei Ansprechbarkeit: Oberkörper 30° hochlagern
- Notarzt rufen
- Sauerstoffgabe (▶ S. 25)

Klinik/Arzt bei Perikarderguss: Perikardpunktion

In der weiteren Therapie wird, parallel zu entzündungshemmenden Medikamenten (Antiphlogistika) und Analgetika, die Grunderkrankung behandelt, sofern diese noch besteht.

5.6 Extrakardiale Kreislaufstörungen

Häufiger und glücklicherweise auch weniger folgenreich als vom Herz ausgehende Notfälle treten extrakardiale Kreislaufstörungen in der Naturheilpraxis auf – oft in typischen Situationen, was als zusätzlicher Hinweis auf die Diagnose gewertet werden kann. Pathophysiologisch ist es sinnvoll, eine Unterteilung vorzunehmen in

- **Blutdruckabfall durch verminderten venösen Rückstrom** und
- **Blutdruckabfall durch Störungen der autonomen, nervalen Kreislaufregulation**, wenngleich der reduzierte venöse Rückstrom ein Teilaspekt des Blutdruckabfalls bei der nervalen Regulationsstörung und auch beim Volumenmangel ist.

Nicht kardiale Kreislaufstörungen ähneln sich in ihren Symptombildern und Pathomechanismen, weshalb die therapeutischen Konsequenzen ähnlich sind. Sie weichen jedoch stark von Maßnahmen bei kardialen Kreislaufstörungen ab (▶ Tab. 5.6, S. 68). Daher ist es in der Praxis sehr viel wichtiger, die kardialen von den nicht kardialen Formen zu differenzieren (▶ S. 67), als in der kardialen oder nicht kardialen Gruppe nach den genauen Ursachen zu forschen. Jedoch sollte der Schweregrad der Störung genauer bestimmt werden, da die Intensität der Primärversorgung und das weitere Prozedere maßgeblich davon abhängen, ob wir eine Kreislaufschwäche, einen Kreislaufkollaps oder einen Kreislaufschock vorfinden.

> **Beachte: Die beschriebene Gegenregulation (▶ S. 54) führt zu typischen Symptomen nicht kardialer Kreislaufstörungen:**
> - Blässe (im Gegensatz zu kardial: Zyanose)
> - Tachykardie oder Bradykardie (Vagusreflex)
> - kalte, schweißbedeckte Haut
> - leere, kollabierte Arm- und Halsvenen (kardial: gestaute Venen)

Der Symptomenkomplex einer Kreislaufstörung wird unterteilt in Zeichen der zerebralen Unterversorgung, der gestörten Blutverteilung und der körpereigenen Gegenregulation (▶ Tab. 5.5, S. 55). Für das differenzierte therapeutische Vorgehen sind die Zeichen der gestörten Blutverteilung ausschlaggebend. Die Behandlungsintensität und das weitere Vorgehen werden bestimmt vom zeitlichen Verlauf der Zeichen der Gegenregulation (Adrenalinzeichen, ▶ S. 55).

5.6.1 Therapeutisches Vorgehen bei extrakardialen Kreislaufstörungen

Das **Behandlungsprinzip** muss darin bestehen, den venösen Rückstrom zum Herz zu verbessern und, falls erforderlich, das zirkulierende Blutvolumen wieder aufzufüllen.

Bei emotional ausgelösten Vagusreflexen sollte durch ein **sicheres Auftreten** des Therapeuten der „circulus vitiosus", der Teufelskreis „Angst-Vagusreflex-Kreislaufstörung-noch mehr Angst ..." unterbrochen werden. Wenn nämlich ein ohnehin schon stark verunsicherter Patient bemerkt, dass der Behandler selbst blass wird und nonverbal signalisiert, dass er auch nicht so genau weiß, was er tun soll, läuft sein ohnehin schon überaktiver Vagus zu Höchstform auf.

Wie bei den kardialen Kreislaufstörungen ist auch bei den nicht kardialen Formen die **Blutumverteilung durch korrekte Lagerung** (▶ Tab. 5.6, S. 68) die erste und wichtigste Maßnahme. Da zu wenig Blut vor dem Herz ankommt, wird zunächst der hydrostatische Druck genutzt, um den venösen Rückstrom zu verbessern. War der Patient gesessen oder gestanden, wird er aufgefordert sich hinzulegen. Dies kann auf einer Liege in den Behandlungsräumen geschehen, aber selbstverständlich auch an jedem Ort auf dem Boden. Das kann sogar von Vorteil sein, da, falls der schlimmste Fall – ein Kreislaufstillstand – eintreten sollte, die Reanimation effektiver durchführbar ist, wenn der Patient auf dem Boden liegt und die Unterlage unter Druck nicht nachgibt. Schon alleine durch die **flache Lagerung** verbessert sich die Kreislaufsituation. Dieser Effekt wird verstärkt durch das **Anheben der Beine**. Hier ist also die klassische **Schocklage** (▶ S. 59, 206) indiziert. Eine weitere Steigerung des venösen Rückstroms ermöglicht die „Autotransfusion".

Allgemeine Info

Zur Durchführung der **Autotransfusion** kniet der Behandler am Fußende des Patienten und legt sich dessen Beine auf die Schultern. Als nächstes umfasst er ein Bein mit beiden Händen möglichst weit peripher und streicht es nach zentral (immer vom Patienten aus gesehen) aus. Dieser Vorgang wird am anderen Bein wiederholt. Nach 2–3 Durchgängen sollten die Venen entleert sein, die Beine werden nun z. B. auf einem Stuhl hoch gelagert. Es kann nicht genug auf die Notwendigkeit hingewiesen werden, in praktischen Kursen die wichtigsten Handgriffe zu üben.

Auch bei Vagusreflexen (z. B. Weitstellung peripherer Gefäße), die ja durchaus in Rückenlage (durch Versacken des Blutes in die Bauchvenen) auftreten können, sind Schocklage und Autotransfusion sinnvoll. Solche Basismaßnahmen sind, wie auch bei kardialen Kreislaufstörungen, nur zulässig, wenn der Patient bei Bewusstsein ist, also bei Kreislaufschwäche (▶ S. 57) oder Kreislaufschock (▶ S. 59).

Verliert der Patient im Sitzen oder Stehen im Rahmen eines Kreislaufkollapses das Bewusstsein, kann schon das „Hinfallen" zu einer „geeigneten" Blutumverteilung führen, sodass das Bewusstsein spontan wiederhergestellt wird.

Das Wiedererlangen des Bewusstseins kann durch **milde Schmerzreize** wie Tätscheln der Wangen oder Kneifen in die Haut unterhalb des Schlüsselbeins begünstigt werden. Dann wird zur Kreislaufstabilisierung die beschriebene Lagerung und Autotransfusion durchgeführt.

Erlangt der Patient das Bewusstsein nicht wieder, sind die wichtigsten **Differenzialdiagnosen** zu überprüfen: Kreislaufstillstand, Unterzuckerung, Schädel-Hirn-Trauma durch Sturz. Zeigen sich hier keine Auffälligkeiten, gilt: Der Patient wird in die stabile Seitenlage (▶ S. 207) gebracht, der Notarzt verständigt, und die Vitalfunktionen (Herz-Kreislauf, Atmung) werden überwacht.

Bei Anzeichen eines Kreislaufschocks durch Volumenmangel sollte neben der Schocklage Volumen ersetzt werden. Dazu geeignet ist 0,9 % NaCl, also **physiologische Kochsalzlösung**. Nach Legen eines **venösen Zugangs**, im Idealfall als Venenverweilkanüle, z. B. Braunüle (▶ Abb. 5.28), aber auch als „Flügelkanüle (z. B. „Butterfly-Kanüle"), werden 500 ml Infusionslösung mit maximaler Tropfgeschwindigkeit (ganz geöffnete Rollklemme) verabreicht. Notwendiges Zubehör: ▶ S. 209.

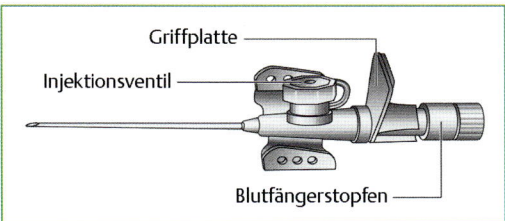

▶ **Abb. 5.28** Braunüle als Venenverweilkanüle.

Zugegebenermaßen wird ein Volumenmangelschock nur sehr selten in der Praxis eines Heilpraktikers stattfinden. Nicht alle Kollegen sehen daher eine Notwendigkeit, sich mit derart „profanen" Dingen wie Notfallmedizin im Allgemeinen und dem Verabreichen von Infusionen im Besonderen abzugeben. Schließlich führen sie keine notfallträchtigen Behandlungen durch. Dies ist aber ein blauäugiger Irrtum. Denn nicht selten werden Patienten mit akut bedrohlichen Beschwerden „von der Straße" in die nächste Praxis mit vermeintlicher medizinischer Kompetenz gebracht. Für den Laien kommt dafür durchaus auch eine Heilpraktikerpraxis infrage. Die Erfahrung besagt, dass die meisten Zwischenfälle in Naturheilpraxen nicht durch eine Behandlung verursacht werden, sondern sich bei Patienten ereignen, die schon mit den typischen Beschwerden in die Sprechstunde kommen. Dies gilt auch für die ebenso seltene wie häufig diskutierte anaphylaktische Reaktion. Da zudem eine Reihe von Kreislauf- und Atemstörungen nur über intravenöse Medikamentengabe halbwegs zu beherrschen ist, gehört es für jeden praktizierenden Heilpraktiker zur Erfüllung seiner Sorgfaltspflicht, eine Infusion anlegen zu können.

> **Beachte:** Ein Patient mit Anzeichen eines Kreislaufschocks muss nach der primären Versorgung in jedem Fall einer notärztlichen Weiterbehandlung zugeführt werden.

In manchen Fällen sind auch banale Kreislaufstörungen sehr hartnäckig: Solange der Patient liegt, geht es ihm gut, aber sobald er sich aufrichtet, treten erneut Schwindel, Übelkeit und Schwarzwerden vor den Augen auf. Besonders **Vagusreflexe** (▶ S. 87) zeigen sich oft sehr andauernd.

Sind ein Kreislaufschock, eine Unterzuckerung sowie eine kardiale Ursache ausgeschlossen, können bei bewusstseinsklaren Patienten auch **kreislaufstabilisierende Arzneimittel** oral verabreicht werden, die eine vagolytische, indirekt sympathomimetische und gefäßtonisierende Wirkung haben. In der Naturheilpraxis kommen hier insbesondere **kampferölhaltige Lösungen** in verschiedenen D-Potenzen zum Einsatz wie z. B. Infi-Camphora-Tropfen (D 2) von Infirmarius oder Hevert Aktivon Kreislauftropfen (D 3) von Hevert. Da Kampferöl nicht wasserlöslich ist, sollten die Tropfen auf etwas Zucker oder Brot genommen und dabei möglichst lange im Mund gehalten werden. Die Akutdosis beträgt jeweils 10 Tr., eine Wiederholung der Gabe ist nach 20 Minuten möglich. In der Schwangerschaft und bei Kindern unter 12 Jahren sollte auf Kampfer verzichtet werden. Hier eignen sich kampferfreie Lösungen wie co-Hypot spag. Peka Tropfen von Pekana, 1 × 10 Tr. in etwas Flüssigkeit.

Unabhängig davon ist die **Basismaßnahme** „Sauerstoffgabe" wie bei nahezu allen Kreislaufstörungen indiziert.

Persistieren die Symptome der Kreislaufstörung trotz der Maßnahmen noch nach 30 Minuten, sollte die Diagnose überprüft und ein Notarzt zugezogen werden.

> **Beachte: Ist bei einem Patienten bekannt, dass er in bestimmten Situationen kollabiert und wurde dies hinsichtlich organischer Ursachen schon einmal fachärztlich als nicht kardial bedingt abgeklärt, ist es nach Wiederherstellung einer normalen Kreislauffunktion nicht zwingend notwendig, einen Notarzt hinzuzuziehen.**
> **Bei erstmaligem Auftreten einer nicht kardialen Kreislaufstörung (ohne Bewusstlosigkeit) sollte sich der Patient nach Wiederherstellung der normalen Kreislauffunktion kurzfristig bei seinem Hausarzt vorstellen.**
> **Bei kardialen Kreislaufstörungen jeden Schweregrades oder bei erstmaligem Auftreten von Bewusstlosigkeit ist immer eine unmittelbare fachärztliche Weiterbehandlung erforderlich.**
> **Alle Kreislaufschockformen müssen stationär weiterbehandelt werden.**

5.6.2 Störungen des venösen Rückstroms

Sind die großen Venen – z. B. bei raschem Aufstehen, längerem Stehen, heftigem Lachen oder Husten – nicht mehr ausreichend mit Blut gefüllt, fehlt dem weiteren Kreislauf Volumen und damit Sauerstoff. Der Kreislauf wird – meist vorübergehend – instabil. Störungen des venösen Rückstroms sind die häufigsten Kreislaufstörungen und in den meisten Fällen durch die richtigen Sofortmaßnahmen rasch zu beheben.

Definition
Verminderter Blutstrom im venösen System vor dem rechten Herz, der zu einem relativen Blutvolumenmangel führt.

Klinik
- **Orthostasereaktion**: Schwindel, Blässe, Tachykardie, kalter Schweiß, Blutdruckabfall und evtl. Kreislaufkollaps (▶ S. 58) beim Aufrichten aus dem Sitzen, Liegen oder Bücken
- **Erschöpfung der Vasomotoren:** Schwindel, Blässe, Tachykardie, kalter Schweiß, Blutdruckabfall und evtl. Kreislaufkollaps nach längerem Stehen
- **Pressorisch-postpressorischer Blutdruckabfall**: Schwindel, Blässe, Tachykardie, Blutdruckabfall und evtl. Kreislaufkollaps nach intensivem Lachen, Husten oder Stuhlpressen
- **Vena-cava-Kompressionssyndrom**: Schwindel, Blässe, Tachykardie, Blutdruckabfall und evtl. Kreislaufkollaps in Rückenlage bei Schwangerschaft oder großem abdominellen Tumor, Besserung in Seitenlage

Zu den exotischeren Formen venöser Kreislaufstörungen zählen u. a. der **pressorisch-postpressorische Blutdruckabfall**, bei dem durch intrathorakale Druckerhöhung (z. B. beim Lachen, bei Hustenattacken oder durch Pressen während des Stuhlgangs) der venöse Rückstrom vermindert wird (Leitsymptom: Schwindel oder Kollaps auf der Toilette) oder das **Vena-cava-Kompressionssyndrom**, bei dem eine gewichtige Raumforderung im Abdomen (z. B. Ovarialtumor oder gravider Uterus) in Rückenlage auf die untere Hohlvene (Vena cava) drückt (Leitsymptom: Schwindel oder Kollaps bei fortgeschritten Schwangeren in Rückenlage, Besserung der Beschwerden in Seitenlage).

Kommt es zu einer **Erschöpfung der Vasomotoren** (Gefäßnerven, welche die Gefäßerweiterung und -verengung steuern), versackt das Blut in den venösen Kreislaufschenkel, besonders nach längerem Stehen, bei heißem Wetter und in beengender, hitzestauender Kleidung. Dies wird allerdings eher außerhalb der Praxisräume der Fall sein, z.B. bei Feierlichkeiten (Leitsymptom: Kollaps nach längerem Stehen).

Der in der Sprechstunde wohl häufigste Zwischenfall durch Störung des venösen Rückstroms ist sicherlich die **Orthostasereaktion**. Die klassische Standardsituation für diese Kreislaufstörung ist der Lagewechsel vom Sitzen oder – am häufigsten – vom Liegen in die aufrechte (griech. orthos = aufrecht) Position. Auch das rasche Aufrichten vom Bücken z.B. nach dem Anziehen der Schuhe wird der Orthostasereaktion zugerechnet. (Anmerkung: Schuhlöffel mit langem Griff in der Praxis können das Bücken beim Ankleiden verkürzen.)

Pathophysiologisch versackt das Blut des venösen Schenkels, dem hydrostatischen Flüssigkeitsdruck folgend, in die Kapazitätsgefäße (große Venen) der Beine. Insbesondere Patienten mit konstitutionell niedrigem Blutdruck, hagere, großgewachsene Jugendliche, Patienten mit Krampfadern oder Patienten, die blutdrucksenkende Medikamente (z.B. Betablocker) einnehmen, neigen zu dieser Reaktion – verstärkt dann, wenn vor dem Aufrichten entspannende, gefäßerweiternde Behandlungen (z.B. Wärmeanwendung) stattgefunden haben. Die körpereigene Gegenregulation setzt zwar prompt ein (Schweißbildung, Pulsanstieg), doch gleichwohl zu spät, um eine zerebrale Mangeldurchblutung zu verhindern. Die Schwere der Kreislaufstörung reicht von der Kreislaufschwäche mit Schwindel bis zum Kollaps mit Bewusstseinsverlust.

Da es sich beim gestörten venösen Rückstrom lediglich um eine Blut-Fehlverteilung handelt, ist ein Kreislaufschock nicht zu erwarten. Die häufigsten Komplikationen entstehen durch Verletzungen beim Stürzen.

Differenzialdiagnose

- Karotissinus-Syndrom
- Myokardinfarkt
- Herzinsuffizienz
- Volumenmangel
- Herzrhythmusstörungen
- Schlaganfall
- Epilepsie
- Anämie
- posttraumatische Belastungsstörung
- Tumor- und Infektionserkrankungen
- Intoxikationen (z.B. Arznei- oder Suchtmittel)

Notfallbehandlung

- Überprüfung der Vitalfunktionen
- bei Bewusstlosigkeit (Prüfung durch Ansprechen und milde Schmerzreize) mit Vitalfunktionen: stabile Seitenlage (▶ S. 207)
- bei Ansprechbarkeit und Ausschluss einer kardialen Ursache (Differenzierung kardial/nicht kardial ▶ S. 67): Schocklage (flach liegend mit angehobenen Beinen, ▶ S. 59, 206, ▶ Abb. 5.14)
- Sauerstoffgabe (▶ S. 25)
- venöser Verweilzugang mit 0,9% NaCl-Infusion (▶ S. 209)
- > 30 Sekunden Bewusstlosigkeit: Notarzt rufen
- auch bei kompletter Rückbildung der Symptome: 15–30 Minuten Nachbetreuung, Untersuchung auf Sturztraumata

Wichtiger als die geeignete Notfalltherapie ist die Vermeidung solcher Zwischenfälle, was bei Kenntnis der klassischen Auslösesituation und einer bestehenden Gefährdung obligat ist. Bereits vorbeugend sollten die Patienten dazu angeleitet werden, sich nicht zu schnell aufzurichten, sondern sich erst kurz auf die Liege zu setzten und die Füße zu bewegen, um die Wadenmuskelpumpe zu nutzen. Erst, wenn im Sitzen keine Beschwerden auftreten, sollte ein gefährdeter Patient aufstehen und einige Schritte gehen. Wird ihm schon im Sitzen schwindelig und ist er blass mit leeren herznahen Venen, sollte er sich sofort wieder zurücklegen. Sehr wichtig ist es auch, solche Patienten beim Aufrichten und Ankleiden nicht alleine zu lassen.

Allgemeine Info

Bei der Planung von Praxisräumen ist darauf zu achten, dass die Türe zur **Toilette** nach außen geöffnet werden kann. Kollabiert nämlich ein Patient in diesem engen Raum, und kommt vor der Türe zum Liegen, ist es andernfalls oft nicht möglich, schnell genug Hilfe zu leisten. In vielen Fällen sind vegetative

Symptome wie Übelkeit erste Anzeichen einer akuten Erkrankung. Daher suchen Patienten primär die Toilette auf, wenn sie sich nicht wohl fühlen. Therapeuten sollten immer auch einen Überblick über Toilettenaufenthalte ihrer Patienten haben und, bei unangemessen langer Dauer oder bei ungewöhnlichen Geräuschen, notfalls auch in der Lage sein, eine von innen verschlossene Toilettentüre von außen zu öffnen.

5.6.3 Karotissinus-Syndrom

Hier ist eine in die Irre geführte Kreislaufregulation die Ursache des Blutdruckabfalls, sodass das klassische Muster der Gegenregulation mit Pulsanstieg und Adrenalinwirkungen (▶ S.55) in der Frühphase nicht zu beobachten ist. Im Gegenteil: **Mitursache** und **Symptom** eines Karotissinus-Syndroms ist ein verlangsamter Puls.

Dem Karotissinus-Syndrom oder hypersensitiven Karotissinus geht häufig mechanischer Druck oder Zug an der Aufgabelstelle der Halsschlagader (Karotissinus) im vorderen Halsdreieck (Palpationsstelle für den Karotispuls) voran, der den **Barorezeptoren** des N. Glossopharyngeus einen erhöhten Blutdruck vorgaukelt, was wiederum zu einer zentralen Aktivierung des **N. vagus** führt. Dieser reduziert den Blutdruck durch Verminderung des peripheren Widerstands (Vasodilatation) und Senkung der Herzleistung einschließlich Senkung der Pulsfrequenz. Da der Blutdruck vorher in der Regel nicht wirklich erhöht war, kommt es zu

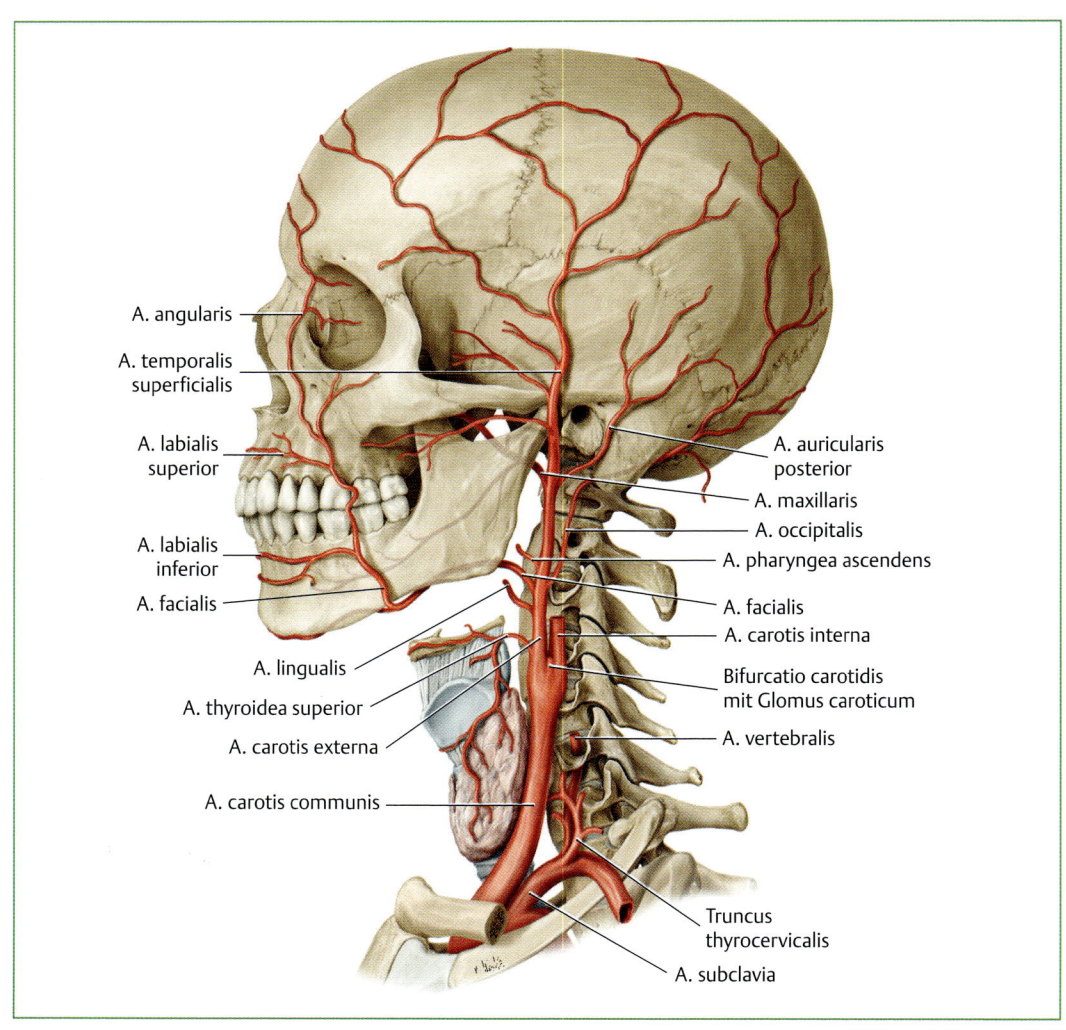

▶ **Abb. 5.29** A. carotis und andere Arterien im Kopfbereich.

einem Absinken des Herzzeitvolumens auf unternormale Werte mit folgender zerebraler Minderperfusion. Im weiteren Sinne könnte man das Karotissinus-Syndrom pathogenetisch auch den Vagusreflexen zuordnen. Da der Reizort (Karotissinus) jedoch vom N. Glossopharyngeus innerviert wird, wäre dies nicht ganz korrekt.

Definition
Spontan auftretende Bradykardie, evtl. mit Blutdruckabfall durch indirekte (vom medullären Kreislaufzentrum ausgehende) Aktivierung des N. Vagus (der N. Glossopharyngeus ist nur die Afferenz, er bewirkt selbst keinen Blutdruckabfall, da er am Herzen oder den Gefäßen gar nicht vorkommt).

Klinik
- Bradykardie
- Blutdruckabfall
- Schwindelgefühl
- häufig verengte Pupillen (Miosis)
- Bewusstseinstrübung, Schwäche, evtl. bis zum Kreislaufkollaps (▶ S. 58)
- Auftreten häufig nach Druck auf die A. carotis, z. B. bei der Pulspalpation, oder starkem Kopfwenden, auch bei der Chiropraktik

Gefährdet sind v.a. ältere Patienten mit Arteriosklerose, da ein Elastizitätsverlust der Arterienwände eine Überempfindlichkeit im Karotissinus verursachen kann.

Eine klassische auslösende Situation ist das beherzte Tasten der Halsschlagader aus diagnostischen Gründen. Aber auch Manipulationen an der Halswirbelsäule im Rahmen chirotherapeutischer Behandlungen können diese Kreislaufstörung auslösen. Bei besonders empfindlichen Patienten genügen oft schon Kopfbewegungen wie das Blicken nach oben oder der Blick über die Schulter beim Autofahren, um Schwindelerscheinungen auszulösen.

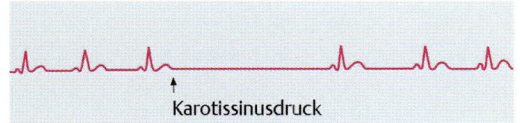

▶ **Abb. 5.30** EKG-Linie bei Karotissinus-Syndrom.

Differenzialdiagnose
- Vagusreflex
- Herzrhythmusstörungen
- Volumenmangel
- Störungen des venösen Rückstroms
- Myokardinfarkt
- Herzinsuffizienz
- Schlaganfall
- Tumor- und Infektionserkrankungen
- Intoxikationen (z. B. Arznei- oder Suchtmittel)

Notfallbehandlung

- Überprüfung der Vitalfunktionen
- bei Ansprechbarkeit und Ausschluss einer kardialen Ursache (Differenzierung kardial/nicht kardial ▶ S. 67): Schocklage (flach liegend mit angehobenen Beinen, ▶ S. 59, 206)
- bei Bewusstlosigkeit (Prüfung durch Ansprechen und milde Schmerzreize) mit Vitalfunktionen: stabile Seitenlage (▶ S. 207)
- Sauerstoffgabe (▶ S. 25)
- > 30 Sekunden Bewusstlosigkeit: Notarzt rufen
- 15–30 Minuten Nachbetreuung, Untersuchung auf Sturztraumata

In der Regel ist die Störung nur von kurzer Dauer und verschwindet ohne weitere Maßnahmen folgenlos. Im Vordergrund steht auch hier die Vermeidung des Krankheitsbildes durch Ursachenvermeidung, u.a. entsprechend durch behutsame Pulspalpation (auch durch den Patienten selbst) und Verzicht auf enge Kragen und übermäßiges Kopfwenden oder -neigen.

5.6.4 Vagusreflexe

Auch bei der zweiten Form vegetativer Kreislaufdysregulation spielt der N. vagus pathophysiologisch die Hauptrolle, wird aber in diesem Fall direkt aktiviert. Die Kreislaufwirkung ist jedoch die gleiche: Puls- und Blutdruckabfall.

An einigen Körperstellen kann der N. vagus direkt mechanisch aktiviert werden, darunter:
- äußerer Gehörgang, Ohrmuschel
- Kehlkopf
- Solarplexus

Klassische Auslösesituationen von Vagusreflexen sind direkte Gewalteinwirkung gegen Kehlkopf oder Oberbauch, in der Praxis unter anderem relevant als **Sturzfolge**, aber auch als **Bolusaspiration**

(▶ S. 32). Eine praxisrelevantere mechanische Vagusstimulation ist die **Manipulationen im Gehörgang** etwa zur Ohrenschmalz- oder Fremdkörperentfernung. Hier sind besonders Kinder anfällig. Auch bei der **Ohrakupunktur** mit Nadelungen im Sektor der inneren Organe (Herz, Lunge) können Vagusreflexe ausgelöst werden.

Der N. vagus kann nicht nur mechanisch aktiviert werden. Wie beschrieben, dient er der trophotropen Reaktionslage unseres Organismus, also der Erholung von Kampf und Flucht und der Regeneration. Aus diesem Grunde ist er maßgeblich an der Steuerung der Nahrungsaufnahme und Verdauung beteiligt. Schon der Anblick einer Speise, mehr noch der Geruch, aber auch die bloße Vorstellung eines opulenten Mahls, lässt den N. vagus auf Hochtouren arbeiten: Uns läuft das Wasser im Munde zusammen. Die Verknüpfung von Vagusreflexen zu unseren Sinnen ist also sehr eng.

In der Tat können Sinneseindrücke wie der Anblick von Blut oder Wunden, aber auch besonders unangenehme Gerüche und auch die alleinige Vorstellung, dass man gleich Blut zu sehen bekommt (Szenario Blutentnahme, ▶ S. 34) bei empfindsamen Menschen einen **sensorischen Vagusreflex** bis hin zum Kollaps auslösen.

Wir werden noch praxisrelevanter. Die Aktivierung des N. vagus kann ein archaischer Reflex auf akut bedrohliche Situationen sein. Dieses „vor Schreck erstarren" ist eine Art „Todstellreflex", um einer nicht zu überwindenden Aggression zu entgehen. Es ist also eine Alternative zum „Kampf- und Fluchtreflex", der ja als sympathikusinnerviertes Geschehen zum Blutdruck- und Pulsanstieg führt. Wenn aber die körperlichen oder äußeren Voraussetzungen für Kampf oder Flucht nicht gegeben sind, kann das „Erstarren" die gegnerische Aggression abmildern oder durch Entziehen aus dem Fokus (angreifende Tiere erkennen oft nur bewegte Ziele) wirkungslos machen. So sind, individuell unterschiedlich, in extremen **emotionalen Stresssituationen** Sympathikus- und Parasympathikus-/Vagus-Reaktionen möglich. Man spricht von einer Vagus-Mitreaktion. Jemandem kann vor Angst der Atem stocken, das Herz stehen bleiben, oder man macht sich vor Angst in die Hosen – alles Vagusreaktionen.

Die Hauptstressoren in der Praxis sind Angst und Schmerz. Kommt dann noch ein Schlüsselreiz wie Blut dazu (Blutentnahme, Eigenblutbehandlung, blutig Schröpfen etc.), kann mit schöner Regelmäßigkeit bei empfindlichen Patienten ein Vagus verursachter Kollaps ausgelöst werden. Dazu muss sich der Patient nicht zwangsläufig in aufrechter Position befinden. Da der N. vagus das Blut in den Magen-Darm-Trakt (Splanchnikus-Gebiet) umverteilt, ist die Kreislaufstörung auch im Liegen möglich – dabei kommt es allerdings nur selten zur Bewusstlosigkeit.

Erfolgen Blutentnahme oder Ohrakupunktur bei empfindlichen Patienten im Sitzen, drohen **Kollapszustände**.

Definition
Stimulierung des N. vagus mit reflektorischer Gefäßweitstellung und folgendem Blutdruckabfall.

Klinik
- Bradykardie
- Blutdruckabfall
- Schwindelgefühl
- häufig Miosis
- Bewusstseinstrübung, Schwäche, evtl. bis zum Kreislaufkollaps (▶ S. 58)
- Auftreten häufig nach starkem seelischen Reiz (Blut, [übler] Geruch) oder Manipulationen an Ohr oder Hals)

Ein erstes Zeichen der Vagusreaktion im Gehörgang ist Hustenreiz (ein Vagusreflex), dann Schwindel, eventuell bis hin zum Kreislaufkollaps. Bei besonders empfindlichen Kindern ist sogar ein akuter Kreislaufstillstand möglich.

🛈 Allgemeine Info
Vagusreflexe lassen sich mittels bestimmter Maßnahmen auch therapeutisch einsetzen, um Tachykardie, Angst und Adrenalinwirkungen abzumildern:
- Anspannen des Unterbauches (ähnlich wie beim Stuhlpressen)
- sanfter Druck auf die geschlossenen Augen
- ein Schluck eiskaltes Wasser
- Eintauchen der Arme in eiskaltes Wasser
- Husten, Schlucken, Niesen
- kurze Atempause nach dem Ausatmen

Differenzialdiagnose
- Karotissinus-Syndrom
- Herzrhythmusstörungen
- Volumenmangel
- Störungen des venösen Rückstroms
- Myokardinfarkt
- Herzinsuffizienz
- Schlaganfall
- Tumor- und Infektionserkrankungen
- Intoxikationen (z. B. Arznei- oder Suchtmittel)

Notfallbehandlung

> - Überprüfung der Vitalfunktionen
> - bei Ansprechbarkeit und Ausschluss einer kardialen Ursache (▶ S. 67): Schocklage (flach liegend mit angehobenen Beinen, ▶ Abb. 5.14, ▶ S. 59)
> - bei Bewusstlosigkeit (Prüfung durch Ansprechen und milde Schmerzreize) mit Vitalfunktionen: stabile Seitenlage (▶ S. 207)
> - Sauerstoffgabe (▶ S. 25)
> - > 30 Sekunden Bewusstlosigkeit: Notarzt rufen
> - 15–30 Minuten Nachbetreuung, Untersuchung auf Sturztraumata

Da Vagusreaktionen häufig von Übelkeit begleitet sind, ist im Falle einer Bewusstlosigkeit auch eher mit Erbrechen und der damit verbundenen Aspirationsgefahr zu rechen. Dies ist bei der Lagerung unbedingt zu berücksichtigen!

> **Beachte:** Allgemein gilt: Labile Patienten sollten immer im Liegen behandelt werden.

Da beim Patienten in Rückenlage ein Kreislaufkollaps durch nicht kardiale Ursachen eher selten ist, muss sorgfältig auf die Zeichen der Differenzierung kardial/nicht kardial geachtet werden (▶ S. 67). Auch die Möglichkeit eines allergischen Geschehens (dazu später mehr) ist zu berücksichtigen.)

Fazit
Kreislaufstörungen durch eine fehlerhafte autonome Kreislaufregulation werden meist durch eine Vagusreaktion in klassischen behandlungsspezifischen Situationen bei entsprechend veranlagten Patienten ausgelöst. Das typische klinische Zeichen ist neben der Blässe und den kollabierten Venen der trotz eher niedrigem Blutdruck verlangsamte Puls. Als Ausdruck der zentral ausgelösten Parasympathikusaktivität können die Pupillen verengt sein. Da jedoch bei Angst oder Schmerzreizen Sympathikus **und** Parasympathikus aktiv sein können, schließen weitgestellte Pupillen einen Vagusreflex nicht aus.

Durch die behinderte, körpereigene sympathische Gegenregulation können Vagusreflexe länger persistieren als andere nicht kardiale Kreislaufstörungen, ohne dass eine Zentralisation stattfindet (fehlende Adrenalinzeichen).

Augrund des verlangsamten Pulses, der auch Ausdruck einer kardialen Kreislaufstörung sein könnte, ist besonders auf das Hautkolorit und den Füllungszustand peripherer, herznaher Venen zu achten (▶ Tab. 5.6, S. 68).

Allgemeine Info
Die **Pupillenweite** (▶ Abb. 5.31) wird autonom von Sympathikus und Parasympathikus gesteuert. Sympathikotone Reaktionen führen zu einer Erweiterung (Mydriasis), parasympathische (also vagusbetonte) Reaktionen zu einer Verengung (Miosis). Allerdings ist für die Miosis nicht der N. vagus zuständig, sondern parasympathische Fasern des N. oculomotorius. Ein reiner „Vagusreflex" hätte daher keinen Einfluss auf die Pupillenweite (was bei der Irisdiagnose fälschlicherweise immer behauptet wird). Da jedoch die sensorische oder emotionale Vagusaktivierung via Hypothalamus zu einem generalisierten, zentral gesteigerten Parasympathikotonus führt und dieser zudem eine Unterdrückung des zentralen Sympathikotonus zur Folge hat, ist in diesen Fällen eine Engstellung der Pupillen möglich. Bei der direkten mechanischen Vagusaktivierung, z. B. bei der Ohrakupunktur, können die Pupillen dagegen auch normal weit oder erweitert sein.

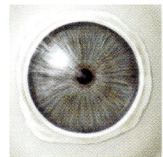 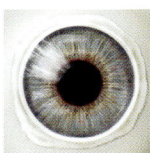 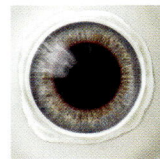

▶ **Abb. 5.31** Pupillenweite (v. l. n. r.): Miosis, normale Weite, Mydriasis.

5.6.5 Volumenmangel

Zur Gruppe der nicht kardialen Kreislaufstörungen durch Störung des venösen Rückstroms ist auch der Volumenmangel zu rechnen. Denn wenn generell zu wenig Flüssigkeit in der Blutbahn zirkuliert, ist natürlich auch der venöse Schenkel betroffen. Zwar sorgt der kompensatorische Sympathikotonus auch für eine Tonisierung, also Engstellung, der Venen und eine Zentralisation des verbliebenen Blutvolumens zur Versorgung von Herz und Gehirn, aber dennoch werden im fortgeschritteneren Verlauf vermehrt **Orthostasereaktionen** auftreten, insbesondere Blutdruckabfall, Tachykardie, Schwindel, evtl. Kollaps (▶ S. 58).

Nicht selten macht sich ein **allmählicher Blutverlust** im Gastrointestinaltrakt durch bis dahin nicht vorhandene Kreislaufbeschwerden in aufrechter Körperposition bemerkbar. Hier ist als wichtiges Leitsymptom nach der Farbe des Stuhles („Teerstuhl" oder frisches Blut im Stuhl) zu fragen.

Auch Flüssigkeitsverluste im Rahmen von **gastrointestinalen Infekten** (Norovirus) zeigen sich nicht nur in einem verminderten Hautturgor („stehende Hautfalte", ▶ Abb. 8.9) oder trockenen Schleimhäuten, sondern auch in der typischen Orthostasereaktion. Kommt es zu **akuten Blutungen**, z. B. bei Verkehrsunfällen oder Milzriss nach Schlag in den Bauch, kann sich die Symptomatik rasch bis zum Schock (▶ S. 59) steigern.

Da es sich bei Volumenmangel nicht nur um eine Fehlverteilung, sondern um ein manifestes Fehlen von Flüssigkeit handelt (▶ **Abb. 5.32**), reicht die körpereigene Gegenregulation häufig nicht aus. Der Übergang von einer Kreislaufschwäche zum Kollaps oder Schock ist dabei fließend. Hier ist, wie im Kapitel „Kreislaufschock" schon beschrieben, das Augenmerk auf die Persistenz der Adrenalinzeichen (▶ S. 59) zu richten. Besonders gefährdet sind **Säuglinge und Kleinkinder**: Schon 1–2 Tage Flüssigkeitsverlust durch eine Gastroenteritis kann bei ihnen zu einer lebensbedrohlichen Verschiebung im Säure-Basen-, Elektrolyt- und Flüssigkeitshaushalt führen.

Definition
Fehlen von Volumen im Blutkreislauf aufgrund von Blut- oder Flüssigkeitsverlust.

Klinik
- Schwindel
- Blässe
- Tachykardie
- kalter Schweiß
- Blutdruckabfall
- entsprechend dem Schweregrad evtl. Kreislaufkollaps bis zum Volumenmangelschock (▶ S. 59 und ▶ Tab. 5.4) oder Kreislaufstillstand (▶ S. 61)
- anamnestisch Flüssigkeits- oder Blutverlust (z. B. Unfall, Operation, Gastrointestinal- oder Tumorerkrankung, Dehydrierung, Diabetes mellitus oder insipidus)

Differenzialdiagnose
- Karotissinus-Syndrom
- Vagusreflex
- Herzrhythmusstörungen
- Störungen des venösen Rückstroms
- Myokardinfarkt
- Herzinsuffizienz
- Schlaganfall
- Tumor- und Infektionserkrankungen
- Intoxikationen (z. B. Arznei- oder Suchtmittel)

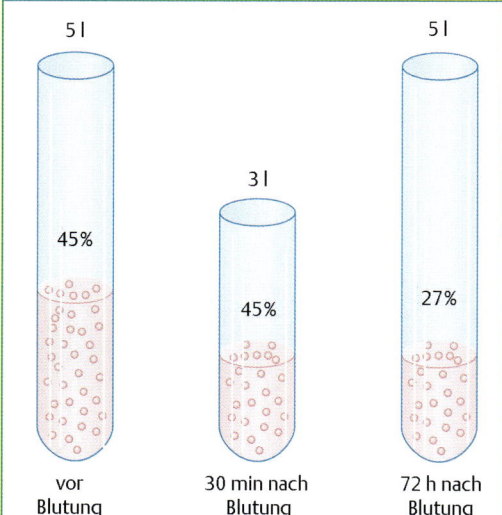

▶ **Abb. 5.32** Verhalten von Plasmavolumen und Hämatokrit im Rahmen der Gegenregulation nach einem Blutverlust von 2 l.

Notfallbehandlung

- bei Unfall mit akutem Blutverlust: Blutung mit Druckverband stoppen
- Überprüfung und Sichern der Vitalfunktionen (Herz-Lungen-Reanimation ▶ S. 64)
- bei Bewusstlosigkeit (Prüfung durch Ansprechen und milde Schmerzreize) mit Vitalfunktionen: stabile Seitenlage (▶ S. 207)
- bei Ansprechbarkeit und Ausschluss einer kardialen Ursache (Differenzierung kardial/nicht kardial ▶ S. 67): Schocklage (flach liegend mit angehobenen Beinen, ▶ S. 59, ▶ Abb. 5.14)
- Notarzt rufen
- Sauerstoffgabe (▶ S. 25)
- venöser Verweilzugang mit 0,9 % NaCl-Infusion (▶ S. 209)

Klinik/Arzt: chirurgische Versorgung der Blutung und Therapie der evtl. bestehenden Grunderkrankung

5.6.6 Akuter peripherer Arterienverschluss

Embolien (70 %), insbesondere in Zusammenhang mit Herzinfarkt oder Erkrankungen der Mitralklappe, sowie lokale Thrombosen auf der Basis einer Arteriellen Verschlusskrankheit können zu einem sofortigen Verschluss peripherer Arterien (▶ Abb. 5.33) mit hochakutem Beschwerdebild führen. Rasches Handeln bestimmt über die Prognose.

Definition

Plötzliche arterielle Minderdurchblutung im Bereich einer Extremität mit drohendem Gewebsuntergang.

Klinik („6 P")

- Pain (blitzartiger, stärkster Schmerz)
- Paleness (Blässe der Extremität)
- Pulselessness (Pulslosigkeit oder nur schwach fühlbare Pulse der Extremität)
- Paresthesia (Sensibilitätsstörung – Kribbeln, Brennen oder Taubheitsgefühl)
- Paralysis (Bewegungsunfähigkeit)
- Prostration (schmerzbedingter Schock)

In 85 % der Fälle sind die Beine, in 15 % die Arme betroffen. Neben den charakteristischen Symptomen, insbesondere dem plötzlichen, heftigen Schmerz, geben eine bestehende Arterielle Verschlusskrankheit oder ein Zustand nach Herzinfarkt Hinweise auf die Krankheitsursache.

Differenzialdiagnose

- Schlaganfall
- Epilepsie
- HWS-Syndrom

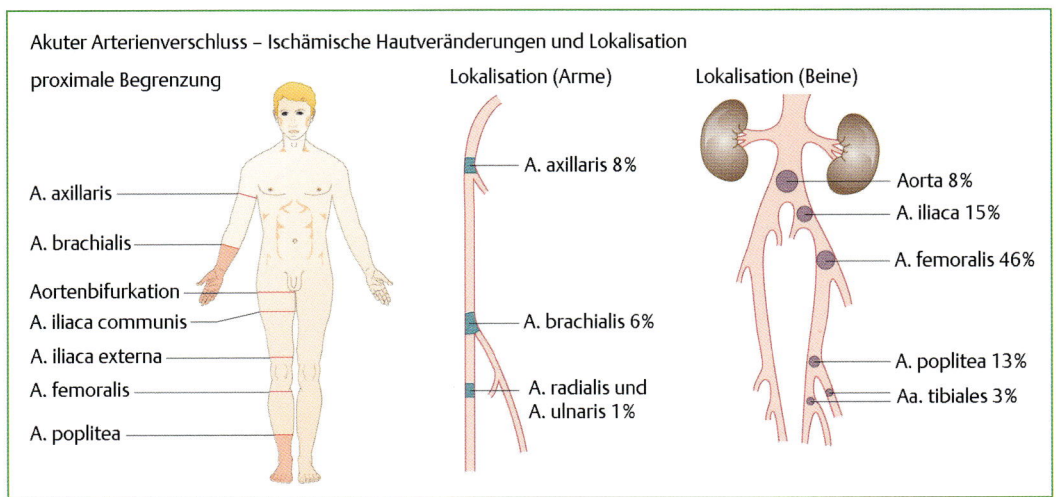

▶ **Abb. 5.33** Häufige Lokalisationen akuter arterieller Durchblutungsstörungen.

Notfallbehandlung

- Extremität tief lagern und durch Polsterung vor allen Einflüssen (Wärme, Kälte, Druck etc.) schützen
- Vitalfunktionen überwachen (▶ Kreislaufkollaps, S. 58)
- bei Ansprechbarkeit Oberkörper leicht erhöht lagern
- venöser Verweilzugang mit 0,9% NaCl-Infusion (▶ S. 209)
- Sauerstoffgabe (4–6 l/min)
- Notarzt rufen zur baldmöglichsten Klinikeinweisung

Klinik/Arzt: Heparin, Analgetika, Thrombusentfernung, evtl. Bypass

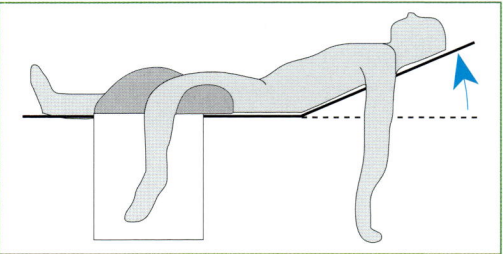

▶ **Abb. 5.34** Verbesserung des arteriellen Zustroms durch Tieflagerung der betroffenen Extremität.

Eine **Tieflagerung** (▶ Abb. 5.34) der betroffenen Extremität erhöht den hydrostatischen Druck, verbessert so auf physikalischem Weg die Durchblutung und lindert damit auch den heftigen Schmerz. Hier ist besonders darauf zu achten, dass es keine Druckstellen gibt.

Zur Verhinderung des weiteren Wachsens des Thrombus ist eine schnelle ärztliche Behandlung (Heparin i.v.) nötig. Auch eine angemessene Schmerzbehandlung ist nur mit rezeptpflichtigen Arzneimitteln möglich. Daher, nach Basisversorgung des Patienten, sofort den Notarzt anfordern. Wegen der möglichen Lysebehandlung durch den Notarzt oder im Krankenhaus sind, wie auch beim akuten Koronarsyndrom, i.m. Injektionen kontraindiziert. Erfolgte eine i.m. Injektion unmittelbar vor dem Arterienverschluss, muss der Notarzt unbedingt darüber informiert werden.

5.6.7 Hypertensive Krise

Die häufig idiopathisch auftretende Hypertensive Krise zählt zu den gefährlichsten Kreislaufstörungen, da durch die extreme Druckbelastung von Herz und Blutgefäßen gleich mehrere lebensbedrohliche Komplikationen drohen, darunter die akute Herz- und Niereninsuffizienz, Schlaganfall, Blutungen und Lungenödem.

Definition

Plötzlich auftretender, lebensbedrohlicher Anstieg des diastolischen und systolischen Blutdrucks, meist auf Werte über 230/120 mm Hg.

Klinik

- Nasenbluten
- Kopfschmerz
- Schwindel
- Tinnitus
- Bewusstseinstrübung bis hin zur vorübergehenden Bewusstlosigkeit
- Sehstörungen (▶ Abb. 5.36)
- evtl. neurologische Ausfälle, Angina pectoris, Herzrhythmusstörungen
- anamnestisch evtl. Schwangerschaft oder Absetzen von Antihypertensiva
- Blutdruckwerte über 230 systolisch oder 130 diastolisch
- Komplikationen: Herzinsuffizienz (▶ S. 78), Lungenödem (▶ S. 44), Schlaganfall (▶ S. 94), Niereninsuffizienz

Differenzialdiagnose

- Herzrhythmusstörungen
- Myokardinfarkt
- Herzinsuffizienz
- Schlaganfall
- Herzneurose, Panikattacke
- Intoxikationen (z. B. Arznei- oder Suchtmittel)

Notfallbehandlung

- Überprüfung und Sichern der Vitalfunktionen (Herz-Lungen-Reanimation ▶ S. 64)
- bei Bewusstlosigkeit (Prüfung durch Ansprechen und milde Schmerzreize) mit Vitalfunktionen: stabile Seitenlage (▶ S. 207)
- bei Ansprechbarkeit: Oberkörper 30° hochlagern
- Notarzt rufen
- Sauerstoffgabe (▶ S. 25)

Klinik/Arzt: sofortige medikamentöse Blutdrucksenkung (stündlich maximal 20–30%!)

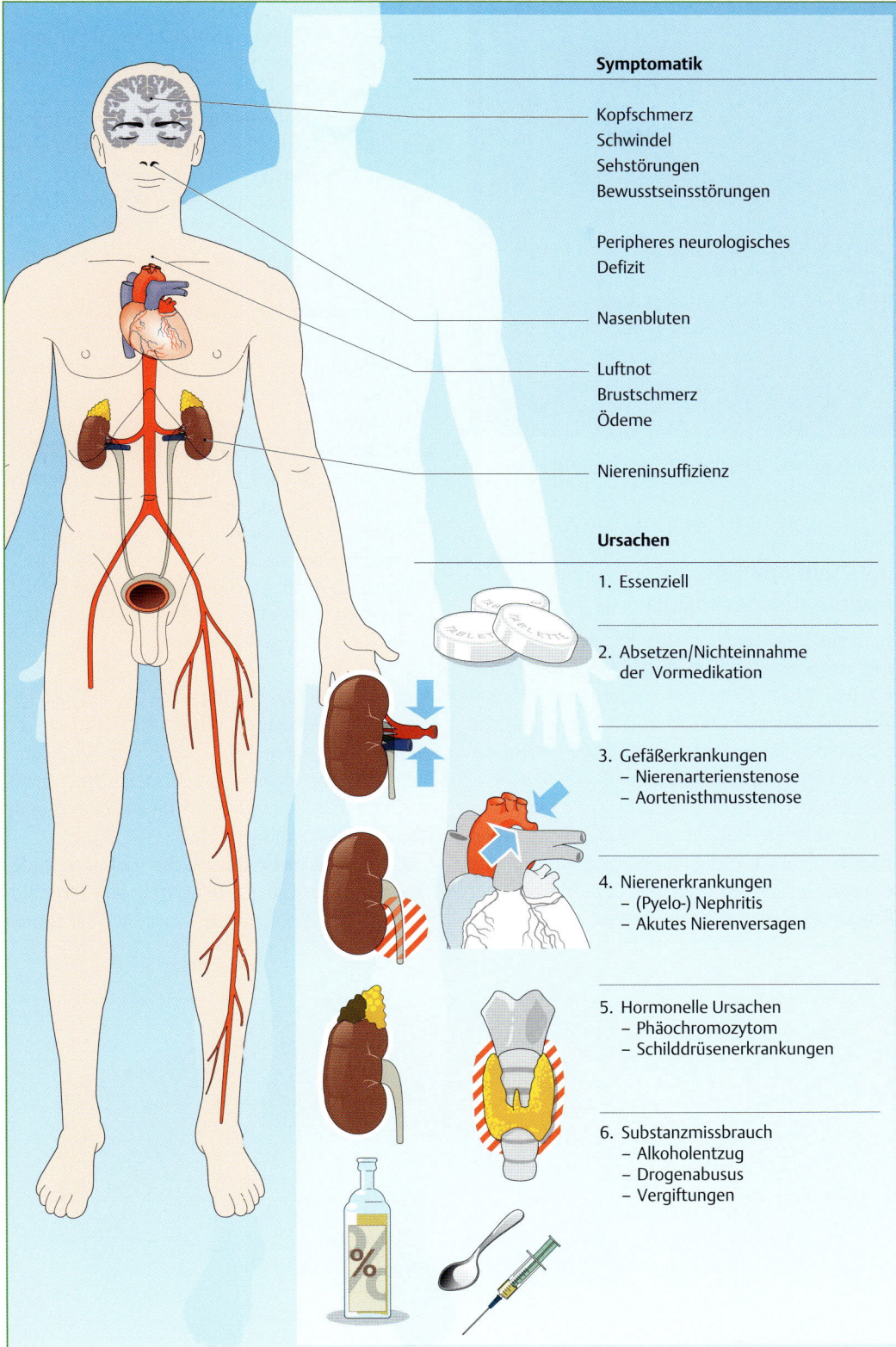

▶ **Abb. 5.35** Symptomatik und Ursachen bei hypertensivem Notfall.

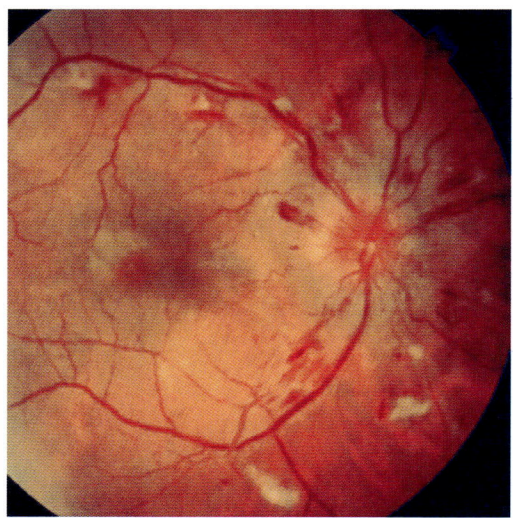

▶ **Abb. 5.36** Netzhautschädigung durch hypertensive Krise.

5.6.8 Schlaganfall (Apoplektischer Insult)

Mit rund 25 % Letalität und 8 % der Sterbefälle steht der Schlaganfall an dritter Stelle der Todesursachen. Wie auch beim Herzinfarkt (▶ S. 73) sind die rasche Diagnose und Weiterleitung in ärztliche Behandlung für Verlauf und Prognose wichtiger als spezifische Erstmaßnahmen durch den Heilpraktiker.

Wie es beim Herzinfarkt häufig schon frühe Anzeichen auf das drohende Ereignis gibt (Angina pectoris), so können auch vor dem eigentlichen Schlaganfall Warnzeichen auftreten die dann nur als solche erkannt werden müssen. Was für den Patienten nicht immer bedrohlich erscheint, sollte vom betreuenden Heilpraktiker richtig eingeschätzt werden.

Da Schlaganfälle nicht eben selten auftreten und frühzeitiges Handeln schlimme Folgeschäden für den Patienten vermeiden kann, sollten Erstdiagnose und Sofortmaßnahmen jederzeit geläufig sein.

Zwei Pathomechanismen werden beim Schlaganfall unterschieden:
- **ischämischer Hirninfarkt** (▶ Abb. 5.38) mit Nekrose des hinter einem Gefäßverschluss mangeldurchbluteten Nervengewebes: Diese Form ist mit ca. 85 % die bei weitem häufigste Ursache.
- **hämorrhagischer Hirninfarkt** (▶ Abb. 5.37) mit intrazerebraler Einblutung aus degenerativ veränderten, rupturierten Gehirnarterien: Diese Form ist mit ca. 15 % der Schlaganfälle glücklicherweise die seltenere. „Glücklicherweise" deshalb, weil die durch Einblutungen entstandenen Gehirnschäden oft gravierender sind und keine günstige Prognose haben.

Während sich der hämorrhagische Infarkt fast immer aus degenerativ veränderten Hirnarterien („Hyalinose") entwickelt und in der Regel eine langjährige Hypertonie als Ursache vorausgeht, sind für den ischämischen Infarkt zwei auslösende Mechanismen denkbar:

Auf eine **arteriosklerotische Gefäßveränderung** pfropft sich durch Ablagerung von Thrombozyten ein Thrombus auf, der schließlich das Lumen

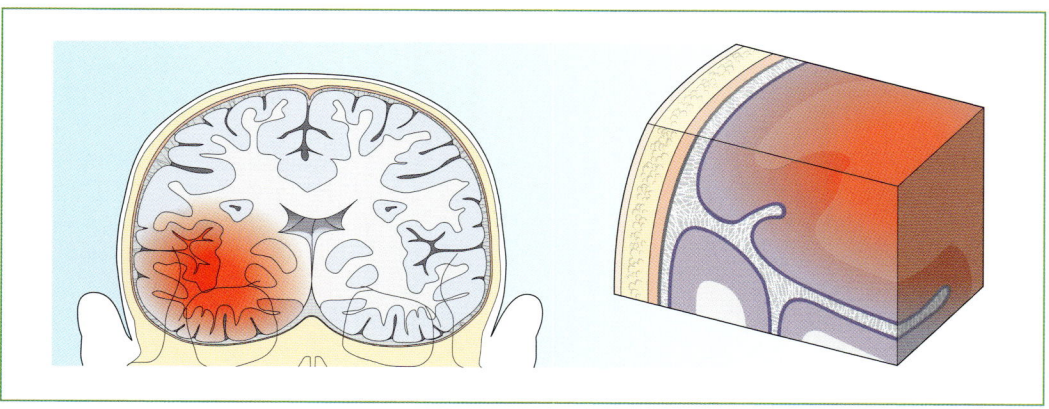

▶ **Abb. 5.37** Hämorrhagischer Hirninfarkt durch intrazerebrale Blutung bei Hypertonie.

des Blutgefäßes komplett verschließt. Dieser Mechanismus spielt sich auch bei der Entwicklung eines Herzinfarktes ab. Bei den betroffenen Patienten besteht oft eine generalisierte Arteriosklerose, die auch in anderen Stromgebieten Beschwerden verursachen kann (Angina pectoris, Angina abdominalis, intermittierendes Hinken etc.). Dementsprechend gelten für diese Patientenklientel die gleichen **Risikofaktoren** wie für den Herzinfarkt, darunter:

- Nikotin
- Hypertonie
- Diabetes mellitus
- Hyperlipidämie
- Adipositas
- Bewegungsmangel
- familiäre Häufung

Insbesondere wenn in der Familienanamnese Schlaganfälle aufgetreten sind, ist hier eine sorgfältige Patientenführung erforderlich, um notwendige, auch schulmedizinische, Behandlungen zur Schlaganfallprophylaxe in die Wege zu leiten.

Zum anderen können intakte Gehirngefäße im Rahmen einer **Embolie** durch einen Pfropf (Embolus, Thrombus) verschlossen werden, der mit dem Blutstrom ins Gehirn verschleppt wird. Die Thromben können aus der gesamten Strombahn, vom Herz bis ins Gehirn, stammen. Hauptquellen sind das Herz selbst (Vorhofflimmern, Ablagerungen an entzündeten Herzklappen, Herzwandaneurysma) oder arteriosklerotische Beete an großen Arterien wie der Aorta oder der A. carotis. Herzrhythmusstörungen oder systolische Strömungsgeräusche über dem Herz oder an der Aufgabelungsstelle der A. carotis im vorderen Halsdreieck können Hinweise auf solche Veränderungen geben.

Sind die verschleppten Thromben klein, können sie vom fibrinolytischen System des Körpers nach kurzer Zeit aufgelöst werden, und die neurologischen Ausfälle bilden sich innerhalb von 24 Stunden ohne bleibenden Schaden zurück. Dies entspricht einer transistorischen ischämischen Attacke (**TIA**), die früher als eigenes Krankheitsbild angesehen wurde, heute jedoch dem Schlaganfall zugerechnet wird.

Größere Thromben können erst nach 48 Stunden aufgelöst werden, sie hinterlassen oft kleinere Parenchymdefekte im Gehirn, die im CT oder im MRT als Zeichen kleinerer Infarkte nachgewiesen werden. Die subjektiven Ausfälle bilden sich jedoch auch hier nach einigen Tagen, längstens nach drei Wochen wieder zurück. Man nennt dieses Stadium der Entwicklung zum ischämischen Insult: prolongiertes reversibles neurologisches Defizit – **PRIND**. Spätestens jetzt sollte eine fachärztliche Untersuchung und Behandlung erfolgen. Denn der nächste Thrombus könnte so groß sein, dass der Körper ihn nicht mehr auflösen kann und sich ein Schlaganfall mit bleibenden neurologischen Ausfällen entwickelt. Doch selbst in dieser Situation kann heute in einer geeigneten Klinik ähnlich wie beim Herzinfarkt innerhalb von drei Stunden der Thrombus chemisch aufgelöst werden.

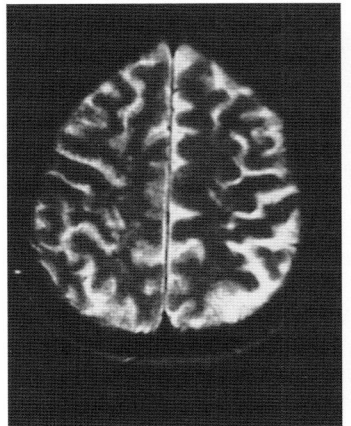 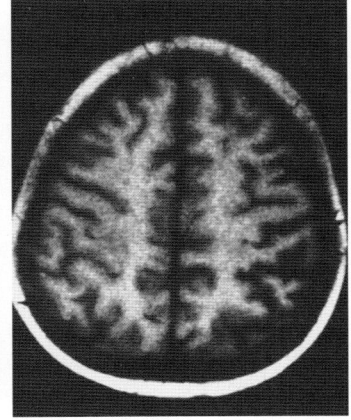 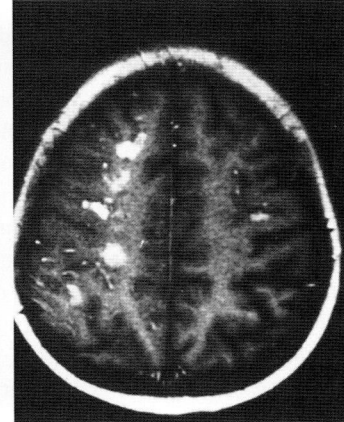

▶ **Abb. 5.38** Ischämische Hirninfarkte (MRT-Aufnahme nach Kontrastmittelapplikation).

⚠ **Beachte:** Das gegenüber dem Herzinfarkt (9 Stunden) noch engere Zeitfenster (6 Stunden) macht eine schnelle Diagnose und rasches Handeln zwingend erforderlich.

Definition
Plötzliche, weitgehend irreversible neurologische Ausfälle durch Schädigung von Gehirnzellen oder zentraler Nervenbahnen auf dem Boden vaskulärer Störungen der versorgenden Blutgefäße.

Klinik
Hämorrhagischer Hirninfarkt
- nach einem kurzen Prodromalstadium mit Kopfschmerz und Schwindel: heftigster Kopfschmerz
- rasch zunehmende Bewusstseinstrübung bis zum Koma
- zunächst schlaffe, später spastische Halbseitenlähmung der dem zerebralen Geschehen gegenüberliegenden Körperseite
- Gehirnnervenlähmungen: Fazialisparese, Augenmuskellähmung, Blickparese (der Patient „blickt mit beiden Augen zum Herdgeschehen im Gehirn")
- evtl. Hirndruckzeichen wie Krampfanfälle, Pupillendifferenzen, Druckpuls (Blutdruckanstieg mit Pulsverlangsamung), Stauungspapille der Sehnervenscheibe am Augenhintergrund

Ischämischer Hirninfarkt
- kaum Kopfschmerz
- nur selten höhergradige Bewusstseinsstörungen
- herdförmige Ausfälle kleinerer Hirnbereiche mit Sehstörungen, Drehschwindel, Sprachstörungen, Sensibilitätsstörungen und Lähmungserscheinungen, in der Regel (aber nicht immer) halbseitig an Armen und/oder Beinen

Imponiert die Gehirnblutung (hämorrhagischer Hirninfarkt) durch hochakute Symptome wie heftigsten Kopfschmerz, Bewusstseinsverlust und akute Lähmungen, so äußert sich der ischämische Hirninfarkt – auch für die Betroffenen selbst – weniger deutlich, auch meist mit geringer ausgeprägter Halbseitenlähmung. Daher ist hier besonders auf unspezifische Zeichen wie Seh-, Gleichgewichts-, Orientierungs- und Sprachstörungen zu achten.

Ein einfacher Test gibt bei Verdacht auf Schlaganfall wichtige diagnostische Hinweise:
- lächeln (symmetrisch?)
- Arme mit den Handflächen nach oben gleichzeitig anheben (seitengleich?)
- einen Satz wiederholen, z. B. „mir fehlt nicht das Geringste" (fehlerfrei?)

Eine exakte Differenzierung von hämorrhagischem und ischämischem Infarkt ist präklinisch jedoch nicht möglich. Insbesondere wenn ein Patient bewusstlos aufgefunden wird, ergeben sich keine Hinweise auf den Pathomechanismus des Schlaganfalls.

Manchmal kann aus der Entwicklung der Symptome auf eine Gehirnblutung geschlossen werden. Dies stellt jedoch zunächst nur eine Vermutung dar, die durch bildgebende Verfahren im Krankenhaus abgesichert werden muss. Für die Basisversorgung des Patienten spielt daher die Unterscheidung in hämorrhagischen und ischämischen Infarkt keine Rolle.

Differenzialdiagnose
- Myokardinfarkt
- Herzinsuffizienz
- Hypertensive Krise
- intrazerebrale Raumforderung
- Sinusthrombose
- Kreislaufschwäche
- Cluster-Kopfschmerz
- Intoxikationen (z. B. Arznei- oder Suchtmittel)

Notfallbehandlung
- Überprüfung und Sichern der Vitalfunktionen (Herz-Lungen-Reanimation ▶ S. 64)
- bei Bewusstlosigkeit (Prüfung durch Ansprechen und milde Schmerzreize) mit Vitalfunktionen: stabile Seitenlage (▶ S. 207)
- bei Ansprechbarkeit: Oberkörper 30° hochlagern
- Notarzt rufen
- Sauerstoffgabe (▶ S. 25)
- Blutzucker kontrollieren

Klinik/Arzt: Überwachung, Blutdrucksenkung, evtl. Thrombolyse, Neurochirurgie

Der bewusstseinsklare, kreislaufstabile Patient wird in Rückenlage mit leicht erhöhtem Oberkörper gelagert. Als akzeptabel gilt ein Blutdruck zwischen 160 und 220 mmHg systolisch. Bei Blutdruckwerten unter 120 mmHg systolisch können zur Verbesserung der Perfusion der Randareale des Infarktgebietes die Beine höher gelagert werden.

Bewusstlose Patienten werden nach Überprüfung der Vitalfunktionen (Kreislauf und Atmung) in die stabile Seitenlage gebracht und ebenfalls mit einer Sauerstoff-Gesichtsmaske (Flow von 5–10 l/Min.) versorgt. Anschließend wird der Rettungsdienst unter Mitteilung der Verdachtsdiagnose verständigt. Danach sollte der Blutzucker kontrolliert werden, um Entgleisungen frühzeitig zu erkennen und diese dem eintreffenden Notarzt mitzuteilen.

Im Idealfall erfolgt der Transport innerhalb von drei Stunden in eine spezialisierte Abteilung eines Krankenhauses („Stroke unit"), die optimal für die Behandlung von Schlaganfallpatienten ausgestattet ist. Im weiteren Verlauf sollte bei Lähmungen eine möglichst rasche und gezielte Physiotherapie erfolgen und die Grunderkrankung entschlossen behandelt werden.

6 Anaphylaktischer Schock

6.1	Risikofaktoren	100
6.2	Kritische Allergene	101
6.3	Abwägen von Injektionsbehandlungen bei Allergikern	104
6.4	Symptomatik und Therapie	105

Bei penibler Auslegung der Schock-Definition zählt der anaphylaktische Schock eigentlich gar nicht zum Formenkreis des Kreislaufschocks (▶ S.59) mit Zentralisation, Mikrozirkulationsstörung etc., denn die körpereigenen Regulationsmechanismen stehen dem Geschehen hilflos (das ist der Wortsinn von „Anaphylaxie") gegenüber. Das wenige körpereigene Adrenalin ist zwar „gut gemeint", aber es reicht bei Weitem nicht aus. Faktisch haben wir es mit einem hochakuten Kreislaufversagen bei gleichzeitiger Verlegung der Atemwege zu tun: Es „brennt" an allen Ecken.

Im Film Karatekid fragt der naive Schüler Daniel-San seinen Meister, Mr. Miaghi, was wohl die beste Verteidigungstechnik gegen einen überlegenen Aggressor sei. Die dem japanischen Minimalismus entsprechende, ebenso weise wie pragmatische Antwort lautete: „nicht da sein", sich also gar nicht erst in eine Situation begeben, in der man gezwungen sein könnte, auf einen Angriff zu reagieren. Diese fernöstliche Weisheit sollte auch im Umgang mit dem Gegner anaphylaktischer Schock als oberstes Gebot beherzigt werden.

Eine effektive Vermeidungs- und im Extremfall auch eine halbwegs wirksame Abwehrstrategie erarbeiten zu können, setzt voraus, möglichst viel über den potenziellen Feind in Erfahrung zu bringen.

Zunächst ist es sinnvoll, zwischen einer Anaphylaxie und einem anaphylaktischen Schock zu differenzieren. Denn die weitaus häufigsten Anaphylaxien sind lokal begrenzt und damit zwar lästig, aber keinesfalls lebensgefährlich.

Der klinische Begriff Anaphylaxie entstammt der Allergologie. Allergie heißt wörtlich übersetzt „anders reagieren" und beschreibt eine vom Üblichen abweichende Reaktion des Immunsystems auf körperfremde Substanzen. Es werden nach Coombs und Gell vier allergische Reaktionsmuster unterschieden (▶ Tab.6.1), eine davon (Typ I) trägt die Bezeichnung Anaphylaxie. Allergische Reaktionen können nach Kontakt mit dem auslösenden Allergen sofort, nach 1–2 Tagen oder auch erst nach 1–2 Wochen auftreten.

Die Anaphylaxie gehört zu den allergischen Reaktionen vom Soforttyp. Das Zeitintervall vom Allergenkontakt bis zu den ersten Symptomen beträgt je nach Kontaktart (Injektion, Nahrungsmittel, Hautkontakt) wenige Sekunden bis zu 24 Stunden. Statistisch gesehen, treten die ersten Symptome innerhalb einer Stunde auf. Die einmal begonnene Reaktion kann im Verlauf der nächsten 12–24 Stunden rezidivieren.

Bei jeder generalisierten anaphylaktischen Reaktion ist eine mindestens 24-stündige **stationäre Überwachung** erforderlich.

Der Pathomechanismus der Anaphylaxie, auf die Belange der Notfallmedizin reduziert, ist die Freisetzung von Entzündungsmediatoren aus Gewebsmastzellen, Leukozyten oder Thrombozyten nach erfolgter Sensibilisierung und Allergenkontakt. Diese bewirken, je nach Ort der Freisetzung,

▶ Tab. 6.1 Allergie-Typen nach Coombs und Gell.

Typ	Pathophysiologie	Reaktionszeit	Klinik
I (Soforttyp bzw. anaphylaktischer Typ, ▶ Abb. 6.1)	spontane, IgE vermittelte Freisetzung von Entzündungsmediatoren (z. B. Histamin) aus Mastzellen und Basophilen	Sekunden bis Minuten	Asthma, Konjunktivitis, Rhinitis, Urtikaria, Ödeme, Schock
II (zytotoxischer Typ)	Bildung von Immunkomplexen aus Antigenen (z. B. Spenderblut, Medikamente) und IgG-Antikörpern (seltener IgM) mit immunologischer Zerstörung körpereigener Zellen	6–12 Stunden	hämolytische Anämie, Thrombopenie, Agranulozytose
III (Immunkomplextyp, ▶ Abb. 6.2)	Bildung von Immunkomplexen aus Antigenen (z. B. i.v.-Proteine oder -Medikamente) und IgG- oder IgM-Antikörpern, bei Aufnahme durch Granulozyten Freisetzung gewebeschädigender Enzyme	6–12 Stunden	generalisierte Entzündungszeichen, Fieber, Lymphknotenschwellung, Pneumonie
IV (verzögerter Typ, ▶ Abb. 6.3)	(lokale) Makrophagenaktivierung durch Entzündungsmediatoren (Lymphokine) aus spezifisch sensibilisierten T-Lymphozyten	12–72 Stunden	lokale Entzündungszeichen, Ekzem, Exanthem

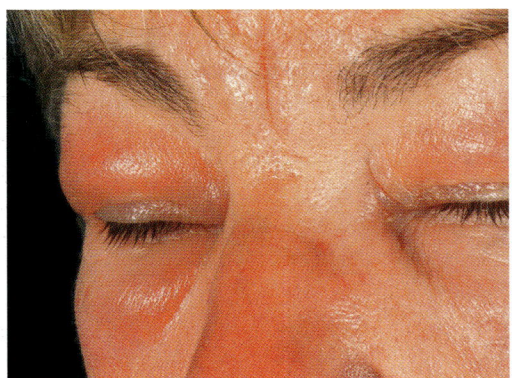

▶ Abb. 6.1 Anaphylaktische Reaktion, periokulär, Stadium I.

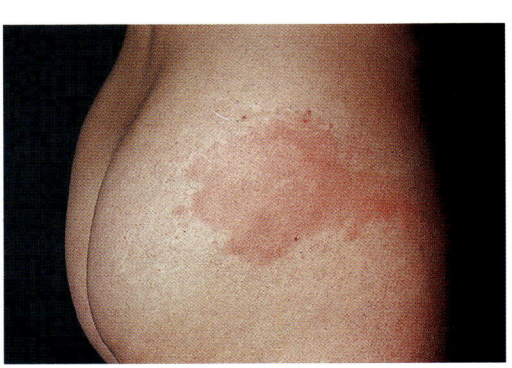

▶ Abb. 6.2 Typ-III-Reaktion vom Immunkomplex-Typ durch ein Penicillin-Depot-Präparat.

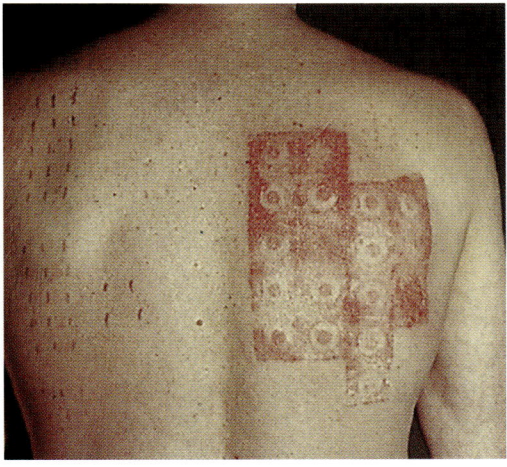

▶ Abb. 6.3 Kontaktekzem nach Patchtest mit Allergie vom Typ IV.

u. a. eine Gefäßerweiterung, Blutdruckabfall, erhöhte Kapillar-Durchlässigkeit mit Ödembildung, eine Verkrampfung der Bronchien, Herzrhythmusstörungen sowie Magen-Darm-Beschwerden (▶ S. 152). Überschwemmen in großer Menge freigesetzte Mediatoren die Blutbahn, können alle diese Reaktionen gleichzeitig ablaufen. Einer dieser Mediatoren ist das Histamin.

6 – Anaphylaktischer Schock

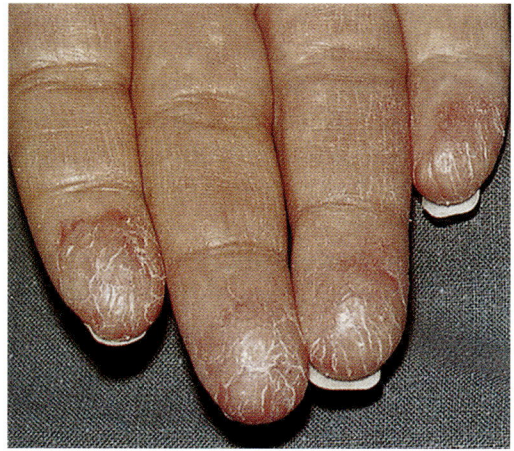

▶ **Abb. 6.4** Fingerkuppenekzem bei Neurodermitis.

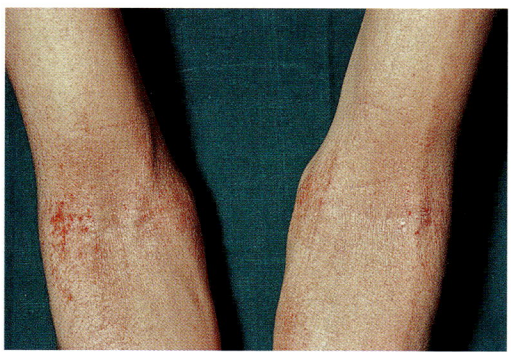

▶ **Abb. 6.5** Typisches Armbeugeekzem bei atopischer Dermatitis.

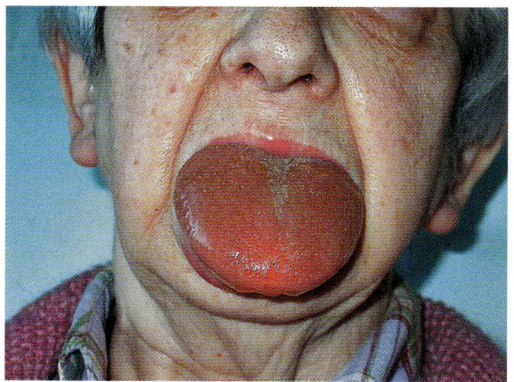

▶ **Abb. 6.6** Anaphylaktische Reaktion Stadium 1 mit Angioödem der Zunge.

> ❗ Beachte: Die meisten Symptome und Kreislaufveränderungen sind in der Frühphase der Anaphylaxie auf die Wirkung des Histamins zurückzuführen. Daher ist beim ersten Anzeichen einer sich ausbreitenden allergischen Reaktion die rasche (möglichst i. v.) Gabe eines Antihistaminikums erforderlich.

Ist die Histaminfreisetzung auf den Ort des Allergenkontakts, z. B. Haut oder Schleimhaut, begrenzt, resultieren in der Regel nur **Lokalsymptome** (▶ Abb. 6.1, Abb. 6.6) wie Rötung, Juckreiz, Quaddelbildung Ödeme, Schleimhautschwellung, Hypersekretion oder Niesreiz – die klassischen Symptome eines Heuschnupfens. Tatsächlich ist die zunehmend häufig anzutreffende Pollenallergie eine Anaphylaxie, jedoch eine lokal begrenzte und daher zunächst meist harmlose Form.

> **Cave**
>
> Jeder Patient mit Pollenallergie trägt ein erhöhtes Risiko für einen anaphylaktischen Schock.

Damit ergibt sich ein erster wichtiger Hinweis auf eine erste Vermeidungsstrategie.

6.1 Risikofaktoren

Patienten, die zu einer Typ-I-Allergie neigen, werden als **Atopiker** bezeichnet. Dieser Begriff wurde 1923 von Coca und Cooke aus dem Griechischen a-topos (falsch platzierte, seltsame Erkrankung) entlehnt. Schon in früher Kindheit zeigen sie Zeichen der fehlerhaften Immunreaktion, zunächst auf der Haut das endogene oder **atopische Ekzem** (▶ Abb. 6.4, Abb. 6.5), wegen des deutlichen Bezugs zum vegetativen Nervensystem auch gerne als „Neurodermitis" bezeichnet. Bei Infekten neigen Atopiker zu asthmatischen Bronchialverkrampfungen, später entwickeln sie klassische Allergien wie Pollen-, Hausstaubmilben- oder Nahrungsmittelallergie. Am häufigsten sind Augen, Nase und Rachen betroffen, nicht selten jedoch kommt es zu einem „Etagenwechsel", dem allergischen Asthma bronchiale.

Die Neurodermitis kann sich im Laufe der Zeit zurückbilden, es gibt jedoch auch Übergänge zu den Erwachsenenform, insbesondere die **Prurigo**, oder nesselsuchtartige Hautreaktion. Die Haut bleibt häufig eine Schwachstelle bei Atopiepatienten. Dies zeigt sich auch im „**weißen oder urtikariellen Dermografismus**" (▶ Diagnostische Hinweise auf Atopie), einem typischen Hinweis auf Atopie, auch bei fehlenden allergischen Symptomen.

Diagnostische Hinweise auf Atopie
- allergische Erkrankungen in der Familienanamnese
- Gesicht mit tiefem Haaransatz im Stirnbereich
- „Atopiefalte" (Dennie-Morgan-Falte): einfache oder doppelte, horizontale Hautfalte, meist beidseitig, unter dem Unterlid
- fehlende oder spärlich ausgebildete laterale Augenbrauen (Herthoge-Zeichen)
- trockene, furchige Lippen
- vermehrte oder vertiefte Handlinien (Ichthyosishand)
- Unverträglichkeit von Wolle auf der bloßen Haut
- Dermografismus: Nach Bestreichen der Haut mit einem stumpfen Gegenstand entwickelt sich nicht wie üblich eine strichförmige Rötung, sondern eine strichförmige Abblassung durch Gefäßverengung (weißer Dermografismus) oder eine linienförmige Schwellung durch mechanische Alteration der Gewebsmastzellen und Freisetzen von Histamin (urtikarieller Dermografismus).

Durch eine sorgfältige Anamnese und gründliche Erstuntersuchung sollte es eigentlich immer möglich sein, bei einem Patienten die Neigung zu Allergien vom Typ 1 (anaphylaktischer Typ) zu erkennen. Damit stellt sich als nächstes die Frage der zu meidenden Substanzen.

6.2 Kritische Allergene

Selbstverständlich sind alle Substanzen zu meiden, auf die der Patient bekanntermaßen allergisch reagiert. Dabei ist wiederum die sorgfältige Anamnese sehr hilfreich. Speziell zu erfragen sind Reaktionen auf Arzneimittel (▶ Abb. 6.7), die frei verkäuflich sind oder in Arzt- oder Zahnarztpraxen häufig injiziert werden, darunter **Schmerzmittel** (Paracetamol, Ibuprofen, Novalgin, Aspirin, Voltaren) oder **Lokalanästhetika** wie Procain oder Lidocain.

Problemstoff Latex

In den letzten Jahren wurde im medizinischen Bereich zunehmend häufig von Allergien gegen Latex berichtet. Die Sensibilisierung erfolgt über Haut (latexhaltige, insbesondere gepuderte Handschuhe) oder Schleimhäute (Blasenkatheter). Aber auch in zahlreichen Alltagsgegenständen ist Latex enthalten, so in Kondomen, Radiergummis oder Klebstoff auf Briefmarken. Schließlich ist eine Sensibilisierung auch über Kreuzallergene wie Bananen, Zitrusfrüchte Tomaten oder über Zimmerpflanzen wie Ficus benjamina (Birkenfeige) möglich. Die typischen Manifestationen der Latexallergie sind **Ekzeme** (oft im Handbereich) und allergisches **Asthma**. Wenn Latexpartikel in die Blutbahn gelangen (bei operativen Eingriffen oder Infusionen) kann sich ein anaphylaktischer Schock entwickeln. Aber auch schon das Einatmen von Raumluft, die Latexpartikel aus gepuderten Handschuhen enthält, verursacht schwerste allergische Reaktionen. Aus diesem Grund werden heute in Kliniken oder im Rettungswagen latexfreie Medizinprodukte benutzt. Gepuderte Latexhandschuhe dürfen seit 1998 nicht mehr eingesetzt werden. Medizinprodukte, die flexiblen Kunststoff enthalten, werden als „latexfrei" oder „latexhaltig" gekennzeichnet.

Die Latexallergie ist weit verbreitet. Bei Personen, die in medizinischen Berufen arbeiten, muss

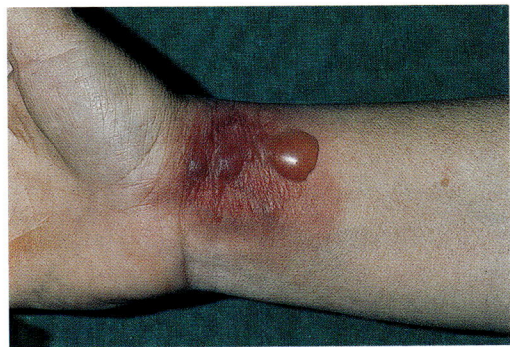

▶ Abb. 6.7 Arzneimittelexanthem (nach Butazolidin-Einnahme).

mit einer Prävalenz von ca. 10 % gerechnet werden. Hier sollte also die anamnestische Befragung besonders sorgfältig durchgeführt werden. Patienten, die zum medizinischen Personal gehören und auf Zitrusfrüchte oder Bananen allergisch reagieren, sind als potenzielle Latexallergiker einzustufen. Eine laborchemische Absicherung durch Bestimmung der IgE-Antikörper gegen Latex liefert nicht immer verlässliche Werte. In der Naturheilpraxis ist bei Infusionstherapien, natürlich auch bei der großen Ozon-Eigenblutbehandlung (Blutwäsche) darauf zu achten, dass bei unsicherer Allergielage latexfreie Materialien zum Einsatz kommen.

> ❗ **Beachte: Die in der Praxis vorgehaltene Notfallausrüstung muss latexfrei sein.**

Ein Beatmungsbeutel älteren Datums könnte Latex enthalten. Es liegt auf der Hand, was geschehen würde, wenn ein gegen Latex sensibilisierter Patient mit einem latexhaltigen Beutel beatmet würde.

(Kreuz-)Allergene ermitteln und meiden

Substanzen, gegen die beim Patienten noch keine allergische Reaktion aufgetreten ist, die aber mit bekannten Allergenen chemisch oder botanisch verwand sind (Kreuzallergene), sollten grundsätzlich nicht als Arznei- oder Hilfsmittel eingesetzt werden. In der naturheilkundlichen Praxis dafür am relevantesten ist sicherlich die Gruppe der **Korbblütler** (frühere Fachbezeichnung: Compositae, nach neuer botanischer Nomenklatur: Asteraceae).

Die Leitpflanze, die zur Pollenallergie führen kann, ist der **Beifuß** (Artemisia vulgaris). Sie hat ihre Hauptblütezeit im Hochsommer (August) und wird in ihrer sensibilisierenden Wirkung derzeit kräftig von der seit Ende der 90er-Jahre hier heimisch gewordenen **Ambrosia** (Traubenkraut oder Ragweed, Blütezeit August bis Oktober) „unterstützt". Aber auch **Heilpflanzen** aus der Gruppe der Korbblütler wie Kamille, Arnika, Echinacea oder Ringelblume führen leicht zu allergischen Reaktionen, insbesondere, wenn sie als Salben appliziert werden. Bei standardisierten Suchtests auf Allergien werden üblicherweise nur die häufigsten Auslöser getestet. Dies ist im Falle der Korbblütler der Beifuß. Nicht jeder Patient weiß, dass bei positiver Beifußtestung auch mit Kreuzallergien z. B. gegen Echinacea zu rechnen ist. Die anamnestische Frage nach einer Allergie gegen Echinacea würde er vielleicht verneinen, obwohl ihm eine Beifußallergie bekannt ist. Daher sollte bei der Patientenbefragung explizit danach gefragt, oder besser, falls vorhanden, im Allergiepass nachgesehen werden. Auch das in der TCM benutzte **Moxakraut** ist ein unserem einheimischen Beifuß verwandter Korbblütler. Stark sensibilisierte Patienten können durch Partikel in der Raumluft Hustenanfälle oder asthmatische Reaktionen entwickeln.

In der Praxis hat es sich bewährt, Patienten, die zum ersten Mal einen Behandlungstermin vereinbaren, einen Anamnesebogen zuzuschicken, den sie in aller Ruhe zu Hause, gegebenenfalls mit Unterstützung von Familienangehörigen, ausfüllen können und dann in die Sprechstunde mitbringen. In diesem Bogen werden die Patienten auch gebeten, sämtliche medizinischen Unterlagen mitzubringen. Gleichwohl kommt es vor, dass Patienten sowohl ihren Anamnesebogen als auch ihre medizinischen Unterlagen zu Hause vergessen.

Wenn zwar Pollenallergien bekannt sind, aber bisher keine Testung durchgeführt wurde, sollte der jahreszeitliche Verlauf der Symptome erfragt werden. Heuschnupfen im Hochsommer sollte den Verdacht auf eine Beifußallergie lenken. Auch eine sorgfältige Nachfrage nach **Lebensmittelunverträglichkeiten** kann wichtige Hinweise liefern.

Die Verträglichkeit einer Heilpflanze in Teeform, z. B. Kamillentee, bietet als anamnestischer Hinweis auf die Verträglichkeit keine Sicherheit, da beim Übergießen mit kochendem Wasser Allergene denaturiert werden und so, trotz der Verträglichkeit des Tees, eine Allergie gegen die Pflanze vorliegen könnte.

▶ Tab. 6.2 listet u. a. einige Heilpflanzen aus der Gruppe der Korbblütler auf, die nicht selten Bestandteil **homöopathischer Komplexmittel** sind.

> **Cave**
>
> **Bei Anwendung von Urtinktur und niederen Potenzen bis D 4 muss im Falle einer Sensibilisierung mit anaphylaktischen Reaktionen gerechnet werden, insbesondere bei Injektionen.**

▶ Tab. 6.2 Kreuzallergien am Beispiel Beifuß, Sellerie und Birke.

Allergen	Kreuzallergen	Vertreter
Beifußpollen	Nachtschattengewächse	Chilipfeffer, Paprika, Tomate
	Korbblütler	Artischocke, Wermut, Ambrosia, Estragon, Kamille, Löwenzahn, Sonnenblume, Chrysantheme
	Kürbisgewächse	Melone, Gurke
	Pfeffergewächse	grüner und schwarzer Pfeffer
Sellerie	Doldenblütler	Anis, Dill, Fenchel, Koriander, Liebstöckel, Karotte
	Lippenblütler	Basilikum, Majoran, Oregano, Thymian
Birkenpollen	Haselgewächse	Haselnuss
	Rosengewächse	Apfel, Birne, Zwetschge, Pfirsich, Mandel, Kirsche
	Exotische Früchte	Litschi, Kiwi, Avocado

Übrigens kann schon die „Testquaddel" einen anaphylaktischen Schock auslösen. Auch das Einträufeln einer Lösung in den Bindehautsack zu Testzwecken ist wegen heftigster allergischer Augenentzündungen heute obsolet. Eine solche Testung würde auch eine falsche Sicherheit vermitteln, denn eine Sensibilisierung ist zu jedem Zeitpunkt der laufenden Behandlung möglich.

Arzneimittel mit Allergiepotenzial

Schließlich sollten Arzneimittel, gegen die der Patient nicht allergisch ist und gegen die auch keine Kreuzallergie besteht, die aber ein allergisches Potenzial besitzen, bei Atopikern mit Zurückhaltung eingesetzt werden. Dies gilt v. a. für Injektionen oder Infusionen. In diese Gruppe gehören auch Vitaminkomplexe (B_1, B_6) deren parenteraler Einsatz kaum hinreichend zu begründen ist. Leider gibt es mitunter Empfehlungen zu zusammengesetzten Infusionslösungen, mit sehr fraglichem Nutzen-Risiko-Profil.

> ❗ **Beachte:** Die Verantwortung für seine Therapie trägt im Falle einer Unverträglichkeit oder unvorhergesehenen Interaktion mit allopathischen Arzneimitteln immer der Behandler, ganz gleich, was bei herstellergestützten Fortbildungsveranstaltungen vermittelt wurde.

Dies gilt auch für den Umgang mit **Lokalanästhetika**, z. B. im Rahmen der Neuraltherapie (Injektion von Lokalanästhetika in oder an Schlüsselstrukturen zur [Ent-]Blockierung). Diese sind nach dem Willen des Gesetzgebers für Heilpraktiker nur zur intrakutanen Anwendung zugelassen. Bei einigen Fortbildungsveranstaltungen bemühen sich erfahrene Kollegen, dem Auditorium zu vermitteln, wie man diese Bestimmung „umgehen" kann. Dies ist nicht zulässig, da ganz offensichtlich der Wille des Gesetzgebers missachtet wird. Dabei ist es unerheblich, ob dieser Wille der Gefährdung durch Lokalanästhetika angemessen ist oder nicht.

Über die allergisierende Potenz von Lidocain oder Procain wird lebhaft diskutiert. Echte anaphylaktische Schockzustände wurden bisher nur sehr selten beschrieben. Eingefleischte Neuraltherapeuten behaupten sogar, es gäbe überhaupt keine Allergien gegen Procain oder Lidocain. Dies stimmt definitiv nicht. Bei einer Reihe von Patienten lassen sich IgE-Antikörper sowohl gegen Lidocain als auch gegen Procain im Blut nachweisen. Gleichwohl sind allergische Reaktionen bei Patienten zu beobachten, die im Blut keine entsprechenden Antikörper aufweisen.

An dieser Stelle sollte erwähnt werden, dass anaphylaktische Reaktionen auch ohne klassische Typ-1-Allergie möglich sind. Früher nannte man solche nichtallergischen Reaktionen „anaphylaktoid". Der Pathomechanismus entspricht dabei den allergischen Zwischenfällen: Es werden Mediatoren (Histamin) aus den Gewebsmastzellen und basophilen Granulozyten freigesetzt. Daher sind Symptome, Verlauf und Behandlung die gleichen wie bei der klassischen Allergie. Und der Patient ist auch genauso tot. Besteht der Verdacht auf eine solche anaphylaktoide Reaktion durch ein

Arzneimittel wie z. B. Procain, kann dieses zuvor in vitro mittels „**Granulozyten-Degranulations-Test**" geprüft werden. Dazu benötigt das Labor eine Blutprobe des Patienten und das verdächtige Arzneimittel.

Aufgrund seiner chemischen Struktur (Ester) wird dem Procain eine größere allergisierende Potenz zugeschrieben als dem Lidocain (Amid). Daher wird empfohlen, bei Atopikern eher Lidocain zur Neuraltherapie zu verwenden. Allerdings wird Lidocain nicht wie Procain schon im Gewebe, sondern erst in der Leber abgebaut. Somit flutet die gesamte injizierte Lidocainmenge im venösen Schenkel des Blutkreislaufs an und passiert das Reizleitungssystem des Herzens. Hier können Lokalanästhetika dosisabhängig zu Herzrhythmusstörungen führen, was bei intrakutaner Gabe von Procain sehr viel weniger zu erwarten ist als bei intrakutaner Gabe von Lidocain. Bei bekannten Herzrhythmusstörungen (insbesondere mit verzögerter Überleitung wie dem AV-Block) sollte man zur Neuraltherapie daher das Procain dem Lidocain vorziehen. Bei unklarer Allergielage oder Unsicherheiten über den Herzrhythmus haben sich auch Injektionslösungen ohne Lokalanästhetika wie Zincum valerianicum comp. Hevert oder Infi-Damiana Injektion N zur Neuraltherapie bewährt.

Die häufigsten Auslöser anaphylaktischer Reaktionen
- **Nahrungsmittel**, insbesondere Nüsse, Schalentiere, Fisch, Kuhmilch, Lebensmittelzusätze, Stein- und Kernobst, Karotten)
- **Insektengifte** (Bienen, Wespe, Hummel)
- **Medikamente** wie Antibiotika, Azetylsalizylsäure, nicht steroidale Antirheumatika, jodhaltige Kontrastmittel, Lösungen zur Hyposensibilisierung, Heparin, Plasmaexpander (hyperkolloidale Lösungen, die i. v. durch erhöhten osmotischen Druck Extrazellulärflüssigkeit in die Blutbahn ziehen und damit das Blutvolumen erhöhen), Lokalanästhetika
- **Latex**

6.3
Abwägen von Injektionsbehandlungen bei Allergikern

Das Risiko, in der Praxis einen anaphylaktischen Schock zu verursachen, wird schon minimiert, wenn Risikofaktoren und im Einzelfall kritische Allergene wie beschrieben ausgeschlossen werden, also wenn man vermeidet, einem Atopiker ein Arzneimittel zu verabreichen, auf das er allergisch reagiert oder gegen das er sich schnell sensibilisieren könnte. Es gilt aber noch einen weiteren Aspekt zu berücksichtigen.

Längst nicht jede anaphylaktische Reaktion wächst sich zu einem anaphylaktischen Schock aus, häufig entscheiden bestimmte Umstände darüber, ob und wie sich allergische Reaktionen generalisieren.

> **Beachte:** In folgenden Situationen sind Injektionsbehandlungen bei Allergikern besonders sorgfältig abzuwägen:
> - unmittelbar nach körperlicher Belastung
> - bei akuten Infektionen, insbesondere mit Fieber
> - unter starker Stressbelastung
> - bei großer Hitze, nach Saunabesuch
> - unter Alkoholeinfluss (des Patienten!)
> - während der Menstruation
> - bei Patienten, die Betablocker oder ACE-Hemmer einnehmen

Vom Verlauf her scheinen oral aufgenommene Allergene (Nahrungs- oder Arzneimittel) eher zu Symptomen an Haut, Schleimhäuten und Atemwegen zu führen, während durch Stich eingebrachte Allergene (Insektenstiche, Injektionen) eher ein Kreislaufversagen verursachen.

Die **Schwere** einer anaphylaktischen Reaktion ist wesentlich von der Geschwindigkeit abhängig, mit der ein Allergen in die Blutbahn gelangt. Somit sind Injektionen im Allgemeinen und die intravenöse Injektion im Besonderen die Applikationsformen mit dem größten Risiko einer allergischen Schockreaktion.

Es sollte daher immer gut zu begründen sein, weshalb z. B. wasserlösliche Vitamine wie Vitamin B_6 als Infusion verabreicht werden, wenn sie bei gegebener Indikation auch oral wirksam sind. Die besseren Abrechnungsmöglichkeiten sind vor den

Schranken des Gerichts kein überzeugendes Argument.

6.4
Symptomatik und Therapie

Definition
Lebensbedrohliches Maximalstadium einer allergischen Typ-I-Reaktion mit Schocksymptomatik (meist unmittelbar) nach Allergenkontakt.

Klinik
Frühsymptome
Die ersten und zuverlässigsten Zeichen entwickeln sich an der **Haut**:
- Kribbeln oder Jucken der Handflächen oder Fußsohlen
- Hitzegefühl und Rötung des Gesichts und des Oberkörpers (Flush)
- Auftreten einer Nesselsucht, Schwellung der Lippen, Ödeme im Gesicht und an den Händen

Daneben bestehen **Allgemeinsymptome** wie:
- metallischer Mundgeschmack
- Schwindel
- Engegefühl am Hals
- Angst
- Schweißausbruch

Typische Symptome im Vollbild
Atemwege
- Niesreiz
- wässriger Schnupfen
- Hustenreiz
- erschwertes Ausatmen mit Stridor und Heiserkeit durch Schwellung der Kehlkopfschleimhaut
- erschwertes Einatmen mit Pfeifen und Giemen beim Ausatmen durch Verkrampfung der Bronchialmuskulatur
- Atemstillstand

Gastrointestinaltrakt
- Übelkeit mit Erbrechen
- krampfartiger Bauchschmerz
- Stuhldrang mit unwillkürlichem Stuhlabgang

Herz-Kreislauf-System
- Pulsbeschleunigung
- Blutdruckabfall
- Herzbeklemmung
- Herzrhythmusstörungen
- Kreislaufkollaps
- Kreislaufschock
- Kreislaufstillstand

Der entscheidende Gesichtspunkt ist, ob die Allergie lokalisiert am Ort des Allergenkontakts bleibt, oder ob sie sich darüber hinaus ausdehnt, also generalisiert. Eine generalisierte Allergie bedeutet die **Überschwemmung der Blutbahn mit Histamin**. Abhängig von der Quantität und Geschwindigkeit der Histaminausbreitung entwickeln sich verschiedene Schweregrade bis hin zum sofortigen Kreislaufstillstand. In der Schulmedizin werden vier Stadien der anaphylaktischen Reaktion (▶ Tab 6.3) definiert, um eine standardisierte Stufenbehandlung zu etablieren. Dies spielt eine wichtige Rolle für den gerechtfertigten Einsatz von Adrenalin.

In der Praxis muss sich der Patient jedoch nicht an die Vorgaben der Lehrbücher halten. Eine anaphylaktische Reaktion kann zeitgleich alle Stadien bis zum Kreislaufstillstand durchlaufen, sie kann sich aber unter Aussparung der Stadien 1, 2 und 3 sofort als Kreislaufstillstand manifestieren. Aus akademischen Gründen ist es sicher sinnvoll, hier die klassischen Stadien anzuführen.

▶ Tab. 6.3 Anaphylaxiestadien nach Schweregrad.

Stadium	Klinik
I	leichte allergische Allgemeinreaktion an Haut und Schleimhäuten: Juckreiz, Nesselsucht, Schwellungen, Flush
II	Ausgeprägte Allgemeinreaktion mit Beteiligung tieferer Organsysteme: Übelkeit, Bauch- und Unterleibskrämpfe, Heiserkeit, Atemnot, Herzbeklemmung, Kreislaufreaktion mit Pulsanstieg und Blutdruckabfall
III	hämodynamischer Schock (eigentlicher anaphylaktischer Schock): Blutdruckabfall unter 100 mm Hg systolisch, Anstieg der Pulsfrequenz über 100, Bewusstseinsverlust, Zyanose, unwillkürlicher Stuhlabgang, stärkste Atemnot
IV	Atem- und Kreislaufstillstand

6 – Anaphylaktischer Schock

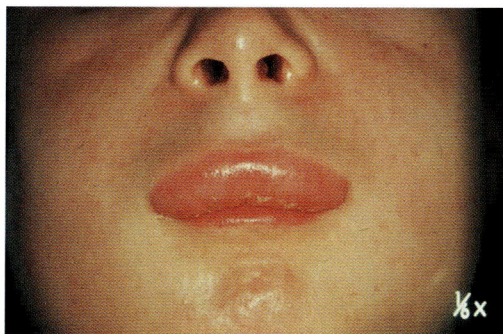

▶ **Abb. 6.8** Alarmzeichen akutes Quincke-Ödem im Rahmen einer anaphylaktischen Reaktion.

Systematik der Anaphylaxiestadien

Da zu Beginn der Reaktion nicht absehbar ist, ob alle Stadien durchlaufen werden, oder ob das Geschehen persistiert, ist von Stadium I (▶ Abb. 6.8) an die für Heilpraktiker mögliche **Maximaltherapie** einzuleiten.

Damit ist aber immer noch nicht sauber herausgearbeitet, wo genau die Schnittstelle zwischen einer „Haustieranaphylaxie" und einer „Raubtieranaphylaxie" liegt. Um dies wirklich klar zu verdeutlichen, hat es sich bewährt, ein fünftes Stadium in die Systematik einzuführen und als **Stadium 0** den vier restlichen voranzustellen. Dabei handelt es sich um eine lokale allergische Haut- oder Schleimhautreaktion ausschließlich am Ort des Allergenkontakts:
- bei Schleimhautkontakt (Pollenallergie): Juckreiz, Niesen, Nasenfluss,
- Augenbrennen, Tränenfluss.
- nach Injektion: Quaddelbildung und Rötung an der Injektionsstelle, ohne Fernreaktion.

Tritt aber z. B. nach einer Injektion am Rücken Juckreiz in den Handflächen oder Niesen und Augenbrennen auf, ist dies als erstes Zeichen der Generalisation zu werten und entspricht somit dem Stadium I, die Büchse der Pandora ist geöffnet.

Aufgrund des Pathomechanismus gibt es bei i. v. Injektionen **kein Prodromalstadium** mit lokaler Ausprägung: Jede allergische Reaktion nach intravenöser Medikamentengabe ist als Allgemeinreaktion zu werten!

Allgemeine Info

Nach einer **Quaddelung** mit Procain kommt es bei normaler Gefäßreaktion immer auch zu einer Hautrötung, die großflächiger ist als die gesetzte Quaddel. Dies ist eine normale Reaktion. Wird die gesetzte Quaddel aber im Nachhinein noch größer oder klagt der Patient über Juckreiz an der Injektionsstelle, muss von einer allergischen Reaktion, bislang noch im Stadium 0, ausgegangen werden. Auch wenn Lokalanästhetika am Ort der Applikation den Juckreiz hemmen, wird das freigesetzte Histamin in der näheren Umgebung Juckreiz verursachen. Es ist daher immer sinnvoll, Atopiker vor einer weiteren neuraltherapeutischen Sitzung zu fragen, ob nach der letzten Behandlung Juckreiz aufgetreten ist.

Differenzialdiagnose
- Kreislaufkollaps
- epileptischer Anfall
- andere Schockformen (▶ S. 59)
- Schlaganfall
- Intoxikation

Notfallbehandlung

Der Heilpraktiker muss beim ersten Anzeichen einer bedrohlichen allergischen Reaktion schnellstmöglich einen Notarzt verständigen und bis zu dessen Eintreffen die folgenden Basismaßnahmen (▶ S. 108) durchführen, die den weiteren Verlauf maßgeblich mitbestimmen.

Stadium 0 (lokale Reaktion)
- lokal kühlende Maßnahmen (z. B. Gelbeutel)
- lokal wirksame Antihistaminika (z. B. Fenistil Gel)
- bei ausgeprägter Symptomatik: orale Gabe eines Antihistaminikums (z. B. Fenistil 20–40 Tr.)
- Lagerung mit erhöhtem Oberkörper
- weitere Notfallmaßnahmen vorbereiten
- 45 Minuten Überwachung

Stadium I (▶ Stadieneinteilung, ▶ Tab. 6.3)
- Notarzt rufen
- sicherer venöser Zugang (großlumige Venenverweilkanüle, ▶ S. 209) mit Infusion einer Elektrolytlösung (z. B. Ringer-Lösung oder 0,9 % NaCl) mit mittlerer Tropfgeschwindigkeit (ca. 1 Tr./Sekunde)
- i. v. Injektion eines Antihistaminikums (z. B. Tavegil Injektionslösung 5 ml, langsam über 2 Minuten)

Symptomatik und Therapie

- vorbehaltlich der Verfügbarkeit für Heilpraktiker: 100 mg Dexamethason i. v. (z. B. Fortecortin Injekt 40 mg, 2,5 Amp. langsam i. v. 1 Amp enthält 5 ml Lösung)
- Oberkörper hochlagern
- bei lokalen (Schleimhaut-)Schwellungen äußere Kühlung
- Blutdruck und Kreislauf überwachen
- Notarzt: evtl. Adrenalin- und/oder Kortisonspray

zusätzlich im Stadium II
- Sauerstoff mit maximalem Flow (▶ S. 25)
- vorbehaltlich der Verfügbarkeit für Heilpraktiker: 0,3 mg (Erwachsenendosis) Epinephrin (Adrenalin) i. m. in die Oberschenkelaußenseite (z. B. Fastjekt i. m., notfalls durch die Hose)
- bei erhaltenem Bewusstsein: Schocklage (Dominieren des Volumenmangels) oder Oberkörper hochlagern (Dominieren der Atemwegssymptomatik)
- bei Bewusstlosigkeit: stabile Seitenlage
- Notarzt: Kortison i. v., evtl. Adrenalin subcutan

zusätzlich im Stadium III
- Infusion (1,5–2,5 l Ringer-Lösung) mit maximal geöffneter Rollklemme, evtl. Druck
- Blutdruck systolisch unter 100 mm HG (Schock): Schocklagerung (▶ S. 59, 206)
- Autotransfusion (▶ S. 83)
- Notarzt: Adrenalin i. v. mit Monitorüberwachung, 1000 mg Kortison i. v., 1–2 l HAES 6% (Plasmaexpander Hydroxyethylstärke) unter Druck

zusätzlich im Stadium IV
- bei Kreislaufstillstand: Maßnahmen der kardiopulmonalen Reanimation (▶ S. 64)
- Notarzt: Intubation (wenn nicht bereits erfolgt), evtl. Defibrillation

Wenn sich trotz sorgfältiger Beachtung aller Vermeidungsstrategien ein anaphylaktischer Schock in der Praxis ereignet, ist das **frühzeitige Einschreiten** die einzige Möglichkeit, einen schicksalhaften Verlauf abzumildern.

Früher führte diese Tatsache zu der Überlegung, ob unter dem Aspekt des höheren Rechtsgutes (das Leben des Patienten) nicht auch dem Heilpraktiker Notfallmedikamente wie Adrenalin oder Kortison zur Verfügung gestellt werden sollten. Während noch vor ca. 10 Jahren einige Amtsärzte dazu bereit waren, auf Anfrage solche Rezepte an Heilpraktiker auszuhändigen, gilt heute die Rechtsauffassung, dass der Heilpraktiker im Rahmen seiner Möglichkeiten bleiben, also ohne verschreibungspflichtige Notfallmedikamente auskommen muss. Vereinzelt wird sogar angeführt, dass ein Patient, der sich in die Behandlung eines Heilpraktikers begibt, nach erfolgter Aufklärung über die Risiken einer Behandlung, damit rechnen muss, im Notfall nicht die gleiche Therapie zu bekommen wie bei einem Arzt („Wer sich in die Gefahr begibt, kommt darin um").

Man mag unterschiedliche Ansichten zu dieser Rechtsauffassung haben, sicher ist aber, dass Adrenalin selbst ein extrem hohes Gefahrenpotenzial birgt. In älteren Lehrbüchern zur ärztlichen Notfallmedizin wurde noch empfohlen, im anaphylaktischen Schock Suprarenin 1:10 verdünnt, i. v. fraktioniert, zu verabreichen, bis sich die Kreislaufverhältnisse stabilisiert haben. Nachdem sich aber bei unter Behandlung tödlich verlaufenden Anaphylaxien die Frage stellte, ob nicht ein beträchtlicher Anteil der Geschädigten an Kammerflimmern, einer möglichen Folge von Adrenalingaben, und nicht am allergischen Geschehen verstorben war, wurden die Behandlungsvorgaben geändert:

Adrenalin i. v. ist nur noch nur bei **monitorüberwachten** Patienten zulässig, ansonsten liegt der Behandlungsschwerpunkt auf Volumenersatz.

Allgemeine Info

Der Sachverständigen-Ausschuss des Bundesinstituts für Arzneimittel und Medizinprodukte (BfArM) empfahl in seiner 63. Sitzung am 30.06.2009, dass zur Behandlung des anaphylaktischen Schocks dem Heilpraktiker Adrenalin und Kortison zugänglich sein sollten:
- Kortison als Dexamethason (z. B. Fortecortin) zur einmaligen parenteralen Anwendung in wässriger Lösung in Ampullen oder Fertigspritzen mit 40 mg Wirkstoff und bis zu drei Packungseinheiten (entsprechend 120 mg Wirkstoff).
- Adrenalin (Ephedrin) als Autoinjektor (z. B. Fastjekt) eine Packungseinheit.

Damit soll eine stadiengerechte Therapie gemäß AWMF (Arbeitsgemeinschaft der wissenschaftlichen Medizinischen Fachgesellschaften) ermöglicht werden (Stadium 1: Antihistaminikum und Kortison i. v., ab Stadium 2: Adrenalin)

Da davon auszugehen ist, dass die Empfehlungen des Sachverständigenausschusses auch ratifiziert werden, sollen bei den folgenden Therapiestrategien Kortison, Antihistaminika und Adrenalin mitberücksichtigt werden.

Es sollte hier nicht vergessen werden zu erwähnen, dass in der o. g. Sitzung explizit auf die Notwendigkeit der Überarbeitung der Aus- und Weiterbildungsrichtlinien für Heilpraktiker im Umgang mit diesen Arzneimitteln verwiesen wurde.

Unklar ist bei Fertigstellung des Buches noch, auf welche konkrete Weise Heilpraktiker dann Zugang zu Adrenalin und Kortison bekommen. Sobald dies feststeht, sollten die Berufsverbände ihre Mitglieder detailliert unterrichten und Weiterbildungsmöglichkeiten anbieten, die den sicheren, stadiengerechten Umgang mit diesen Arzneimitteln ermöglichen.

Denn hämodynamisch entspricht das Schockstadium einem Volumenmangelschock, bei dem Katecholamine (wie Adrenalin) kontraindiziert sind. Warum dann überhaupt noch Adrenalin geben?

Der Volumenmangel durch Histamin hat zwei Komponenten:
- **Vasodilatation** größerer Blutgefäße mit Versacken des Blutes in die Peripherie
- Steigerung der **Durchlässigkeit kleiner Gefäße** und damit Flüssigkeitsaustritt ins Gewebe

Beide Komponenten können durch Adrenalin antagonisiert werden. Darüber hinaus entkrampft es die Bronchialmuskulatur. Adrenalin kann jedoch die ins Gewebe ausgetretene Flüssigkeit nicht in die Blutbahn zurückholen. Dies gelingt nur durch Volumenersatz, am besten mit hyperosmolaren Plasmaexpandern, die eine Art Wassersog in die Blutgefäße erzeugen.

So ist also die optimale Behandlung nur durch eine sorgfältige Abstimmung der Adrenalin- und Volumentherapie möglich. Somit sind Adrenalin, Plasmaexpander und Kortison – das allerdings seine antiallergische Wirkung erst nach ca. 20 Minuten entfaltet und daher für die Akutphase nicht entscheidend ist – die stärksten Waffen gegen die Anaphylaxie.

Im bisher Dargestellten wurde schon fast gebetsmühlenartig auf die Notwendigkeit des frühzeitigen Eingreifens hingewiesen. Andererseits wurde auch erläutet, dass anaphylaktische Reaktionen sehr häufig sind und z. B. als allergischer Schnupfen in der Pollenzeit recht harmlos in Erscheinung treten. Muss man nun jeden Patienten, der niest und mit laufender Nase in die Praxis kommt, notfallmäßig versorgen und ihn in Notarztbegleitung zur 24-stündigen Überwachung in ein Krankenhaus einweisen? Er hat eine anaphylaktische Reaktion. Droht ihm ein Schock oder gar ein Kreislaufstillstand? Die Vermutung trifft zu: eher nicht. Hier kommt es auf die richtige Unterscheidung zwischen „Haustieranaphylaxie" (Stadium 0, z. B. Heuschnupfen oder Kontaktekzem, ▶ S. 99) und „Raubtieranaphylaxie" (ab Stadium I, ▶ Tab. 6.3) an.

Wenn man von der Einsatzmöglichkeit von Kortison und Adrenalin absieht, bestehen die wichtigsten Maßnahmen des Heilpraktikers darin, beim ersten Anzeichen für eine Anaphylaxie die allergieauslösende Behandlung abzubrechen, den venösen Zugang und die Vitalfunktionen zu sichern (bei einer i. v. Behandlung nicht die Nadel herausziehen, sondern in der Vene liegen lassen), den Notarzt zu verständigen, und, bis zum Eintreffen des Notarztes, den Verlauf der allergischen Reaktion (Stadieneinteilung ▶ Tab. 6.3) wie folgt zu verzögern (▶ S. 106).

In jedem Stadium ist die **Applikation** des (potenziellen) Allergens sofort zu beenden. Erfolgte die Applikation intravenös, sollte die Kanüle unbedingt in der Vene belassen werden.

Stadium 0

Im Stadium 0 wird der Patient mindestens 45 Minuten überwacht. Lokal kühlende Maßnahmen an der Injektionsstelle begrenzen die Histaminausbreitung, lokal wirksame Antihistaminika (Fenistil Gel, am besten im Kühlschrank aufbewahren, dadurch zusätzlich kühlende Wirkung) lindern den Juckreiz. Der Notfallplan der Praxis wird aktiviert, das heißt, dass die im Fall einer Ausbreitung der Anaphylaxie erforderlichen Medikamente und Utensilien bereitgestellt werden (ohne den Patienten zu ängstigen), die Rufnummer des örtlichen Rettungsdienstes wird bereitgehalten. Auch die orale Gabe eines Antihistaminikums (Fenistil 20–40 Tr.) kann bei starker lokaler Reaktion in Betracht kommen, allerdings sollte der Patient dann nicht mehr selbst Auto fahren, da Antihistaminika das Reaktionsvermögen beeinträchtigen.

Gelagert wird der Patient in Rückenlage mit erhöhtem Oberkörper, der Zugang zu den Armvenen sollte schnell möglich sein.

Nach folgenlos abgeklungenem Stadium 0 muss die allergische Reaktion durch Austestung bei einem Allergologen verifiziert werden. Der Patient wird über die Allergie informiert, er erhält einen Allergiepass, in der Patientenakte wird ein gut sichtbarer Vermerk eingetragen.

Stadium I

Im Stadium I (▶ Tab. 6.3) erfolgt die mögliche Maximaltherapie: Informieren des Rettungsdienstes unter Anforderung eines Notarztes und Hinweis auf die Dringlichkeit (drohender allergischer Schock). Legen eines sicheren venösen Zuganges. Dies ist im Idealfall eine (besser zwei) großlumige Venenverweilkanüle. Aber auch eine Flügelkanüle, die richtig platziert ist, ist hilfreicher, als eine „para" (daneben) gestochene Verweilkanüle. Die sofortige Injektion eines Antihistaminikums (Tavegil Injektionslösung 5 ml oder Fenistil Injektionslösung, 4 ml langsam innerhalb von 2 Minuten, i. v.) wäre jetzt geboten, allerdings ist Fenistil in Ampullenform seit August 2009 rezeptpflichtig, Tavegil wird vermutlich folgen. Im Zusammenhang mit der Empfehlung, Kortison und Adrenalin für Heilpraktiker zur Akutbehandlung des anaphylaktischen Schocks zuzulassen (▶ S. 107), wurde auch empfohlen, die Verschreibungspflicht der i. v. H1-Antihistaminika (hier Fenistil) zu überprüfen. Potenzielle Nebenwirkungen und Gegenanzeigen dieser Präparate wie Augeninnendruckerhöhung bei Glaukom, erschwertes Wasserlassen bei Prostatahyperplasie oder verminderte Aufmerksamkeit im Straßenverkehr spielen in dieser Notfallsituation keine Rolle, da der Patient ohnehin zur stationären Krankenhausbehandlung ansteht. Der Notarzt sollte bei der Patientenübergabe allerdings über die applizierten Medikamente unterrichtet und auf mögliche Grunderkrankungen des Patienten (Glaukom, Prostatahyperplasie) hingewiesen werden. Nach der Injektion des Antihistaminikums wird der venöse Zugang durch Anhängen einer Infusionslösung (eine Elektrolytlösung wie die **Ringer-Lösung** wird in dieser Situation der Kochsalzlösung vorgezogen) gesichert. Auf den Laktatpuffer Ringer-Laktat sollte jedoch verzichtet werden, da dieser unter Sauerstoffverbrauch in der Leber abgebaut wird. Die Tropfgeschwindigkeit der Lösung sollte zunächst im mittleren Bereich (ca. 1 Tr./Sekunde) liegen.

Nach dem Antihistaminikum sollte nun, vorbehaltlich der Zulassung für Heilpraktiker, 100 mg Dexamethason (z. B. Fortecortin Injekt, 2,5 Amp. à 40 mg) langsam i. v. appliziert werden.

Da im Stadium I Schwellungen im Gesichtsbereich vorkommen können, wird der Patient mit erhöhtem Oberkörper gelagert. Beginnen sich die Schwellungen auf die Schleimhäute auszudehnen, kann eine lokale äußere Kühlung z. B. mit einem Kältepack Erleichterung verschaffen.

Stadium II

Im Stadium II dominieren Kreislauf- und Atemwegsprobleme das Geschehen. Für beide Fälle ist die Sauerstoffgabe mit maximalem Flow eine wichtige Basismaßnahme. Problematisch kann bei erhaltenem Bewusstsein die Frage der richtigen Lagerung des Patienten werden. Dominieren die Symptome der Atemwegsverlegung ist die Lagerung mit erhöhtem Oberkörper beizubehalten, dominiert der Blutdruckabfall (hämodynamisch eine Störung des venösen Rückstroms) ist die Schocklage (erhöhte Beine, ▶ S. 59, 206) sinnvoller. Im Zweifelsfall kann auf einer Liege das Kopfteil etwas hochgestellt werden, während die Beine z. B. mithilfe von Polstern hochgelagert werden. Auch die flache Lagerung kommt als Kompromisslösung in Betracht.

Gemäß AWMF- Empfehlung sollte im Stadium II Adrenalin verabreicht werden. Vorbehaltlich der Umsetzung der BfArM-Empfehlung (▶ S. 107) kann der Heilpraktiker 0,3 mg Adrenalin als Einzeldosis mittels Autoinjektor (z. B. Fastjekt oder für Kinder Fastjekt Junior) i. m. in die Oberschenkelaußenseite, notfalls auch durch die Hose applizieren.

Stadium III

Im Stadium III beherrscht das Kreislaufgeschehen die therapeutischen Maßnahmen. Zum Ausgleich des Volumenmangels wird die Infusionslösung mit maximal geöffneter Rollklemme appliziert, wenn möglich sogar unter Druck. Bei flexiblen Kunststoffflaschen wird dazu manuell Druck auf die Infusionsflasche ausgeübt. Besser geeignet ist die Kompression der Infusionsflasche mittels einer Blutdruckmanschette. Auch eine Autotransfusion (▶ S. 83) wirkt dem Volumenmangel entgegen.

Verliert der Patient das Bewusstsein, gilt die stabile Seitenlage (▶ S. 207) zur Aspirationsprophylaxe als Basislagerung. Falls möglich, sollte dies auf einer schrägen Ebene mit Kopftieflagerung geschehen. Dazu wird üblicherweise das Aushängen einer Tür empfohlen, auf die dann der Patient in die Seitenlage gelegt wird. Anschließend wird zu Herstellung einer schiefen Ebene von ca. 25–30° unter das Fußende ein kleiner Turm aus Büchern (besonders geeignet: Rote Liste, Kent etc.) oder ein Fußschemel platziert. Inwieweit diese Empfehlungen praxisrelevant sind, sei dahingestellt. Sie könnten auch daran scheitern, dass die jüngere Kollegenschaft immer weniger Bücher besitzt und sich eine schiefe Ebene mit CDs, DVDs oder Labtop nicht ohne größere Probleme herstellen lässt.

❗ **Beachte: Die Infusions- und Sauerstofftherapie wird auch in der stabilen Seitenlage durchgeführt.**

Eine Wiederholung der Injektion des Antihistaminikums ist nicht angezeigt, sie würde nur dessen Nebenwirkungspotenzial erhöhen und besitzt keinen therapeutischen Nutzen. Über den venösen Zugang freut sich hingegen der hoffentlich spätestens jetzt eintreffende Notarzt und wird nun durch die Gabe der erforderlichen Medikamente, eventuell auch durch endotracheale Intubation, die Vitalfunktionen des Patienten weiter sichern.

Stadium IV

Im Stadium IV, dem Kreislauf- und Atemstillstand, wird die Therapie formal wieder „einfacher". Sie richtet sich nach den allgemeinen Regeln der kardiopulmonalen Reanimation (▶ S. 64), allerdings mit der Besonderheit, dass die Atemwege verlegt sind und dass kaum noch Volumen in der Blutbahn zur Verfügung steht.

7 Bewusstseinsstörungen

7.1 Ermittlung und Interpretation des Bewusstseinsgrades 112
7.2 Zerebrovaskuläre Synkopen 113
7.3 Zerebrale Synkopen 115

Bei der bisherigen Betrachtung der Notfallmedizin wurde überwiegend vom bewusstlosen oder nicht bewusstlosen Patienten ausgegangen. Bei rasch ablaufenden Entgleisungen der Vitalfunktionen wie den Atem- oder Kreislaufstörungen bewegt sich die Bewusstseinslage für gewöhnlich auch zwischen diesen beiden Extremen. Einige Notfallsituationen entwickeln sich jedoch langsamer, so der Volumenmangelschock bei gastrointestinalen Sickerblutungen oder die subdurale Blutung nach einem Schädel-Hirn-Trauma. Besonders aber bei Stoffwechselentgleisungen durch Leber-, Nieren-, Nebennieren- oder Schilddrüsenerkrankungen vergehen nicht selten Tage, bis der Patient das Bewusstsein verliert. Dies geschieht dann oft nicht plötzlich, sondern über mehrer Stufen der Bewusstseinstrübung, die mitunter als einziges Zeichen einer schwerwiegenden Erkrankung in Erscheinung tritt. Dies gilt auch für den Verlauf einer Hyperglykämie, bei der es bis zu einer Woche dauern kann, bis der Patient bewusstlos wird.

Im Rahmen des „Diagnostischen Blocks" (▶ S. 14, 15) spielt es eine wichtige Rolle, ob ein bewusstloser Patient durch Ansprechen oder Schmerzreize erweckbar ist oder nicht. Ist er nicht erweckbar, befindet er sich im Koma. Dann sind zwei Differenzialdiagnosen vordringlich (weil vor Ort behandelbar):
- Koma durch Atem- und Kreislaufstillstand (Ausschluss durch fühlbaren Puls und feststellbare Atembewegungen)
- Koma durch Entgleisungen des Blutzuckers: Unter- oder Überzuckerungskoma (Ausschluss durch Blutzuckermessung)

Das weitere Vorgehen entspricht dem der jeweiligen Störung, wie in den jeweiligen Kapiteln beschrieben. Allgemeines Handlungsschema bei bewusstlosem Patient: ▶ S. 14.

Ist der Patient nicht bewusstlos oder aus der Bewusstlosigkeit erweckbar, fallen die Diagnosen Kreislaufstillstand und Atemstillstand weg. Hinweise auf eine mögliche Ursache geben nun:
- der Grad der Bewusstseinstrübung
- das Alter des Patienten
- der Verlauf der Bewusstseinsstörung

Neben der Erweckbarkeit (spontanes Erwachen, Erwachen durch äußere Reize, nicht erweckbar) gibt auch die Phase nach dem Erwachen wertvolle Hinweise: Bei Störungen des venösen Rückstroms (▶ S. 84) ist der Patient meist schnell wieder geistig klar und orientiert. Es kann allerdings einige Zeit in Anspruch nehmen, bis er wieder sicher auf den Beinen steht. Bei den Synkopen durch zerebrale Fehlfunktion (▶ S. 115) – hier besonders nach einem epileptischen Anfall – könnte der Patient (nach dem Terminalschlaf) schnell wieder loslaufen, er ist aber noch längere Zeit nach dem Erwachen verhangen. Die körperliche Erholung verläuft schneller als die geistige.

7 – Bewusstseinsstörungen

> ⚠ **Beachte:** Eine plötzliche Bewusstlosigkeit, aus der der Patient nicht erwacht und auch nicht zu erwecken ist (Koma), kann verursacht sein durch:
> - akuten Kreislauf- und/oder Atemstillstand
> - Hypoglykämie
> - anaphylaktischer Schock
> - intrazerebrale Raumforderung (arterielle Blutungen wie Schlaganfall oder Aneurysmenruptur, traumatische Blutung wie epidurales Hämatom oder Hirndruckanstieg bei Liquorabflussstörung)
> - Meningoenzephalitis

Bei sich allmählich entwickelnder Bewusstlosigkeit, welche die einzelnen Stufen der Bewusstseinstrübung durchläuft, ist auf Störungen ernsthafter Natur zu schließen, welche einer stationären Krankenhausbehandlung bedürfen, insbesondere:
- Intoxikationen
- Infektionen
- Volumenmangel
- Stoffwechselentgleisungen (Hyperglykämie, Nieren-, Leber-, Nebennieren-, Schilddrüsenerkrankungen) intrazerebrale Prozesse (venöse Blutungen wie das subdurale Hämatom, Tumoren)

7.1 Ermittlung und Interpretation des Bewusstseinsgrades

> ℹ **Allgemeine Info**
> Der **Bewusstseinsgrad** wird klinisch unterteilt in:
> - **Normale Vigilanz**: bewusstseinsklar, normale Aufmerksamkeit
> - **Verhangener Patient**: Bewusstseinstrübung, verlangsamte, aber zielgerichtete Reaktionen
> - **Somnolenz**: abnorme Schläfrigkeit: Patient bewusstlos aber erweckbar, dann jedoch verhangen, rasches erneutes Einschlafen
> - **Sopor**: Patient nur durch starke Reize erweckbar, dann jedoch nicht ansprechbar, keine zielgerichteten Reaktionen, rasche erneute Bewusstlosigkeit
> - **Koma**: auch durch stärkste Reize nicht erweckbar

▶ **Tab. 7.1** Häufige Ursachen der Bewusstlosigkeit.

plötzliches Auftreten	allmähliche Entwicklung
• Kreislaufstillstand	• andere Schockformen
• Kreislaufkollaps	• Stoffwechselstörungen
• Hypoglykämie	• zerebrale Blutungen
• anaphylaktischer Schock	• Toxine
• Schlaganfall	• Infektionen

Ist der Patient ansprechbar, wird der Zustand des Bewusstseins durch Fragen überprüft, die normalerweise jeder, welcher der Landessprache mächtig ist, verstehen und ohne langes Grübeln beantworten kann. Dabei geht es weniger um Kopfrechnen oder Allgemeinwissen, sondern um die Orientierung des Patienten. Geprüft wird, ob er zum Ort, zur Zeit, zur Person und zur Situation orientiert ist.

Der Patient wird gefragt, wie er heißt, ob er weiß, was passiert ist, wo er sich befindet und wie das Datum lautet. Werden all diese Fragen ohne zu zögern richtig beantwortet, ist der Patient ansprechbar und bei normaler Vigilanz.

Gibt der Patient nur zögerlich Antworten, oder sind die Antworten falsch, muss schon von einer Trübung des Bewusstseins (verhangener Patient) ausgegangen werden. Dieser Zustand kann zwar unmittelbar nach einem Schockerlebnis auch ohne organische Schädigung für eine kurze Zeit auftreten, aber auch ein erster Hinweis auf eine sich entwickelnde zerebrale Schädigung sein. Daher ist der Patient weiterhin sorgfältig zu überwachen.

7.1.1 Ursachenermittlung durch Alter und Bewusstseinsgrad

Nicht nur der Bewusstseinsgrad, sondern auch das Alter des Patienten kann entscheidende Hinweise auf die Grunderkrankung liefern. So zählen bei Kindern Infektionen, bei Jüngeren Suchtmittel und bei Älteren Herz-Kreislauf-Erkrankungen zu den häufigsten Ursachen.

Säuglinge und Kleinkinder

Bei Säuglingen und Kleinkindern ohne Anzeichen eines Schädel-Hirn-Traumas muss immer mit einer **infektiösen Ursache** gerechnet werden. In dieser Altersgruppe können Infektionen rasch zu hohem Fieber und Bewusstseinstrübungen führen. Hier sollte an eine virale oder bakterielle Meningitis oder Meningoenzephalitis gedacht werden, auch wenn die klassischen Meningismuszeichen wie Kopfschmerz, Lichtempfindlichkeit oder Nackensteifigkeit nicht nachweisbar sind.

> ❗ **Beachte:** Fieber und Eintrübung des Bewusstseins sind bei Säuglingen und Kleinkindern oft die einzigen Frühsymptome einer schwerwiegenden Infektion. Eine fachärztliche Krankenhausbehandlung ist daher zwingend erforderlich.

Jugendliche und junge Erwachsene

Bei Jugendlichen und jungen Erwachsenen sind selbstverständlich auch Infektionen wie eine Meningokokkenmeningitis möglich. Häufiger jedoch ist mit **Arznei- und Suchtmittelmissbrauch** (Alkohol, Betäubungsmittel, Designerdrogen, Aufputsch- oder Beruhigungsmittel etc.) zu rechnen. Tablettenvergiftungen, möglicherweise in suizidaler Absicht (Schlafmittelvergiftung), sind hierbei nicht selten. Bei Verdacht sollte daher, nach der Primärversorgung, im Umfeld des Vorgefundenen nach leeren Tablettenschachteln, Drogenutensilien oder Abschiedsbriefen gesucht werden. Auch bei typischen Hinweisen auf Alkoholintoxikation (leere Flaschen, Alkoholgeruch) sollten Differenzialdiagnosen wie Unterzuckerung, Schädel-Hirn-Trauma, Tablettenmissbrauch oder Kohlenmonoxidvergiftung nicht von vornherein ausgeschlossen werden. Hinweise ergeben sich aus der Form, der Größe und der Symmetrie der Pupillen. Schließlich ist in dieser Altersgruppe auch mit einer intrazerebralen Blutung durch Ruptur eines angeborenen Aneurysmas zu rechnen, der **Subarachnoidalblutung** (▶ S. 185). Das zu erwartende Symptom des Meningismus ist bei tiefer Bewusstlosigkeit oft nicht mehr vorzufinden. Da sich ein **juveniler Diabetes mellitus** oft um das 6. bis 12. Lebensjahr und dann häufig nach Infekten manifestiert, sollte bei abnormer Schläfrigkeit in dieser Altersgruppe auch die Erstmanifestation dieser Krankheit erwogen werden. Hier finden sich oft exzessiv erhöhte Blutzuckerwerte um 1000 mg/dl.

Ältere Menschen

Bei älteren Menschen stehen Bewusstseinsstörungen häufig im Zusammenhang mit chronischen Grunderkrankungen. Zerebrale Durchblutungsstörungen bei **Arteriosklerose**, **Hypertonie** oder **Herzinsuffizienz** können zu vorübergehenden oder persistierenden neurologischen Ausfällen führen. Wichtig ist es, drohende irreversible Schäden abzuwenden. Besonders bei kurzzeitigen Bewusstseinsstörungen sollte an eine **TIA** (transitorische ischämische Attacke) gedacht werden, die als Vorbote für einen Schlaganfall mit bleibender Schädigung zu werten ist.

Herzrhythmusstörungen (▶ S. 77), **Hypotonie** oder eine **Hypertensive Krise** (▶ S. 92) sind in dieser Altersgruppe ebenso denkbar wie Entgleisungen eines **Diabetes mellitus** (▶ S. 120). Findet man bewusstlose ältere Menschen in einer Altbauwohnung mit Kohleofen vor, sollte unbedingt auch an eine **Kohlenmonoxidvergiftung** gedacht werden.

ℹ Allgemeine Info

Bei einer plötzlichen Bewusstlosigkeit, aus welcher der Patient spontan oder durch leichte Reize erwacht, ist von einer **Synkope** (▶ S. 58) auszugehen. Diese werden nach Ursache unterteilt in:
- Synkopen durch vorübergehende Kreislaufstörungen (▶ S. 58)
- Synkopen durch zerebrovaskuläre Erkrankungen (TIA, Subclavia-Anzapfsyndrom)
- zerebrale Synkopen (Epilepsie, Narkolepsie, Hysterie, respiratorische Affektkrämpfe)

7.2 Zerebrovaskuläre Synkopen

7.2.1 TIA (transitorische ischämische Attacke)

TIAs (▶ Abb. 7.1) persistieren nicht länger als 24 Stunden und bilden sich vollständig zurück, gelten aber als wichtige Vorboten eines Schlaganfalls (▶ S. 94) und werden diesem heute zugerechnet. Je nach betroffener Strombahn ergeben sich unterschiedliche Symptome.

7 – Bewusstseinsstörungen

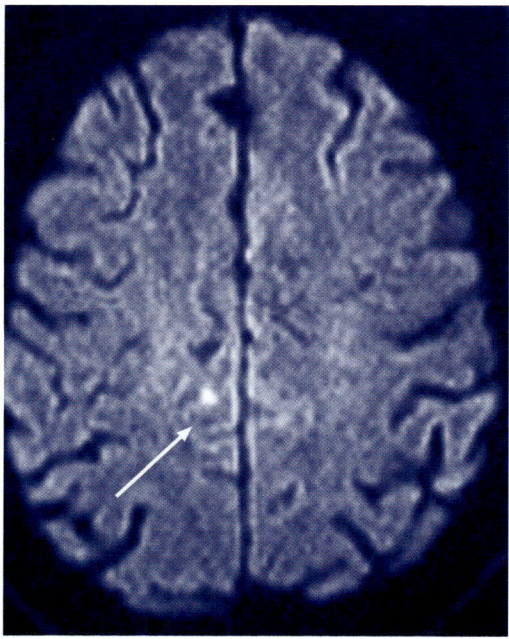

▶ **Abb. 7.1** MRT-Aufnahme nach transistorischer ischämischer Attacke mit Nachweis einer rechts hochfrontalen Diffusionsstörung.

Definition
Reversible neurologische Ausfälle durch embolische Verschlüsse kleinerer Arterien im Gehirn.

Klinik
- kurzzeitige Sehstörung oder Erblinden auf einem Auge (Amaurosis fugax)
- Gedächtnisstörungen
- Sprechstörungen
- Schwindel
- Gleichgewichtsstörungen
- Kribbelparästhesien
- Lähmungserscheinungen
- Bewusstseinstrübung oder Bewusstlosigkeit

Der verursachende Thrombus geht vom Herz (Herzklappenschäden, Vorhofflimmern) oder von arteriosklerotisch veränderten großen Arterien wie der A. carotis oder der A. vertebralis aus. So finden sich als hinweisende Befunde mitunter auskultierbare **Strömungsgeräusche** über den Herzklappen oder der Aufgabelungsstelle der A. carotis. Pulsunregelmäßigkeiten weisen auf Vorhofflimmern mit absoluter Arrhythmie hin.

Da die neurologischen Ausfallerscheinungen oft schon nach wenigen Minuten vorbei sind, werden sie vom Patienten nicht immer als Alarmzeichen wahrgenommen. Allerdings kann der nächste sich ablösende Thrombus schon so groß sein, dass er einen manifesten Schlaganfall mit bleibenden Schäden verursachen kann.

Differenzialdiagnose
- Herzinsuffizienz
- Hypertensive Krise
- intrazerebrale Raumforderung
- Sinusthrombose
- Meningitis, Enzephalitis
- Kreislaufschwäche
- Migräne
- Intoxikationen (z. B. Arznei- oder Suchtmittel)

Notfallbehandlung
- Überprüfung und Sichern der Vitalfunktionen (Herz-Lungen-Reanimation ▶ S. 64)
- bei Bewusstlosigkeit (Prüfung durch Ansprechen und milde Schmerzreize) mit Vitalfunktionen: stabile Seitenlage (▶ S. 207)
- bei Ansprechbarkeit: Oberkörper 30° hochlagern
- Notarzt rufen
- Sauerstoffgabe (▶ S. 25)
- Blutzucker kontrollieren

Bestehen die neurologischen Ausfälle noch zum Zeitpunkt der Konsultation, und sind noch keine 24 Stunden vergangen, ist es klinisch nicht abzuschätzen ob es sich um einen Schlaganfall oder um eine TIA handelt. In diesem Fall ist von einem Schlaganfall auszugehen und eine entsprechende Behandlung einzuleiten.

Ähnlich wie beim Herzinfarkt ist die Langzeitprognose des Schlaganfalls – von dem hier zunächst ausgegangen wird – vom Zeitpunkt des Beginns der klinischen Behandlung abhängig.

7.2.2 Subclavia-Anzapfsyndrom (Subclavian-steal-Syndrom)

Die Ursache der meist sehr akut auftretenden Symptome ist eine Gefäßverengung der A. subclavia proximal des Abgangs der A. vertebralis (▶ Abb. 7.2). Steigt der Blutbedarf des Armes durch mechanische Beanspruchung, wird Blut aus dem

Zerebrale Synkopen

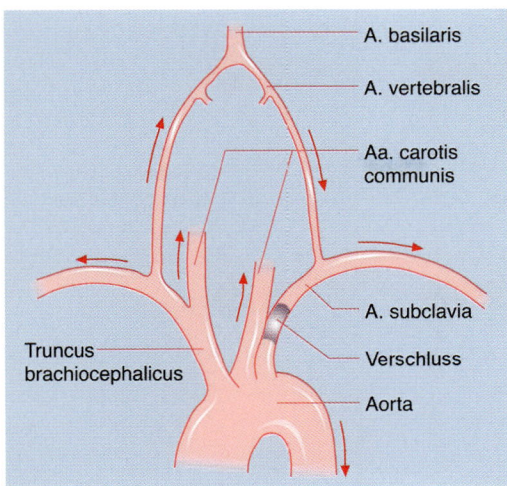

▶ Abb. 7.2 Subclavian-steal-Syndrom bei Verschluss der linken A. subclavia.

Stromgebiet der A. vertebralis (im Stammhirn) abgezapft. Es kommt zur zerebralen Minderdurchblutung und manchmal zum Bewusstseinsverlust.

Definition
Zerebrale Minderperfusion nach intensiver Muskeltätigkeit eines Armes aufgrund einer Stenose der A. subclavia und dem daraus folgenden verstärkten Abstrom aus dem Stromgebiet der A. vertebralis, mit Blutdruckdifferenz zwischen linkem und rechtem Arm.

Klinik
- Schwindel
- Gleichgewichtsstörungen
- evtl. plötzliche Bewusstlosigkeit
- Auftreten bei oder unmittelbar nach armbetonter körperlicher Anstrengung (meist linker Arm)
- Normalisierung kurz nach Entlastung

Durch Beendigung der Muskelanstrengung im Arm kehrt sich der Blutfluss wieder in Richtung Gehirn um, und der Patient erlangt wieder das Bewusstsein. Ein typischer Befund bei dieser Störung ist der oft schwer zu tastende Radialispuls und ein deutlich erniedrigter Blutdruck auf der betroffenen Armseite.

Notfallbehandlung

- Sturzprophylaxe
- Überprüfung und Sichern der Vitalfunktionen
- bei Bewusstlosigkeit (Prüfung durch Ansprechen und milde Schmerzreize) mit Vitalfunktionen: stabile Seitenlage (▶ S. 207)
- bei Ansprechbarkeit: Oberkörper 30° hochlagern
- Sauerstoffgabe (▶ S. 25)
- Blutzucker kontrollieren

Meist bilden sich die Symptome nach Wegfall des Auslösers (Armbelastung, meist links) rasch zurück. In diesem Fall sind keine weiteren Maßnahmen erforderlich. Der Patient sollte allerdings entsprechende Vorkehrungen treffen – z.B. intensive Belastung ungeübter Armmuskeln oder längeres Armheben auf der betroffenen Seite vermeiden –, auch um das Verletzungsrisiko durch Stürze zu mindern. Ärztlich kann die Stenose bei wiederholten und intensiven Beschwerden mit Ballondilatation (Aufdehnung) oder Bypass behandelt werden.

7.3 Zerebrale Synkopen

7.3.1 Epilepsie
Bei zerebralen Krampfanfällen handelt es sich um synchronisierte Entladungen großer Nervenzellverbände, die vom Gehirn nicht unterdrückt werden können. Als Synkope relevant ist der Grandmal-Anfall (▶ Abb. 7.3), der generalisierte Krampfanfall im Erwachsenenalter. Die Diagnose ergibt sich aus dem klassischen Verlauf in drei Phasen:
- Aura
- Bewusstlosigkeit mit Krämpfen
- Erholungsphase

Definition
Krampfartige Gehirnfunktionsstörungen infolge exzessiver Neuronenentladungen.

Klinik
- Aura – Prodromalstadium z.B. mit Parästhesien, Wahrnehmungs- und Konzentrationsstörungen oder visuellen Halluzinationen
- Initialschrei
- Bewusstlosigkeit
- tonische Streck- oder Beugekrämpfe

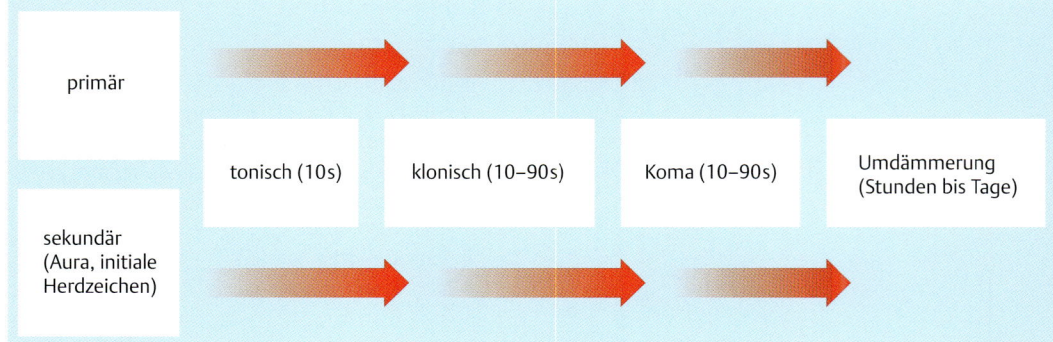

▶ **Abb. 7.3** Typischer Verlauf eines Grand-mal-Anfalls bei Epilepsie.

- Atemstillstand
- Zyanose
- Augenverdrehen
- evtl. schaumiges Sputum
- klonische Zuckungen
- nach ca. 2–4 Minuten: Terminalschlaf (Minuten bis Stunden)
- Amnesie für die Dauer des Anfalls
- Status epileptikus: evtl. Fieber, Hirnödem, Kreislaufstillstand

Nach der Phase abnormer Sinneswahrnehmungen (Aura) stürzt der Patient mit dem „Initialschrei" (schlagartige Kontraktion der Atemmuskulatur bei geschlossener Stimmritze) bewusstlos zu Boden. Die Krampfphase beginnt mit tonischen Streck- oder Beugekrämpfen, es besteht Atemstillstand mit zunehmender Zyanose, die Pupillen sind weit und lichtstarr, die Bulbi nach oben oder zu einer Seite verdreht. Da der Schluckreflex gehemmt ist kann schaumiger Speichel aus den Mundwinkeln austreten. Hat sich der Patient bei Beginn der Krämpfe auf die Zunge gebissen, ist der Speichel rötlich verfärbt. Durch Kontrollverlust über Blase und Mastdarm kommt es zu Urin oder seltener zu Stuhlabgang. Nach wenigen Sekunden, längstens nach einer Minute folgen klonische Zuckungen – heftige rhythmische Muskelkontraktionen mit Bewegungseffekten, z. B. in Form von Armbeugungen. Diese Phase dauert etwa 1–2 Minuten und endet schließlich durch zunehmenden Sauerstoffmangel im Gehirn. Insgesamt dauert ein solcher Anfall 2–4 Minuten und geht dann mit dem Terminalschlaf in die Erholungsphase über. Dieser dauert mehrere Minuten, kann sich aber auch über Stunden hinziehen. Nach dem Erwachen ist der Patient noch längere Zeit verhangen. Für die gesamte Anfallzeit besteht eine Amnesie.

In kritischen Fällen erwacht der Patient nicht nach dem Anfall, sondern entwickelt erneut tonisch-klonische Krämpfe. Dann handelt es sich um einen „Status epileptikus", bei dem sich eine Hyperthermie, ein Hirnödem und schließlich ein zentrales Herz-Kreislauf-Versagen entwickeln kann. Ein solcher Status muss medikamentös durch den Notarzt unterbrochen werden.

Eine Besonderheit sind **Fieberkrämpfe** im Kleinkindesalter. Oft ist der Temperaturanstieg nicht so hoch wie erwartet. Plötzlich verlieren die Kinder das Bewusstsein, es können einige kurze Krampfentladungen bei Atemstillstand erfolgen, aber nach wenigen Minuten kommen die Kinder wieder zu sich. In der Praxis lässt sich die Be-

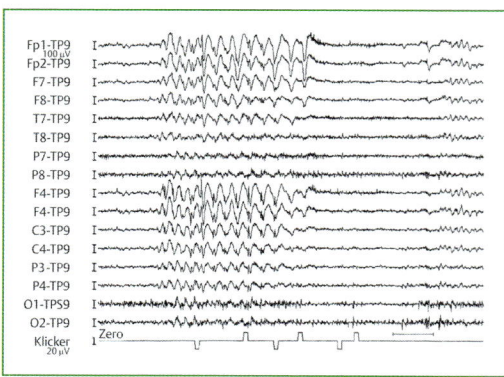

▶ **Abb. 7.4** EEG bei epileptischem Anfall. Die untere Spur zeigt die Reaktion (Ausschlag nach oben, während des Anfalls verzögert) auf gezielte akustische Reize (Ausschlag nach unten).

obachtung machen, dass bei Fieber im Zusammenhang mit Impfungen nicht selten Fieberkrämpfe auftreten. Zur Beurteilung der Prognose von Fieberkrämpfen ist immer eine fachärztliche Abklärung nötig.

Differenzialdiagnose
- kardiovaskulär bedingte Bewusstseinsstörungen (z. B. Myokardinfarkt, Herzinsuffizienz)
- Karotissinus-Syndrom
- Narkolepsie
- Tetanie
- Hysterie
- Hypoglykämie
- zerebrale Raumforderungen (Tumoren, Blutungen)
- Enzephalitis/Meningitis

Notfallbehandlung

- Sturz- und Verletzungsprävention
- verletzungssichere Lagerung
- Freimachen und Sicherung der Atemwege (▶ S. 22)
- überprüfen und sichern der Vitalfunktionen
- Notarzt rufen
- Sauerstoffgabe (▶ S. 25)

Notfalltherapeutisch wird immer wieder empfohlen, einen Gummikeil zwischen die Zähne zu schieben, um Verletzungen der Zunge zu vermeiden. Dies hätte nur in der Aura-Phase Sinn, denn der krampfende Patient ist kaum zu behandeln. Wichtiger ist es, dafür zu sorgen, dass sich der Patient während der Krampfphase nicht an herumstehenden Möbeln oder Gegenständen verletzt. Nach dem Krampfen wird er mit Sauerstoff versorgt, in der Nachschlafphase sind die Atemwege, z. B. durch die stabile Seitenlage, zu sichern.

7.3.2 Respiratorische Affektkrämpfe

Die respiratorischen Affektkrämpfe gehören eigentlich nicht zu den Bewusstseinsstörungen durch organische Gehirnerkrankungen, sie werden aber zur Gruppe der zerebralen Synkopen gerechnet, weil sie im weiteren Sinne auch etwas mit dem Nervensystem zu tun haben.

Bei den Patienten handelt es sich um **Kleinkinder** in der liebenswerten Phase des Grenzenabsteckens und des Auslotens der eigenen Möglichkeiten – also der Trotzphase. Wir kennen dies aus der Fernsehwerbung oder aus dem Alltag, wo Kleinkinder im Supermarkt schreien, bis sie blau anlaufen, um den geplanten Wocheneinkauf nach ihrem Gusto zu beeinflussen. Gemeinerweise platzieren clevere Marketingexperten diverse Süßigkeiten genau auf Augenhöhe der Zielgruppe (also ca. 1 Meter über Bodenhöhe), mit der Nähe zur Kasse in zunehmender Dichte. Während man als aufgeklärte Eltern einen respiratorischen Affektkrampf zu Hause bei geschlossenen Türen und Fenstern noch halbwegs gelassen abarbeiten lässt, ist dies in der Öffentlichkeit eines Supermarktes, in dem es erfahrungsgemäß von mitfühlenden (paradoxerweise mit dem kleinen Schreier mitfühlenden) Kunden nur so wimmelt, gar nicht so einfach. Kreuzt dann auch noch der Einkaufswagen eines alternativ erziehenden Elternpaares den Weg, hat man verloren. Die Strategie der Kaufhausprofis ist einmal mehr aufgegangen.

Definition
Emotional ausgelöste, funktionelle und reversible (Wut-)Anfälle bei Kleinkindern mit Sauerstoffmangel bis zur Bewusstlosigkeit.

Klinik
- Schreien und/oder initialer Schrei in Verbindung mit emotionalem Auslöser (meist Wut)
- Atemnot, evtl. Atemanhalten in Verbindung mit dem Schreien
- Zyanose
- Bewusstlosigkeit
- Rückbildung der Symptome innerhalb einer Minute

Bei einem respiratorischen Affektkrampf führen Emotionen wie Furcht, Frustration oder Zorn zu Anfällen mit Weinen und Schreien, die sich zunehmend aufschaukeln. Da Schreien nur beim Ausatmen möglich ist, verschiebt sich der Atemrhythmus immer mehr zur Exspiration (weil die kleinen Protagonisten den Eltern möglichst wenig geräuschfreie Zeit zugestehen wollen) – in manchen Fällen, bis die Atmung schließlich aussetzt. Das Kind erstarrt, läuft blau an und verliert das Bewusstsein. Manchmal folgen einige myoklonische Zuckungen, denn es besteht ja tatsächlich Sauerstoffmangel. Spätestens jetzt läuft man in einem Supermarkt Gefahr, von der aufgebrachten

Menge erst mit Blicken, dann mit Gegenständen aus dem nächstgelegenen Regal drangsaliert zu werden.

Nach kurzer Zeit setzt die Atmung des Kindes wieder ein, die Gesichtsfarbe wird rosig, und das Kind erlangt das Bewusstsein vollständig zurück, im häuslichen Milieu schläft das Kind nach dem anstrengenden Vorfall manchmal ein.

Differenzialdiagnose
- Epilepsie
- Kreislaufstörung

Notfallbehandlung
- Sturzprophylaxe
- überprüfen und sichern der Vitalfunktionen

Respiratorische Affektkrämpfe bilden sich in aller Regel innerhalb einer Minute von selbst wieder zurück und erfordern dann keine weiteren Maßnahmen.

7.3.3 Exkurs: Hysterie

Nicht weit vom respiratorischen Affektkrampf entfernt (nur einige Lebensjahrzehnte) ist die Hysterie anzusiedeln. Der Wortstamm leitet sich aus dem Griechischen ab – aus dem Wort für Gebärmutter. Dies lässt eine gewisse Geschlechtsdisposition erahnen. Die Hysterie gehört zu den Konversionsneurosen und hat keine hirnorganische Ursache. Die Anfälle sind demonstrativ, zweckgerichtet und buhlen um Aufmerksamkeit und Zuwendung. Auch den hysterischen Anfällen gehen häufig affektive Erlebnisse voraus wie Enttäuschungen oder angstbesetzte Situationen. Typisch ist das „Hinsinken" im Anfall, bei dem es, da es sich um keine echte Bewusstlosigkeit handelt, nicht zu Verletzungen kommt und auch die Vitalfunktionen vollständig erhalten bleiben. Objektive Zeichen einer zugrunde liegenden Erkrankung finden sich nicht.

7.3.4 Narkoleptisches Syndrom

Bei dieser Gruppe der zerebralen Synkopen können entgegen der weitverbreiteten Einschätzung sehr wohl organische Ursachen eine Rolle spielen, z.B. Folgen von Entzündungen oder Verletzungen des Gehirns oder langsam wachsende Raumforderungen. Häufiger tritt das Narkoleptische Syndrom jedoch als sogenannte „idiopathische" Form auf, die ohne erkennbare Ursachen meist im Jugendalter beginnt und im späteren Lebensalter spontan endet. Es besteht aus Schlafanfällen, affektivem Tonusverlust und Wachanfällen.

Definition
Zwanghafte Schlafanfälle von mehreren Minuten Dauer während der Wachphase.

Klinik
- nicht kontrollierbares Einschlafen über mehrere Minuten (meist erweckbar) am Tag bzw. während der Wachphase
- Gefühl der Erholung nach den Anfällen
- Ebenfalls zum narkoleptischen Syndrom (aber ohne Bewusstseinsverlust) zählen:
  - affektiver Tonusverlust (plötzliche Muskelerschlaffung bei starkem emotionalen Reiz)
  - Wachanfälle (Tonusverlust während des Einschlafens oder Aufwachens)
- akustische oder visuelle Halluzinationen während des Einschlafens

Nur bei den Schlafanfällen kann es zur vorübergehenden Bewusstlosigkeit kommen, die andern Störungen laufen im Wachzustand ab. Sie zeigen sich als plötzlicher Verlust des Haltetonus der Muskulatur bei Affekten wie Lachen oder Weinen mit folgendem Sturz (affektiver Tonusverlust) oder als Unfähigkeit, sich nach dem Aufwachen zu bewegen (Wachanfälle, Schlaflähmung).

Leitsymptom der narkoleptischen Schlafanfälle ist das kurzzeitige unkontrollierte, imperative Einschlafen (oft bei monotonen Tätigkeiten), aus dem der Patient meist leicht erweckbar ist. Möglicherweise spielen hier nächtliche Atemaussetzer (Schlafapnoe) als Auslöser zusätzlich eine Rolle.

Differenzialdiagnose
- Herzinsuffizienz
- Störungen des venösen Rückstroms (z.B. Orthostasereaktion)
- intrazerebrale Raumforderung
- Sinusthrombose
- Meningitis, Enzephalitis
- Kreislaufschwäche
- Intoxikationen (z.B. Arznei- oder Suchtmittel)

Notfallbehandlung

- Schutz vor Stürzen bzw. Unfällen
- überprüfen und sichern der Vitalfunktionen
- prüfen der Erweckbarkeit durch Ansprechen oder evtl. milde Schmerzreize
- bei Bewusstlosigkeit: Atemwege sichern, stabile Seitenlage, Notarzt rufen Sauerstoff

8 Stoffwechselentgleisungen

8.1 Hypoglykämie 120
8.2 Hyperglykämie 125
8.3 Thyreotoxische Krise 128
8.4 Hypothyreote Krise (Myxödem-Koma) 129
8.5 Morbus Addison (primäre Nebennierenrindeninsuffizienz) ... 129
8.6 Entgleisung des Leberstoffwechsels 130
8.7 Entgleisung des Nierenstoffwechsels 131
8.8 Exsikkose 133

Leicht werden angesichts der prominent in Erscheinung tretenden Kreislaufstörungen die Stoffwechselerkrankungen in der Notfallmedizin vernachlässigt oder auf Diabetes mellitus reduziert. Doch nicht selten verbirgt sich ein pathologisches Stoffwechselgeschehen hinter einer akuten Notfallsituation, das neben dem Pankreas häufig auch in Leber, Nieren, Hormondrüsen oder dem Flüssigkeitshaushalt begründet liegt.

8.1 Hypoglykämie

Wie im ersten Teil des Buches beschrieben (▶ S. 9 ff.), ist das Gehirn auf Glukose ebenso angewiesen wie auf Sauerstoff. Entgleisungen des Blutzuckerspiegels können daher schwerwiegende Notfallsituationen verursachen, von denen die Unterzuckerung (Hypoglykämie) die gefährlichste darstellt und zugleich eine besondere Bedeutung für Heilpraktiker einnimmt:

- Sie führt in kürzester Zeit zu schwersten Schäden bis hin zum Tod des Patienten (▶▶ Tab. 8.1).
- Sie ist auch für Heilpraktiker sicher und schnell diagnostizierbar.
- Sie kann vom Heilpraktiker behandelt werden, ohne mit den gültigen Rechtsnormen in Konflikt zu geraten, solange das Bewusstsein des Patienten noch vorhanden ist.

Zu den Entgleisungen des Blutzuckerspiegels gehört natürlich auch der exzessive Glukoseanstieg (oft auf Werte von 800–1000 mg/dl), also die **Hyper**glykämie. Auch sie kann ein lebensbedrohliches Koma verursachen (Koma diabeticum), ist leicht diagnostizierbar und in der präklinischen Phase durch den Heilpraktiker behandelbar. Allerdings besteht hier in der Regel nicht die Notwendigkeit, sofort zu handeln, da sich die Symptome oft über mehrere Tage entwickeln und der Pathomechanismus nicht zu einem rasch bedrohlichen Energiemangel im Gehirn führt.

Weil mit dem Blutzuckerspiegel die Lebensfähigkeit eines Organismus verbunden ist, verfügt dieser über mehrere Regulationssysteme. So sind in der Leber Vorräte als Glykogen angelegt, die im Bedarfsfall durch das Pankreashormon **Glukagon** mobilisiert werden können.

▶ Tab. 8.1 Phasen der Hypoglykämie.

Phase	Pathologie
I	Glukosemangel im Gehirn: Heißhunger, Konzentrations- und Sehstörungen
II	Gegenregulation: Unruhe, Reizbarkeit, Tremor, Kaltschweißigkeit, Erhöhung von Puls und Blutdruck
III	zerebrale Schädigung: Bewusstseinsverlust, Krampfanfälle, Lähmungen, Koma

Hypoglykämie

> **ℹ️ Allgemeine Info**
> **Glukagon** macht man sich auch in der Notfallmedizin zunutze. Das Pankreashormon kann bei Hypoglykämie auch als Ampullenpräparat injiziert werden, wenn keine Glukoseinjektion zur Verfügung steht. Der therapeutische Nutzen ist aber sehr von einer intakten, das heißt ausreichend Glykogen speichernden Leber abhängig, was bei mehrjähriger Zuckerkrankheit nicht immer der Fall ist. Zwar speichern auch die Muskelzellen Glykogen, dieses dient aber nur dem Muskelstoffwechsel und kann nicht in die Blutbahn abgegeben werden.

Darüber hinaus ist in Notsituationen auch über das **Adrenalin** (Wirkungen ▶ S. 55) ein rascher Zugriff auf die Glykogendepots in der Leber möglich. Dieser Zugriff erfolgt über Betarezeptoren in der Zytoplasmamembran der Leberzellen und kann durch Arzneimittel, welche diese blockieren („Betablocker"), beeinträchtigt werden. (Daher neigen medikamentös eingestellte Diabetiker, die Betablocker einnehmen, eher zu gefährlichen Unterzuckerungsattacken.)

Längerfristig kann der Organismus auch Glukose aus Eiweißen herstellen (Glukoneogenese), oder durch das Stresshormon Kortisol den Blutzucker anheben. Dies spielt aber in der Notfallmedizin keine Rolle.

Da Adrenalin am schnellsten zur Verfügung steht und wirkt, wird der Organismus ähnlich wie bei den Kreislaufstörungen auf diese Weise die kurzfristige Gegenregulation einleiten. Es verwundert also nicht, dass die gegenregulatorischen Frühsymptome einer Kreislaufstörung denen der Hypoglykämie sehr ähnlich sind. Da Letzterer aber kein Blutdruckabfall vorausgegangen ist, steigen in diesem Fall unter dem Einfluss von Adrenalin Blutdruck und Puls auf leicht erhöhte Werte an (z.B. RR 150/90, Puls 92). Diese Konstellation macht eine primäre Kreislaufstörung unwahrscheinlich.

In aller Regel (Ausnahme: insulinproduzierende Tumoren) ist die Homöostase des Organismus so gut geregelt, dass bedrohliche Unterzuckerungen mit möglichen Gehirnschäden bei gesunden Menschen nicht vorkommen. Das einzige blutzuckersenkende Hormon, Insulin, und die blutzuckersteigernden Hormone Glukagon, Adrenalin, Kortisol, und GH (Wachstumshormon), sorgen für einen dem Bedarf entsprechenden Blutzuckerspiegel. Dieser sollte nüchtern (nach zwölfstündiger Nahrungskarenz) zwischen 80 und 100 mg/dl liegen. Eine Stunde nach dem Essen sollte er den Wert von 160 mg/dl nicht überschreiten und 2 Stunden nach dem Essen den Nüchternwert wieder erreicht haben.

Zur bedrohlichen Unterzuckerung kommt es bei einem nicht ausreichend kompensierbaren Überhang an Insulin oder durch komplettes Leeren der Glykogenspeicher bei gleichzeitig hohem Glukoseverbrauch. Dies ist unter normalen Umständen nur medikamentös oder durch mehrstündige, intensive körperliche Belastung (z.B. Radtraining, Bergsteigen) zu erreichen.

Durch Hypoglykämie gefährdet sind daher v.a. Patienten, die wegen Diabetes mellitus Insulin spritzen oder orale Antidiabetika (z.B. Sulfonylharnstoffe) einnehmen, insbesondere unter folgenden Voraussetzungen:
- versehentliche Insulinüberdosierung
- Auslassen einer Mahlzeit
- erhöhter Glukoseverbrauch durch ungewohnte körperliche Aktivität
- gestörte Blutzuckerregulation durch reichlichen Alkoholgenuss

Aber auch wenn der Patient alles richtig macht, lauern Gefahren. So können frei verkäufliche Arzneimittel wie Aspirin oder Voltaren die Wirkung von Antidiabetika verstärken und so zu einer Unterzuckerung trotz disziplinierter Lebensweise beitragen.

> **❗ Beachte:** Gefährdet durch eine bedrohliche Hypoglykämie sind überwiegend Patienten mit bekanntem Diabetes mellitus, der durch Insulin oder orale Antidiabetika eingestellt ist, insbesondere wenn sie z.B. wegen eines erhöhten Blutdrucks oder wegen Herzrhythmusstörungen Betablocker einnehmen.
> Aufgrund der zunehmenden Häufigkeit von Diabetes mellitus (Deutschland: 7%) sollte bei jedem bewusstlos vorgefundenen Patienten nach Ausschluss von Atem- oder Kreislaufstillstand die Möglichkeit einer Hypoglykämie in Betracht gezogen werden.

Definition
Absinken des Glukosegehalts im Blut unter 50 mg/dl (Säuglinge: 40 mg/dl, Neugeborene: 30 mg/dl).

Klinik

Die klinischen Zeichen der Hypoglykämie setzen sich, ähnlich wie bei den Kreislaufstörungen, aus Zeichen des Energiemangels im Gehirn, der körpereigenen Gegenregulation und schließlich der zerebralen Schädigung zusammen. Aufgrund der besseren Systematik ist es sinnvoll, den Ablauf einer Hypoglykämie in drei Phasen einzuteilen:

1. Phase – Zeichen des Glukosemangels im Gehirn
- Konzentrationsstörungen
- Schwindel
- Heißhunger (besonders auf Süßes)
- Sehstörungen

2. Phase – Zeichen der körpereigenen Gegenregulation („Adrenalinzeichen")
- Unruhe, Nervosität
- Aggressivität
- Zittern
- Kaltschweißigkeit
- Puls- und Blutdruckanstieg

3. Phase – Zeichen der zerebralen Schädigung
- Bewusstseinsverlust
- Krampfanfälle
- Lähmungserscheinungen
- Koma
- zentrales Herz-Kreislauf-Versagen
- zentraler Atemstillstand

Natürlich werden Patienten im Rahmen von Diabetikerschulungen sehr sorgfältig auf die Gefahren der Hypoglykämie und die ersten Alarmsymptome (Phase 1 und 2) hingewiesen. Solange sie bei klarem Bewusstsein sind, ist die orale Aufnahme von Glukose die wichtigste Erstmaßnahme. Dabei gilt die Regel: Erst essen, dann messen!

Differenzialdiagnose
- Kreislaufschwäche
- Kreislaufkollaps
- Herzinsuffizienz
- Hypertensive Krise
- intrazerebrale Raumforderung
- Schlafanfall
- Hyperthyreose
- emotionaler oder körperlicher Stress
- Intoxikationen (z. B. Arznei- oder Suchtmittel)

Notfallbehandlung

> Bei Verdacht auf Unterzuckerung und bewusstseinsklarem Patienten, also **Phase 1 und 2**, ist die orale Gabe von Traubenzucker Maßnahme der ersten Wahl.

Ob als Würfelzucker oder zuckerhaltiges Getränk (cave: keine Light-Produkte mit Zuckeraustauschstoffen): wichtig ist der rasche Anstieg des Blutzuckers. Aus diesem Grund sollten einige Stücke Traubenzucker zu Notfallausrüstung auch in der Naturheilpraxis gehören. Anschließend wird der Blutzucker gemessen, um die Verdachtsdiagnose zu bestätigen oder zu verwerfen. Bestehen weiterhin niedrige Blutzuckerwerte, muss auch weiter Traubenzucker zugeführt werden.

> **Phase 1 und 2** (klares Bewusstsein mit Symptomen wie Schwindel, Heißhunger, Zittern, Tachykardie):
> - orale Glukosegabe
> - Blutzuckermessung
> - je nach Ergebnis erneute Glukosegabe
> - kleine Kohlenhydratmahlzeit, z. B. Brot
> - nach Rückbildung der Symptome 45 Minuten Überwachung mit wiederholter Blutzuckermessung
> - Transport mit Rettungsdienst ins Krankenhaus bei:
>   - älteren Patienten
>   - Einnahme oraler Antidiabetika
>   - Fortbestehen der Symptomatik
>   - weiterhin abnormen Glukosewerten
> - **Klinik/Arzt**: 40 % Glukose i. v. bis zur Rückbildung der Symptome oder Glukosewerten über 120 mg/dl
>
> **Phase 3** (Bewusstseinseintrübung oder -verlust, instabile Vitalfunktionen):
> - überprüfen und sichern der Vitalfunktionen (▶ S. 14)
> - bei Bewusstlosigkeit: stabile Seitenlage, Atemwege sichern, keine oralen Applikationen
> - Notarzt rufen
> - sicherer venöser Zugang (▶ S. 209)
> - Blutzuckermessung
> - **Klinik/Arzt**: 8–20 mg Glukose i. v. (40 %) unter Blutzuckerkontrolle bis zum Aufklaren des Patienten oder Erreichen von 50 ml. Bei Erwachen des Patienten oder Werten über 80 mg/dl Infusion von Glukoselösung 20 % bis zu Blutzuckerwerten von über 120 mg/dl

Nach dem schnell verwertbaren Traubenzucker sollte immer auch ein Stück Brot gegessen werden, da bei einer zu hohen Dosis von Sulfonylharnstoffen rezidivierende Unterzuckerungen noch nach Stunden möglich sind, was durch mittelfristig verfügbare Kohlenhydrate abgefangen werden kann. Dennoch ist eine stationäre Krankenhausbehandlung und Überwachung immer erforderlich.

> **Cave**
>
> Bei sehr eng eingestellten Diabetikern (überwiegend jüngere insulinabhängige Typ-1-Diabetiker), die häufiger unterzuckern, kann sich eine fatale Gewöhnung an niedrige Blutzuckerwerte entwickeln. Dies führt dazu, dass die Symptome der Phase 1 und 2 nicht mehr wahrgenommen werden, und ein plötzlicher Bewusstseinsverlusst einziges Anzeichen der Hypoglykämie ist.

Bei älteren Patienten, die orale Antidiabetika vom Typ der Sulfonylharnstoffe (z.B. Glibenclamid) einnehmen, ist wegen der Rezidivgefahr auch dann eine stationäre Krankenhausbehandlung erforderlich, wenn sich die Blutzuckerwerte normalisiert haben. Der Patient sollte nicht aus der Praxis entlassen werden mit der Empfehlung, den Hausarzt aufzusuchen oder sich ins Krankenhaus zu begeben, denn eine Unterzuckerung während des Autofahrens könnte katastrophale Folgen haben. Der Transport ins Krankenhaus sollte vom Rettungsdienst durchgeführt werden.

In **Phase 3**, also im Stadium der zerebralen Schädigung, sind die Schutzreflexe eingeschränkt oder, im Koma, teilweise erloschen. Hier verbietet sich die orale Applikation, da die Gefahr der Aspiration zu groß wäre. Zwar wird Glukose auch bei fehlendem Schluckreflex über die Mundschleimhaut aufgenommen, sodass früher empfohlen wurde, dem Bewusstlosen ein Stück Traubenzucker unter die Zunge zu legen, heute jedoch steht die Sicherung der Atemwege im Vordergrund.

Daher ist in Phase 3 die i.v. Injektion von Glukose erforderlich. Je nach Schwere der Hypoglykämie sind dabei Mengen von 8–20 g Glukose erforderlich, das entspricht 20–50 ml einer 40% Glukoselösung (2–5 Amp. Glukose 40% Fresenius á 10 ml).

Faustregel: 40 ml einer 40% i.v. Glukoselösung.

Erlangt der Patient das Bewusstsein zurück, kann die Therapie als Infusion mit einer weniger hoch konzentrierten Glukoselösung (Glukose 10–20%) fortgeführt werden. Bis vor Kurzem war dies eine lebensrettende Maßnahme, die auch der Heilpraktiker durchführen konnte, da die beschriebenen Glukoselösungen rezeptfrei zu beziehen waren. Heute muss dem Heilpraktiker empfohlen werden, den hypoglykämischen, bewusstlosen Patienten in die stabile Seitenlage zu verbringen, um die Atemwege zu sichern, und schnellstmöglich den Notarzt anzufordern.

Ist es dann überhaupt noch sinnvoll für den Heilpraktiker, den Blutzuckerspiegel bei Bewusstlosen mit stabilen Atem- und Kreislaufverhältnissen zu messen, wenn es für ihn doch keine angemessene Behandlungsmöglichkeit gibt? Im Sinne der hier postulierten strengen Systematik der Notfallmedizin eigentlich nicht. Aber im hypoglykämischen Koma ist der Faktor Zeit ebenso wichtig wie beim Kreislaufstillstand. Es wird vielleicht den ohnehin schon gut organisierten Notdienst noch mehr beflügeln, wenn bei seinem Eintreffen die Diagnose „hypoglykämisches Koma" sicher angegeben werden kann. Selbst wenn dieses Vorgehen nur wenige Minuten an Zeit bis zur Glukoseinjektion einspart, kann dies über Leben und Tod des Patienten mitentscheiden.

Exkurs: Glukose-i.v.-Behandlung

Als die Rezeptpflicht von Glukoselösungen ab 5% bekannt wurde (5% Glukoselösung sind bei Hypoglykämie nicht ausreichend wirksam und eher als freie Wasserlösung zu verstehen), war das Kapitel „Hypoglykämie" inklusive i.v. Behandlung schon verfasst. Dies ist sehr ärgerlich. Da die Arbeit aber bereits vollbracht ist und auch für Heilpraktiker zum notwendigen Hintergrundwissen zählt, empfiehlt sich auch diese Lektüre.

Zudem besteht auch die Hoffnung, dass – ähnlich wie bei Adrenalin, Antihistaminika und Kortison (▶ S. 107) – ein Sachverständigenausschuss die Notwendigkeit der Glukosetherapie – im Notfall auch durch den Heilpraktiker – erkennt, und vielleicht empfiehlt, zumindest 20% Glukose partiell von der Rezeptpflicht freizustellen.

Bei der Anwendung der rezeptpflichtigen Glukose 40% Lösung muss unbedingt beachtet werden, dass die Injektion streng intravenös erfolgt. Die hochkonzentrierte Lösung ist nämlich so stark wasseranziehend (hoher osmotischer Druck), dass sie im Gewebe zu ausgeprägten Nekrosen durch Austrocknung führt. Eine paravenöse Infiltration ins Gewebe könnte daher schwerste Schäden verursachen, insbesondere dann, wenn wichtige Leitungsbahnen wie Nerven oder Arterien mitbetroffen sind. Daher sollte als Injektionsstelle ein Venenabschnitt am Arm gewählt werden, dem keine solch wichtigen Strukturen benachbart sind. Die Ellenbeuge scheidet damit aus. Geeignet ist der Unterarm (z. B. Vena cephalica) oder die Handrückenvenen. Auch bei richtiger Injektion wird es dann möglicherweise eine Venenwandreizung oder sogar eine oberflächliche Venenentzündung durch den Kontakt von Glukose 40 % mit der Gefäßinnenwand geben. Dies ist jedoch im Nachhinein gut zu behandeln und steht in keinem Verhältnis zu den Schädigungen des zerebralen Glukosemangels ohne Behandlung.

Warum wird nicht gleich eine niedriger konzentrierte Lösung wie Glukose 10 oder 20 % (ebenfalls rezeptpflichtig) verwendet, wenn Glukose 40 % in der Anwendung so problematisch ist? Dazu ein kurzer Exkurs in die Physiologie der Blutzuckerregulation:

Die Ursache einer gefährlichen Hypoglykämie ist meist ein Überhang an Insulin als einzigem Hormon, das den Blutzucker senkt. Der Zuckerspiegel im Blut sinkt, weil Körperzellen den Zucker aufnehmen. Dies wird für die meisten Zellarten erst durch Insulin ermöglicht. Mann nennt sie daher „insulinabhängige Zellen". Zu ihnen gehören hauptsächlich Muskel- und Fettzellen, also solche, die – auch im Falle eines Insulinmangels – vorübergehend ohne Zucker auskommen können. Aber je mehr Insulin vorhanden ist, desto mehr Zucker gelangt aus der Blutbahn in diese Gewebe.

Die dauernd auf Glukose angewiesenen Gehirnzellen sind zum größten Teil nicht insulinabhängig. So wird auch bei Insulinmangel ihr Energiehaushalt nicht durch Zuckermangel beeinträchtigt. (Allerdings wird der Flüssigkeitshaushalt beeinträchtigt, ▶ S. 126). Die Nervenzellen des Gehirns erhalten also immer dann ausreichend Glukose, wenn diese in der Blutbahn ausreichend vorhanden ist. Da nun bei einem abnorm hohen Insulinspiegel Muskel- und Fettzellen übermäßig für Glukose geöffnet werden und bei den meisten Menschen massenmäßig deutlich mehr Fett- und Muskelzellen vorhanden sind als Gehirnzellen, bleibt für das Gehirn zu wenig Glukose übrig. Auch zusätzlich verabreichte Glukose wird unter dem Einfluss von Insulin an die massenmäßig überlegenen, insulinabhängigen Gewebe verteilt. Für das Gehirn bleibt wiederum nur ein geringer Anteil. Um möglichst schnell Glukose in ausreichender Menge bereitzustellen, sind also möglichst hohe Konzentrationen nötig. Hat das Gehirn die erforderliche Menge aufgenommen und ist noch kein irreversibler Schaden entstanden, klart das Bewusstsein des Patienten wieder auf. Dies kann schon nach 10 oder 20 ml 40 % Glukoselösung der Fall sein. Nach Sicherung des Gehirnstoffwechsels ist die weitere Behandlung mit niedrigeren Glukosekonzentrationen ausreichend.

Hat der Patient nach 50 ml 40 % Glukoselösung das Bewusstsein nicht wieder erlangt, muss entweder mit **irreversiblen Gehirnschäden** oder mit anderen Ursachen für die Bewusstlosigkeit gerechnet werden (Schädel-Hirn-Trauma durch Sturz, Vergiftungen etc.).

Vor einer weiteren Zuckergabe wird der Blutzuckerspiegel erneut gemessen und je nach Messwert weiterbehandelt:
- < 50 mg/dl: 40 % Glukose
- 50–120 mg/dl: 20 % Glukose
- > 120 mg/dl: 5 % Glukose oder physiologische Kochsalzlösung

Früher war es üblich zu empfehlen, bei jedem Bewusstlosen auf Verdacht Glukose zu injizieren, unter der Vorstellung, dass dies bei Unterzuckerung lebensrettend sei, während es bei anderen Ursachen der Bewusstlosigkeit einschließlich der Überzuckerung keinen Schaden anrichtet. Inzwischen aber geht man davon aus, dass z. B. bei zerebralen Durchblutungsstörungen (Schlaganfall) ein abnorm hoher Blutzuckerspiegel die Prognose verschlechtert. Auch vor der Verschreibungspflicht verstand es sich daher von selbst, bei griffbereiten Utensilien zur Glukose-i. v.-Injektion auch ein kleines Photometer zur raschen Blutzuckermessung bereitzuhalten. In Zweifelsfällen, wenn der gemessene Blutzuckerspiegel zwischen 50 und 80 mg/dl liegt, ist in jedem Fall eine Glukosetherapie angezeigt. Hat der Patient eine Glukagon-Ampulle bei sich, kann diese i. m. oder s. c. verabreicht werden.

8.2 Hyperglykämie

Was tun, wenn der gemessene Blutzucker zu hoch ist? Hier stehen wir klar an der Schwelle von Notfallsituationen mit Handlungszwang (▶ Tab. 3.1) und solchen, die als Notfall zu erkennen sind, aber vom Heilpraktiker nicht behandelt werden können, oder bei denen ausreichend Zeit besteht, um das Eintreffen eines Notarztes abzuwarten. Denn die Überzuckerung (Hyperglykämie) entwickelt sich oft langsam über Tage. Es kommt in der frühen Phase nicht darauf an, sofort eine Therapie am Krankenbett durchzuführen. Viel wichtiger ist es, die typischen Krankheitszeichen (▶ Abb. 8.2) richtig zu werten und eine schulmedizinische Behandlung (in der Regel im Krankenhaus) durch den Haus- oder Notarzt zu veranlassen. Ist die Hyperglykämie jedoch weit fortgeschritten, kann auch sie in ein Koma mit hoher Sterblichkeitsrate einmünden. In dieser Phase der Überzuckerung ist eine präklinische Behandlung notwendig und für den Heilpraktiker auch ohne Gesetzesverstoß machbar.

Insulin ist die einzige körpereigene blutzuckersenkende Substanz. Sein Effekt beruht auf dem Öffnen von Fett- und Muskelzellen für die Zuckeraufnahme aus dem zirkulierenden Blut. An diese Wirkung sind zwei Voraussetzungen geknüpft:
- ausreichende Insulinmenge im Blut
- ausreichende Anzahl an Insulinrezeptoren auf der Oberfläche von Fett- und Muskelzellen

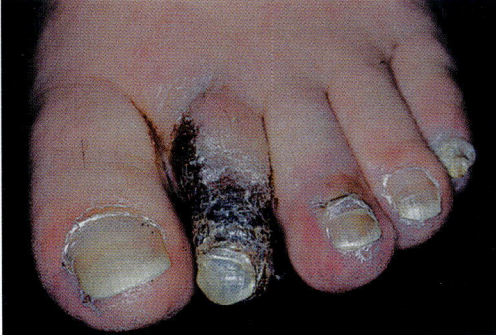

▶ Abb. 8.1 Trockene Gangrän bei diabetischem Fußsyndrom.

Ist eine dieser beiden Anforderungen nicht erfüllt, hat dies wiederum zwei Konsequenzen:
- Glukose- und damit Energiemangel in Fett- und Muskelzellen
- Anstieg nicht verbrauchten Zuckers im Blut: Hyperglykämie

Wenn Fettzellen nicht genügend Energie zur Verfügung steht, geht die Welt erst einmal nicht unter. Aber wenn die hart arbeitende Muskulatur unter Energiemangel leidet, besteht schnell die Gefahr der Funktionseinbuße. Zwar kann die Muskulatur ihre Energie nicht nur aus Glukose, sondern zur Not auch aus Stoffwechselprodukten der Fettsäuren, den Ketonen, gewinnen (▶ S. 127). Dies belastet jedoch den Organismus, da es sich bei Ketonen um saure Valenzen handelt, die den Blut-pH-Wert senken und zu Verschiebungen im Mineralstoffhaushalt führen. Der Schritt des Fettsäureabbaus wird daher nur dann zugelassen, wenn überhaupt kein Insulin mehr zur Verfügung steht, also beim absoluten Insulinmangel. Dies ist z.B. der Fall, wenn die insulinproduzierenden Zellen der Bauchspeicheldrüse durch Entzündungsprozesse zerstört wurden, also beim insulinabhängigen oder Typ-1-Diabetes – da diese Form hauptsächlich bei Kindern und Jugendlichen vorkommt, auch jugendlicher oder juveniler Diabetes genannt.

Ist genügend Insulin vorhanden, aber die Rezeptoren in der Zellmembran der Fettzellen sind vermindert (dies ist oft bei zu stark mit Fett aufgetriebenen Fettzellen adipöser Patienten der Fall), haben die Muskelzellen eigentlich kein energetisches Problem. Der Abbau von Fettsäuren zu Ketonen ist daher nicht nötig. Diese Form der Blutzuckerkrankheit wird als nicht insulinabhängiger oder Typ-2-Diabetes bezeichnet, früher auch Altersdiabetes – diese Bezeichnung wurde jedoch aufgrund der enorm gestiegenen Zahl junger Typ-2-Diabetiker aufgegeben. (Anmerkung: In der Endokrinologie werden je nach Nachweis von Autoantikörpern oder Gewichtsklasse des Patienten noch Untergruppen zu Typ 1 und 2 definiert.)

Beiden Diabetesformen gemeinsam ist die verminderte Glukoseverwertung aus dem Blut, wodurch sich Zucker im Blut anhäuft. Wo ist das Problem? Das Gehirn ist doch eigentlich durch den steigenden Blutglukosespiegel bestens mit Energieträgern versorgt. Das stimmt. Von der energeti-

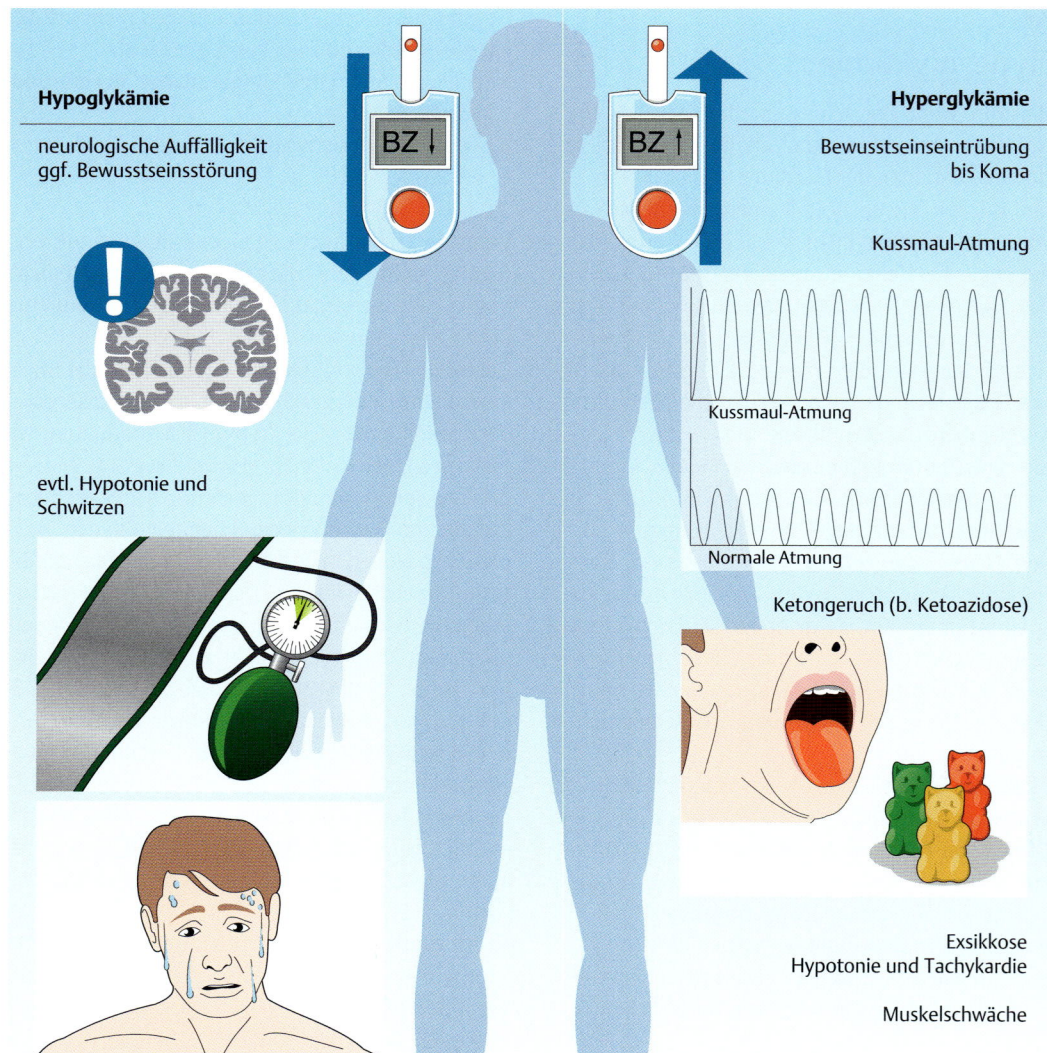

▶ **Abb. 8.2** Klinik und Blutzucker (BZ) bei Hypo- und Hyperglykämie.

schen Seite geht es dem Gehirn gut. Aber so ganz allmählich entwickelt sich ein anderes Problem: Glukose verhält sich ähnlich wie Natrium, was die Affinität zu Wasser angeht. Wo sich viel Glukose befindet, da befindet sich auch viel Wasser. Da der Organismus den Überschuss an Glukose über die Nieren ausscheidet (wenn die Nierenschwelle von 180 mg/dl überschritten ist), verliert er damit Wasser. Da das Gehirn wiederum zum größten Teil aus Wasser besteht, führt ein Wasserentzug zu Funktionseinschränkungen mit Müdigkeit, Konzentrationsstörungen, Bewusstseinsstörungen bis hin zum Koma.

> **Cave**
>
> **Als gefährlichste Konsequenz der Hyperglykämie kann der Wasserverlust schwerste zerebrale Schädigungen verursachen. So muss in der präklinischen Notfallversorgung auch nicht der Blutzuckerspiegel (was nicht zuletzt sehr gefährlich wäre), sondern v. a. die Exsikkose behandelt werden.**

Definition
Erhöhte Glukosekonzentration über 140 mg/dl im Blut.

Hyperglykämie

Klinik
Symptome und Befunde der Hyperglykämie stehen ganz im Zeichen der Exsikkose.
- gesteigerter Durst (Polydipsie, >2 l Trinkmenge pro Tag)
- verstärktes (auch nächtliches) Wasserlassen (Polyurie) mit klebrigem, hochkonzentriertem Urin
- Appetitlosigkeit
- Müdigkeit, Konzentrationsstörungen, Schwäche
- trockene Haut und Schleimhäute
- „stehende Hautfalte" (▶ Abb. 8.9, S. 133) und weiche Bulbi als Zeichen der Exsikkose
- beschleunigter Puls
- erniedrigter Blutdruck als Zeichen des Volumenmangels
- zunehmende Benommenheit, Somnolenz („Patienten stehen nur noch zum Trinken und zum Toilettengang auf.")
- evtl. starke Bauchschmerzen durch Auskristallisieren von Zucker am Peritoneum (Pseudoperitonitis diabetica)
- Sopor (Patient nur durch stärkste Reize erweckbar)
- Koma
- bei Diabetes Typ 1:
  - vertiefte und beschleunigte Atmung (Kussmaul-Atmung)
  - Azetongeruch der Ausatemluft
- erste Zeichen bei Kindern:
  - Konzentrationsstörungen in der Schule
  - Gewichtsabnahme
  - Müdigkeit
  - nächtliches Einnässen (Enuresis nocturna)

Da sich diese Symptome nicht selten nach einem Infekt entwickeln, werden sie oft als verzögerte Rekonvaleszenz fehlgedeutet.

Während sich die bedrohliche Unterzuckerung in der Regel bei Diabetikern unter der Therapie entwickelt, kann die Überzuckerung auch eine **Erstmanifestation der Blutzuckerkrankheit** sein. Dies ist häufig im Zusammenhang mit Infekten, rheumatischen Entzündungen, Stress, Operationen, Unfällen oder auch in der Schwangerschaft der Fall. Bei bekanntem Diabetes sind Diätfehler oder unregelmäßige Medikamenteneinnahme die Hauptursache.

Beim absoluten Insulinmangel (Diabetes Typ 1) entwickelt sich eine „Ketoazidose" durch den Abbau von Fettsäuren. Die Ketone werden dabei über die Nieren im Urin und zum Teil in flüchtiger Gasform (Azeton) über die Lunge ausgeschieden. Um möglichst viel Azeton abatmen zu können, steigert der Organismus den Atemantrieb, die Patienten atmen vertieft und beschleunigt (Kussmaul-Atmung). Das Azeton in der Ausatemluft verursacht den säuerlichen Geruch nach vergorenem Obst. Führt der Blutzuckeranstieg zum Koma, spricht man vom **ketoazidotischen diabetischen Koma**.

Bei der verminderten Ansprechbarkeit der Fettzellen auf Insulin (Typ 2) fehlen Ketone, also auch die Kussmaul-Atmung und der Azetongeruch. Bei ihr dominieren die Zeichen der Exsikkose. Entwickelt sich ein Koma, spricht man vom **hyperosmolaren diabetischen Koma**.

(Anmerkung: In einigen älteren Lehrbüchern ist der Begriff „Koma diabeticum" nur der ketoazidotischen Form vorbehalten.)

Differenzialdiagnose
- Herzinsuffizienz
- Störungen des venösen Rückstroms (z. B. Orthostasereaktion)
- intrazerebrale Raumforderung
- Narkolepsie
- Meningitis, Enzephalitis
- Kreislaufschwäche
- Intoxikationen (z. B. Arznei- oder Suchtmittel)

Notfallbehandlung

- Sicherung der Diagnose durch Blutzuckermessung
- Sauerstoff
- Klinikeinweisung
- bei Sopor oder Koma außerdem:
  - überprüfen und sichern der Vitalfunktionen
  - Notarzt rufen
  - venöser Zugang
  - 500 ml physiologische Kochsalzlösung (0,9 % NaCl) i. v., 1 Tr. /Sek. (Eine zu schnelle Infusion ist präklinisch nicht erforderlich, normale Dosis: 1000 ml/Stunde.)

8.3

Thyreotoxische Krise

In der Praxis eher selten, bei Heilpraktikerprüfungen aber immer gerne abverlangt, sind Schilddrüsenerkrankungen mit akut progredienter Symptomatik. Sowohl die Über- als auch die Unterfunktion dieser endokrinen Drüse können schwere neurologische Krankheitsbilder bis hin zum Koma verursachen.

Der plötzliche extreme Anstieg von Schilddrüsenhormonen (T_3, T_4) führt durch eine Störung der zellulären Energieversorgung zu Herzmuskelschädigung und neurologischen Ausfällen. Betroffen sind Patienten mit latenter (dann bis dato oft nicht bekannter) oder manifester Schilddrüsenüberfunktion (z. B. autonomes Adenom, M. Basedow, diffuse Autonomie), wenn durch eine **Jodzufuhr** größeren Ausmaßes die Aktivität der Schilddrüse extrem zunimmt. Klassische Auslöser sind die Applikation jodhaltiger Kontrastmittel, die großflächige Hautdesinfekion mit jodhaltigen Lösungen oder der Verzehr jodhaltiger Nahrungsmittel wie Meeresfrüchte.

> **Beachte:** Da auch naturheilkundliche Mittel Jod enthalten können (Spongia, Fucus vesiculosus etc.), ist einmal mehr eine sorgfältige Anamnese zur Vermeidung thyreotoxisch bedingter Zwischenfälle erforderlich.

Auch thyreostatisch gut eingestellte Patienten, die sich von einer alternativen Behandlung ein Loskommen von ihren chemischen Schilddrüsenmitteln erhoffen, sind nach Absetzen der Thyreostatika in Gefahr, thyreotoxisch zu entgleisen.

Definition

Akute, lebensbedrohliche Entgleisung einer Hyperthyreose (▶ Abb. 8.3) mit extremem Anstieg der Schilddrüsenhormone (T_3, T_4).

Klinik

Die klinischen Zeichen sind Ausdruck des erhöhten Stoffwechselumsatzes sowie der kardialen und neurologischen Schädigung:
- Hyperthermie, Fieber (cave: wird gerne als Infektionskrankheit fehlgedeutet)
- vermehrtes Schwitzen
- Durchfall
- Pulsanstieg oft über 130/Min.
- Blutdruckanstieg oft über 180/100
- Herzrhythmusstörungen
- körperliche Schwäche
- feinschlägiger Tremor (DD: bei Leberkoma grobschlägig)
- Steigerung der Muskeleigenreflexe
- Verwirrung
- Unruhe, Angstzustände
- Bewusstseinstrübung bis zum Koma („Basedow-Koma" bei M. Basedow)

Differenzialdiagnose
- andere Stoffwechselentgleisungen (z. B. Koma hepaticum)
- intrazerebrale Raumforderung
- Meningitis, Enzephalitis
- Infektionen
- Intoxikationen (z. B. Arznei- oder Suchtmittel)

Notfallbehandlung

> - überprüfen und sichern der Vitalfunktionen
> - Notarzt rufen
> - venöser Zugang
> - Flüssigkeitsausgleich mit 0,9 % Kochsalzlösung i. v.
> - bei Ansprechbarkeit und Fieber: kühlende, fiebersenkende Maßnahmen (Wadenwickel)
>
> **Klinik/Arzt:** schnellstmögliche medikamentöse Behandlung u. a. mit Thyreostatika, Betablockern u. Ä.

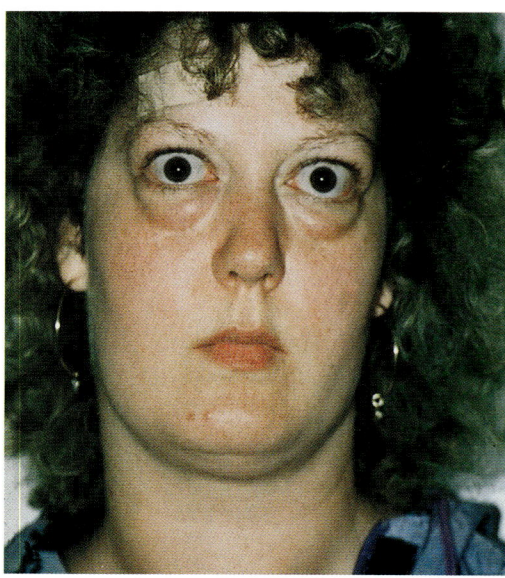

▶ **Abb. 8.3** Patientin mit Kropf und Exophthalmus bei Hyperthyreose (Typ Morbus Basedow).

8.4 Hypothyreote Krise (Myxödem-Koma)

Auch ein Mangel an Schilddrüsenhormonen führt zu Herz- und Nervenschädigung. Allerdings ist hier der Stoffwechsel deutlich verlangsamt, sodass die gegenteiligen Symptome (▶ Abb. 8.4) und Befunde der Hyperthyreose auftreten.

Definition
Generalisierte, lebensbedrohliche vegetative Entgleisung aufgrund eines extremen Mangels an Schilddrüsenhormonen (T_3, T_4) bei schwerer Hypothyreose.

Klinik
- kühle, trockene Haut
- Untertemperatur
- Pulsverlangsamung oft unter 60/Min.
- Hypotonie mit Werten unter 110/70
- Obstipation
- allgemeine Verlangsamung der Bewegungsabläufe
- Benommenheit
- Schläfrigkeit (Somnolenz)
- Koma

Differenzialdiagnose
- Schlaganfall
- zerebrale Raumforderung
- Meningitis, Enzephalitis
- Hyperglykämie
- andere Stoffwechselentgleisungen, z.B. Hypokaliämie oder Addisonkrise (extreme Form der Nebennierenrindeninsuffizienz)
- Intoxikationen

Notfallbehandlung
Die rasche Weiterleitung in ärztliche Behandlung ist bei der hypothyreoten Krise die vordringliche Basismaßnahme.

- überprüfen und sichern der Vitalfunktionen
- bei Bewusstlosigkeit: sichern der Atemwege (▶ S. 22), stabile Seitenlage
- Notarzt rufen
- venöser Zugang (▶ S. 209)
- Flüssigkeitsausgleich mit 0,9% Kochsalzlösung i. v.

Klinik/Arzt: schnellstmögliche intensivmedizinische Betreuung und medikamentöse Behandlung u. a. mit Thyroxin (T_4), Glukokortikoiden und Plasmaexpandern

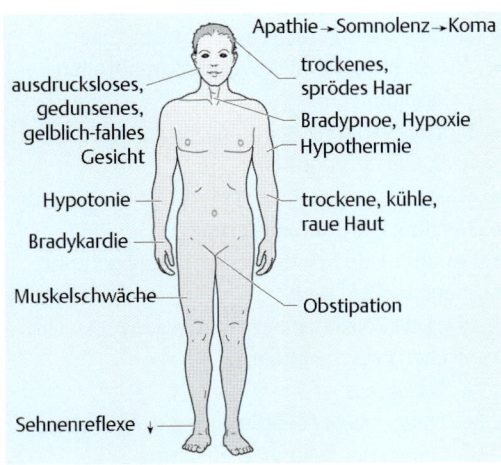

▶ Abb. 8.4 Zeichen bei Hypothyreose und beginnender hypothyreoter Krise.

8.5 Morbus Addison (primäre Nebennierenrindeninsuffizienz)

Bei der Nebennierenrindeninsuffizienz (ca. 80% primäre = in der Nebennierenrinde begründete Form) führt ein Mangel an Kortisol und Aldosteron zu Störungen des Blutzuckerspiegels (Hypoglykämie, ▶ S. 120) und des Mineralstoffhaushalts (Natriummangel bei Kaliumüberschuss). Früher war die Tuberkulose Hauptursache, heute dominieren Autoimmunprozesse.

Seltener sind akute Verlaufsformen, wie traumatische oder parainfektiöse Einblutungen (Waterhouse-Friderichsen-Syndrom bei Meningokokkensepsis). In der Naturheilpraxis dürfte das zu schnelle Absetzten von kortisonhaltigen Arzneimitteln die Hauptursache für Nebennierenrindeninsuffizienz sein.

Meist entwickelt sich die Erkrankung schleichend durch den allmählichen Ausfall der Nebennierenrinde. Erst im Endstadium (Addisonkrise) treten massive Kreislaufstörungen und Bewusstseinsverlust in Erscheinung.

Definition

Im Organ begründete, verminderte oder fehlende Produktion aller Hormone der Nebennierenrinde, insbesondere Gluko- und Mineralkortikoide (v.a. Kortisol und Aldosteron).

Klinik

- zunehmende Schwäche
- Kraftlosigkeit der Muskulatur bis zur Muskellähmung
- Kreislaufstörungen, Hypotonie
- Tachykardie, Herzrhythmusstörungen
- Hyperventilation
- Unruhe
- Heißhungerattacken, Erbrechen
- Muskelkrämpfe oder -lähmungen
- zunehmende Schläfrigkeit
- Bewusstseinsverlust, Koma

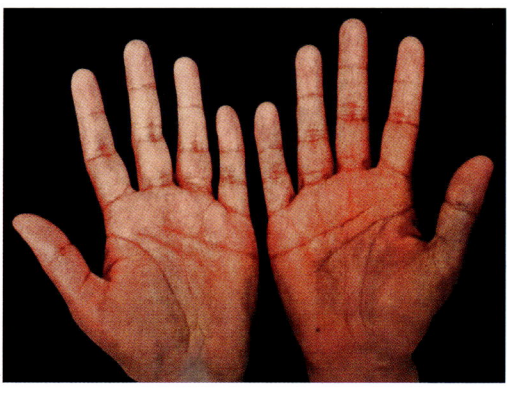

▶ **Abb. 8.5** Häufiges Symptom bei Nebennierenrindeninsuffizienz: pigmentierte Handinnenflächen.

Differenzialdiagnose

- sekundäre Nebennierenrindeninsuffizienz (Ursache in der Hypophyse oder im Hypothalamus)
- Hypoglykämie
- thyreotoxische Krise

Notfallbehandlung

> - überprüfen und sichern der Vitalfunktionen
> - bei Bewusstlosigkeit: sichern der Atemwege (▶ S. 22), stabile Seitenlage (▶ S. 207)
> - Notarzt rufen
> - Sauerstoff (▶ S. 25)
> - venöser Zugang (▶ S. 209)
> - Flüssigkeitsausgleich mit 0,9 % Kochsalzlösung i. v.
>
> **Klinik/Arzt:** bei Addisonkrise (Schockentwicklung) schnellstmögliche intensivmedizinische Betreuung und medikamentöse Behandlung v. a. mit Glukokortikoiden

Lebensrettend für die betroffenen Patienten ist die rasche Gabe von Kortison, sodass neben der Basisversorgung mit Sauerstoff und physiologischer Kochsalzlösung die schnelle Übergabe des Patienten an den Notarzt erforderlich ist. Anamnestische Hinweise wie die Tatsache, dass der Patient auf kortisonhaltige Arzneimittel eingestellt war, können für den weiterbehandelnden Arzt sehr wichtig sein.

8.6 Entgleisung des Leberstoffwechsels

Die Anhäufung toxischer Substanzen wie Ammoniak sowie der Ausfall lebertypischer Syntheseleistungen bestimmen das Krankheitsbild der leberbedingten Stoffwechselentgleisungen.

Definition

Lebensbedrohliche Verminderung oder Ausfall der Entgiftungs- und Syntheseleistung der Leber mit entsprechendem Abfall lebenswichtiger Syntheseprodukte (z. B. Gerinnungsfaktoren) und Anstieg leberpflichtiger Toxine (z. B. Ammoniak).

Klinik

- starker Mundgeruch (nach frischer Leber)
- Zittern mit großen Bewegungsamplituden („flapping Tremor")
- Blutungsneigung, spontane Hauteinblutungen nach Bagatelltraumen
- Aszites
- Neigung zur Unterzuckerung
- zunehmende Bewusstseinstrübung bis zum (hepatischen) Koma
- typische Zeichen einer vorangegangenen chronischen Leberinsuffizienz:
  - Lackzunge
  - Spider naevi (Gefäßspinnen, ▶ Abb. 8.6)
  - Fehlen der Sekundärbehaarung
  - Palmarerythem (▶ Abb. 8.7)

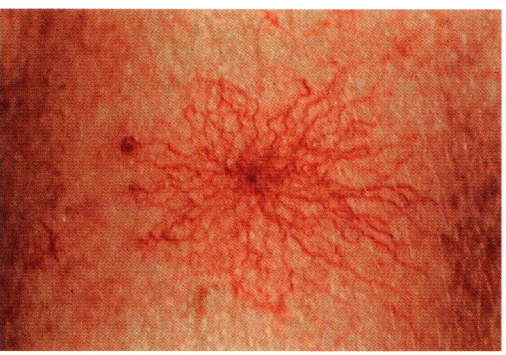

▶ **Abb. 8.6** Spider naevus (Gefäßspinne, Sternnävus) mit typischer zentraler Arteriole, von welcher die Gefäße sternförmig abgehen.

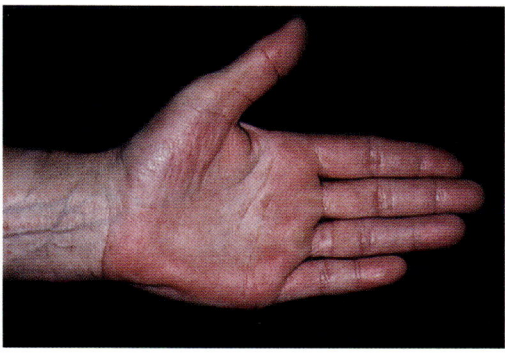

▶ **Abb. 8.7** Ein Palmarerythem tritt häufig bei schweren Lebererkrankungen auf, aber u. a. auch bei Diabetes mellitus, Colitis ulcerosa oder Herzinsuffizienz.

Je nach auslösendem Mechanismus werden zwei Verlaufsformen unterschieden:
- **Leberzerfallskoma** mit rasch fortschreitender Leberschädigung einer zuvor gesunden Leber (z. B. Knollenblätterpilz-Vergiftung). Hier fehlen die typischen Zeichen der chronischen Leberinsuffizienz (s. Klinik).
- **Leberausfallkoma** mit oft über Jahre bestehender fortschreitender Leberzellschädigung, die schließlich in das Bild des Leberkomas einmündet. (Hauptursachen: chronische Hepatitis, Alkoholabusus). Bei diesen Patienten finden sich in der Regel die beschriebenen Zeichen der Leberinsuffizienz als deutlicher diagnostischer Hinweis.

Differenzialdiagnose
- Schlaganfall
- zerebrale Raumforderung
- Meningitis, Enzephalitis
- Diabetes mellitus
- Hyperthyreose
- andere Stoffwechselentgleisungen, z. B. Hypokaliämie oder Addisonkrise
- Intoxikationen

Notfallbehandlung
- überprüfen und sichern der Vitalfunktionen
- bei Bewusstlosigkeit: sichern der Atemwege (▶ S. 22), stabile Seitenlage
- Notarzt rufen
- Sauerstoff (▶ S. 25)
- venöser Zugang (▶ S. 209)
- bei bewusstseinsklarem Patienten: Glukose oral

Auch bei Entgleisungen des Leberstoffwechsels ist die rasche klinische Behandlung die vordringlichste Maßnahme. Sehr hilfreich könnte auch die Gabe von Glukose bei festgestellter Unterzuckerung sein, die Rezeptpflicht für i. v. Glukose lässt diese Option für Heilpraktiker allerdings nicht mehr zu. Die orale Gabe von Traubenzucker ist nur bei bewusstseinsklaren Patienten mit erhaltenen Schutzreflexen erlaubt.

8.7 Entgleisung des Nierenstoffwechsels

Auch bei einem abnormen oder ausgefallenen Nierenstoffwechsel führen toxische Reaktionen durch harnpflichtige Substanzen und nierenspezifische Ausfallsymptome zum typischen Krankheitsbild.

Definition
Schwere akute Niereninsuffizienz mit lebensgefährlichem Anstieg harnpflichtiger Substanzen (Urämie) im Blut und Ausfall der renalen Mineralstoff-, Wasser- und Säure-Basen-Regulation sowie Verminderung der Bildung roter Blutkörperchen (Erythropoetinmangel).

Klinik
- Geruch nach Harnstoff (Foetor uraemicus)
- Verminderung der Urinmenge (Oligurie)
- Übelkeit, zunehmendes Erbrechen, urämische Gastritis

- graugelbe Gesichtsfarbe durch abgelagerte Urate und renale Anämie
- Blutdruckanstieg (renale Hypertonie)
- auskultierbares systolisch-diastolisches Reibegeräusch (urämische Perikarditis)
- Lungenödem
- Kussmaul-Atmung, jedoch nicht mit Azetongeruch wie bei Koma diabeticum, sondern mit Uringeruch (respiratorische Kompensation der metabolischen Azidose)
- Bewusstseinstrübungen bis zum (urämischen) Koma

Ähnlich wie beim Leberkoma können rasche Verlaufsformen in Form einer akuten Niereninsuffizienz beim Kreislaufschock, nach Vergiftungen oder schnell ablaufenden Entzündungen (Glomerulonephritis) vorkommen. Häufiger jedoch sind chronische Nierenerkrankungen (Pyelonephritis, Glomerulosklerose), die unbehandelt über die verschiedenen Stadien der Niereninsuffizienz ins Nierenkoma einmünden.

An dieser Stelle sei noch einmal darauf hingewiesen, dass sich aus einer bakteriellen Nierenbeckenentzündung (Pyelonephritis) rasch eine Urosepsis und daraus ein septischer Schock mit hoher Mortalität entwickeln kann. Typische Zeichen sind Fieber, Rückenschmerz, klopfempfindliches Nierenlager, Bewusstseinsstörungen. Im Schockzustand sind die Patienten häufig nicht mehr ansprechbar, die Haut ist schweißbedeckt, fühlt sich aber, im Gegensatz zu anderen Schockformen, warm an.

Differenzialdiagnose
- Schlaganfall
- zerebrale Raumforderung
- Meningitis, Enzephalitis
- Diabetes mellitus
- Hyperthyreose
- andere Stoffwechselentgleisungen, z. B. Hypokaliämie oder Addisonkrise, Leberinsuffizienz
- Intoxikationen

Notfallbehandlung
- überprüfen und sichern der Vitalfunktionen
- bei Bewusstlosigkeit: sichern der Atemwege (▶ S. 22), stabile Seitenlage (▶ S. 207)
- Notarzt rufen
- Sauerstoff (▶ S. 25)
- venöser Zugang (▶ S. 209)

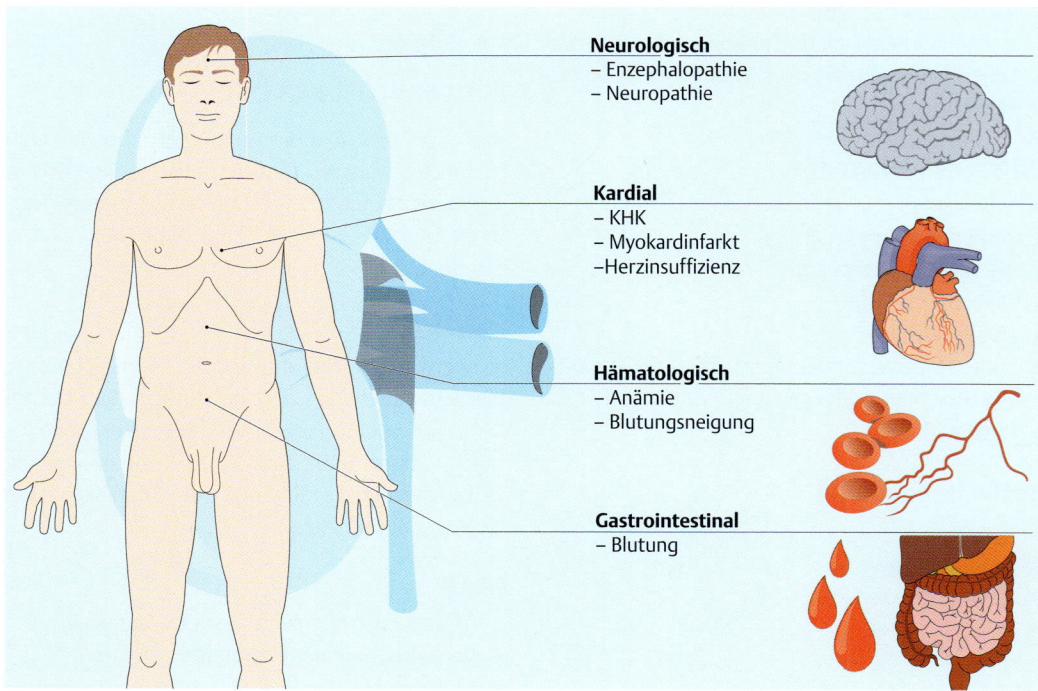

▶ **Abb. 8.8** Akute Folgen chronischer Niereninsuffizienz.

8.8
Exsikkose

Die Hauptursache für diese leicht zu unterschätzende, aber doch potenziell lebensbedrohliche Notfallsituation ist der Verlust von Flüssigkeit und Mineralstoffen, nicht selten kombiniert mit einer Störung des Säure-Basen-Haushalts (Alkalose durch den Verlust von Magensäure). Auslösend sind häufig Infekte des Magen-Darm-Traktes (derzeit gerne durch das „Norovirus"), die zu Durchfall und Erbrechen führen. Da diese Erkrankungen auch mit Übelkeit und vermindertem Durstgefühl einhergehen können, ergibt sich durch den Flüssigkeitsverlust bei gleichzeitig reduzierter Trinkmenge schnell der Zustand der Exsikkose (Austrocknung).

Ursachen
- Magen-Darm-Infekt mit Durchfall und Erbrechen
- starkes Schwitzen bei nicht ausreichender Trinkmenge, insbesondere durch Fieber, schwere körperliche Arbeit oder Sport in großer Hitze
- starke Hyperglykämie
- akute Pankreatitis
- vermindertes Durstgefühl (neurologisch oder im Alter)

Besonders gefährdet sind ältere Menschen, die ohnehin oft ein vermindertes Durstgefühl aufweisen. Aber auch Säuglinge und Kleinkinder sind schon nach 1–2 Tagen einer Gastroenteritis ernsthaft in Gefahr, „auszutrocknen".

Definition
Bedrohliche Abnahme des Wasseranteils im Körper.

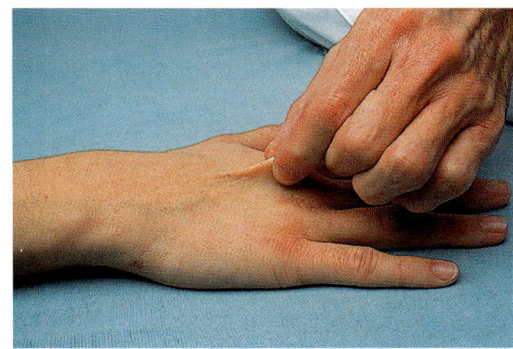

▶ **Abb. 8.9** Prüfung des Hydratationszustands durch Anheben der Haut am Handrücken. Bei Exsikkose bleibt die Hautfalte vorübergehend stehen.

Klinik
- trockene Schleimhäute, besonders die Mundschleimhaut
- vermehrtes Durstgefühl (kann jedoch auch fehlen)
- verminderter Hautturgor („stehende Hautfalte" beim Zusammendrücken der Haut, z.B. am Unterarm, ▶ Abb. 8.9)
- eingefallenes Gesicht, spitz wirkende Nase, tiefe Augenhöhlen, dunkle Augenringe („Facies hippokrati")
- Müdigkeit
- Muskelschwäche
- Wadenkrämpfe
- Pulsanstieg
- Blutdruckabfall (Volumenmangel)
- Urin vermindert, dunkelgelb, mit hohem spezifischen Gewicht
- Bewusstseinstrübung bis hin zum Koma
- seltene, oberflächliche Atemzüge (Respiratorische Kompensation der zunehmenden Alkalose durch verminderte Abatmung von Kohlensäure – als Gegenstück zur Kussmaul-Atmung (▶ S. 127) bei Azidose

Differenzialdiagnose
Unterernährung, z.B. bei Anorexia/Bulimia nervosa.

Nur die rasche schulmedizinische Behandlung kann gefährliche Folgeschäden vermeiden.

Notfallbehandlung

- überprüfen und sichern der Vitalfunktionen
- bei Bewusstlosigkeit: sichern der Atemwege (▶ S. 22), stabile Seitenlage, Notarzt rufen
- bei bewusstseinsklarem Patienten: isotonisches Getränk, z. B. Apfelsaft 1 : 2 mit Wasser verdünnt und einer Messerspitze Kochsalz pro Liter
- venöser Zugang
- infundieren von physiologischer Kochsalzlösung (0,9 % NaCl)
- Sauerstoffgabe (▶ S. 25)
- rasche Übergabe in ärztliche (oder kinderärztliche) Behandlung

9 Augenheilkunde

9.1 Allgemeines zum plötzlichen Erblinden (nicht traumatische Formen) 135
9.2 Akuter Zentralarterienverschluss 136
9.3 Arteriitis temporalis 137
9.4 Netzhautablösung (Ablatio retinae) 138
9.5 Glaukomanfall 139

Die hier aufgeführten Erkrankungen sind zwar nicht lebensbedrohlich, aber bei zu später fachärztlicher Behandlung mit Folgeschäden verbunden, welche die Lebensqualität erheblich beeinträchtigen.

9.1 Allgemeines zum plötzlichen Erblinden (nicht traumatische Formen)

Die Schädigung auf einem oder seltener beiden Augen kann im Verlauf der gesamten Sehbahn von der Netzhaut bis zur Sehrinde im Gehirn liegen. Eine grobe Orientierung über den Ort der Schädigung ist schon anamnestisch möglich:

> ❗ Beachte: Ist die Sehempfindung auf dem erblindeten Auge schwarz, liegt die Schädigung wahrscheinlich im Bereich der Netzhaut. Ist die Sehempfindung grau, ist ein Sehrindenschaden im Gehirn anzunehmen.

In der Praxis häufiger sind akute Erkrankungen der Netzhaut, die als Durchblutungsstörungen, Entzündungen oder Druckschädigung in Erscheinung treten. Neben typischen Leitsymptomen geben Befunde des Augenhintergrundes und der Lichtreaktionen der Pupillen recht zuverlässige Hinweise auf Ursachen der Störung. Es kann jedoch nicht die Aufgabe des Heilpraktikers sein, in der Akutphase den Augenhintergrund zu spiegeln, um eine saubere Erstdiagnose zu stellen. Vielmehr muss er sich darüber im Klaren sein, dass bei einigen Formen des plötzlichen Erblindens schon nach 6 Minuten mit irreversiblen Schäden zu rechnen ist. Die möglichst schnelle Weiterleitung des Patienten in eine Klinik mit augenheilkundlicher Abteilung ist in allen Fällen die wichtigste „Notfallmaßnahme".

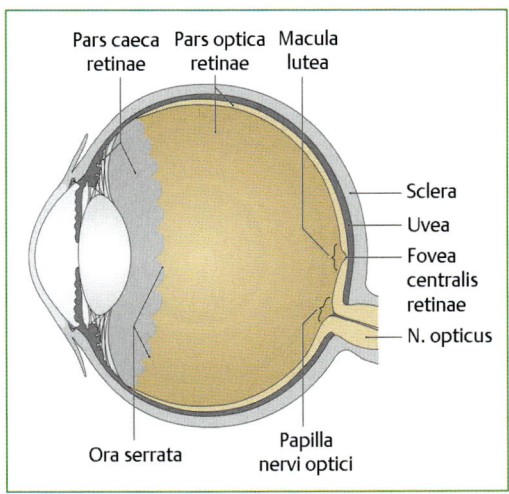

▶ **Abb. 9.1** Querschnitt durch das Auge mit Übersicht über die Netzhaut.

9.2 Akuter Zentralarterienverschluss

Ursache eines Verschlusses der Zentralarterie ist, ähnlich wie beim Schlaganfall oder beim Herzinfarkt, ein plötzlicher thrombotischer Verschluss der einzigen Arterie, welche die Netzhaut versorgt (Arteria centralis retinae). Daher gilt das gleiche Risikoprofil wie für diese Erkrankungen (▶ S. 95). Auch Gefäßverkrampfungen, wie sie bei der unglückseligen Kombination von **Rauchen und Hormoneinnahme** (Pille, Wechseljahresbehandlung) vorkommen können, führen zu dem gleichen Krankheitsbild.

Definition
Thrombose der Arteria centralis retinae.

Klinik
- plötzlicher, schmerzloser, meist einseitiger Sehverlust
- äußerlich keine Veränderung am Auge erkennbar
- lichtstarre Pupille des betroffenen Auges (ohne konsensuelle Reaktion des anderen Auges)
- Verengung beider Pupillen bei Lichteinfall in das gesunde Auge (konsensuelle Pupillenreaktion)
- Der Augenhintergrund zeigt eine blasse Netzhaut mit einem kirschroten Makulafleck (▶ Abb. 9.2).

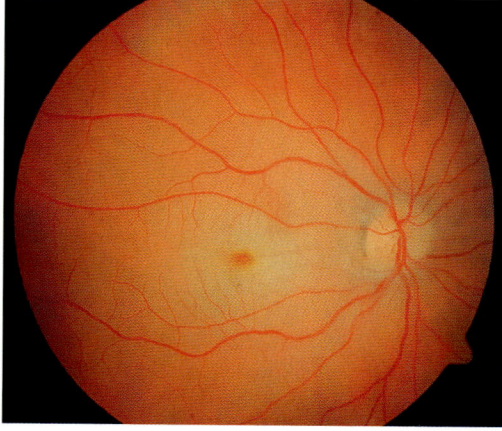

▶ **Abb. 9.2** Zentralarterienembolie mit zentralem Ödem und kirschrotem Fleck.

- Auftreten häufig in den frühen Morgenstunden
- Anamnese: älterer Patient mit Gefäßrisikofaktoren wie Hypertonie, Übergewicht, Diabetes mellitus oder Fettstoffwechselstörungen oder jüngere Patientinnen, die rauchen und Hormonpräparate einnehmen

Bei Lichteinfall in das erblindete Auge verengt sich die Pupille der betroffenen Seite nicht, und auch nicht die der Gegenseite. Lichteinfall in die gesunde Seite führt jedoch zu einer Pupillenverengung der gesunden und der erblindeten Seite. Man spricht von einer „amaurotischen Pupillenstarre" – die auch in schriftlichen Heilpraktikerprüfungen gerne abgefragt wird.

> **Cave**
>
> Da die Netzhaut aus Nervengewebe besteht, ist schon nach 6 Minuten mit ersten bleibenden Schäden zu rechnen, und nach 1–2 Stunden mit einer vollständigen Nekrose mit definitiver Erblindung (Ausnahme: seltene Zusatzgefäße erhalten die Durchblutung wichtiger Netzhautabschnitte im Bereich der Makula).

War die Ursache des Erblindens ein kleinerer Embolus, der mit der Blutbahn vom Herz oder aus der A. carotis zum Auge verschleppt wurde, kann sich die Sehleistung nach einigen Minuten bis Stunden wieder regenerieren. Das Erblinden war also nur vorübergehend. In diesem Fall liegt eine Amaurosis fugax – ein flüchtiges Erblinden vor, ein Krankheitsbild, das als TIA (▶ S. 113) und damit als Frühform des Schlaganfalls zu interpretieren ist und dringende internistische, gefäßchirurgische und neurologische Untersuchungen erforderlich macht.

Differenzialdiagnose
- Zentralvenenthrombose
- Schlaganfall
- TIA
- Glaukom
- zerebrale Raumforderung
- Schädel-Hirn-Trauma

Notfallbehandlung

Umgehend einen Notarzt rufen zum schnellstmöglichen Transport in eine Augenklinik bzw. Klinik mit augenheilkundlicher Abteilung zur sofortigen Antikoagulation.

Allgemeine Info
Häufiger als der Verschluss der Zentralarterie ist die **Zentralvenenthrombose**. Diese ist die häufigste Erblindungsursache bei älteren Menschen und wird meist zu spät erkannt. Weil sie sich weniger plötzlich entwickelt, tritt sie meist nicht als akuter Notfall in Erscheinung, auch ist der Sehausfall nicht vollständig. Es gelten die gleichen Risikofaktoren wie für andere Gefäßverschlüsse (▶ S. 95). Auslösend können körperliche Überanstrengungen (Drucksteigerung) und fette Mahlzeiten (Viskosität des Blutes) sein. Der Augenhintergrund zeigt eine gestaute Sehnervenscheibe, die blutig verfärbt ist. Streifige Blutungen setzen sich bis in die Netzhautperipherie fort. Die Venen sind gestaut und geschlängelt. Auch hier ist für ein zufriedenstellendes Behandlungsergebnis die frühestmögliche Antikoagulantientherapie erforderlich.

9.3 Arteriitis temporalis

Im Rahmen von Autoimmunkrankheiten können auch Entzündungen an Blutgefäßen auftreten (Vaskulitis). Eine häufig u.a. die Augengefäße betreffende Form ist der Morbus Horton, die **Arteriitis temporalis**, die bevorzugt zu Entzündungen der Halsschlagader und ihrer Äste führt, ebenso zu einer Durchblutungsstörung der Netzhaut durch Entzündung der Zentralarterie.

Definition
Systemische, granulomatöse Arterienentzündung, die v.a. die Äste der A. carotis, darunter besonders die Schläfenarterie A. temporalis, befällt.

Klinik
Bei dieser Erkrankung, die besonders ältere Menschen (überwiegend Frauen) betrifft, weisen typische Vorboten auf das Krankheitsbild hin.

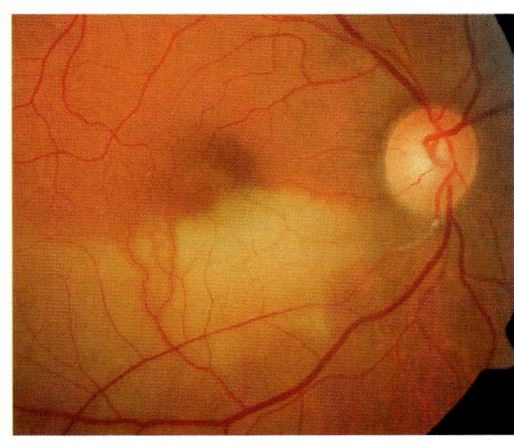

▶ **Abb. 9.3** Verschluss im Bereich der A. temporalis inferior bei Arteriitis temporalis mit sektorförmigem Ödem und Embolus am Papillenrand.

- Frühsymptome:
  - allgemeines Krankheitsgefühl
  - Übelkeit
  - Muskelschmerz
- Schläfenkopfschmerz
- Kauschmerz
- Fieber
- geschwollene, geschlängelte, pulslose aber druckschmerzhafte Schläfenarterien
- Augenschmerz
- plötzliches Erblinden (50% beidseitig)

Der Augenhintergrund zeigt ein blasses Sehnervenscheibenödem mit streifigen Randblutungen, die Arterien sind hochgradig wandverdickt und streckenweise extrem verengt (▶ Abb. 9.3). Aber auch ein unauffälliger Fundusbefund schließt eine Arteriitis temporalis nicht aus.

Im Blutbild zeigen sich deutliche Entzündungszeichen wie Leukozytenanstieg, BSG sehr hoch (z.B. 90/130) und eine leichte Anämie mit Eisenmangel.

Differenzialdiagnose
- Zentralvenen- oder -arterienthrombose
- Schlaganfall
- TIA
- Glaukom
- Clusterkopfschmerz
- zerebrale Raumforderung
- Schädel-Hirn-Trauma

Notfallbehandlung

- schnellstmögliche fachärztliche Untersuchung durch einen Internisten
- bei Sehstörungen: rasche Zuweisung zum Augenarzt

Klinik/Arzt: Behandlung mit Glukokortikoiden und anderen Immunsuppressiva

Da die Erkrankung durch frühzeitige Behandlung mit Kortison eine gute Prognose hat, sollte bei älteren Menschen mit akut auftretenden Kopfschmerzen immer an diese Diagnose gedacht werden (▶ S. 188).

9.4 Netzhautablösung (Ablatio retinae)

Bei dieser Erkrankung löst sich der Sinneszellen tragende Teil der Netzhaut von dem für die Ernährung zuständigen ab und wird so unterversorgt. Normalerweise werden die beiden Netzhautteile durch die Flüssigkeit des Glaskörpers aufeinandergedrückt. Durch degenerative Prozesse im Alter oder bei **Kurzsichtigkeit** mit zu langem Augapfel verändert sich das Wasserbindungsvermögen des Glaskörpers, was den Anpressdruck der Netzhautschichten verringert. Kommt es nun zu einem (meist hufeisenförmigen) Einriss in die Netzhaut, so tritt Glaskörperflüssigkeit zwischen die Schichten der Netzhaut und hebt diese voneinander ab (▶ Abb. 9.4).

Definition
Ablösung der inneren Anteile der Netzhaut (Neuroretina) von ihrer Versorgungsschicht (retinales Pigmentepithel).

Klinik
- Wahrnehmung eines „dunklen Vorhangs", der sich, je nach Ort des Einrisses, oft von nasal unten über Stunden oder Tage vor das Sehfeld schiebt
- bei Makulaablösung: Sehfeldverzerrungen, rasch nachlassende Sehleistung
- bei Einreißen der Netzhaut durch Traumen (Boxen, Prellung, Kopfverletzung): Lichtblitze
- keine Schmerzen

Zu einem Einreißen der Netzhaut kommt es gehäuft bei Jugendlichen durch Kopfverletzungen mit beschleunigender Wirkung, wie beim Boxen, das in Form von Lichtblitzen empfunden werden kann, es ist jedoch in der Regel schmerzlos. Der Sehausfall kann sich in der Nacht nach dem Auftreten durch die Ruhephase und Veränderungen im Flüssigkeitshaushalt am nächsten Morgen bessern.

Differenzialdiagnose
- Zentralvenen- oder -arterienthrombose
- Schlaganfall
- Glaukom
- zerebrale Raumforderung
- Schädel-Hirn-Trauma

Notfallbehandlung

Schnellstmögliche Einweisung in eine Augenklinik bzw. Klinik mit augenheilkundlicher Abteilung.

Klinik/Arzt: operative Behandlung, je nach Indikation z. B. mit Einbringen eines Gasgemischs ins Augapfelinnere (Anlegen der Netzhaut durch erhöhten Druck), Laserbehandlung, Aufnähen von Kunststoffpolstern oder Gas/Flüssigkeit im Bereich des äußeren Augapfels

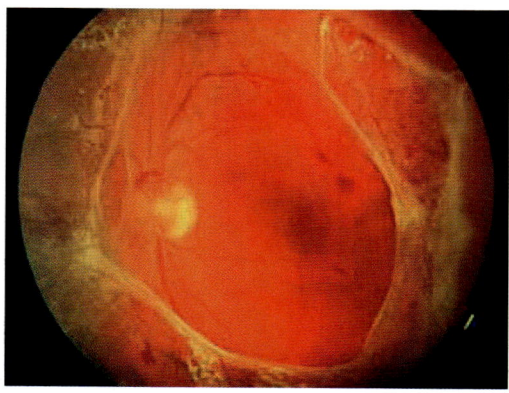

▶ **Abb. 9.4** Ausgeprägte periphere Netzhautablösung.

9.5 Glaukomanfall

Rein physikalisch betrachtet ist diese Erkrankung das Gegenteil der Netzhautablösung: ein zu hoher Druck im Augapfel presst die Sehnervenscheibe gegen den derben Rand der Durchtrittsstelle in der Lederhaut und schädigt so die Nervenfasern des Sehnervs (▶ Abb. 9.5), es kommt zu Gesichtsfeldausfällen bis zur Erblindung auf dem betroffenen Auge. Ein relativ kurzer Augapfel, z. B. bei **Weitsichtigkeit,** begünstigt das Auftreten des erhöhten Augeninnendrucks.

Die Ursache dieser Störung ist hauptsächlich ein zu enger Abflussweg des Kammerwassers am Iris-Hornhaut-Winkel. Da diese Engstelle durch Kontraktion der Muskelfasern, welche die Pupille erweitern, noch enger wird, gelten Situationen oder Arzneimittel, die zu einer Mydriasis (Pupillenerweiterung) führen, als potenzielle Auslöser für einen akuten Anfall.

Definition
Erkrankung des Auges mit vergrößerter Sehnervenscheibe und meist erhöhtem Augeninnendruck.

Klinik
- evtl. Prodromalerscheinungen über einige Tage durch ein vorübergehendes Hornhautödem:
  - Sehstörungen mit Nebelsehen
  - Erscheinen von Farbringen um Lichtquellen, sogenannte Newtonsche Ringe
- dumpfer, heftigster Kopfschmerz, einseitig oder diffus entlang der Trigeminusäste (Schläfe, Ober- oder Unterkiefer, Hinterkopf) ausstrahlend
- Vernichtungsgefühl
- Übelkeit, Erbrechen
- Lichtscheu
- Tränenfluss
- zunehmende Sehschwäche bis zur Erblindung (durch Hornhautödem und Sehnervenschädigung)
- hochrotes Auge (Stauungshyperämie)
- Lidödem
- erweiterte, oft entrundete, lichtstarre Pupille (Druckmydriasis)
- palpatorisch: steinharter Augapfel (im Vergleich zur Gegenseite)
- anamnestisch:
  - Kaffeegenuss
  - parasympatholytische oder sympathomimetische Arzneimittel (z. B. Belladonna, Atropin, Asthmamittel, krampflösende Mittel, Kreislauf- oder Aufputschmittel)
  - Drogen
  - Dunkelheit (Theater, Fernsehen oder Kino)
  - Stress oder Aufregung
  - große körperliche Anstrengung.

Bereits eingetretene Sehnervschäden sind irreversibel.

Anmerkung für die Prüfung: Bei Prüfungsfragen wird gerne das Kaffeetrinken als Situation geschildert, in der plötzlicher Kopfschmerz auftritt.

Differenzialdiagnose
- Zentralvenen- oder -arterienthrombose
- Clusterkopfschmerz
- Schlaganfall
- Arteriitis temporalis
- Iridozyklitis
- zerebrale Raumforderung
- Schädel-Hirn-Trauma
- hypertensive Krise

Ähnlich wie bei der Arteriitis temporalis lenkt der starke Kopfschmerz möglicherweise von der eigentlichen Gefährdung der Augen ab. Daher sind bei akutem Kopfschmerz der Glaukomanfall ebenso wie die Arteriitis temporalis wichtige Differenzialdiagnosen.

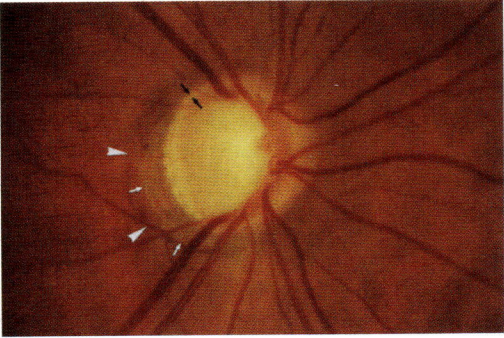

▶ **Abb. 9.5** Eingedrückte Papille (schwarze Pfeile) mit Randsaum (weiße Pfeile) beim akuten Glaukom.

Notfallbehandlung

Überweisung in eine augenärztliche Behandlung

Klinik/Arzt: schnellstmögliche Drucksenkung
- medikamentös
- evtl. per Laser oder chirurgisch

Allgemeine Info

Ein dem Glaukomanfall auf den ersten Blick ähnliches Bild bietet die Entzündung der Regenbogenhaut, eine Iritis oder **Iridozyklitis**. Sie kann Ausdruck einer gefährlichen Grunderkrankung sein (z. B. Lues, Sarkoidose, Morbus Behcet, Morbus Bechterew), die einer raschen schulmedizinischen Behandlung bedarf. Das betroffene Auge ist gerötet und schmerzt. Im Gegensatz zum Glaukom ist die Pupille jedoch durch eine Anschwellung der Iris verengt (Reizmiosis im Gegensatz zur Druckmydriasis), der Bulbus fühlt sich nicht verhärtet an. Um Folgeschäden für das betroffene Auge zu verhindern, ist eine schnelle augenärztliche Behandlung unbedingt erforderlich.

10 HNO-Erkrankungen

10.1 Hörsturz 142
10.2 Akute Mittelohrentzündung (Otitis media) 143
10.3 Nasenbluten (Epistaxis) 146

Im medizinischen Fachgebiet der HNO-Erkrankungen können sich aus recht banalen Störungen gefährliche Notfallsituationen entwickeln. Dies gilt insbesondere für den Halsbereich der Atemwege (Luftröhre, Kehlkopf), der bereits im Kapitel Atemstörungen (S. 31 ff.) behandelt wurde. Jedoch sollten sich Heilpraktiker auch mit einigen potenziell problematischen **Störungen der Ohren und der Nase** vertraut machen, da diese in der Praxis immer wieder auftreten.

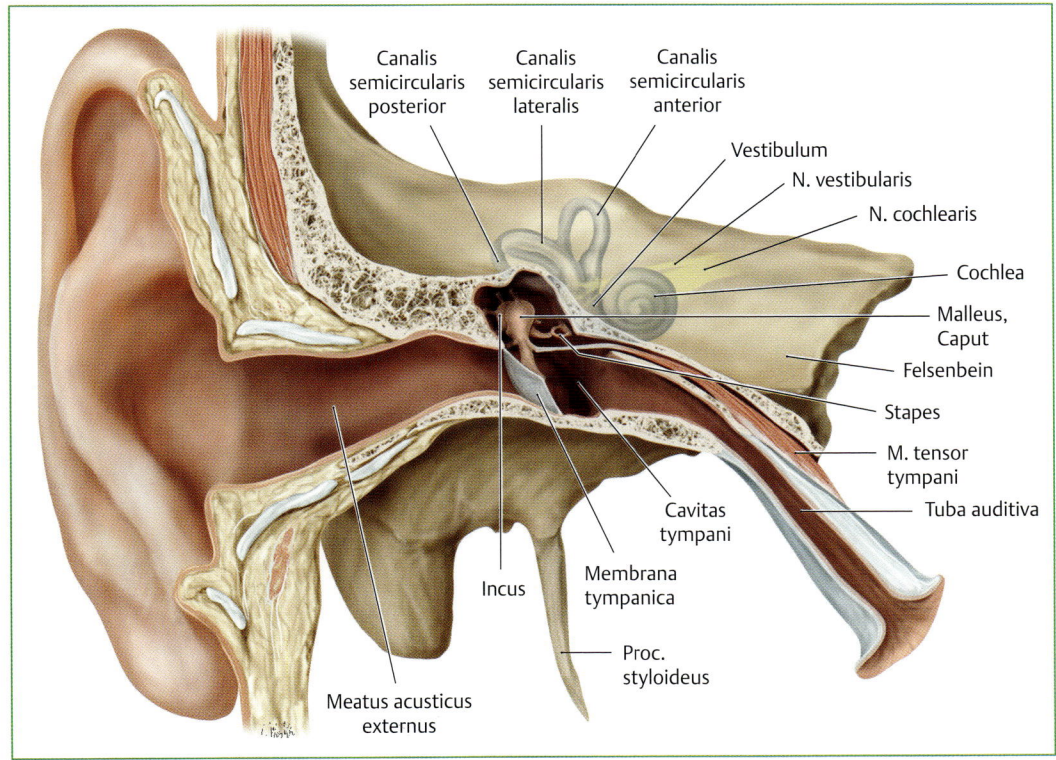

▶ **Abb. 10.1** Frontalschnitt durch das rechte Ohr.

10 – HNO-Erkrankungen

10.1 Hörsturz

Der genaue Pathomechanismus des Hörsturzes ist noch unklar. Vermutlich handelt es sich um eine plötzliche Durchblutungsstörung des Innenohrs, die durch eine Verkrampfung der versorgenden Arterie verursacht wird. Ödematöse Verquellungen scheinen ebenso eine Rolle zu spielen wie sauerstoffmangelbedingte Zellschädigungen des Hörnervs. Zu „dickes" Blut (hoher Hämatokrit, Hyperlipidämie, Gerinnungsstörungen) begünstigt das Auftreten dieser Erkrankung. Auslösend wirkt häufig eine Stresssituation mit großer psychischer Anspannung, betroffen sind meist Männer zwischen dem 20. und 60. Lebensjahr.

Definition
Plötzlich auftretende, meist einseitige Schallempfindungsschwerhörigkeit.

Klinik
- Druckgefühl im Ohr
- Tinnitus
- plötzlicher einseitiger Hörverlust

Nach anfänglichem Druckgefühl im Ohr mit Tinnitus kommt es zur plötzlichen einseitigen Ertaubung.

Bei der orientierenden Untersuchung zeigt sich ein normaler Befund im äußeren Gehörgang und am Trommelfell. Die Innenohrschädigung zeigt sich deutlich beim Stimmgabelversuch: der Ton einer angeschlagenen und in der Mitte des Kopfes aufgesetzten Stimmgabel wird in das gesunde (also noch hörende) Ohr „lateralisiert" (Stimmgabeltest nach Weber).

Differenzialdiagnose
- Vestibularisausfall: Drehschwindel, Übelkeit, Erbrechen, kein Tinnitus, keine Hörstörung
- Menieresche Krankheit: Drehschwindel, Tinnitus, Hörstörung
- primärer Tinnitus

Schwindel und Gleichgewichtsstörungen gehören nicht zum Krankheitsbild eines akuten Hörsturzes, denn der vestibuläre Anteil des Innenohrs ist für gewöhnlich nicht mitbetroffen.

Rezidivierende Hörstürze können auf ein Akustikusneurinom hindeuten, ein gutartiger Tumor im Kleinhirn-Brückenwinkel, der sich anfänglich auf diese Weise bemerkbar machen kann. Eine

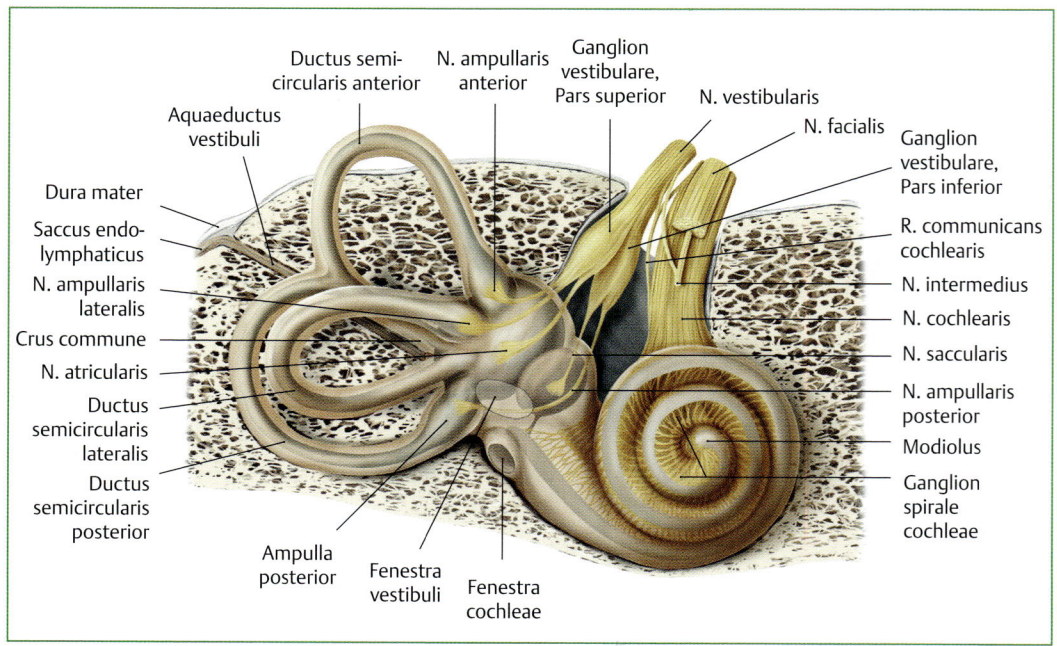

▶ **Abb. 10.2** Innenohr, häutiges Labyrinth des rechten Ohrs, von vorne.

neurologische Untersuchung ist dann immer erforderlich.

Notfallbehandlung

> Schnellstmögliche HNO-ärztliche Behandlung (nach längstens 48 Stunden) durch medikamentöse Infusionstherapie zur Verbesserung der Fließeigenschaften des Blutes.

Obwohl die Wirksamkeit der Infusionsbehandlungen bislang nicht sicher geklärt wurde, ist dies auch aus forensischen Gründen wichtig: In vielen Fällen erholt sich das Innenohr spontan wieder, nicht selten jedoch bleiben Tinnitus und Hörminderung zurück. Wenn dies nach einer „lege artis" durchgeführten schulmedizinischen Behandlung der Fall ist, dann gilt dies als „schicksalhaft". Wurde jedoch eine andere als die schulmedizinisch empfohlene Therapie (z. B. beim Heilpraktiker) durchgeführt und es kommt zur „Defektheilung", könnten sich dadurch Ersatzansprüche gegen den Behandler ergeben.

10.2 Akute Mittelohrentzündung (Otitis media)

Es mag verwundern, diese doch häufige und eigentlich banale Erkrankung in einem Buch über Notfallmedizin zu finden. Aber das hat sehr wohl seine Berechtigung.

Viele Mütter möchten nicht, dass ihre Kinder bei Mittelohrentzündungen mit Antibiotika behandelt werden. Daher wenden sie sich oft an den Heilpraktiker ihres Vertrauens, wenn sich bei einem Kind eine Erkältung anbahnt, und hoffen darauf, dass bei einer eitrigen Mittelohrentzündung auch naturheilkundliche Mittel helfen können. In vielen Fällen dürfte es möglich sein, auf den Einsatz von Antibiotika zu verzichten. Dann ist allerdings eine engmaschige (also mindestens tägliche) Befundkontrolle nötig, um gefährliche, ja sogar lebensgefährliche Komplikationen rechtzeitig zu erkennen.

Verursacht wird die typischerweise im Kindes- und Kleinkindalter (Phasen der Kindheit ▶ Tab. 10.1) auftretende Erkrankung durch Bakterien, (Pneumokokken, Haemophilus influenzae etc.) die über die Tuba auditiva oder über den Blutstrom ins Mittelohr gelangen. Belüftungsstörungen, z. B.

▶ **Tab. 10.1** Phasen der Kindheit.

Bezeichnung	Alter
Neugeborenes	1–4 Monate
Säugling	1–12 Monate
Kleinkind	13–36 Monate
Kind	0–11 Jahre
Jugendlicher	12–17 Jahre

bei Kindern mit Polypen, begünstigen das Auftreten der Mittelohrentzündung.

Definition

Meist aus dem Rachenraum über die Ohrtube weitergeleitete bakterielle Infektion des Mittelohrs.

Klinik

- Fieber
- Ohrenschmerzen
- Schwerhörigkeit auf betroffenem Ohr
- evtl. Tinnitus
- Druckschmerz an Tragus und Mastoid
- bei Säuglingen und Kleinkindern:
  - Bauchschmerzen
  - Durchfall
- Otoskopie: Trommelfell entzündet, verdickt und vorgewölbt, evtl. mit Sekretspiegel (▶ Abb. 10.3)

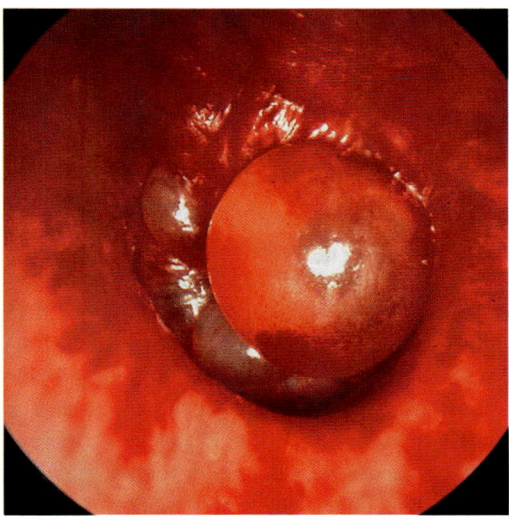

▶ **Abb. 10.3** Mittelohrentzündung mit Paukenhöhlenerguss otoskopisch, links.

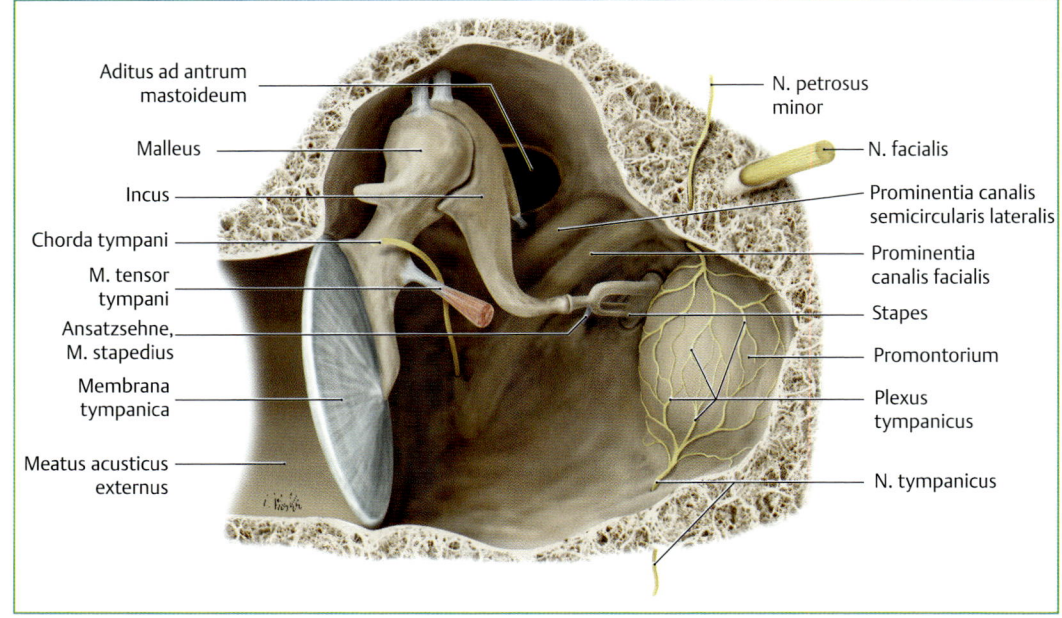

▶ **Abb. 10.4** Mittelohr mit Paukenhöhle.

Komplikationen bei Ausweitung auf Nachbarstrukturen:
- Lähmung des Gesichtsnervs (**Fazialisparese**)
- Entzündung des Innenohrs (**Labyrinthitis**) mit Schwindel, Gleichgewichtsstörungen und Augenzittern (Nystagmus)
- Rötung und Schwellung des Mastoids (Warzenfortsatz) hinter dem Ohr (**Mastoiditis**) mit abstehendem Ohr
- zunehmende Fieberschübe, Kopfschmerz, Bewusstseinsstörungen (**Meningitis**)

Natürlich stehen Ohrenschmerz und Fieber im Zentrum der klinischen Symptomatik. Sehr kleine Kinder können dies allerdings nicht äußern oder präzise lokalisieren, sie projizieren alle Schmerzen gerne auf den Bauch. Da bei fieberhaften Erkrankungen gleich welcher Ursache das kindliche Verdauungssystem geschwächt wird, tritt neben dem Bauchschmerz auch noch Durchfall auf, was bei Kindern unter drei Jahren sehr irreführend sein kann. Hat also ein Kleinkind Fieber, Bauchschmerz und Durchfall, muss an die Mittelohrentzündung ebenso gedacht werden wie an Harnwegsinfekte, Appendizitis, oder sogar an Meningitis.

Wichtige Hinweise auf die Fieberursache bei Kindern gibt eine Schmerzreaktion des Kindes bei Druck auf den Tragus vor der Ohrmuschel oder auf das Mastoid hinter der Ohrmuschel. Auch tolerieren die Kinder das Liegen auf der entzündeten Seite nicht und greifen häufiger nach dem erkrankten Ohr (Ohrenzwang).

Wenn ältere Kinder den Schmerz äußern können, beschreiben sie ihn als stechend und klopfend. Sie klagen über Ohrgeräusche, die Eltern bemerken eine Hörminderung der betroffenen Seite.

Der **Stimmgabelversuch** nach Weber lateralisiert den Ton in das schmerzhafte, schlechter hörende Ohr und deutet so auf eine im Mittelohr begründete Schallleitungs-Schwerhörigkeit hin. Dies wird durch den Stimmgabelversuch nach Rinne bestätigt. Natürlich funktionieren diese Tests nur bei Kindern, die ihre Hörempfindungen auch verlässlich äußern können, also etwa ab dem fünften Lebensjahr.

Weber-Versuch
Eine angeschlagene Stimmgabel (440 Hz) wird auf der Kopfmitte aufgesetzt.
- Normalbefund: Ton wird in der Kopfmitte wahrgenommen.
- Schallleitungsstörung (z. B. Mittelohrentzündung): Ton wird auf der erkrankten Seite verstärkt wahrgenommen.

Akute Mittelohrentzündung (Otitis media)

- Schallempfindungsstörung (z. B. Innenohrerkrankung): Ton wird auf der gesunden Seite verstärkt wahrgenommen.

Rinne-Versuch

Eine angeschlagene Stimmgabel wird zunächst auf das Mastoid aufgesetzt (Knochenleitung) und, wenn der Schall nicht mehr wahrgenommen wird, vor das Ohr gehalten (Luftleitung).
- Bei Gesunden und Schallempfindungsschwerhörigen wird der Ton über die Luft (vor dem Ohr) länger wahrgenommen als über den Knochen.
- Bei Schalleitungsstörung (z. B. Mittelohrentzündung) wird über die Luftleitung kein Ton mehr wahrgenommen.

Während virale Entzündungen, auch wenn sie sehr schmerzhaft sind, für gewöhnlich ohne Folgen abheilen, besteht bei der eitrigen Mittelohrentzündung die Gefahr der Ausbreitung der Infektion auf die Nachbarschaft, in der sich auch das Gehirn befindet. Somit ist immer Gefahr im Verzug.

Das Auftreten entsprechender Symptome (▶ S. 143) im Zusammenhang mit Ohrenschmerzen und Fieber ist ein hochakutes Alarmsymptom, das eine schnellstmögliche Krankenhausbehandlung erforderlich macht.

Allgemeine Info
Die anatomische Nähe zum Gehirn macht auch die eitrige **Nasennebenhöhlenentzündung** zu einer potenziell gefährlichen Erkrankung. Es kann zu einem Einbruch der Infektion in die Augenhöhle kommen, zu einem Gehirnabszess, einer Meningitis, oder, noch gefährlicher, zu einer eitrigen Sinusthrombose im Gehirn. Rötungen, Schwellungen im Augenbereich, Sehstörungen, Motilitätsstörungen und Hervortreten des Augapfels, starke Schmerzen und zunehmende Benommenheit können Hinweise auf diese ernste Komplikation geben.

Eine der wichtigsten Untersuchungen zur Diagnosestellung bei Ohrenschmerzen ist die Spiegelung des Gehörgangs und des Trommelfells, die Otoskopie.

Bei Kleinkindern und Säuglingen (▶ Tab. 10.1) kann die mechanische Reizung des vagusinnervierten vorderen Teils des äußeren Gehörgangs zu einer **vasovagalen Kreislaufstörung** (▶ S. 87) mit Blutdruckabfall und Pulsverlangsamung führen. Selbst ein Kreislaufstillstand ist nicht ausgeschlossen. Entsprechend vorsichtig sollte die Untersuchung vorgenommen werden. Aus demselben Grund sollten Fremdkörper, die sich Kinder manchmal spielerisch in die Ohren stecken, nur vom Facharzt, mit dafür geeignetem Instrumentarium entfernt werden. Auch das Spülen des äußeren Gehörgangs zur Entfernung von Ohrenschmalz (Ceruminalpfropf) kann Hustenreiz, Schwindel und Kreislaufstörungen verursachen. Diese Maßnahme ist ohnehin nur zulässig, wenn durch eine verlässliche Spiegelung des Gehörgangs sichergestellt ist, dass das Trommelfell keinen Defekt aufweist.

Differenzialdiagnose
- Tubenkatarrh
- Otitis externa (Entzündung des äußeren Gehörgangs)
- Otitis interna (Innenohrentzündung)
- Mastoiditis (Warzenfortsatzentzündung)

Zu unterscheiden ist die Mittelohrentzündung v. a. vom schmerzhaften Unterdruck im Mittelohr (Tubenkatarrh) und der ebenfalls sehr schmerzhaften Otitis externa, die meist von Viren verursacht werden und bestens naturheilkundlich behandelt werden können.

Die Differenzialdiagnose ergibt sich aus dem Bild bei der Ohrspiegelung (Otoskopie): Beim Tubenkatarrh ist das Trommelfell nicht oder nur gering gerötet und nach innen gezogen, bei der Otitis externa ist schon der Gehörgang gerötet und geschwollen, das Trommelfell nicht vorgewölbt aber geschwollen und vom Rand her gerötet. Es können auch Blasen auf dem Trommelfell sichtbar werden, die bei der „Grippe-Otitis" als Hinweis auf eine toxische Reaktion auf Haemophilus influenzae (Begleitinfektion) mit Blut gefüllt sein können.

Allgemeine Info
Früher, als es noch nicht möglich war, Viren nachzuweisen, fand man in den Atemwegen von Patienten, die an einer Grippe verstorben waren, ein Bakterium, das man für den Erreger dieser Erkrankung hielt. So gab man ihm den Namen **„Haemophilus influenzae"**. Tatsächlich verursacht dieser gefährliche Keim häufig Sekundärinfektionen, wenn durch ein Virus die Ab-

wehrleistung geschwächt ist. Gefürchtet sind Bronchopneumonie, Meningitis, und Epiglottitis akutissima (▶ S. 38). Aber auch Mittelohrentzündungen werden bei Kindern häufig von Haemophilus verursacht.

Notfallmaßnahmen

> Bei (persistierendem) Fieber, Mastoiditis und/oder Paukenerguss: umgehende fachärztliche Behandlung mit Antibiotika, evtl. Trommelfellinzision. Bei neurologischen Auffälligkeiten Rettungsdienst rufen zum sofortigen Abtransport in eine geeignete Fachklinik.

10.3 Nasenbluten (Epistaxis)

Bei Nasenbluten handelt es sich zunächst sicher nicht um eine Notfallsituation im klassischen Sinn. In zweierlei Hinsicht kann es jedoch notfallmedizinisch von Bedeutung sein:
- Ist die Blutung nicht stillbar, entwickelt sich auch aus diesem banalen Ereignis ein Schockzustand.
- Die Blutung kann ein Leitsymptom für andere, weit problematischere Grundkrankheiten sein, die nicht „verschlafen" werden sollten.

Ursachen für einseitiges Nasenbluten

- mechanisch:
  - Nasenbohren
  - Fremdkörper
  - Trauma (Schlag)
  - Druck (Husten, Pressen, Naseputzen)

- Blutungsquelle: vorderer Nasenabschnitt (Locus Kiesselbachi)
- Tumor:
  - gutartig (Schleimhautpolyp)
  - maligne (Nebenhöhlenkarzinom)
  - Sonderform Nasenrachenfibrom: hauptsächlich bei jungen Männern in der Pubertät, histologisch ein Angiofibrom, also ein Gefäßtumor mit hohem Risiko unstillbarer Blutungen (Hier besteht tatsächlich die Gefahr des „Verblutens".)

Ursachen für beidseitiges Nasenbluten

- Gefäßkrankheiten (M. Osler)
- Hypertonie
- Gerinnungsstörungen:
  - Thrombozytenmangel
  - angeborener Mangel an Gerinnungsfaktoren
  - erworbener Mangel an Gerinnungsfaktoren (Lebererkrankungen)
  - blutverdünnende Arzneimittel wie Marcumar oder Aspirin

Definition

Blutungen aus der Nase, meist venös.

Klinik

- (meist schmerzlose) Blutung ein- oder beidseitig
- häufig nach auslösendem Ereignis (z. B. Nasebohren, Husten, Schlag)
- häufig Symptome der zugrunde liegenden Ursache, z. B.:
  - Schmerzen bei Trauma
  - Atemstörung bei Tumoren im Bereich der Nase
- bei Grunderkrankungen typische anamnestische Hinweise z. B. auf:
  - Hypertonie
  - Medikamenteneinnahme
  - Gefäß- oder Gerinnungsstörungen.

Differenzialdiagnose

Blutungen aus Atem- oder Speisewegen, z. B. Ösophagusvarizen.

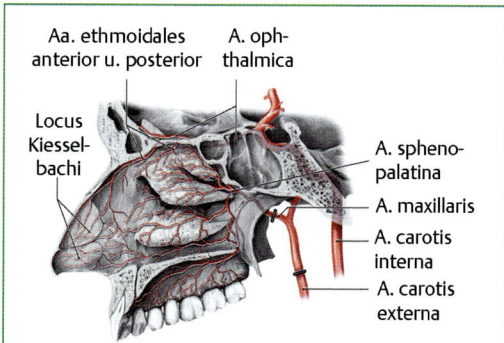

▶ **Abb. 10.5** Anatomie und Gefäßversorgung der Nasenhöhlen. Markierungen: Orte möglicher Gefäßunterbindung bei schwerem Nasenbluten und Versagen der Tamponade.

Nasenbluten (Epistaxis)

Notfallbehandlung

Alternative 1:
- Nase putzen lassen
- aufrechte Sitzhaltung
- Kopf nach vorne beugen
- mehrere Minuten die Nasenflügel kräftig zusammendrücken

Vorteil: Das Blut fließt nach vorne, durch Koagulation kommt es zur Abdichtung auch der hinteren Nasenabschnitte.

Alternative 2 (Steel-Effekt):
- aufrechte Sitzposition
- saugfähiges Wattepolster von der Größe eines halben Papiertaschentuches unter die Zunge legen

Vorteil: Die zunehmende Mundtrockenheit führt zu einer vermehrten Durchblutung der Speicheldrüsen, die zur selben Strombahn gehören wie die Nasenschleimhaut. So wird das Blut von der Nase weg „gestohlen" – Steel-Phänomen.

Alternative 3:
- Nase putzen lassen
- aufrechte Sitzhaltung
- Reklination des Kopfes in den Nacken
- kalte Umschläge in den Nacken- und Nasenbereich
- Nasenflügel mit den Fingern komprimieren

Vorteil: der Blutzufluss zur Blutungsquelle wird vermindert, **Nachteil:** Blut gelangt in den Rachen, die Patienten könnten erbrechen oder das Blut aspirieren.

- bei stärkerer Blutung über 10 Minuten: sofortige fachärztliche Behandlung (Nasentamponade, Ätzbehandlung)
- bei häufig rezidivierenden Blutungen: fachärztliche Untersuchung (HNO und Internist)

11 Bauchschmerzen

11.1	Allgemeines	149
11.2	Anamnese und Untersuchung	151
11.3	Schmerzart	152
11.4	Schmerzausstrahlung	153
11.5	Begleitsymptome	154
11.6	Begleitbefunde	155
11.7	Erkrankungen mit Oberbauchsymptomatik	159
11.8	Mittelbauchregion (Nabelgegend)	166
11.9	Unterbauchregion (unterhalb des Bauchnabels)	170

Die sichere Zuordnung und Einschätzung von Schmerzzuständen stellt schon in der Alltagspraxis größte Anforderungen an das Wissen und die Erfahrung des Behandlers. Während die meisten der Patienten in der Naturheilpraxis unter chronischen Schmerzen leiden, deren differenzialdiagnostische Abklärung oft schon mehrfach erfolgte, sind akut auftretende Schmerzen immer mit besonderer Sorgfalt abzuklären. Denn in diesem Zusammenhang können bestimmte Fallstricke oft genug zu bösen Überraschungen führen.

So tritt häufig der Fall ein, dass sich ein Patient, der sich seit Längerem wegen funktioneller Magen-Darm-Beschwerden in Behandlung befindet, einmal mehr mit Bauchschmerzen in der Sprechstunde vorstellt. Hier liegt der Schluss nahe, dass auch diesmal keine organische Erkrankung vorliegt. Allerdings können auch Patienten mit psychosomatischen Leiden eine Appendizitis oder eine Bauchspeicheldrüsenentzündung entwickeln, mit entsprechend ernsten Komplikationen.

Das zweite Szenario ist ein „Klassiker": Ein Patient kommt kurz vor Ende der Sprechstunde, bevorzugt am Freitag oder am letzten Arbeitstag vor Urlaubsbeginn, gerne auch ohne Termin, und möchte nur einmal ganz kurz mit dem Therapeuten seines Vertrauens sprechen. Eine Kleinigkeit, dauert bestimmt nicht lange. Dann berichtet er, dass er seit ca. einer Woche „so komische Beschwerden" habe, die er jetzt doch einmal untersuchen lassen wollte. Bei manch einem Behandler ist der Wunsch, es möge sich wirklich nur um eine schlichte Banalität handeln, so überwältigend, dass die erforderlichen Untersuchungen oberflächlich genug angelegt werden, um nichts Arbeitsaufwendigeres zu finden.

Gerade in solchen Situationen jedoch sollte jeder Heilpraktiker professionell genug arbeiten, um die aufgeblasenen Schwimmflügelchen zur Seite zu schieben und den Ärger zu verdrängen – über einen Patienten, der ohne Termin, mit Beschwerden, die seit einer Woche bestehen genau zu diesem Zeitpunkt in die Praxis kommt und womöglich auch noch die „Rücksichtslosigkeit" besitzt, ernsthaft krank zu sein.

Natürlich ist es weder im Sinne des Patienten, noch unseres Gesundheitswesens, bei jedem Kopf-Bauch-, Rücken- oder Brustschmerz die Maximalvariante modernster klinischer Untersuchungsverfahren in die Wege zu leiten. Ein Therapeut muss aber in der Lage sein, bei eben solchen Beschwerden Gefährliches von Banalem zu unterscheiden, oder, bei unsicherer Lage die nächste Instanz – gewöhnlich der Hausarzt des Patienten – hinzuzuziehen.

Bedrohliche Zustände mit Bauchschmerzen werden in der Notfallmedizin unter dem Begriff des **akuten Abdomens** zusammengefasst. Es ist definiert als akute Erkrankung im Bereich der Bauchhöhle, die eine sofortige Diagnose und (evtl. chirurgische) Therapie erforderlich macht, da in kurzer Zeit oft lebensbedrohliche Komplikationen auftreten können.

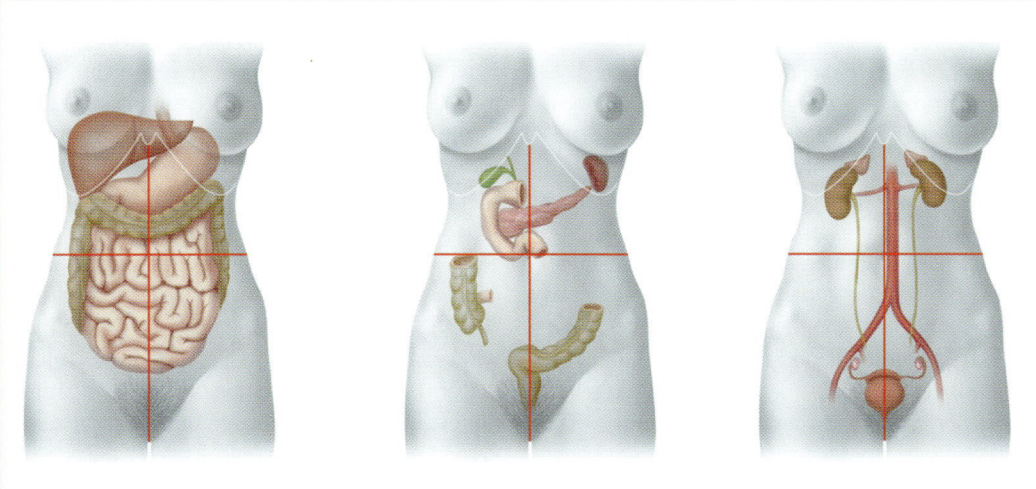

▶ **Abb. 11.1** Bauchorgane der ventralen (l.), mittleren (m.) und dorsalen (r.) Schicht.

11.1
Allgemeines

Die im Folgenden beschriebenen Krankheitsbilder sind beileibe nicht die einzigen, die mit Bauchschmerzen einhergehen. Das Gros der in der Praxis vorkommenden Beschwerden ist den funktionellen Störungen zuzuordnen, womit dem Heilpraktiker ein hinreichend ergiebiges Betätigungsfeld verbleibt, das die Hochschulmedizin derzeit wenig erfolgreich bestellen kann.

Die hier geschilderten Krankheitsbilder treten also keinesfalls wöchentlich oder gar täglich auf, sondern bewegen sich mitunter im prozentualen Promillbereich. Doch wird ihnen jeder praktizierende Heilpraktiker früher oder später begegnen, wenn es gilt, den Notfall von den 98 oder 99 anderen Patienten sofort zu unterscheiden und gezielt zu behandeln. Wie soll sich der Heilpraktiker nun in den einzelnen Situationen konkret verhalten?

Bei **unklaren Bauchschmerzen**, insbesondere wenn Begleitsymptome wie Fieber, Ikterus, Blutbeimengungen im Stuhl, fehlende oder spritzende Darmgeräusche etc. vorhanden sind, ist immer eine ärztliche Untersuchung erforderlich.

Dies kann durchaus durch den Hausarzt des Patienten geschehen, er ist die erste Anlaufstelle. Bei Zeichen der **Austrocknung, Schockzeichen oder bei diffuser Abwehrspannung** sollte direkt der Notarzt angefordert werden.

Notfallbehandlung

Hier gelten die beschriebenen **Basisbehandlungen**:
- Legen eines venösen Zugangs (▶ S. 209)
- Infusion von 0,9 % Kochsalzlösung – die Tropfgeschwindigkeit richtet sich nach der vorliegenden Erkrankung. Bei leichter Exsikkose genügt 1 Tr. pro Sekunde, bei starkem Blutverlust maximale Tropfgeschwindigkeit.
- Sauerstoffgabe als Sauerstoffdusche (▶ S. 25)
- Bewusstseinsklare Patienten werden in Rückenlage mit Knierolle zu Entlastung der Bauchdecke gelagert, bei Schockzeichen in der Schocklage (▶ S. 59, 206), bei Bewusstlosigkeit in stabiler Seitenlage (▶ S. 207).

Überweisung in (fach-)ärztliche Behandlung

Damit stellt sich jedoch ganz nüchtern betrachtet eine andere Frage: Wenn ohnehin in fast allen Fällen eine ärztliche Untersuchung erforderlich ist, sollte man sich dann als Heilpraktiker überhaupt darauf einlassen, einen Patienten, der mit akuten Bauchschmerzen in die Sprechstunde kommt, zu untersuchen? Oder gar, wenn ein Patient anruft und um einen Hausbesuch bittet, weil die starken Schmerzen ihn daran hindern, selbst in die Praxis zu kommen?

Die letzte Frage sollte klar zu beantworten sein: Dieser Patient muss ärztlich untersucht werden. Würde der Heilpraktiker selbst zum Patienten fahren und ihn untersuchen, um dann festzustellen, dass er keine exakte Diagnose erstellen kann und einen Arzt hinzuziehen muss, wäre möglicherweise schon zu viel kostbare Zeit verstrichen. Es kann nicht die Aufgabe eines Heilpraktikers sein, den erfahrenen und dafür gut ausgebildeten Hausarzt zu ersetzen. Er sollte hingegen sicherstellen, dass eine ärztliche Untersuchung des Patienten rasch veranlasst und auch durchgeführt wird, sei es durch den Patienten selbst oder durch Angehörige. Da manche Patienten, die zum Heilpraktiker gehen, der Schulmedizin gegenüber misstrauisch geworden sind (ob zu Recht oder zu Unrecht, soll hier nicht erörtert werden), gehört es zur Sorgfaltspflicht des verantwortungsvollen Heilpraktikers, auf der Grundlage des erworbenen Vertrauens den Patienten von der Notwendigkeit einer ärztlichen Untersuchung und Behandlung zu überzeugen.

Wie wäre aber im ersten Fall zu verfahren, in dem der Patient noch selbst in die Sprechstunde kommen kann, also augenscheinlich „nicht so krank" ist? Selbstverständlich ist hier eine **gründliche Anamnese und Untersuchung** erforderlich, um den wirklichen Grad der Gefährdung des Patienten einschätzen zu können. In den seltensten Fällen wird dann eine notfallmäßige Krankenhauseinweisung nötig sein. Oft genug muss aber auch hier Überzeugungsarbeit geleistet werden, um den Patienten dazu zu bewegen, sich fachärztlich untersuchen zu lassen. Dies gelingt umso leichter, wenn man nach einer handwerklich einwandfreien Untersuchung dem Patienten die Verdachtsdiagnose, die möglichen Differenzialdiagnosen und mögliche abwendbare Komplikationen mitteilt. Dies ist professionelles Vorgehen und hinterlässt beim Patienten nicht den faden Beigeschmack, vom Therapeuten seines Vertrauens aus Unsicherheit und wegen mangelnder medizinischer Kenntnisse halbherzig behandelt oder einfach nur abgewimmelt worden zu sein.

Schmerztherapie

Eine ebenfalls häufig diskutierte Frage ist die der Schmerztherapie. Im Gegensatz zur früheren Meinung, dass schmerzlindernde Medikamente das Krankheitsbild „verschleiern" können, gilt heute die Auffassung, dass die modernen Untersuchungsmethoden auch ohne genaue aktuelle Schmerzangaben fast immer eine sichere Diagnose ermöglichen. Dem Patienten wird heute sogar ein Recht auf schmerzlindernde Maßnahmen zugesprochen. Dies ist für den Heilpraktiker nur insofern bindend, als ihm geeignete, nicht rezeptpflichtige Medikamente zur Verfügung stehen.

Im Falle des Bauchschmerzes gilt dies für den viszeralen kolik- oder krampfartigen Schmerz. Hier steht mit dem Wirkstoff Butyl-Scopolamin (**Buscopan**) ein wirksames Arzneimittel zur Verfügung, das (Stand 2009) als i.v. Ampulle (und nur diese Applikationsform macht in der Notfallmedizin Sinn) **nicht rezeptpflichtig** ist. Das Präparat wirkt krampflösend auf die glatte Muskulatur des Magen-Darm-Trakts, hat aber als Parasympatholytikum auch Nebenwirkungen und Gegenanzeigen. Besonders bei schweren kolikartigen Bauchschmerzen (Gallenkolik, Nierenkolik) bietet sich diese Behandlung an. Die genaue Dokumentation der Beschwerden und der Befunde, die vor der Injektion bestanden, erleichtern dem weiterbehandelnden Arzt die diagnostische Orientierung.

Allgemeine Info

Butyl-Scopolamin (Buscopan)
Indikation: Krampfartige Schmerzen des Magen-Darm-Trakts, der Gallenwege, des Harntrakts und der weiblichen Unterleibsorgane
Gegenanzeigen: Engwinkelglaukom, Prostatahyperplasie mit Restharnbildung und Blasenentleerungsstörung, Schwangerschaft, mechanische Darmverengungen oder mechanischer Darmverschluss, Herzrhythmusstörungen mit schnellem Herzschlag (tachykarde Herzrhythmusstörungen)
Nebenwirkungen: Mundtrockenheit, Miktionsstörungen, Erhöhung des Augeninnendrucks, Anstieg der Herzfrequenz, Sehstörungen (Akkommodationsstörungen können das Reaktionsvermögen so beeinträchtigen, dass besonders nach i.v. Injektion, auf eine aktive Teilnahme am Straßenverkehr verzichtet werden sollte, sprich: nicht mehr selbst Auto fahren), selten allergische Reaktionen, sehr selten allergischer Schock
Dosierung: Erwachsene: 20 mg (1 Ampulle) i.v., s.c. oder i.m., maximale Tagesdosis: 80 mg

11.2 Anamnese und Untersuchung

Die vordringliche Aufgabe des Heilpraktikers besteht im Erkennen von Leitsymptomen sowie der Erhebung richtungweisender Leitbefunde, die ein weiteres Abwarten verbieten und eine unmittelbare fachärztliche Intervention erforderlich machen. Hilfreich hierfür sind eine aussagefähige **Notfallanamnese** und die Beherrschung wichtiger **Basisuntersuchungstechniken**. Wertvolle Hinweise liefert die Befragung des Patienten.

Schmerzanamnese bei Bauchschmerzen
- Schmerzbeginn, Dauer, Zu- oder Abnahme seit Beginn
- Schmerzintensität
- Schmerzart, Dauerschmerz, Schmerz mit freiem Intervall, krampf- bzw. kolikartiger Schmerz
- Schmerzlokalisation
  - Oberbauchregion: rechter Oberbauch, Epigastrium, linker Oberbauch
  - Mittelbauch: um den Bauchnabel herum
  - Unterbauchregion: rechter, mittlerer oder linker Unterbauch
  - diffuser, nicht genau lokalisierbarer Bauchschmerz
- Schmerzausstrahlung (▶ Abb. 11.2)
- Schmerzart
- Begleitbeschwerden und -befunde
- Begleitsymptome, Übelkeit, Erbrechen, Stuhlverhalt, Fieber, Harnverhalt, Schmerz beim Wasserlassen
- Schwangerschaft bekannt oder möglich (die Einnahme der Pille und selbst eine Menstruation schließen eine frühe Schwangerschaft nicht sicher aus)?

Anamnese der Vorerkrankungen
- Diabetes mellitus (Pseudoperitonitis)
- Dickdarmdivertikel (Ausstülpungen ins Darmlumen)
- M. Crohn
- Colitis ulcerosa
- Aortenaneurysma
- Tumorleiden
- Thrombosen/Embolien (Mesenterialinfarkt)
- Nieren- oder Gallensteine
- Alkoholabusus (Pankreatitis)
- Appendizitis/Appendektomie
- Bauchoperation (Darmverschluss durch Verwachsungen)
- Unfälle, stumpfe Bauchtraumen (Leber- oder – besonders heimtückisch – die „zweizeitige Milzruptur", Nieren- oder Blasenverletzungen)
- Medikamenteneinnahme, Antirheumatika (Magenulcera), Opiate (Darmlähmung), Gerinnungshemmer (retroperitoneale Blutungen)

Untersuchung (Inspektion, Palpation, Auskultation des Abdomens, Puls- und Blutdruckmessung, Hautturgor)
- Abwehrspannung
- Darmgeräusche
- Fieber
- Ikterus
- Exsikkose
- Schockzeichen

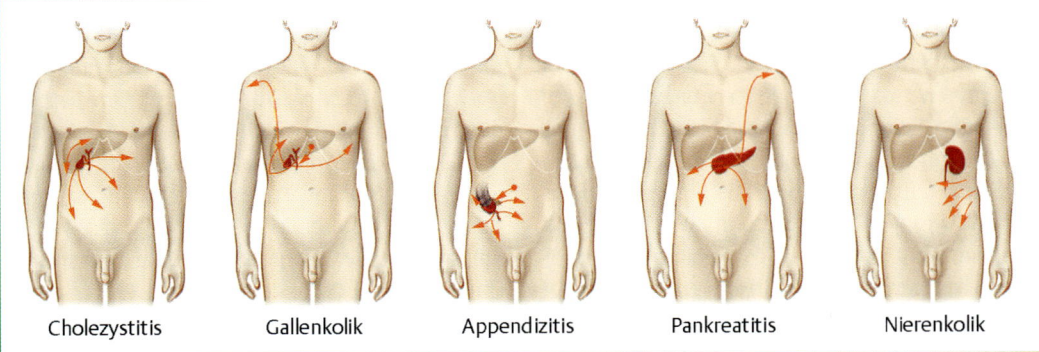

▶ **Abb. 11.2** Schmerzausstrahlung abdomineller Erkrankungen.

11 – Bauchschmerzen

Es gibt zahlreiche Einteilungsmöglichkeiten, die eine Systematik der vielfältigen Ursachen von Bauchschmerzen versuchen. Häufig werden intraabdominelle und extraabdominelle Erkrankungen getrennt abgehandelt. Um der angestrebten Praxisrelevanz gerecht zu werden, sollen hier die Beschwerden nach dem Ort und der Art, wie der Patient sie schildert, dargestellt werden. Begleitbeschwerden und zu erhebende Begleitbefunde sollten dann eine orientierende Zuordnung des Krankheitsbildes ermöglichen.

Während die genaue Lokalisation der Schmerzen nicht immer präzise ist und durch anatomische Normvarianten (Appendixlage) auch irreführend sein kann, sind Schmerzart und Schmerzausstrahlung recht gut zur ersten Orientierung geeignet.

11.3 Schmerzart

Verschiedene Formen von Bauchschmerzen werden differenziert, die Schlüsse auf die Grunderkrankung und ihre Lokalisation zulassen.

Viszeraler Schmerz

Die beiden unterschiedlichen Schmerzarten (Kolik/Dauerschmerz von zunehmender Intensität) finden ihre pathophysiologische Entsprechung in der Beteiligung der verschiedenen Arten von Bauchfell (Peritoneum). Diese sind auch zuständig für die Schmerzlokalisation, Schmerzausstrahlung, Begleitsymptome und Begleitbefunde. Das Bauchfell, das die Organe überzieht, wird **viszerales Peritoneum** genannt. Der von ihm ausgehende Schmerz ist der Organ- oder viszerale Schmerz. Entzündungen, die sich im Lumen oder in der Wand von Organen abspielen, ebenso Störungen der Peristaltik (kolikartiger Schmerz) reizen zunächst nur das viszerale Peritoneum. Dessen (vegetative) Schmerzfasern vereinigen sich zu großen Nervengeflechten in der Oberbauch- und Nabelgegend (z. B. „Sonnengeflecht"). Ihre **Schmerzempfindung ist dumpf und nur ungenau lokalisierbar** (Oberbauch, Mittelbauch), die Patienten machen eine kreisförmige Handbewegung mit der gesamten Handfläche, wenn sie zeigen sollen, wo sich der Schmerz befindet. Bei Beteiligung parasympathischer Nervenfasern klagen die Patienten über Übelkeit und Erbrechen. Bei längerem Bestehen der Erkrankung kann der viszerale Schmerz als Überempfindlichkeit oder Brennempfindung auf bestimmte Hautzonen (Headsche Zonen) projiziert werden.

Parietaler Schmerz

Das Bauchfell, das die Wand der Bauchhöhle im Inneren auskleidet, wird wandständiges oder **parietales Peritoneum** genannt. Der von ihm ausgehende Schmerz ist der parietale Schmerz. Die schmerzleitenden Nervenfasern des wandständigen Peritoneums entstammen den Rückenmarkssegmenten des somatischen (im Gegensatz zum vegetativen) Nervensystems, laufen also zu den Hinterhörnern des Rückenmarks. Wenn solche Nerven erregt werden, lassen sie eine recht genaue Schmerzlokalisation zu. Der Patient kann den Ort des Schmerzes mit dem Finger angeben. Die **Schmerzempfindung ist stechend, bohrend und genau lokalisiert**. Da diese Nerven auf Rückenmarksebene mit den motorischen Nerven der Bauchmuskulatur reflexartig verbunden sind, kommt es hier zu einer unwillkürlichen Anspannung der Bauchmuskulatur – zunächst in der Gegend der Störung, im weiteren Verlauf aber auch der gesamten Bauchmuskulatur. Dies nennt man „**Abwehrspannung**". Sie ist immer ein sehr ernster Befund, der beim reinen viszeralen Schmerz nicht erhoben werden kann.

Der Übergang vom viszeralen zum parietalen Schmerz kann bei entzündlichen Erkrankungen beobachtet werden. Ein Beispiel hierfür ist die Appendizitis (fälschlich auch in Laienkreisen „Blinddarmentzündung" genannt). Sie beginnt als vom Lumen ausgehende bakterielle Entzündung zunächst mit viszeralem Schmerz, der diffus im Oberbauch oder in der Nabelgegend empfunden und von Übelkeit und Erbrechen begleitet wird. Nach einigen (ca. 4) Stunden, wenn die Entzündung nach Durchwandern der Wandschichten die Oberfläche der Appendix erreicht hat, greift sie auch auf das wandständige (parietale) Bauchfell des rechten Unterbauchs über, der Patient hat die Empfindung, der Schmerz ziehe nun zum rechten Unterbauch, der klassischen Stelle. Dies ist eine ernstzunehmende Entwicklung, da nun die Perforation droht, die eine lebensbedrohliche eitrige Peritonitis zur Folge haben kann.

Der parietale Schmerz mit der dazugehörigen Abwehrspannung ist ein **klassisches akutes Abdomen** (▶ S. 155).

11.3.1 Kolik

Als Kolik wird ein wellenförmig an- und abschwellender Schmerz mit schmerzfreien Intervallen bezeichnet, der von Hohlorganen ausgeht, die zu peristaltischer Bewegung fähig sind (Gallenwege, Harnwege, Magen-Darm-Trakt, Unterleibsorgane).

Entzündliche Reizungen (Gastritis) oder Passagehindernisse durch Fremdkörper oder Tumoren führen zu einer schmerzhaften Steigerung der sonst unbemerkten peristaltischen Bewegung. Dabei krümmt sich der Patient vor Schmerzen. Bewegung und Druck von außen gegen die schmerzhafte Stelle kann bei nicht entzündlichen Formen sogar als angenehm empfunden werden. Ebenso die Auflage von wärmenden Kompressen, Heizkissen oder Wärmflaschen. Dies ändert sich im weiteren Verlauf, wenn das Passagehindernis zu einer bakteriellen Entzündung führt, wie dies bei der Gallenkolik der Fall sein kann. Dann werden Druck, Wärme und Erschütterungen durch Bewegung nicht mehr toleriert, auch der Schmerzcharakter ändert sich zum:

11.3.2 Dauerschmerz

Dauerschmerz kann sowohl an Hohlorganen, als auch an soliden Organen wie Milz, Niere oder Bauchspeicheldrüse auftreten.

Insbesondere der heftige, an Intensität ständig zunehmende, Schmerz weist auf eine ernste Organentzündung (Pankreatitis) oder eine entzündliche Reizung des Bauchfells (Peritonitis) hin. Ursächlich sind in Betracht zu ziehen bakterielle Entzündungen oder chemische Reizungen durch:
- Magensaft (perforiertes Magenulkus)
- Gallenflüssigkeit (Gallenblasenperforation)
- Blut (Aortenaneurysmenruptur, traumatische Leber- oder Milzruptur)
- Urin (Blasenverletzung)
- Zucker (Auskristallisation bei sehr hohem Blutzuckerspiegel – Pseudoperitonitis diabetica)

Bei dieser Art von Schmerz verhält sich der Patient meist ruhig, zur Entlastung des Bauchfells sind die Beine im Hüft- und Kniegelenk angewinkelt, Wärme und Druck verschlimmern die Beschwerden, der Patient wirkt sehr krank. Und das ist er auch.

Ein chronischer Dauerschmerz mit gelegentlichen Krämpfen ohne Abwehrspannung und ohne bedrohliche Begleitbefunde kann auf eine Magenschleimhautentzündung oder auf funktionelle Magen-Darm-Störungen hinweisen und ist somit nicht zwangsläufig eine Notfallsituation. Zum Ausschluss organischer Ursachen ist dennoch eine schulmedizinische Abklärung (beim Internisten) erforderlich.

11.4 Schmerzausstrahlung

Bei diffusen, nicht genau lokalisierbaren, Bauchschmerzen können typische Ausstrahlungsmuster Hinweise auf das erkrankte Organ liefern (▶ Abb. 11.2).

Dabei werden drei Ausstrahlungsarten differenziert:
- Die schon beim viszeralen Schmerz beschriebenen **Headschen Zonen** übertragen durch Verschaltungen vegetativer Nervenfasern des sympathischen Grenzstrangs mit Hautnerven Missempfindungen auf typische Hautareale (auch „übertragener Schmerz" oder viszerokutaner Reflex genannt). Diese Art von Schmerzausstrahlung ist v. a. bei chronischen Schmerzen unklarer Genese hilfreich und dient außerdem der Behandlung durch intrakutane Reize wie bei der Quaddelung (kuti-viszeraler Reflex).
- Die Beteiligung des **wandständigen Peritoneums** führt zur Schmerzempfindung am Ort des irritierten wandständigen Bauchfells. Im engeren Sinne ist dies keine Ausstrahlung, sondern Ausdruck der Weiterentwicklung eines entzündlichen Prozesses vom Organ in den Bauchraum.
- Eine dritte und für die Notfallmedizin ebenfalls relevante Form ist der „**projizierte Schmerz**". Streng genommen ist diese Bezeichnung nur jener Art von Schmerzausstrahlung vorbehalten, die durch die anatomische Nachbarschaft von erkranktem Organ und Nervengeflechten oder peripheren Nerven verursacht wird. So strahlen Leber-Galle-Erkrankungen vom rechten Oberbauch zum Rücken hin aus. Die enge

Nachbarschaft zwischen der Niere mit ihren ableitenden Harnwegen (Harnleiter) und dem Plexus lumbosacralis führt zu einer Schmerzausstrahlung vom Rücken in den Ober-, Mittel- oder Unterbauch, sogar in die Leistengegend, Geschlechtsorgane oder Oberschenkel. Umgekehrt können Schmerzen, die vom Hoden oder dem Leistenkanal ausgehen (Hodenverdrehung, eingeklemmter Leistenbruch), in den Unterbauch projiziert werden.

Eine besondere Rolle bei der Schmerzausstrahlung durch Projektion spielt das **Zwerchfell**, die anatomische Grenze zwischen Brust- und Bauchraum. In der embryonalen Phase entwickelt es sich im oberen Brustbereich. Erst später senkt es sich in seine Grenzposition zwischen Brust- und Bauchraum und nimmt dabei seine Innervation, die aus dem Halsbereich (C4) stammt, den **N. phrenicus**, „mit nach unten". Dieser ist dann nicht nur für die Versorgung des Zwerchfells zuständig, er übernimmt auch den viszeralen Überzug von Leber und Gallenblase. Da der Kontakt zum Halssegment C4 bestehen bleibt, und dieses an der Bildung des Plexus cervicobrachialis beteiligt ist, führen Reizungen der Leberkapsel und, mehr noch, der schmerzaktiveren Gallenblase zu einer Schmerzempfindung im rechten Oberbauch, die nicht nur zum Rücken hin ausstrahlen kann, sondern auch in der rechten Schulter Schmerzen verursacht. Auf der linken Seite nennt man eine Irritation des Zwerchfells, die im Liegen in die linke Schulter projiziert wird, **Kehrsches Zeichen**. Dieses gilt zwar als sehr unzuverlässig, geistert aber immer wieder durch HP-Prüfungen. Ursache ist ein Blutaustritt aus einer gerissenen Milz. Auch ein Milzinfarkt kann Schmerzen in der linken Schulter durch Phrenikusreizung verursachen.

> **Beachte:** Die anatomische Grenzlage des Zwerchfells kann dazu führen, dass Erkrankungen der bauchwärts anliegenden Organe (Leber, Darm, Magen, Pankreas, Milz und Nieren) in den Brustraum und der vom Brustraum anliegenden Organe (Lunge, Herz, Speiseröhre) in die Bauchregion projiziert werden (▶ Myokardinfarkt, S. 73).

Bauchschmerzen, die nicht von Bauchorganen ausgelöst werden, wie z. B. bei einer basalen Lungenentzündung, werden den extraintestinalen Ursachen zugerechnet. Dies sind wichtige Differenzialdiagnosen.

11.5 Begleitsymptome

Aufgrund der überwiegend parasympathischen Innervation des Magen-Darm-Trakts treten die dafür typischen Beschwerden wie Blässe, Appetitlosigkeit, Übelkeit und Erbrechen bei Bauchschmerzen recht häufig auf und helfen differenzialdiagnostisch oft nicht weiter, zumal auch nicht intraabdominelle Erkrankungen (z. B. Herzinfarkt, Nierensteinkolik) ebenfalls parasympathische Begleitsymptome zeigen können.

In einigen Fällen jedoch ergeben sich **charakteristische Symptome** als wichtige Hinweise auf das zugrunde liegende Krankheitsbild:

- Erbrechen mit Stuhlverhalt: Darmverschluss
- Koterbrechen: Darmverschluss
- Erbrechen von dunkelrotem Blut: Ösophagusvarizenblutung
- Erbrechen von kaffeesatzartig zersetztem Blut: Magen- oder Duodenalulkusblutung
- blutig-schleimiger Durchfall: Colitis ulcerosa, Ruhr (Shigellose)
- reiswasserartiger Durchfall: Cholera
- erbsbreiartiger Durchfall: Typhus
- Entleerung von schwarzem, glänzendem klebrigen Stuhl (Teerstuhl): Blutung im unteren Gastrointestinaltrakt bei langsamer Magen-Darm-Passage
- Durchfall nach längerer Obstipationsphase (Paradoxe Diarrhoe): Stenose im unteren Dickdarmabschnitt
- bleistiftdünne Stühle: Darmstenose im unteren Mastdarmabschnitt oder Analbereich
- schmerzhafte Stuhlentleerung: Analfissur, Prostatitis, Unterleibsentzündung, Divertikulitis, Proktitis
- Atemabhängige Oberbauchschmerzen weisen eher auf das Herz, Rippenfell, auf einen Nierenabszess oder auf irritierte Interkostalnerven hin.
- Schmerzen beim Wasserlassen: Harnwegsinfekt

11.6 Begleitbefunde

Die körperliche Untersuchung gibt in vielen Fällen weiteren Aufschluss über Ursprung und Bedrohlichkeit der Bauchschmerzen.

11.6.1 Abwehrspannung

Die Abwehrspannung, eine reflektorische Tonuserhöhung der Bauchmuskulatur, ist einer der wichtigsten Leitbefunde für das echte **akute Abdomen** (▶ Abb. 11.3).

Auslösend wirkt eine Reizung des wandständigen Bauchfells (▶ Schmerzart S. 152), z. B. durch Blut, Verdauungssäfte, Eiter, Urin oder Darminhalt. Meist beginnt die Abwehrspannung über dem erkrankten Organbezirk (z. B. lokalisierte Abwehrspannung im rechten Unterbauch bei Appendizitis oder im linken Unterbauch bei Divertikulitis) und breitet sich dann im weiteren Verlauf diffus auf das gesamte Abdomen aus (diffuse, generalisierte Abwehrspannung). Die betroffenen Patienten ziehen zur Entlastung der Bauchdecke die Beine durch Abwinkeln der Knie- und Hüftgelenke an.

Zwei **spezifische Typen** der Abwehrspannung geben Hinweise auf die Krankheitsursache:
- brettharter Bauch, rascher Verlauf: Ulkusperforation
- federnde Bauchdeckenspannung, Meteorismus: Pankreatitis

Abzugrenzen ist die Abwehrspannung vom willkürlichen „Gegenspannen" der Bauchmuskulatur durch den Patienten bei zu robuster Untersuchungstechnik oder bei empfindlichen oder ängstlichen Patienten. Zur Vermeidung der **Willküranspannung** ist es wichtig, die Palpation langsam mit sanftem Druck von nicht schmerzhaften Stellen des Bauches aus beginnend, zur schmerzhaften Region hin durchzuführen. Das Unterlegen einer Rolle unter die angewinkelten Knie erleichtert ebenfalls die Palpation des Bauches, ebenso das Anwärmen der untersuchenden Hände.

Noch vor Auftreten der Abwehrspannung ist der **Loslassschmerz** ein Hinweiszeichen für die beginnende peritoneale Reizung. Darunter versteht man das Auftreten von Schmerzen oder eine Schmerzverstärkung über der erkrankten Stelle, wenn nach langsamem Eindrücken der Bauch-

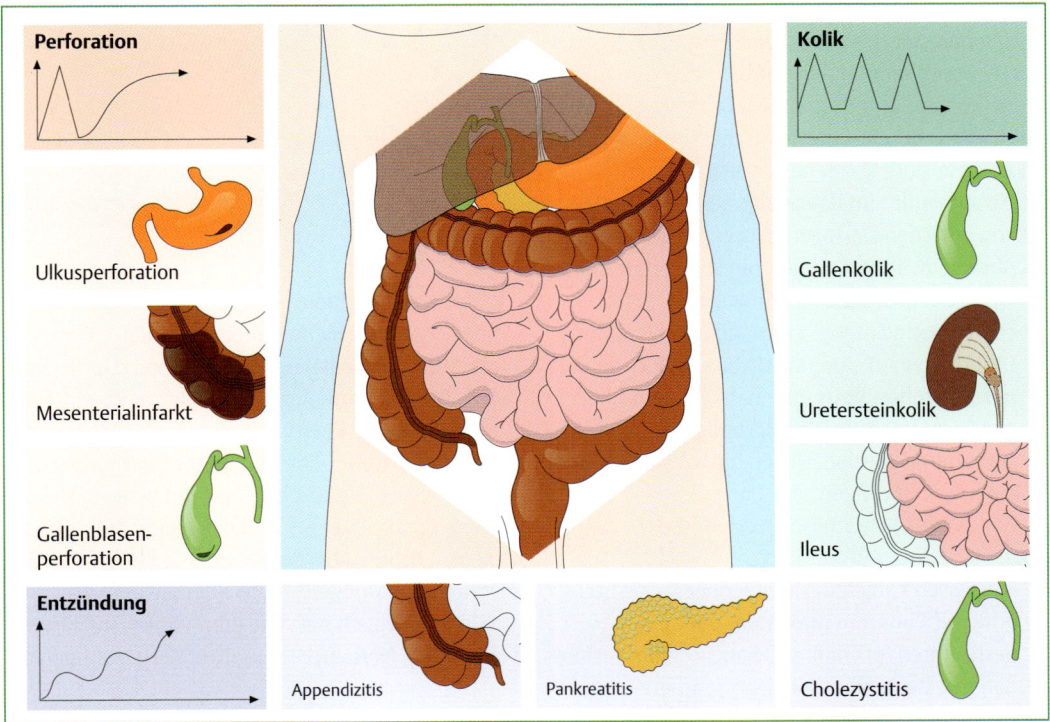

▶ Abb. 11.3 Akutes Abdomen: Schmerzintensität und häufige Diagnosen.

wand schnell losgelassen wird. Die daraus resultierende schnelle, elastische Rückstellbewegung des wandständigen Bauchfells löst eine Schmerzempfindung oder Schmerzverstärkung an der Stelle der Erkrankung aus. Der Loslassschmerz führt auch dann zu Beschwerden am Krankheitsort, wenn in einem anderen Bezirk, z. B. an der gegenüberliegenden Bauchseite, eingedrückt und losgelassen wird.

Auch leichtes Beklopfen des Bauches mit den Fingerspitzen wird bei peritonealer Reizung am Ort der Entzündung als schmerzhaft empfunden. Bei diffuser Peritonitis ist der Bauch überall klopfempfindlich.

! **Beachte: Bei der Abwehrspannung handelt es sich immer um einen ernsten Befund. Eine rasche ärztliche Behandlung (meist operativ) muss ohne zeitliche Verzögerung sichergestellt werden.**

11.6.2 Darmgeräusche

Während bei unkomplizierten Magen-Darm-Störungen mit Durchfall und Erbrechen meist sehr lebhafte Darmgeräusche („Glucksen, Knurren") im gesamten Bauchraum mit dem Stethoskop (oft aber schon mit dem „unbewaffneten" Ohr) registriert werden können, bieten die beiden Hauptformen des immer gefährlichen **Darmverschlusses** (paralytischer oder mechanischer Ileus, ▶ S. 166) wichtige auskultatorische Leitbefunde:

- „Grabesstille" im Bauch, das heißt das Fehlen von jeglichen Darmgeräuschen im gesamten Abdomen, oft verbunden mit schwerem Krankheitsgefühl, Stuhl- und Windverhalt, Koterbrechen, Austrocknung, Kreislaufzentralisation. Dies deutet auf eine Darmlähmung hin, den **paralytischen Ileus**. Allenfalls das Rauschen der Aorta kann als Hintergrundgeräusch wahrgenommen werden. Neben Intoxikationen und Elektrolytstörungen sind Darminfarkte (Verschluss der Mesenterialarterien) die Hauptursache dieser Erkrankung.
- Metallisch klingende, spritzende Darmgeräusche mit Punktum maximum über einer bestimmten (erkrankten) Bauchregion, verbunden mit starken, kolikartigen Schmerzen und heftigem Erbrechen, sprechen für einen beginnenden **mechanischen Dünndarm-Ileus**.

Stuhl und Winde können noch einige Zeit als Darminhalt hinter der Stenose abgehen. Ursachen können Narben, eingeklemmte Hernien oder Fremdkörper sein, bei Kindern ist an eine Darminvagination zu denken. Der **mechanische Dickdarmverschluss** verläuft weniger dramatisch, er beginnt mit einem Wechsel von Durchfall und Verstopfung (paradoxe Diarrhoe) und plötzlichem Koterbrechen.

— Cave —
Unbehandelt geht der mechanische Darmverschluss in eine generalisierte Darmlähmung (paralytischen Ileus) über.

Spärliche oder fehlende Darmgeräusche können auch manchmal bei anderen Erkrankungen beobachtet werden (z. B. Schilddrüsenunterfunktion, fieberhafte Allgemeinerkrankungen, Arzneimittelnebenwirkungen). Durch mechanische Darmreizung, z. B. durch leichten Druck mit dem Stethoskop auf den Bauch, lassen sich dann aber doch in der Regel hörbare Peristaltikgeräusche auslösen. Dies gelingt bei der Darmlähmung nicht. Darüber hinaus führt eine echte Darmlähmung zu stark überblähten Darmschlingen (Meteorismus), die das Abdomen reichlich vorwölben. Diese Symptomatik bildet sich zurück, wenn im weiteren Verlauf der Darmlähmung infolge der Durchwanderungsperitonitis eine generalisierte Bauchdeckenspannung auftritt.

11.6.3 Fieber

Einfachere Formen einer Magenverstimmung, einer Magenschleimhautentzündung (Gastritis) oder einer Magen-Darm-Entzündung (Gastroenteritis) führen normalerweise nicht zu einem Temperaturanstieg. Ebenso ist bei einer Nieren- oder Gallensteinkolik ohne entzündliche Komponente kein Fieber festzustellen. Erst bei schwerwiegenderen Entzündungen in der Organwand, z. B. der eitrigen (phlegmonösen) Gastritis, bei bakteriellen Darmentzündungen durch Salmonellen oder Shigellen, aber auch bei schweren viralen Infektionen (Hepatitis, Norovirus) steigt die Körpertemperatur an.

> **Allgemeine Info**
> Auch die **Cholera** ist eine ernsthafte bakterielle Erkrankung. Allerdings bleibt bei ihr der Temperaturanstieg aus, da sich die Krankheitserreger nur im Darmlumen befinden und nicht die Darmwand infiltrieren. Es kommt eher sogar zu einem Absinken der Körpertemperatur durch zunehmende hypovolämische Kreislaufschwäche.

Bei einer Gallen- oder Nierensteinkolik weist ein Fieberanstieg auf eine beginnende bakterielle Organentzündung hin (eitrige Gallenblasenentzündung, eitrige Nierenbeckenentzündung). Fieber und heftiger, gürtelförmiger Bauchschmerz mit Übelkeit und Erbrechen lassen an eine immer bedrohliche Bauchspeicheldrüsenentzündung (Pankreatitis) denken. Diese kann sich nach einem opulenten, alkoholreichen Mahl oder kurz nach einer Gallensteinkolik entwickeln. Eine entzündliche Reizung des Bauchfells bei einer Appendizitis oder einer Colondivertikulitis führt ebenfalls zu ansteigender Körpertemperatur. Hier zeigt die Kombination aus Fieber und Abwehrspannung die Bedrohlichkeit des Geschehens an. Dies gilt auch für den fortgeschrittenen Darmverschluss, bei dem Fieber, Bauchdeckenspannung und Grabesstille im Bauchraum unverkennbar auf die lebensbedrohliche Situation hinweisen.

In der Frühphase lokalisierter entzündlicher Erkrankungen wie der Appendizitis oder der Unterleibsentzündung ist zu bedenken, dass der Temperaturanstieg in der Umgebung der Erkrankung deutlich schneller beobachtet werden kann als an den weiter entfernten, sonst üblicheren Temperaturmessstellen im Mund, im Ohr oder unter der Achsel an der Körperoberfläche. Daraus kann sich eine **Temperaturdifferenz** von >0,6 °C zwischen der entzündungsnahen, rektalen und der entfernten, oberflächlichen axillären Körpertemperatur ergeben. Diese Differenz gilt als wichtiges differenzialdiagnostisches Kriterium zur Feststellung einer Appendizitis, einer Divertikulitis oder einer Adnexitis (Entzündung von Eileiter und Eierstock, auch beidseitig). In der Praxis bedeutet dies, dass bei unklaren Bauchschmerzen immer die rektale und die axilläre Körpertemperatur gemessen werden sollte, aber vielleicht besser in der umgekehrten Reihenfolge.

Schwierig ist die diagnostische Orientierung bei Kindern um das 3. Lebensjahr, wenn Fieber zusammen mit Bauchschmerz auftritt, da in dieser Altersgruppe die unterschiedlichsten Erkrankungen auf den Bauch projiziert werden und eine Temperaturerhöhung allein bereits, auch bei banalen Infekten, zu schmerzhaften Luftansammlungen im Bauch führen kann (Ursache ist eine verminderte Aktivität der Verdauungsenzyme durch Anstieg der Körperkerntemperatur).

11.6.4 Ikterus

Neben dem „Pseudoikterus" (nicht bilirubinbedingte Gelbfärbung der Haut mit Aussparung der Skleren, z. B. durch Karotin) kommen als Ursache für gelbliche Verfärbung der Haut (▶ Abb. 11.4) zwei Mechanismen infrage:

- **Hämolyse**: Im Zusammenhang mit akuten Bauchschmerzen tritt eine Hämolyse allenfalls bei der abdominellen Verlaufsform der Malaria auf. Ansonsten ist sie je nach Ursache gekennzeichnet durch die Symptome der sich entwickelnden Anämie oder der Thrombenbildung. Allerdings führt die chronische Hämolyse oft schon in jüngeren Jahren zur Ausbildung von Pigmentsteinen in der Gallenblase, die dann auch die zweite Form des Ikterus, den biliären Ikterus verursachen können.
- **biliärer Ikterus** (Übertritt von Gallenflüssigkeit ins Blut): Im Zusammenhang mit dumpfen Bauchschmerzen und Fieber kann dies auf eine Leberentzündung, eine Entzündung der Gallenwege oder eine Pankreatitis hinweisen. Ohne Fieber, aber mit kolikartigen Bauchschmerzen ist an einen Verschluss der ableitenden Gallengänge durch einen Stein zu denken (Choledocholithiasis).

Kolikartige Bauchschmerzen im rechten Oberbauch ohne Fieber und ohne Ikterus kommen durch einen Stein zustande, der den Ausführungsgang aus der Gallenblase in den ableitenden Gallengang verlegt (Cholezystolithiasis). Da hierbei nur die Gallenflüssigkeit in der Gallenblase aufgestaut wird, kommt es zu keinem Übertritt von Galle ins Blut und somit zu keinem Ikterus.

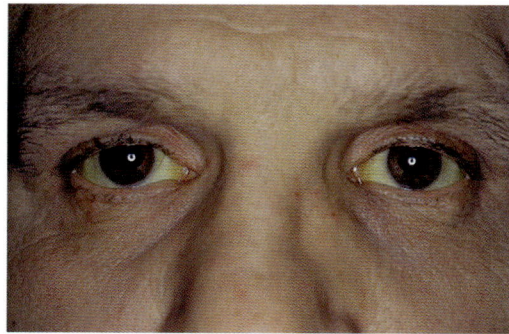

▶ **Abb. 11.4** Ikterus an Haut und Konjunktiven bei alkoholischer Leberzirrhose.

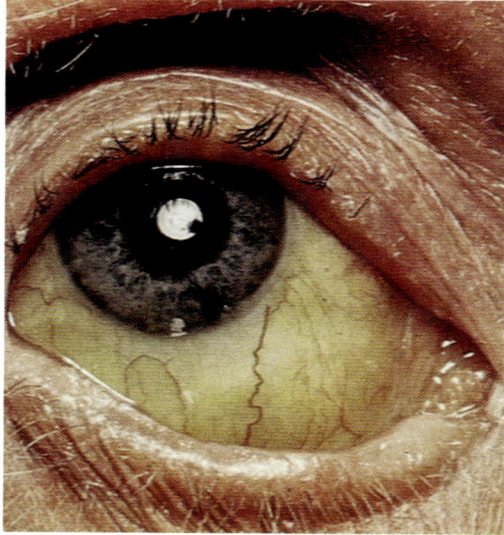

▶ **Abb. 11.5** Sklerenikterus als frühe Ikterusform.

┌─ Cave ─────────────────────────────
│ **Eine Gallenkolik mit Ikterus ist ungleich gefährlicher als andere Formen, da der Stein im ableitenden Gallengang den gemeinsamen Abfluss von Galle und Bauchspeicheldrüse in den Zwölffingerdarm verlegen kann. Eine lebensgefährliche Pankreatitis könnte die Folge sein.**
└────────────────────────────────────

Außer der bilirubinverursachten Gelbfärbung der Haut entwickeln sich beim Rückstau der Gallenflüssigkeit ins Blut weitere charakteristische Symptome:
- vagotone Pulsverlangsamung und Juckreiz auf der Haut durch Gallensäuren
- heller Stuhl durch Fehlen der Gallenfarbstoffe im Darm
- dunkler, bierbrauner Urin (durch Gallenfarbstoffe)

Beim hämolytischen Ikterus fehlt der Juckreiz, der Stuhl ist durch die vermehrt anfallenden Gallenfarbstoffe (Hämoglobinabbauprodukte wie Bilirubin) eher dunkler, der Urin bleibt unverändert. Infolge der Anämie wird der Puls eher beschleunigt sein.

> ⚠ **Beachte:** Generell entwickelt sich ein Ikterus etwa ab einem Bilirubinwert von 1,8–2,0 mg/dl. Dann ist er allerdings noch nicht am Körper, sondern erst in der Bindehaut der Augen gegen den weißen Hintergrund der Skleren zu sehen. Wenngleich die Gelbfärbung nicht die Sklera sondern die Bindehaut der Augen betrifft, wird diese frühe Form des Ikterus als „Sklerenikterus" (▶ Abb. 11.5) bezeichnet. Erst ab ca. 5 mg Bilirubin/dl Blut verfärbt sich auch die Haut sichtbar gelb. Daher ist bei der Untersuchung von Patienten mit Bauchschmerzen auch der Blick auf die Bindehaut der Augen eine wichtige Basisuntersuchung.

Besonders heimtückisch ist der sich allmählich entwickelnde Gallengangsverschluss, da dieser keine kolikartigen Bauchschmerzen verursacht. Die Patienten fühlen sich zunehmend erschöpft, vielleicht entwickeln sich unspezifische Verdauungsstörungen mit Völlegefühl und Appetitstörungen, und schließlich bemerken sie die gelbliche Verfärbung der Haut. Lässt sich dann noch bei der Untersuchung eine prall gefüllte Gallenblase im rechten Oberbauch tasten, spricht man vom **Courvoisier-Zeichen**. Dies gilt als ein Hinweis auf ein Pankreaskopfkarzinom und ist leider schon als Spätsymptom zu interpretieren.

Die Feststellung eines Ikterus erfordert in allen Fällen **weiterführende Untersuchungen**.

11.6.5 Exsikkose (▶ S. 133)

Die Austrocknung durch Flüssigkeits- und Mineralstoffverlust bei Bauchschmerzen ist auf drei mögliche Ursachen zurückzuführen:
- Die mit der Erkrankung auftretende Übelkeit

und Appetitlosigkeit vermindern die Flüssigkeits- und Nährstoffaufnahme.
- Durch Erbrechen und Durchfall gehen erhebliche Mengen an Wasser und besonders an Kalium verloren, bei gleichzeitiger Störung des Säure-Basen-Haushalts (Alkalose).
- Große Flüssigkeits- und evtl. auch Eiweißmengen werden als entzündliches Exsudat in die Bauchhöhle abgegeben (z. B. bei der Pankreatitis).
- Der Flüssigkeitsverlust führt zu typischen Dehydratationszeichen (▶ S. 133).
- Als Komplikationen der Exsikkose drohen dem Patienten präenales Nierenversagen, Herzrhythmusstörungen und Kreislaufversagen. Es sollte noch einmal erwähnt werden, dass dies bei Säuglingen und Kleinkindern schon nach 1–2 Tagen einer Gastroenteritis der Fall sein kann.

11.6.6 Schockzeichen

Neben den beschriebenen Formen des Volumenmangels durch Flüssigkeitsverlust sind bei akuten Bauchschmerzen v. a. **Blutungen** als Schockursache zu berücksichtigen. Bei Bluterbrechen oder blutigem Durchfall ist die Diagnose naheliegend. Wenn die Blutungsquelle jedoch nicht nach außen sichtbar ist, entgeht einer oberflächlichen Untersuchung möglicherweise die Gefährlichkeit der Situation. Schockzeichen und Bauchschmerzen sollten an folgende inneren Blutungsquellen denken lassen:
- Bauchaortenruptur
- Milzruptur
- Leberruptur
- Pankreasnekrose
- Tubarruptur (Riss des Eileiters)

Die kaltschweißige, blasse Haut, der schnelle Puls und der sinkende Blutdruck weisen auf die beginnende Kreislaufzentralisation hin (Schockzeichen ▶ S. 60). Durch die peritoneale Reizung entwickelt sich eine Abwehrspannung.

Es sollte an dieser Stelle nicht vergessen werden, dass auch der anaphylaktische Schock in Stadium II mit Magenschmerzen und Bauchkrämpfen einhergehen kann. Allerdings sind die typischen Schwellungen im Gesicht mit Hautrötung und die generalisierte Urtikaria für die Diagnose richtungsweisend, eine Abwehrspannung ist hier nicht zu erwarten.

11.7 Erkrankungen mit Oberbauchsymptomatik

Auch wenn in vielen Fällen die Leibschmerzen nicht präzise lokalisiert werden, ergeben sich doch aus der groben Zuordnung zu Bauchregionen wichtige Anhaltspunkte für die Krankheitsursache. Zusammen mit typischen Leitsymptomen und -befunden (▶ S. 154, 155) gelingt in der Regel eine praxisalltagstaugliche Diagnosestellung. Bei der folgenden Systematik soll berücksichtigt werden, dass auch dem Bauch benachbarte Organe (Thoraxorgane, Niere, Harnwege, Unterleibsorgane) im Krankheitsfall unter dem Bild des akuten Bauchschmerzes in Erscheinung treten können.

11.7.1 Gallensteinkolik

Definition
Stein (▶ Abb. 11.6) in Gallenwegen oder -blase mit heftigen, an- und abschwellenden Schmerzen.

Klinik
- wellenförmig an- und abschwellender (kolikartiger) Schmerz vom rechten Oberbauch zur Leibmitte ziehend
- zusammenkrümmen

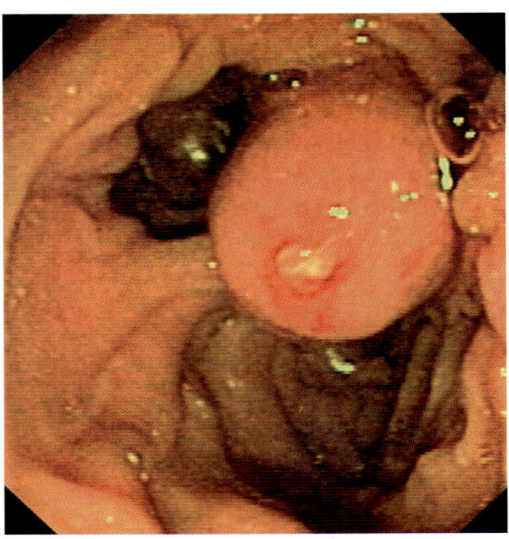

▶ **Abb. 11.6** Eingeklemmter, intrapapillärer Stein mit aufgetriebenem, ins Duodenum hineinragendem Ausführgang.

- häufig Linderung durch Wärme und Druck
- Übelkeit, Erbrechen
- Schmerzausstrahlung in den Rücken und die rechte Schulter
- evtl. flüchtiger Ikterus bei Steinabgang aus der Gallenblase
- meist kein Ikterus bei Gallenblasenkolik ohne Steinabgang
- bei Steinabgang und Gallengangsverschluss zusätzlich:
  - anhaltender Ikterus
  - zunehmend heller, fettglänzender Stuhl
  - Meteorismus (Blähbauch)
  - dunkler Urin
  - Leber und Gallenblase druckschmerzhaft vergrößert
  - positives Murphy-Zeichen

Murphy-Zeichen: Der Untersucher palpiert in der Ausatemphase (hochstehendes Zwerchfell) die Leberrand-Gallenblasen-Region am rechten Rippenbogen in der Medioclavicularlinie. Dies ist zunächst nicht schmerzhaft. Der Druck der palpierenden Fingerspitzen wird aufrechterhalten während der Patient zur tiefen Einatmung aufgefordert wird. Beim Einatmen kommt es dann durch Absinken des Zwerchfelles zum Kontakt der untersuchenden Hand mit der gestauten Gallenblase, was zu einem plötzlichen, schmerzbedingten Stoppen der Einatembewegung des Patienten führt.

> **Cave**
>
> Beim Stau der ableitenden Gallenwege besteht immer die Gefahr, dass der Stein den gemeinsamen Abfluss von Galle und Bauchspeicheldrüse verlegt, was zur gefährlichen Pankreatitis führen kann.

Differenzialdiagnose
- Appendizitis
- Pankreatitis
- Gallenblasenentzündung
- primäre biliäre Zirrhose
- Nierensteine
- Herzhinterwandinfarkt

Notfallbehandlung

> - Patient beruhigen und überwachen
> - 1 Amp. Butyl-Scopolamin (Buscopan) i. v. (bei fehlenden Kontraindikationen)
> - Rettungsdienst benachrichtigen, Krankenhauseinweisung
>
> **Klinik/Arzt:** Spasmolytika, Analgetika, evtl. Steinentfernung über Endoskopie oder Stoßwellen

11.7.2 Gallenblasenentzündung (Cholezystitis)

Eine Gallenblasenentzündung tritt meist im Rahmen eines Gallensteingeschehens auf, seltener vaskulär, infektiös oder chemisch-toxisch bedingt.

Definition
Entzündung der Gallenblase mit akutem oder seltener chronischem Verlauf.

Klinik
- starker Dauerschmerz im rechten Oberbauch
- Ausstrahlung in die rechte Schulter
- Übelkeit, Erbrechen
- Fieber
- kein Ikterus
- äußere Wärme unangenehm
- Kühlung lindert Beschwerden
- rechter Oberbauch sehr druckempfindlich
- Murphy-Zeichen positiv

Differenzialdiagnose
- Appendizitis
- Pankreatitis
- Gallensteinkolik
- primäre biliäre Zirrhose
- Nierensteine
- Herzhinterwandinfarkt

Notfallbehandlung

> Patient umgehend in ärztliche Behandlung überweisen.
>
> **Klinik/Arzt:** Spasmolytika, Analgetika, evtl. Antibiotika, Gallensteintherapie, evtl. Gallenblasenentfernung

11.7.3 Gallengangentzündung (Cholangitis)

Gallenblasen- und Gallengangentzündung treten häufig gemeinsam auf und können als Folge eines Gallensteinleidens auch chronisch werden. Die verursachenden Keime sind typische Darmbewohner wie Escherichia Coli, Enterokokken oder Klebsiellen, die aus dem Zwölffingerdarm ins Gallensystem aufsteigen. Von der infektiösen Gallengangentzündung wird eine seltenere, autoimmun bedingte Form, die primär sklerosierende Cholangitis (PSC), unterschieden.

Definition
Entzündung der Gallenwege, welche die Gallenblase mit dem Dünndarm verbinden.

Klinik
- Fieber
- Ikterus
- Übelkeit, Erbrechen
- dumpfer Schmerz im rechten und mittleren Oberbauch, von kolikartigen Schmerzen unterbrochen
- Wärme verschlimmert die Beschwerden
- Kälte bessert kurzzeitig

Differenzialdiagnose
- Appendizitis
- Pankreatitis
- Gallensteinkolik
- Gallenblasenentzündung
- hämolytischer und hepatischer Ikterus (z. B. hämolytische Anämie, Hepatitis, Leberzirrhose)
- primäre biliäre Zirrhose
- Nierensteine
- Herzhinterwandinfarkt

Notfallbehandlung
Siehe Gallensteinkolik (▶ S. 159).

11.7.4 Gallenblasenperforation

Ursache der meist hochakuten Gallenblasenperforation ist in der Regel ein Gallenblasenempyem (eitrige Entzündung) oder ein Gallensteinleiden.

Definition
Reißen oder Platzen der Gallenblase mit Durchbruch der Gallenblasenwand und Entleerung von Gallenblaseninhalt in die freie Bauchhöhle oder ein benachbartes Organ.

Klinik
- hohes Fieber
- zunächst lokale, dann sehr schnell diffuse Abwehrspannung
- reflektorische Darmlähmung mit Verstummen der Darmgeräusche
- rasch sich verschlechternder Allgemeinzustand
- Schockzeichen

Entleert sich Gallenblaseninhalt in die freie Bauchhöhle, entwickelt sich eine Peritonitis. Wird ein benachbartes Organ (z. B. Magen oder Darm) penetriert, kommt es dort zu einem hochakuten Entzündungsgeschehen.

Differenzialdiagnose
- Appendizitis
- Pankreatitis
- Gallensteine
- Entzündung von Gallenblase oder Gallenwegen
- primäre biliäre Zirrhose
- Nierensteine
- Herzhinterwandinfarkt
- andere abdominale Perforationsgeschehen, z. B. Magen- oder Darmperforation, Aortenaneurysmenruptur

Notfallbehandlung
- Überprüfung und Sicherung der Vitalfunktionen
- bei Bewusstlosigkeit (Prüfung durch Ansprechen und milde Schmerzreize) mit Vitalfunktionen: stabile Seitenlage (▶ S. 207)
- bei Ansprechbarkeit: Oberkörper 30° hochlagern
- Notarzt rufen
- Sauerstoffgabe (▶ S. 25)
- bei Schock: Schockmaßnahmen ▶ S. 60

Klinik/Arzt: intensivmedizinische Behandlung und Überwachung, u. a. Gallenblasenentfernung (Cholezystektomie) und Bauchhöhlenspülung

11.7.5 Zwölffingerdarmgeschwür (Ulcus duodeni, Duodenalulkus)

Hauptursache des Zwölffingerdarmgeschwürs (▶ Abb. 11.7) sind Medikamente, insbesondere nichtsteroidale Antirheumatika (NSAR) einschließlich ASS. Durch den großzügigen Einsatz der Protonenpumpeninhibitoren (PPI), welche die Bildung von Magensäure drosseln, ist die Erkrankung dennoch seltener geworden.

Definition
Substanzdefekt der Schleimhaut des Zwölffingerdarms, welcher Schleimhautepithel und Muskelschicht (Muscularis mucosae) durchdringt und bis in die Submukosa reicht

Klinik
- bevorzugt im Frühjahr und Herbst auftretend
- krampfartige, schneidende Oberbauchschmerzen, beginnend ca. 2–3 Std. nach dem Essen (Nüchternschmerz) sowie gegen Mitternacht und in den frühen Morgenstunden (Nachtschmerz)
- Aufstoßen
- Sodbrennen
- Besserung bei Nahrungsaufnahme
- Druckschmerz im rechten Oberbauch

Die klinischen Zeichen gelten als nicht verlässlich, anamnestische Angaben zum Risikoprofil (Raucher, Stress, Antirheumatika) können den Verdacht erhärten.

Neben den charakteristischen Symptomen kann es zu lebensbedrohlichen **Komplikationen** kommen:
- **Ulkusblutung** (▶ Abb. 11.7): klinische Zeichen wie beschrieben, jedoch zusätzlich kaffeesatzartiges Erbrechen, Teerstuhl, Schockzeichen
- **Ulkusperforation**: typische Allgemeinsymptome, jedoch zusätzlich, oft nach Pressen (schweres Heben, Stuhlgang) messerstichartiger heftigster Schmerz im rechten Oberbauch, Erbrechen, rasche Entwicklung einer „bretthartem" Bauchdeckenspannung, Schock
- **Ulkuspenetration**: Nahrungsabhängiger Schmerz wird zum Dauerschmerz, Ausstrahlung nach rechts in den Rücken, Fieber, Erbrechen, federnde Bauchdeckenspannung. Die Penetration vom Duodenum aus in die Bauchspeicheldrüse (Pankreaskopf) ist seltener als die des Magenulkus in den Pankreaskörper. Ist dieser betroffen, erfolgt eine „gürtelförmige Ausstrahlung" vom oberen Mittelbauch aus (etwas oberhalb des Bauchnabels) nach beiden Seiten in den Rücken.

Differenzialdiagnose
- Magengeschwür (Ulcus ventriculi)
- Gallensteine
- Gastritis
- Magenkarzinom

Notfallbehandlung

> - Patient umgehend in ärztliche Behandlung überweisen
> - bei Komplikationen: Notarzt rufen (Schockmaßnahmen ▶ S. 60)
>
> **Klinik/Arzt:** PPI, bei Helicobacter-Infektion: Antibiotika

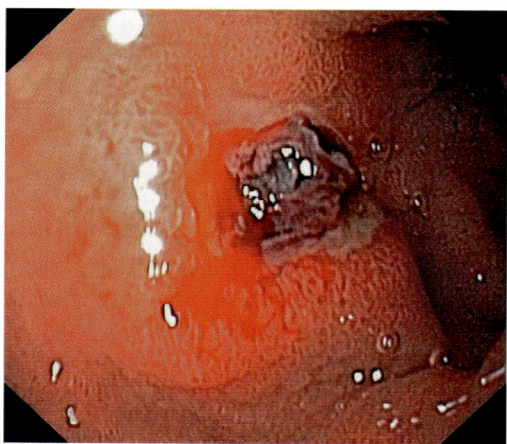

▶ Abb. 11.7 Blutendes Duodenalulkus.

11.7.6 Magengeschwür (Ulcus ventriculi, Magenulkus)

Wurden früher Gastritis und Magengeschwür (▶ Abb. 11.8) v.a. als Stresserkrankungen angesehen, so entdeckte man Mitte der 80er-Jahre mit Helicobacter pylori einen Erreger, der an fast 80 % der Fälle beteiligt war. Dessen Bedeutung für die Ulkus- und Magenkarzinomentstehung wird heute allerdings kontrovers diskutiert.

Erkrankungen mit Oberbauchsymptomatik

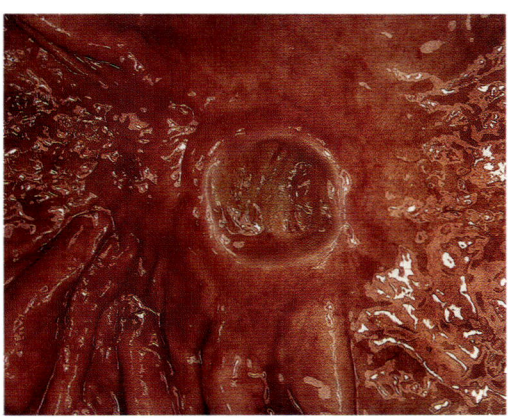

▶ Abb. 11.8 Magengeschwür.

Definition
Substanzdefekt der Magenschleimhaut, welcher Schleimhautepithel und deren Muskelschicht durchdringt und bis in die Submukosa reicht.

Klinik
- direkt nach dem Essen:
  - Schmerz (Nachschmerz)
  - Übelkeit
  - Appetitlosigkeit
  - Würgereiz, bis zum Erbrechen
- Schmerzlokalisation meist im mittleren bis linken Oberbauch
- Druckschmerzhaftigkeit auf der Mitte zwischen Bauchnabel und Schwertfortsatz.
- Komplikationen s. Zwölffingerdarmgeschwür (▶ S. 162)

Je nach betroffenem Magenteil können die Schmerzen genau in der Mitte, mehr im linken, aber auch im rechten Oberbauch empfunden werden. Die Symptome der Komplikationen (Ulkusblutung, -perforation und -penetration) entsprechen denen des Duodenalulkus, treten aber insgesamt etwas häufiger auf.

Die Symptome des Magenulkus sind klinisch oft nicht von denen der Gastritis (Magenschleimhautentzündung) zu unterscheiden. Das dabei häufig auftretende Sodbrennen ist als Hinweis auf in die Speiseröhre zurückfließende Magen- oder Gallensäfte zu werten und Anzeichen der „Begleitösophagitis". Zur Absicherung der Diagnose – und da etwa jedes sechste Magenulkus zum Karzinom entartet – ist bei chronischen oder therapieresistenten Beschwerden eine Gastroskopie erforderlich (nach 6 Wochen wiederholen).

Differenzialdiagnose
- Zwölffingerdarmgeschwür (Ulcus duodeni)
- Gallensteine
- Gastritis
- Magenkarzinom

Notfallbehandlung

> - Patient umgehend in ärztliche Behandlung überweisen
> - bei Komplikationen: Notarzt rufen (Schockmaßnahmen ▶ S. 60)
>
> **Klinik/Arzt:** PPI, bei Helicobacter-Infektion: Eradikulationsbehandlung

11.7.7 Milzinfarkt

Zum Milzinfarkt kommt es, wenn die Milz oder Teile davon durch Verschluss der A. lienalis oder ihrer Äste von der Blutversorgung abgeschnitten sind. Diese seltene Ursache für Bauchschmerzen ist v. a. zu erwarten bei Erkrankungen mit vergrößerter Milz, Splenomegalie, z. B. Infektionskrankheiten, Blutkrankheiten oder Speicherkrankheiten.

Definition
Untergang von Milzgewebe aufgrund eines Gefäßverschlusses.

Klinik
- plötzlich auftretender, dumpfer Dauerschmerz im linken Oberbauch
- lokaler Druckschmerz und Abwehrspannung im linken Oberbauch
- Schmerzverstärkung durch tiefes Einatmen (Druck des sich anspannenden Zwerchfells auf die Milz)
- auskultierbares in- und exspiratorisches Reibegeräusch („perisplenitisches Reibegeräusch")

Differenzialdiagnose
- Milzabszess
- Milzriss
- Magengeschwür
- Peritonitis
- Myokardinfarkt

11 – Bauchschmerzen

Notfallbehandlung

- Patient umgehend in ärztliche Behandlung überweisen
- bei Komplikationen: Notarzt rufen (Schockmaßnahmen ▶ S. 60)

Klinik/Arzt: evtl. Milzentfernung (Splenektomie)

11.7.8 Milzruptur

Nicht selten haben Tritte, Schläge oder Prellungen im Bereich des Oberbauchs Verletzungen der Milz zur Folge. Besonders die zweizeitige Milzruptur, bei der es erst nach stunden- bis tagelanger Einblutung aus dem Parenchym zu einem Riss der Milzkapsel kommt, wird häufig nicht rechtzeitig erkannt, da weder Patient noch Therapeut die hochakute Symptomatik mit dem auslösenden traumatischen Ereignis in Verbindung bringen.

Definition

Riss der Milz, meist durch Trauma.

Klinik

- nach stumpfem Bauchtrauma sofort oder mit einigen Tagen Verzögerung (zweizeitige Milzruptur) auftretend
- plötzlicher, heftiger Bauchschmerz im linken Oberbauch
- Ausstrahlung in die linke Schulter (Kehrsches Zeichen, ▶ S. 154)
- lokale Abwehrspannung
- rasche Entwicklung von Zeichen des Volumenmangelschocks
- evtl. Prellmarken (Bluterguss im linken Oberbauch)
- evtl. (bereits zuvor bestehende) Milzvergrößerung

Häufig lässt sich ein auslösendes Trauma, oft mit entsprechenden Prellmarken, feststellen. Da die Milz unter dem Rippenbogen eigentlich gut geschützt ist, sind auch hier wieder v. a. Patienten mit vergrößerter Milz gefährdet. Aber auch Kinder, die beim Sturz vom Fahrrad unglücklich mit dem Lenker kollidieren, können auf diese Art einige Tage nach dem Unfall in eine lebensbedrohliche Situation geraten.

Spontane (also ohne vorherige Verletzung) Milzrupturen kommen bei Patienten mit Milzvergrößerung und aufgelockertem Milzstroma (Halteapparat) vor. Dies ist insbesondere der Fall bei einigen Leukämieformen und Mononukleose.

Differenzialdiagnose

- Milzabszess
- Milzinfarkt
- Magengeschwür
- Peritonitis
- Myokardinfarkt

Notfallbehandlung

- Überprüfung und sichern der Vitalfunktionen
- bei Bewusstlosigkeit (Prüfung durch Ansprechen und milde Schmerzreize) mit Vitalfunktionen: stabile Seitenlage (▶ S. 207)
- bei Ansprechbarkeit: Oberkörper 30° hochlagern
- Notarzt rufen
- Sauerstoffgabe (▶ S. 25)
- bei Schock: Schockmaßnahmen ▶ S. 60

Klinik/Arzt: intensivmedizinische Schockbehandlung und Überwachung, evtl. Milznaht oder -entfernung

11.7.9 Nicht von den Bauchorganen ausgehender Oberbauchschmerz

Basale Lungenentzündung (▶ S. 45)
Für eine basale (im Bereich des unteren Lungenrandes gelegen) Lungenentzündung als Ursache von Oberbauchschmerzen spricht, wenn neben diesen noch weitere Symptome auftreten, insbesondere:

- schweres Krankheitsgefühl
- Husten
- Fieber
- Kurzatmigkeit bei geringer Anstrengung
- Schweißausbrüche, Nachtschweiß
- Schmerzausstrahlung in den Rücken sowie in die Oberbauchgegend
- Crepitatio (Entfaltungsknistern) zu Beginn (Crepitatio indux) und Ende (Crepitatio redux) der Fieberphase bei Lobärpneumonie
- Pneumoniesymptome, ▶ S. 45

Bei Bronchopneumonie oder atypischer Pneumonie können Auskultationsbefunde abweichen. Fehlende pathologische Atemgeräusche schließen daher eine Pneumonie nicht aus.

Rippenfellentzündung (Pleuritis)
Die Symptome der Pleuritis ähneln der Lungenentzündung (▶ S. 45), da sie oft als Begleitpleuritis bei Pneumonie auftritt. Zusätzlich, je nach Typus (trocken oder feucht):
- atemabhängiger Schmerz
- Reibegeräusch (Lederknarren)
- abgeschwächte Atemgeräusche
- einseitig nachschleppende Atembewegung
- gedämpfter Klopfschall.

Bei nichtinfektiösen Pleuraerkrankungen (Pleurakarzinose, Urämie) kann Fieber fehlen.

ℹ Allgemeine Info
Die inzwischen wieder zunehmende **Tuberkulose** manifestiert sich oft im primären Stadium als feuchte (exsudative) Pleuritis mit subfebrilen Temperaturen, Husten, Nachtschweiß, Appetitverlust, gelegentlich auch schmerzhaften, rotblauen Flecken, besonders an den Beinen (Erythema nodosum).

Lungenembolie (▶ S. 46)
Auf eine in den Oberbauch ausstrahlende Lungenembolie deuten hin:
- plötzlicher, starker Thoraxschmerz
- Luftnot
- Beklemmung, Angst
- Zyanose
- Orthopnoe
- gestaute Halsvenen
- Tachykardie
- Blutdruckabfall
- Hustenreiz
- später (nach einem Tag) blutiger Auswurf, atemabhängiger Schmerz.

Als anamnestische Hinweise auf Thrombosegefahr ergeben sich: postoperative Patienten, Patienten mit Karzinomen, Gerinnungsstörungen, bettlägerige oder wenig mobile Patienten, Kontrazeptiva plus Nikotinabusus, lange Reisen in sitzender Haltung, zu geringe Flüssigkeitsaufnahme, Schwangerschaft.

Akutes Koronarsyndrom (▶ S. 74 ff.)
Auf ein Akutes Koronarsyndrom (s. Angina pectoris, ▶ S. 72; Myokardinfarkt, ▶ S. 73) im Rahmen einer **Oberbauchsymptomatik** weisen hin:
- Kurzatmigkeit
- Beklemmungsgefühl
- Todesangst
- Übelkeit, Erbrechen
- Zyanose
- Herzrhythmusstörungen
- Blutdruckabfall

Bei Diabetikern und älteren Menschen treten manchmal nur Rücken- oder Oberbauchschmerz mit „Leistungsknick" auf.

Speiseröhrenentzündung (Ösophagitis)
Charakteristische Symptome einer Ösophagitis sind:
- retrosternale Brennempfindung (Differenzialdiagnose Myokardinfarkt!), in den Hals und in den Oberbauchbereich ausstrahlend
- Verschlimmerung nachts und bei flacher Lagerung
- Dysphagie (Schluckbeschwerden)
- Brechreiz
- evtl. chronischer Reizhusten

Nierenkolik
Die Nierenkolik kann als Folge eines Nierensteingeschehens (Nephrolithiasis) ihrerseits zu Notfallsituationen führen. Auf die Ursache weisen hin:
- heftigster, wellenförmiger Schmerz, vom Rücken und Oberbauch (rechts oder links) ausgehend in die Flanken, Unterbauch, Leisten- oder Genitalgegend ausstrahlend
- zusammenkrümmen
- Übelkeit, Erbrechen
- evtl. schmerzbedingter, reflektorischer Ileus
- häufig trüber oder rot gefärbter (Blutbeimengung) Urin

Nierenbeckenentzündung (Pyelonephritis)
Nicht selten geht die Pyelonephritis, eine Entzündung des Niereninterstitiums und -kelchsystems, die zur Niereninsuffizienz führen kann, mit einer Oberbauchsymptomatik einher sowie weiteren Symptomen:
- dumpfer Rückenschmerz, zum Bauch ausstrahlend
- klopfempfindliches Nierenlager
- Fieber
- Abgeschlagenheit
- Durst
- Schmerzen beim Wasserlassen (Algurie)

- häufige Entleerung kleiner Mengen Urin (Pollakisurie)
- konzentrierter, übel riechender Urin.

Atypische Verläufe mit Kopfschmerz, Benommenheit und Brechreiz sind bei älteren Menschen möglich. Da die Erkrankung rasch zum septischen Schock führen kann, sollte bei Verdacht immer eine Urinuntersuchung (Leukozyten, Erythrozyten, Nitrit, Eiweiß) durchgeführt werden.

11.8 Mittelbauchregion (Nabelgegend)

11.8.1 Mesenterialarterieninfarkt

Beim Mesenterialarterieninfarkt handelt es sich um ein lebensbedrohliches Geschehen, häufig verursacht durch Thrombose oder entzündliche Gefäßwandveränderungen bei älteren Herz-Kreislauf-Patienten.

Definition
Plötzlich auftretender Verschluss einer oder mehrerer großer Mesenterialarterien („Eingeweidearterien").

Klinik
- plötzlicher, kolikartiger Schmerz in der Nabelgegend (Dünndarm)
- Druckschmerz und Abwehrspannung fehlen häufig
- über 2–4 Stunden zunehmend
- danach schmerzfreies Intervall von 10–30 Stunden
- dann rasche Verschlechterung des Allgemeinzustandes mit:
  - Übelkeit, Erbrechen
  - Kreislaufschwäche
  - blutiger, breiiger Stuhl
  - Darmlähmung
  - Schock

Anamnestisch ergibt sich im Vorfeld manchmal Bauchschmerz an gleicher Stelle, kurze Zeit nach dem Essen (Angina visceralis oder abdominalis). Zu achten ist auf Patienten mit dem Risikoprofil von Koronarer Herzkrankheit und Schlaganfall (▶ S. 95).

Differenzialdiagnose
- Appendizitis
- Pankreatitis
- Gallensteine
- Herzhinterwandinfarkt
- abdominale Perforationsgeschehen, z. B. Gallenblasen-, Magen- oder Darmperforation, Aortenaneurysmenruptur

Notfallbehandlung

> - Überprüfung und sichern der Vitalfunktionen
> - sofort Notarzt rufen
> - Sauerstoffgabe (▶ S. 25)
> - bei Schock: Schockmaßnahmen ▶ S. 60
>
> **Klinik/Arzt:** Notoperation, Lysetherapie

11.8.2 Mechanischer Dünndarmverschluss (mechanischer Ileus)

Zum mechanischern Ileus kommt es meist durch Narbenbildung (Bridenileus), eine entzündliche Stenose oder einen Tumor, seltener durch andere Ursachen wie Polypen, unverdaute Nahrungsmittel oder Kotballen.

Definition
Durch Verlegung des Darmlumens entstehender Verschluss des Dünndarms.

Klinik
- zunehmend heftiger, kolikartiger Bauchschmerz in der Nabelgegend
- häufiges Erbrechen
- aufgetriebener Leib
- Stuhlabgang noch möglich
- im weiteren Verlauf Dauerschmerz mit Verschlechterung des Allgemeinzustands: Fieber, Schockzeichen, diffuse Abwehrspannung
- Auskultation:
  - zunächst metallisch klingende plätschernde oder spritzende Darmgeräusche über der Engstelle
  - später, infolge der Durchwanderungsperitonitis: Grabesstille im Bauch als Zeichen der Darmlähmung (Paralytischer Ileus, ▶ S. 156).

Differenzialdiagnose
- paralytischer Ileus
- Ileus des Dickdarms
- Pankreatitis
- Ogilviesyndrom (Pseudoobstruktion mit Dickdarmüberblähung)
- Toxisches Megacolon
- Colon spasticum
- Morbus Crohn

Notfallbehandlung
- Notarzt rufen
- bei Schock: Schockmaßnahmen ▶ S. 60

Klinik/Arzt: Operation

11.8.3 Akute Pankreatitis

Aufgrund der Lage und Bedeutung der Bauchspeicheldrüse führt eine akute Pankreatitis zu einem hochakuten, mitunter lebensbedrohlichen, Krankheitsbild, das umgehender Behandlung bedarf. Hauptursache für Pankreatitis sind Alkohol, Gallensteine, Bauchtraumen, Folge einer ERCP (endoskopische retrograde Darstellung der Bauchspeicheldrüsen- und Gallenwege durch Kontrastmittel), Infektionen (Mumps) und Arzneimittel (z. B. Kortison, Diuretika).

Definition
Entzündung der Bauchspeicheldrüse (▶ Abb. 11.9).

Klinik
- Auftreten nach oder bei einem opulentem Mahl mit reichlich Fett und Alkohol
- plötzlich stärkste Schmerzen knapp oberhalb des Bauchnabels
- Ausstrahlung gürtelförmig in den Rücken und alle Richtungen, also auch in den Thorax
- Übelkeit, Erbrechen
- Kreislaufkollaps
- aufgetriebener Leib
- federnde Bauchdeckenspannung
- reflektorische Darmlähmung (paralytischer Ileus) mit fehlenden Darmgeräuschen

Differenzialdiagnose
- Myokardinfarkt
- Mesenterialinfarkt
- Gallen- oder Nierensteine
- Entzündung oder Perforation von Gallenblase oder Gallenwegen
- Magen- oder Zwölffingerdarmperforation oder -geschwür
- Aortenaneurysmenruptur
- Milzriss

Notfallbehandlung
- Notarzt rufen
- bei Kreislaufkollaps (Notfallmaßnahmen ▶ S. 58):
  - sichern und überwachen der Vitalfunktionen
  - bei Bewusstlosigkeit (Prüfung durch Ansprechen und milde Schmerzreize) mit Vitalfunktionen: stabile Seitenlage (▶ S. 207)

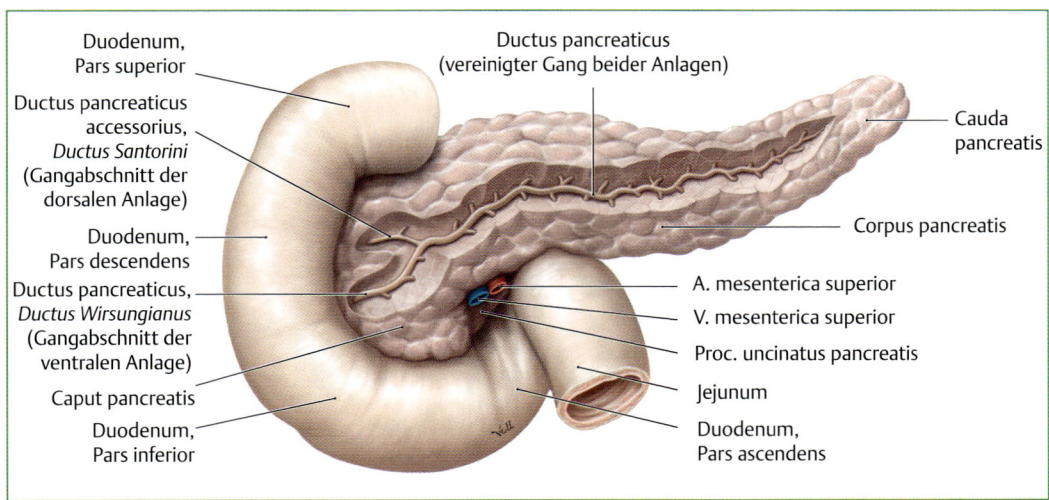

▶ Abb. 11.9 Bauchspeicheldrüse, Ansicht von vorne.

11 – Bauchschmerzen

- bei Ansprechbarkeit: Oberkörper 30° hochlagern
- Sauerstoff

Klinik/Arzt: Operation

11.8.4 Ruptur eines Bauchaortenaneurysmas

Eine Ruptur der Bauchaorta (▶ Abb. 11.10) zählt zu den Notfällen mit der höchsten Sterblichkeit (>50%). Das auslösende Aneurysma bestand häufig bereits über Jahre ohne Beschwerden.

Definition
Lebensbedrohlicher Riss eines abdominalen Aortenaneurysmas.

Klinik
- plötzlicher, heftiger Bauchschmerz, rasch zunehmend
- abdominale Abwehrspannung
- starke Rückenschmerzen im Bereich der Lendenwirbelsäule
- Blutdruckabfall, Schock
- evtl. Blässe und Funktionseinschränkungen der unteren Extremitäten

Die Rückenschmerzen können in milderer Form den akuten Bauchschmerzen vorausgehen und werden oft als degeneratives LWS-Syndrom fehlgedeutet. Ursache ist der Druck des Aneurysmas (▶ Abb. 11.11) auf die Wirbelsäule, was zu Knochenusuren (Knochendefekten) führen kann. Reißt das Aneurysma ein, führt das austretende Blut zu

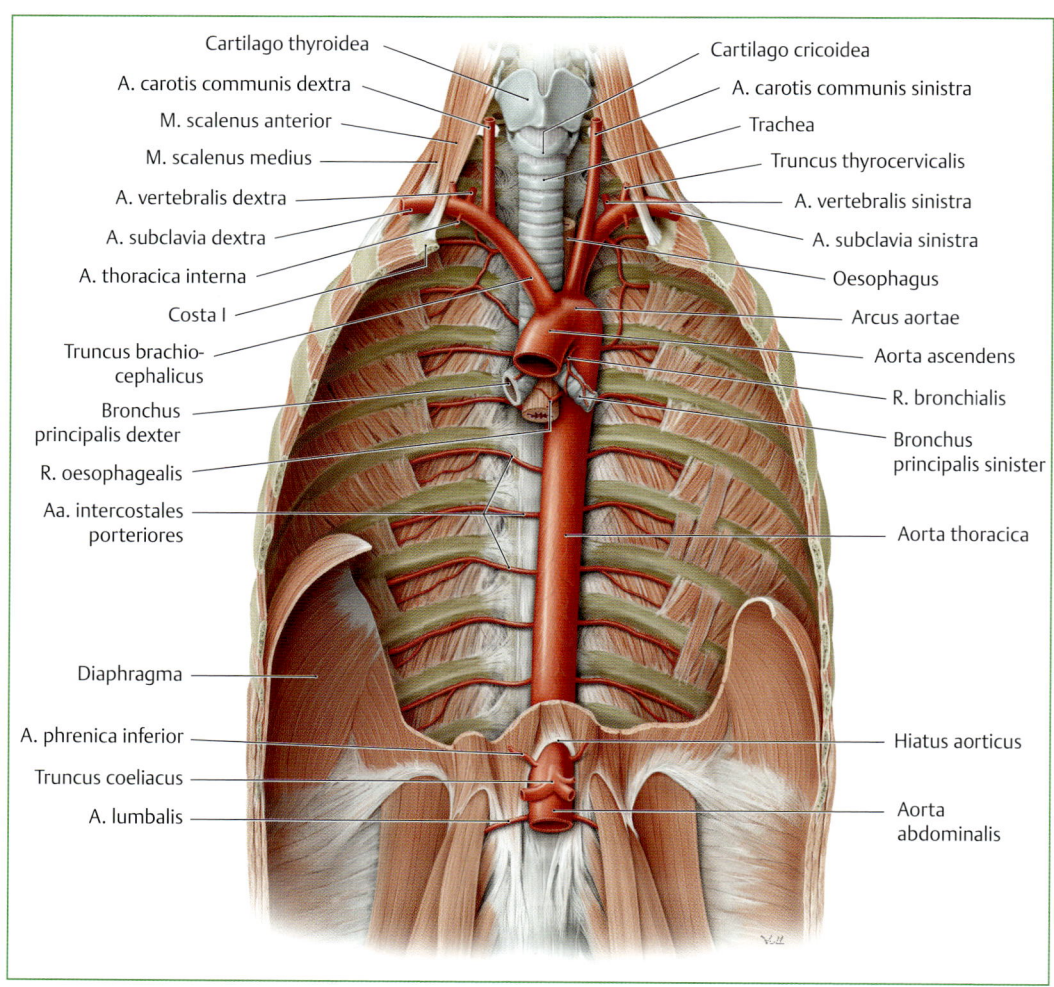

▶ **Abb. 11.10** Lage der Aorta im Thorax.

Mittelbauchregion (Nabelgegend)

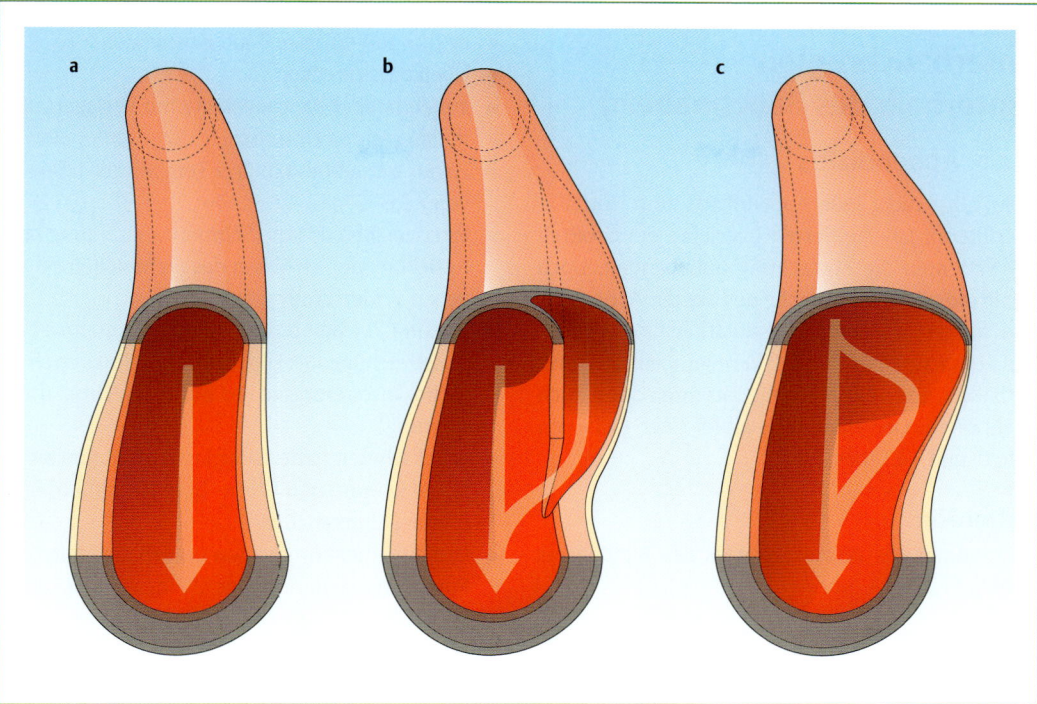

▶ **Abb. 11.11** Aorta: normal (a), disseziierendes Aneurysma (b), „echtes" Aneurysma (c).

einer diffusen peritonealen Reizung mit Bauchdeckenspannung. Der Blutverlust verläuft so rasch, dass häufig nach wenigen Minuten die Zeichen des Volumenmangelschocks dominieren.

Da die Prognose bei diesem Geschehen fast immer ungünstig ist, gilt es, solche Notfallsituationen durch Überprüfung von **Frühsymptomen** zu verhindern. Dies könnte geschehen, indem bei jedem älteren Patienten mit Rückenschmerzen der Leib sorgfältig palpiert wird. Eine pulsierende Resistenz unterhalb des Bauchnabels ist immer verdächtig auf ein Bauchaortenaneurysma. An den Zehennägeln weisen bräunliche streifenartige Veränderungen auf kleine Embolien hin (Osler-Splits), die von dem mit Thromben ausgeschichteten Aneurysma stammen könnten. Der Verdacht kann leicht mittels Ultraschall verifiziert werden.

ℹ️ Allgemeine Info

Mit Bakterien behaftete Mikroembolien an Finger- und Zehenspitzen weisen auf septische Thromben hin, die von entzündeten Herzklappen (Endokarditis) stammen. Mann nennt sie **Osler-Knötchen**. Es handelt sich dabei um schmerzhafte kleine rötliche Knötchen.

Differenzialdiagnose

- Myokardinfarkt
- Mesenterialinfarkt
- akute Pankreatitis
- Gallen- oder Nierensteine
- Magen-, Gallenblasen- oder Zwölffingerdarmperforation
- Milzriss

Notfallbehandlung

- Überprüfung und sichern der Vitalfunktionen
- bei Bewusstlosigkeit (Prüfung durch Ansprechen und milde Schmerzreize) mit Vitalfunktionen: stabile Seitenlage (▶ S. 207)
- bei Ansprechbarkeit: Oberkörper 30° hochlagern
- sofort Notarzt rufen
- Sauerstoffgabe (▶ S. 25)
- Schockmaßnahmen ▶ S. 60

Klinik/Arzt: intensivmedizinische Schockbehandlung, sofortige Operation mit Einsetzen einer Gefäßplastik

11.9 Unterbauchregion (unterhalb des Bauchnabels)

11.9.1 Appendizitis

Zwar führt nicht jede Appendizitis zum Notfall – in früheren Jahrhunderten überlebte ein Großteil der Patienten die Erkrankung unbehandelt. Doch ist sie die häufigste Ursache des akuten Abdomens und mit einer hohen Komplikationsrate verbunden. Ursache sind häufig Verlegungen, z.B. mit Kotballen oder Obstkernen, mitunter aber auch Infektionen. Der Häufigkeitsgipfel liegt zwischen dem 9. und 14. Lebensjahr.

Definition
Entzündung des Wurmfortsatzes des Blinddarms (▶ Abb. 11.12).

Klinik
- Beginn mit diffusen Bauchschmerzen
- Übelkeit, Erbrechen
- zunehmender Bauchschmerz mit Verlagerung in den rechten Unterbauch
- Fieber mit rektal-axillärer Temperaturdifferenz von > 0,6 °C
- Psoaszeichen positiv (Schmerzverstärkung bei Anheben oder Anziehen des rechten Beines gegen Widerstand)
- Rovsing-Zeichen positiv (Schmerzzunahme bei Ausstreichung des Dickdarms von links nach rechts, also retrograd der normalen Peristaltikrichtung)
- druckschmerzhafter Douglasraum (Raum zwischen Rektum und Uterus bzw. Harnblase) bei rektaler Untersuchung
- Druckschmerz im rechten Unterbauch mit Punktum maximum über McBurney und Lanz (▶ Abb. 11.13)
- Loslassschmerz (▶ S. 155, 156)

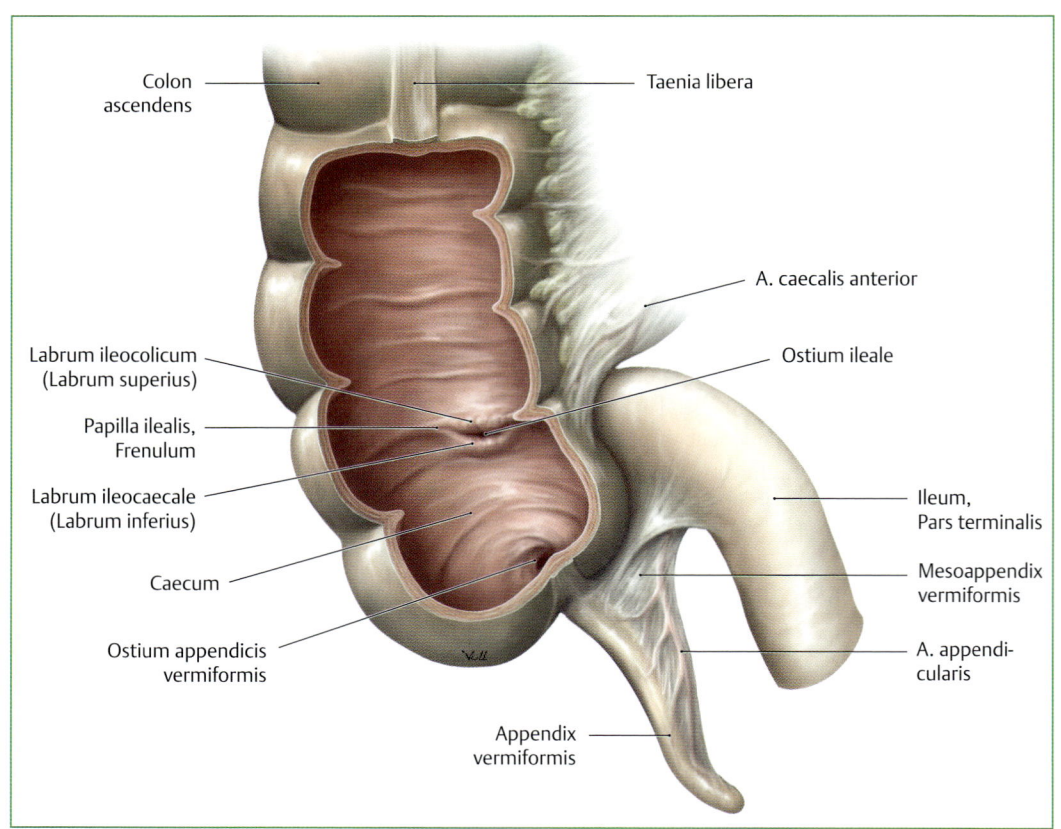

▶ **Abb. 11.12** Dickdarm, Blinddarm und terminales Ileum (Dünndarm).

Unterbauchregion (unterhalb des Bauchnabels)

Differenzialdiagnose
- Lymphadenitis mesenterica
- Divertikulitis
- Mesenterialinfarkt
- Gallen- oder Nierensteine
- Entzündung oder Perforation von Gallenblase oder Gallenwegen
- Magen- oder Zwölffingerdarmperforation oder -geschwür
- Aortenaneurysmenruptur

Notfallbehandlung

> Umgehende Krankenhauseinweisung!
>
> **Klinik/Arzt:** chirurgische Wurmfortsatzentfernung (Appendektomie)

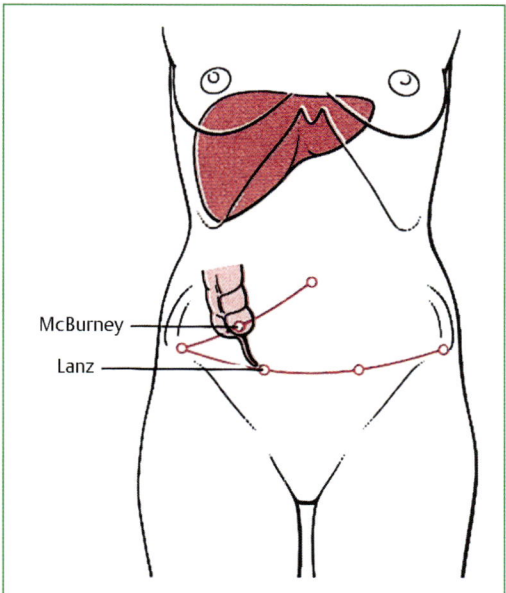

▶ **Abb. 11.13** McBurney-Punkt (Mitte der Verbindungslinie zwischen Spina iliaca ant. sup. und Nabel) und Lanz-Punkt (Grenze zwischen dem rechten und mittleren Drittel der Verbindungslinie zwischen beiden Spinae iliacae ant. sup.).

Bei **Lageanomalien** des Wurmfortsatzes können die Schmerzen statt im rechten Unterbauch im rechten Oberbauch oder dem Leistenbereich auftreten, beim seltenen „Situs inversus" auch im linken Unter- oder Oberbauch. Bei **älteren Menschen** sind die Schmerzreaktionen häufig weniger auffällig, Fieber entwickelt sich seltener, sodass mitunter erst der perforierte Appendix erkannt wird. In der **Schwangerschaft** wird der Appendix durch die wachsende Gebärmutter nach oben verlagert. Daher zentriert sich der parietale Schmerz an untypisch hoher Stelle im Mittel- bis Oberbauch.

Wichtige Hinweise gibt auch eine vorhandene oder fehlende **Appendektomienarbe**, als Indiz dafür, dass der Wurmfortsatz überhaupt noch vorhanden ist. Da Narben aufgrund mikrochirurgischer Versorgung oft nicht mehr sichtbar sind, sollte auch anamnestisch erfragt werden: „Haben Sie Ihren Blinddarm noch?" Aber selbst dies ist nicht immer zuverlässig, da es früher bei gynäkologischen Operationen nicht unüblich war, den Appendix gleich mit zu entfernen. Dann gibt es ebenfalls keine eigentliche Appendektomienarbe. Zudem können sich nicht alle Patienten an den genauen Umfang von Operationen erinnern.

11.9.2 Lymphadenitis mesenterica

Die Lymphadenitis mesenterica ist die wichtigste Differenzialdiagnose zur Appendizitis im Kindesalter. Sie wird durch Bakterien (meist Yersinia enterocolitica oder Yersinia pseudotuberculosis) oder Viren verursacht.

Definition
Durch Bakterien oder Viren verursachte Entzündung der Mesenteriallymphknoten.

Klinik
- akuter, zunehmender Schmerz im rechten Unterbauch
- Übelkeit, Erbrechen (seltener als bei Appendizitis)
- meist keine Abwehrspannung
- bei schlanker Bauchdecke evtl. tastbare, schmerzhaft geschwollene Lymphknoten im rechten Unterbauch

In der Regel ist eine sichere präklinische Unterscheidung von Lymphadenitis und Appendizitis nicht möglich.

Differenzialdiagnose
- Appendizitis
- Invagination
- Divertikulitis
- Mesenterialinfarkt
- bei Erwachsenen:
  - Gallen- oder Nierensteine

11 – Bauchschmerzen

- Entzündung von Gallenblase oder Gallenwegen
- Magen- oder Zwölffingerdarmgeschwür

> **Beachte:** Bauchschmerzen bei Säuglingen und Kleinkindern sind für wenig erfahrene Therapeuten schwer einzuschätzen. Das Erkrankungsspektrum reicht von einfachen Blähkoliken bis zu schwersten Erkrankungen wie der Invagination (Kleinkinder im 1.–2. Lebensjahr, oft nach abgelaufener Gastroenteritis, mit plötzlich einsetzendem kolikartigen Bauchschmerz, tastbarer Walze im Bauchraum, eingesunkenem Abdomen, blutigem Stuhl, Darmverschluss). Hier sollte immer ein Kinderarzt hinzugezogen werden.

Notfallbehandlung

> Umgehende Vorstellung beim Kinderarzt.

11.9.3 Morbus Crohn

Morbus Crohn oder Enteritis regionalis Crohn gilt als Autoimmunerkrankung unbekannter Ursache. Sie kann Teile des Darms so stark schädigen, dass sie operativ entfernt werden müssen. In der Hälfte der Fälle sind ausschließlich Dünn- und Dickdarm betroffen.

Definition

Chronische Entzündung des Verdauungstrakts, die meist schubweise verläuft und alle Abschnitte – vom Mund bis zum After – betreffen kann.

Klinik

- Beginn mit häufiger Entleerung breiiger, nicht blutiger Stühle
- Übelkeit, Erbrechen
- krampfartige Leibschmerzen
- druckschmerzhafte Resistenz im rechten Unterbauch
- später Fieber und reduzierter Allgemeinzustand
- extraintestinale Symptome und Befunde:
  - rheumatoide Gelenkbeschwerden
  - Aphthen
  - Erythema nodosum
  - Augenentzündungen (Iridozyklitis, Episkleritis)

Differenzialdiagnose

- Colitis ulcerosa
- Appendizitis
- Divertikulitis
- Yersiniose
- Darmtuberkulose

Notfallbehandlung

> Umgehende Vorstellung beim Internisten.

11.9.4 Divertikulitis

Symptome und Befunde ähneln stark der Appendizitis, treten aber links statt rechts auf. Betroffen sind in der Regel ältere Menschen ab dem 50. Lebensjahr. Das Vorhandensein sein von Divertikeln (Ausstülpungen, ▶ Abb. 11.14) im Dickdarm ist ihnen meist durch Darmspiegelungen zur Karzinomvorsorge bekannt.

Definition

Entzündung der Wand eines Divertikels.

Klinik

- tastbarer, druckschmerzhafter Tumor im linken Unterbauch (Leitbefund)
- Beginn mit diffusen Bauchschmerzen
- Übelkeit, Erbrechen
- zunehmender Bauchschmerz mit Verlagerung in den rechten Unterbauch
- Fieber mit rektal-axillärer Temperaturdifferenz von > 0,6 °C

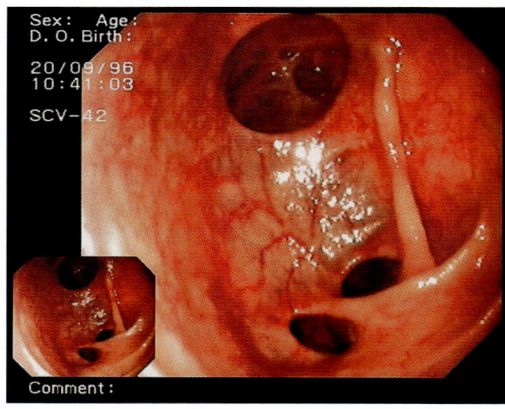

▶ Abb. 11.14 Dickdarmdivertikel.

Der Verlauf ist oft weniger dramatisch als der der Appendizitis, die Gefahr der Perforation und Peritonitis besteht jedoch ebenfalls.

In einzelnen Fällen ist das gesamte Colon mit Divertikeln versehen, sodass auch Schmerzen im linken Oberbauch oder im Mittelbauch eine Divertikulitis nicht ausschließen.

Differenzialdiagnose
- Appendizitis
- Lymphadenitis mesenterica
- Gallen- oder Nierensteine
- Entzündung von Gallenblase oder Gallenwegen
- Magen- oder Zwölffingerdarmentzündung oder -geschwür

Notfallbehandlung

Umgehende Vorstellung beim Internisten zur weiteren Diagnostik, Einweisung ins Krankenhaus bei Peritonitis.

11.9.5 Leistenbruch (Hernia inguinalis)

Durch Schwachstellen der Schicht aus Muskeln, Sehnen und Bindegewebe, die den Bauchraum umgibt, kann es zu einem Eingeweidedurchbruch (▶ Abb. 11.15) mit sackartiger Ausstülpung des Peritoneums in angrenzende Strukturen kommen. Am häufigsten ist dies im Bereich des Leistenkanals der Fall. Der Leistenbruch tritt gehäuft bei Kindern und Männern auf. Eine Notfallsituation besteht, wenn Darmanteile eingeklemmt werden (▶ Abb. 11.16).

Definition
Sackartige Ausstülpung des Peritoneums im Bereich des Leistenkanals, oberhalb des Leistenbandes.

Klinik
- plötzlicher, heftiger, zunächst kolikartiger Schmerz zunehmender Intensität, der sich von der Nabelgegend beginnend (viszeraler Schmerz) zum Unterbauch und in die Leistengegend zentriert
- evtl. Übelkeit, Erbrechen
- druckschmerzhafte Schwellung (Bruchsack) im Leistenbereich (Leitbefund)
- evtl. typische Darmgeräusche über der betroffenen Stelle
- bei Einklemmung einer kompletten Darmschlinge: mechanischer Ileus (▶ S. 166)
- bei Einklemmung von Teilen der Darmwand (▶ Abb. 11.16):
  - zunächst ungehinderte Darmpassage
  - später Nekrose der eingeklemmten Anteile durch Minderdurchblutung
  - Durchwanderungsperitonitis mit reflektorischer Darmlähmung

Bei der indirekten Hernie befindet sich der Bruchsack im Hodensack bzw. in den Schamlippen, bei der Schenkelhernie (hauptsächlich bei Frauen)

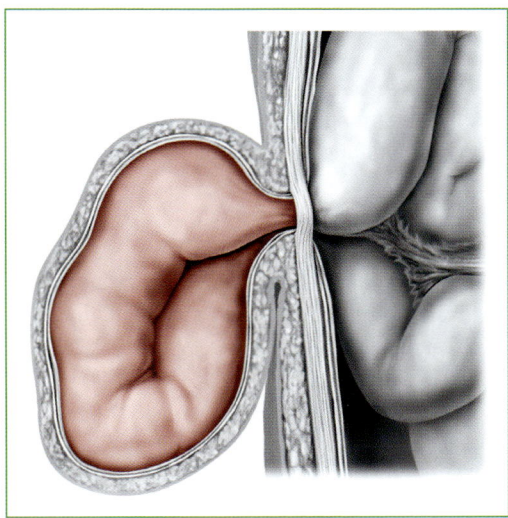

▶ Abb. 11.16 Brucheinklemmung (Inkarzeration) des Darms als schwerwiegendste Komplikation einer Hernie, häufig mit Darmnekrose und Ileus.

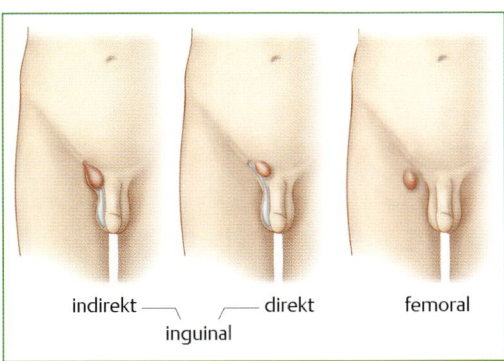

▶ Abb. 11.15 Topografische Lage von Leistenhernien (links, Mitte) und Schenkelhernien (rechts).

unterhalb des Leistenbandes im körpernahen Oberschenkelbereich.

Differenzialdiagnose
- Appendizitis
- Divertikulitis
- Lymphadenitis mesenterica
- Harnleitersteine
- Hüftgelenkerkrankungen
- gynäkologische Erkrankungen
- lokale Abszesse, Tumoren oder Lymphknotenvergrößerungen
- Schenkelhernien
- Hydrozele (Flüssigkeitsansammlung im Hodensack)
- Varikozele (Venenaussackung)

Notfallbehandlung

- Krankenhauseinweisung (Nekrose- und Peritonitisgefahr!) bei eingeklemmtem Leistenbruch
- fachärztliche Untersuchung bei Verdacht auf Leistenbruch ohne Einklemmungssymptomatik

11.9.6 Adnexitis

Früher waren unsachgemäß durchgeführte Schwangerschaftsabbrüche eine gefürchtete Infektionsquelle. Heute handelt es sich meist um über die Vagina in den Eileiter aufsteigende Keime, gehäuft bei jungen Frauen.

Definition
Entzündung von Eileiter und Eierstock im Rahmen einer Entzündung des oberen Genitaltrakts der Frau.

Klinik
- akuter, oft beidseitiger Schmerz im Unterbauch
- lokaler Druckschmerz am Ort der Entzündung (Ovar, Eileiter)
- Fieber
- Wärme verschlimmert
- kalte Auflagen lindern kurzfristig
- später Entwicklung einer lokalen Abwehrspannung
- anamnestisch: häufig Auftreten direkt nach der Menstruation oder nach gynäkologischen Eingriffen

Auf der rechten Seite ist die Abgrenzung zur Appendizitis ohne gynäkologische Untersuchung oft nicht möglich.

ℹ Allgemeine Info
Auch wenn eine Entzündung oder Irritation (auch durch Raumforderungen) der Anhangsgebilde einseitig auftritt, werden die Anfangsbeschwerden doch auf beiden Unterbauchseiten wahrgenommen, da die vermehrte Bewegung eines Eileiters zur reflektorischen Mitbewegung der Gegenseite führt. Mit zunehmender peritonealer Reizung zentriert sich dann der Schmerz an den Ort der Erkrankung.

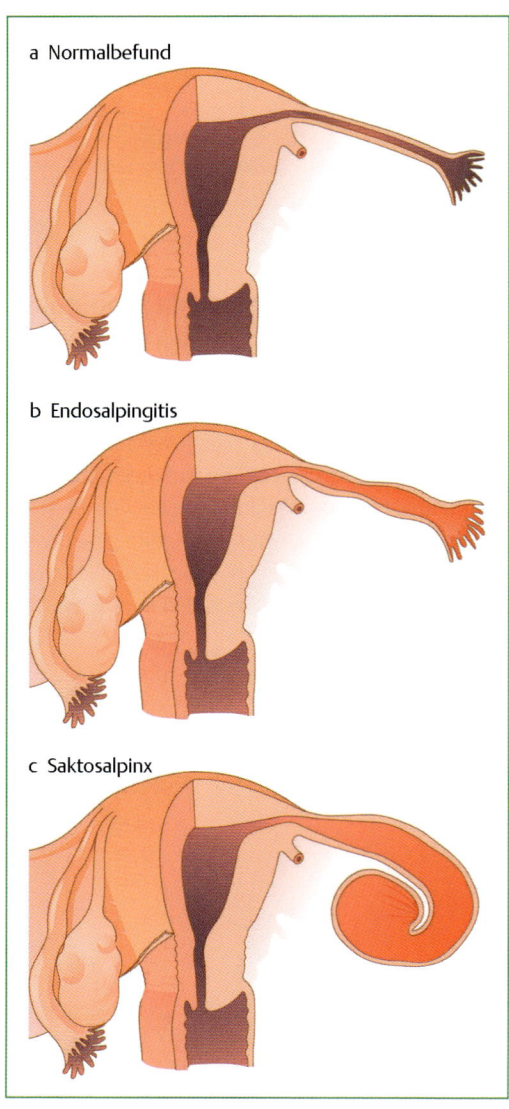

▶ Abb. 11.17 Pathoanatomische Veränderungen bei Adnexitis.

Differenzialdiagnose
- Appendizitis
- Divertikulitis
- Leistenbruch
- Lymphadenitis mesenterica
- Harnleitersteine
- lokale Abszesse oder Tumoren

Notfallbehandlung

> Umgehende Überweisung in fachärztliche Behandlung zur weiteren Diagnostik und Behandlung (Antibiotika).

11.9.7 Tubarruptur

Bei der Tubarruptur handelt es sich um eine Komplikation einer extrauterinen Schwangerschaft, der Eileiterschwangerschaft oder Tubargravidität (▶ Abb. 11.18). Die Frucht hat sich nicht in der Gebärmutterhöhle, sondern im Eileiter eingenistet. Geschieht dies im eierstocknahen, weitlumigen Teil (Salpinx), kommt es für gewöhnlich später zu einem Tubarabort. Bei einer Einnistung an engen Stellen des Eileiters treten schon frühzeitig Unterleibsschmerzen auf. Nun besteht die Gefahr einer Tubarruptur mit massiven Einblutungen in den Bauchraum.

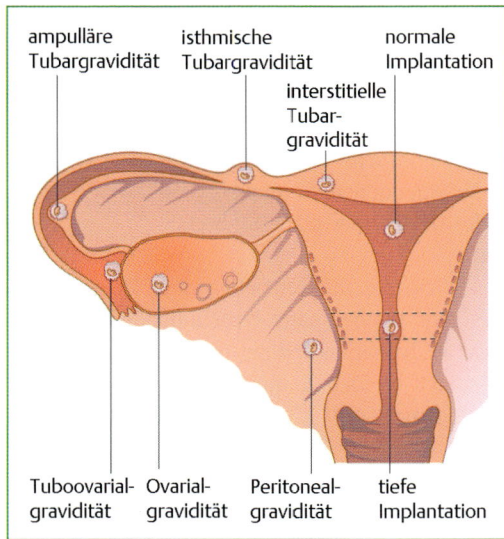

▶ Abb. 11.18 Formen extrauteriner Schwangerschaft.

Definition
Risse des Eileiters infolge einer Eileiterschwangerschaft mit meist lebensbedrohlicher Blutung in die Bauchhöhle.

Klinik
- Auftreten nach ausgebliebener Regelblutung
- zunächst unklare, diffuse Unterbauchschmerzen beidseits
- plötzlich einseitig heftigster Rupturschmerz
- Übelkeit, Erbrechen
- rasche Entwicklung einer Abwehrspannung
- Zeichen des hypovolämischen Schocks (▶ S. 59) infolge des inneren Blutverlusts

Im Liegen, insbesondere bei der erforderlichen Schocklagerung klagen die Patientinnen manchmal über Schmerzen in der linken Schulter, da das intraperitoneal zum Kopf hin laufende Blut die linke Zwerchfellkuppe reizt. (Kehrsches Zeichen, ▶ S. 154). Die rechte Zwerchfellkuppe wird von der Leber abgeschirmt.

Differenzialdiagnose
- Appendizitis
- Divertikulitis
- Adnexitis
- Leistenbruch
- Aortenaneurysmenruptur
- Lymphadenitis mesenterica
- Harnleitersteine
- lokale Abszesse oder Tumoren

Notfallbehandlung

> Notarzt rufen, intensivmedizinische Überwachung und Behandlung. Lagerung mit erhöhtem Becken, Schockbehandlung, Sauerstoffgabe.

11.9.8 Stielgedrehter Adnextumor

Durch eine Drehbewegung des Körpers kann der versorgende Gefäßstiel eines Adnextumors so verdreht werden, dass sich ein Blutstau und schließlich eine Nekrose des Tumors entwickelt. Häufig handelt es sich um gutartige Zystadenome, die recht groß und schwer werden können.

Definition
Durch Verdrehung minderversorgte Geschwulst des Eileiters und/oder Eierstocks.

Klinik
- Auftreten nach einer schnellen Drehbewegung des Körpers
- plötzlicher, einseitiger (weil nicht vom Eileiter, sondern vom vergrößerten Eierstock ausgehender) Unterleibschmerz
- Übelkeit, Erbrechen
- rasche Entwicklung einer Abwehrspannung
- Kreislaufschock

Differenzialdiagnose
- Appendizitis
- Divertikulitis
- Adnexitis
- Leistenbruch
- Aortenaneurysmenruptur
- Lymphadenitis mesenterica
- Harnleitersteine
- lokale Abszesse oder Tumoren

Notfallbehandlung

> - Überprüfung und sichern der Vitalfunktionen
> - rasche Einleitung einer fachärztlichen Untersuchung
> - bei Bewusstlosigkeit (Prüfung durch Ansprechen und milde Schmerzreize) mit Vitalfunktionen: stabile Seitenlage (▶ S. 207)
> - bei Ansprechbarkeit: Oberkörper 30° hochlagern
> - Sauerstoffgabe (▶ S. 25)
> - bei Schock: Notarzt rufen, Schockmaßnahmen ▶ S. 60
>
> **Klinik/Arzt:** intensivmedizinische (chirurgische) Behandlung und Überwachung

11.9.9 Hodentorsion

In Zeiten der immer wieder eingeforderten Gleichberechtigung ist es spätestens an dieser Stelle erforderlich, eine typische Männererkrankung anzuführen. Der Pathomechanismus entspricht dem des stielgedrehten Adnextumors. Durch eine Drehbewegung werden die zum Hoden führenden Blutgefäße, erst die Venen, dann auch die Arterie abgeklemmt. Wird die Zirkulation nicht schnell wieder hergestellt, droht der Verlust des Hodens.

Definition
Drehung von Hoden und Samenstrang um die Längsachse mit Verminderung oder Unterbrechung der Blutzirkulation.

Klinik
- Schmerzen in Hodenbereich, Leiste oder Unterbauch
- Auftreten nach auslösender Bewegung, z. B. Sport bei Jugendlichen
- Übelkeit
- gebücktes Gehen
- aufrechtes Gehen schmerzhaft oder nicht möglich
- betroffener Hoden:
  - geschwollen
  - rot oder livide verfärbt
  - sehr druckempfindlich

Bei **inkompletter Torsion** ist der Hodenbefund oft nur im Seitenvergleich zu erkennen – besonders schwierig, wenn nur ein Hoden vorhanden ist. Ein **höheres Lebensalter** per se schließt eine Hodentorsion nicht aus.

> ❗ Beachte: Bei allen plötzlich auftretenden, heftigen Unterleibs- oder Leistenschmerzen bei männlichen Patienten sind eine sorgfältige Untersuchung der Hoden sowie eine rasche urologische Untersuchung unbedingt erforderlich. Unterbleibt diese, droht ein irreversibler Schaden.

Differenzialdiagnose
- Leistenbruch
- Nebenhodenentzündung
- lokale Abszesse oder Tumoren

Die wichtigste Differenzialdiagnose ist die ebenfalls sehr schmerzhafte Nebenhodenentzündung. Diese ist bakteriell bedingt und muss antibiotisch behandelt werden. Somit ist auch sie ein Fall für den Facharzt.

Notfallbehandlung

> Die Aufgabe des Heilpraktikers ist es hier, dem Patienten die Dringlichkeit einer schnellen schulmedizinischen Intervention bewusst zu machen, also rasche fachärztliche Untersuchung zu erwirken.

11.9.10 Blasenentzündung (Zystitis)

Die Blasenentzündung betrifft überwiegend (aber nicht nur!) Mädchen und Frauen und wird meist durch über die Harnröhre aufsteigende Colibakterien verursacht.

Definition
Entzündung der Harnblase.

Klinik
- krampfartiger Schmerz beim Wasserlassen, verstärkt zum Ende der Miktion (wenn sich die entzündeten Blasenwände aneinanderlegen)
- häufiges Wasserlassen mit kleinen Urinmengen (Pollakisurie)
- übler Uringeruch
- Druckschmerz oberhalb der Symphyse

Die Diagnose erfolgt durch den typischen Urinbefund (Leukozyturie, Bakteriurie, evtl. Hämaturie).

Differenzialdiagnose
- Scheidenentzündung
- Nierenbeckenentzündung
- Reizblase
- Harnleitersteine
- Blasenkarzinom

Notfallbehandlung

- vermehrte Flüssigkeitszufuhr
- Unterleib warm halten
- bei Therapieresistenz über 5 Tage, zunehmendem Rückenschmerz oder Fieber: sofortige fachärztliche Behandlung

Da sich aus einer Blasenentzündung eine Nierenbeckenentzündung entwickeln kann, sind auch bei Rückbildung der Beschwerden beim Wasserlassen Kontrolluntersuchungen des Urins und der Klopfempfindlichkeit der Nierenlager erforderlich.

11.9.11 Harnverhalt

Besonders bei älteren Männern mit gutartiger Prostatavergrößerung kommt es manchmal zu Notfallsituationen aufgrund schmerzhaften Harnverhalts. Bei Frauen können ungünstig gelegene Unterleibstumoren einen Harnverhalt auslösen. Aber auch an Harnsteine oder eine Blasenlähmung – z.B. durch Schlaganfall, MS oder Bandscheibenvorfall (Kaudasyndrom, ▶ S.195) – ist zu denken. Der Harnrückstau kann neben starken Schmerzen eine Druckschädigung der Nieren verursachen, die mit dem Untergang von Nierengewebe einhergehen kann.

Definition
Unmöglichkeit, die gefüllte Harnblase zu entleeren.

Klinik
- diffuser, krampfartiger Unterbauchschmerz
- erschwertes, später unmögliches Wasserlassen
- Übelkeit
- Fieber
- prallelastischer, druckschmerzhafter Tumor oberhalb der Symphyse (Leitbefund)

Differenzialdiagnose
Nierenversagen.

Notfallbehandlung

- bei Kindern oder psychischer Ursache (sofern keine Notfallindikation vorliegt) evtl. warmes Sitzbad als Versuch der Harnableitung
- Notarzt rufen zur sofortigen Harnableitung über Blasenkatheter oder Blasenpunktion

11.9.12 Prostataentzündung (Prostatitis)

Meist entwickelt sich eine Prostataentzündung durch eine über die Harnwege aufsteigende (E. coli) oder den Blutweg übertragene Infektion, seltener durch Übergreifen einer Infektion von Nachbarorganen. Hiervon unterscheidet man abakterielle – jedoch meist chronische – Formen ohne Erregernachweis.

Definition
Akute oder chronische, unspezifische Entzündung der Prostata.

Klinik
- bei Männern (nicht selten unter Stressbelastung) auftretender Unterbauchschmerz
- Ausstrahlung in die Dammgegend
- häufiges, erschwertes und schmerzhaftes Wasserlassen (ähnlich der Blasenentzündung)

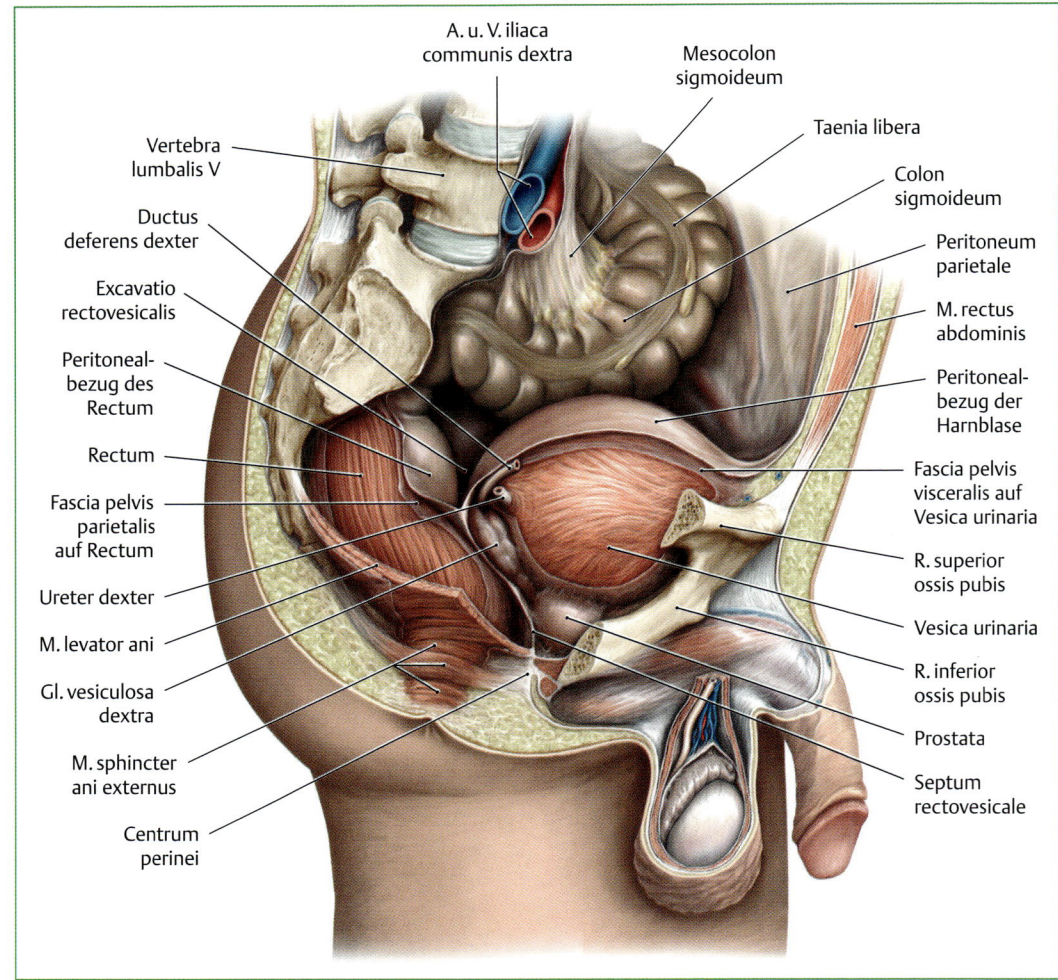

▶ **Abb. 11.19** Mediansagittalschnitt durch das männliche Becken, u. a. mit Colon sigmoideum, Rektum, Harnblase, Prostata, äußeren Genitalien und Peritoneum.

- Harnröhrenausfluss
- Fieber
- schmerzhafte Stuhlentleerung

Für den Heilpraktiker ergibt sich hier eine besondere Sorgfaltspflicht, da Harnröhrenausfluss und schmerzhaftes Wasserlassen beim Mann auch auf eine Geschlechtskrankheit (Gonorrhö) hinweisen können.

Differenzialdiagnose
- Blasenentzündung
- Gonorrhö
- Blasenstein
- Neuritis/Neuralgie
- myofasziales Schmerzsyndrom
- Prostatakarzinom

Notfallbehandlung

Umgehende urologische Behandlung.

11.9.13 Gebärmutterentzündung (Endometritis)

Meist durch Bakterien wie Chlamydien, Streptokokken oder Gonorrhöbakterien ausgelöst, kann die Gebärmutterentzündung auf Nachbarstrukturen übergreifen und zu Peritonitis und anderen gefährlichen Komplikationen führen. Meist tritt das Krankheitsbild kurz nach der Menstruation, einer Geburt oder gynäkologischen Eingriffen (▶ Adnexitis, S. 174) auf.

Definition
Entzündung der Gebärmutterschleimhaut.

Klinik
- krampfartige Schmerzen und Druckschmerzhaftigkeit im mittleren Unterbauch
- Fieber, Schwäche
- evtl. Schmerzen beim Wasserlassen (Algurie)
- Auftreten nach Menstruation, Geburt oder gynäkologischen Eingriffen
- Menstruationsstörungen

Da die Gebärmutter der Blase aufliegt, können die Schmerzen mit dem Füllungszustand der Harnblase variieren. Das Senken der Gebärmutter beim Entleeren der Blase kann als schmerzverstärkend empfunden werden, sodass die Differenzialdiagnose zur Blasenentzündung zu stellen ist. Der unauffällige Urinbefund erhärtet die Verdachtsdiagnose Gebärmutterentzündung (der Nachweis von Erythrozyten im Urin kurz nach der Regelblutung gilt als Normalbefund).

Auch Patientinnen, die ein IUP (Intrauterinpessar-Spirale) tragen, sollten bei Beschwerden im Unterbauchbereich einem Gynäkologen vorgestellt werden.

Differenzialdiagnose
- Blasenentzündung
- Gonorrhö
- Blasenstein
- Zervixkarzinom

Allgemeine Info
Als Differenzialdiagnose bei unklaren Unterbauchschmerzen ist immer auch an eine **Dysmenorrhoe** (schmerzhafte Regelblutung) zu denken. Betroffen sind gehäuft junge Mädchen, die bislang noch keine Menstruation hatten. Sie klagen über Übelkeit und krampfartige Bauchschmerzen. Da sie noch keine Blutung hatten, ist ihnen der Zusammenhang häufig noch nicht klar. Auch in diesem Falle sollte eine gynäkologische Untersuchung erfolgen, da in seltenen Fällen durch anatomische Besonderheiten das Menstrualblut nicht nach außen abfließen kann.
Ein anderes Leitsymptom, auch kein echter Notfall, sollte ebenfalls in Betracht gezogen werden: Starke Leibschmerzen bei der Regelblutung mit blutigem Urin oder Blutbeimengungen im Stuhl weisen auf eine **Endometriose** hin, bei der versprengte Gebärmutterschleimhaut an anderen Organen (Darm, Blase, Bauchfell) zu zyklusabhängigen Schmerzen und Blutungen führt.

Notfallbehandlung
> Umgehende gynäkologische Behandlung, u. a. mit Antibiotika.

12 Thoraxschmerzen

12.1 Allgemeine Notfallmaßnahmen 181
12.2 Klinik möglicher Ursachen 181

Schmerzen im Brustraum werden fast immer mit Herzerkrankungen in Verbindung gebracht. Im Zweifelsfall ist dies auch sicher nicht verkehrt. Allerdings werden, wie in der Fachzeitschrift Notfall & Hausarztmedizin (Jobst D: Thorakale Beschwerden in der hausärztlichen Tätigkeit – Nicht immer droht ein koronarer Notfall. Notfall & Hausarztmedizin. 2009; 35 [1]: 30–36) berichtet wird, selbst in kardiologischen Ambulanzen nur 50 % der Brustschmerzen tatsächlich durch organische Herzerkrankungen verursacht. In der allgemeinmedizinischen Hausarztpraxis (Hermann M et al.: Schnittstelle Herz. Notfall & Hausarztmedizin. 2007; 33 [10]: 464–468) sind Thoraxschmerzen zu 42 % von Erkrankungen des Bewegungsapparates und der Haut verursacht, 22 % sind kardiale, 19 % gastrointestinale, 11 % psychogene und 6 % pulmonale Störungen. In der Naturheilpraxis machen aufgrund des höheren Anteils chronischer, unspezifischer Krankheitsbilder psychogene bzw. funktionelle Herzbeschwerden und wirbelsäulenbedingte (vertebragene) Thoraxschmerzen einen noch größeren Anteil aus. In den meisten Fällen dürfte daher auch in einer Heilpraktikerpraxis mit Störungen dieses Formenkreises zu rechnen sein.

Wenngleich eine exakte Diagnose unter Praxisbedingungen nicht immer möglich ist, können Anamnese (Risikoprofil), Leitsymptome und Befunde helfen, die Bedrohlichkeit einer Situation einzuschätzen. Gewarnt werden muss allerdings vor diagnostischen Automatismen bei Patienten, die schon längere Zeit z. B. wegen osteoporotischer BWS-Schmerzen in Behandlung sind. Der Schluss „einmal vertebragener (oder auch psychogener) Thoraxschmerz gleich immer vertebragener Thoraxschmerz" kann sich fatal auswirken, denn selbstverständlich kann auch eine ältere Patientin mit Osteoporose einen Herzinfarkt erleiden. Tatsächlich erscheinen bestimmte Patienten mit schöner Regelmäßigkeit ca. alle drei Monate mit Thoraxschmerzen in der Sprechstunde.

Auch wenn durch bereits erfolgte kardiologische Untersuchungen organische Herzerkrankungen ausgeschlossen wurden, sollten Patienten jedes Mal so untersucht werden, als würden sie zum ersten Mal mit ihren Beschwerden eine Praxis aufsuchen.

Durch die überschaubare Zahl der Thoraxorgane ist die Zuordnung von Beschwerden einfacher als im Bauchraum. Wie dort kann es an der Grenzzone „Zwerchfell" zu Überschneidungen von Oberbauch und basalen Brustraumorganen kommen, das Augenmerk wird jedoch relativ schnell auf Herz oder Lungen gerichtet sein.

Noch schwieriger als beim Bauchschmerz lässt sich jedoch die reale Bedrohlichkeit des Krankheitsbildes einschätzen. Daher sollen auch hier wieder typische Begleitsymptome und Befunde zur Klärung beitragen.

Hinsichtlich der vegetativen Versorgung durch Sympathikus und Vagusnerv stehen die Thoraxorgane den Bauchorganen in nichts nach. Schwindel, Übelkeit und Erbrechen sind daher unspezifische Begleitreaktionen, die aber nicht zwangsläufig mit dem Schweregrad der Erkrankung positiv korrelieren. Andererseits schließt deren Fehlen z.B. bei langjährigen Diabetikern mit autonomer Polyneuropathie eine schwere Krankheit nicht aus. Mehr noch als die Bauchorgane sind die Thoraxorgane, und hier v.a. das Herz, mit dem **limbischen System**, speziell mit dem Angstzentrum in der Amygdala (Mandelkern) verbunden. Daher werden thorakale Schmerzen vom Patienten oft viel bedrohlicher empfunden als Bauchschmerzen und sind auch häufiger mit adrenergen Stressreaktionen assoziiert wie:

- Blutdruckanstieg
- Pulsbeschleunigung
- beschleunigte Atmung
- psychomotorische Unruhe
- blasse, kühle, feuchte Haut

Solche vegetativen Begleitreaktionen sind als alleiniges Entscheidungskriterium nicht ausreichend. Eine realistische Einschätzung der Situation ist erst in Kombination mit anderen Symptomen und Befunden möglich, wie:

- Art und Ausstrahlung des Schmerzes
- Schwäche
- Luftnot (Dyspnoe)
- atemabhängiger Schmerz
- Zyanose
- Fieber
- Herzrhythmusstörungen
- veränderte Atemgeräusche

Einen besonderen Stellenwert nimmt dabei das Leitsymptom „Kurzatmigkeit oder Luftnot" (Dyspnoe) ein. Da diese auch ohne Thoraxschmerz auf lebensbedrohliche Krankheiten hinweisen kann, wird im Anschluss an das Kapitel Thoraxschmerz gesondert darauf eingegangen.

12.1
Allgemeine Notfallmaßnahmen

Das Vorgehen bei Verdacht auf Myokardinfarkt bzw. ein akutes Koronarsyndrom wurde auf ▶ S. 76 beschrieben. Die Differenzialdiagnose zur Lungenembolie, zur Aortendissektion sowie zur Myo- und Perikarditis gestaltet sich nicht immer einfach, die Basismaßnahmen sind aber die gleichen.

Basismaßnahmen
- striktes Meiden körperlicher Belastung
- schnelle Benachrichtigung des Notarztes
- Lagerung mit erhöhtem Oberkörper, evtl. sitzende Position
- Sauerstoffgabe über Maske, Sonde oder als Sauerstoffdusche (▶ S. 25)
- unblutiger Aderlass (▶ S. 71) bei Zeichen der kardialen Dekompensation (Kreislaufschock, ▶ S. 59)
- beim Patienten verweilen, um ihn zu beruhigen und die Angst zu nehmen, aber auch, um im Fall eines Kreislaufstillstands unverzüglich die kardiopulmonale Reanimation einzuleiten

Ansonsten gelten die im Abschnitt Bauchschmerz aufgeführten allgemeinen Richtlinien für Heilpraktiker (▶ S. 148 ff.). Im Zweifelsfall ist eine ärztliche Untersuchung anzuraten – bei Verdacht auf Myokardinfarkt, Lungenembolie, Spannungspneumothorax und Aortendissektion nicht durch den Haus-, sondern durch den Notarzt.

12.2
Klinik möglicher Ursachen

Da die meisten dem Thoraxschmerz zugrundeliegenden Erkrankungen bereits abgehandelt wurden, werden sie im Folgenden zusammengefasst und mit Schwerpunkt auf klinische Zeichen aufgeführt. Die vollständige Beschreibung findet sich im jeweiligen Kapitel (▶ Querverweise).

12.2.1 **Angina pectoris** (▶ S. 72)

Nach Anstrengung, Kälteexpostion, Aufregung: akuter Thoraxschmerz mit Beklemmungsgefühl, retrosternal, brennend, typisches Ausstrahlungsmuster, Kurzatmigkeit, Übelkeit, Angst.

Typisch: Rückbildung der Beschwerden wenige Minuten nach Beendigung der Belastung oder nach Anwendung von Nitropräparaten.

12.2.2 Myokardinfarkt (▶ S. 73)

Wie Angina pectoris, jedoch auch in Ruhe und in den frühen Morgenstunden auftretend, Vernichtungsgefühl, keine spontane Rückbildung der Beschwerden nach 15 Minuten, kein Ansprechen auf Nitropräparate. Zunehmende Kurzatmigkeit, Zyanose, Orthopnoe, Patient verhält sich ruhig, meidet jede Anstrengung, auch das Sprechen, evtl. Zeichen der kardialen Kreislaufstörung bis zum Schock oder Kreislaufstillstand.

12.2.3 Myokarditis/Perikarditis
(Herzmuskel-/Herzbeutelentzündung, ▶ S. 80)

Oft bei jungen, sportlichen Menschen ca. 1–2 Wochen nach einem Virusinfekt: Müdigkeit, Herzklopfen, Thoraxdruck, Schwächegefühl und Schweißausbruch schon bei geringer Anstrengung, aber dennoch häufig Wiederaufnahme sportlichen Trainings.

> **Cave**
>
> Eine Myo- oder Perikarditis kann unter körperlicher Belastung zum plötzlichen Herztod führen.

Im weiteren Verlauf: Retrosternaler Schmerz, im Liegen zunehmend, atemabhängig schwankend, Vergrößerung der absoluten Herzdämpfung, systolisch-diastolische Reibegeräusche und Pulsus paradoxus (Senkung des systolischen Blutdrucks beim Einatmen um mehr als 10 mmHg) weisen auf eine Perikarditis hin.

12.2.4 Disseziierendes Aortenaneurysma (▶ S. 168, 169)

Bei bekanntem Hypertonus, Arteriosklerose oder (seltenem) Marfan-Syndrom (angeborene Bindegewebsschwäche mit Überstreckbarkeit der Gelenke) plötzlicher reißender Thoraxschmerz mit Vernichtungsgefühl, retrosternal und zwischen den Schulterblättern, nach unten wandernd. Im Gegensatz zum Herzinfarkt nimmt der Schmerz nach dem akuten Ereignis ab. Wechselnder Pulstastbefund, wechselnde Blutdruckwerte, kardiogene Schocksymptome, Schlaganfallsymptome möglich. Unbehandelt hat diese Erkrankung eine sehr hohe Sterblichkeit.

12.2.5 Hypertensive Krise (▶ S. 92)

Kopfschmerz, Schwindel, Sehstörungen, Übelkeit, Erbrechen, Bewusstseinsstörungen, Krampfanfälle und neurologische Ausfälle, Thoraxbeklemmung wie bei Angina pectoris, Blutdruckwerte ab 230 systolisch oder 130 diastolisch.

> **❗ Beachte:** Um zerebrale und kardiale Schäden zu vermeiden, ist eine schnellstmögliche Krankenhausbehandlung erforderlich.

Häufigster Auslöser ist eine unregelmäßige Medikamenteneinnahme bei bekannter Hypertonie, manchmal unter der Vorstellung, dass unter einer naturheilkundlichen Behandlung Blutdrucksenker nicht mehr nötig seien.

12.2.6 Lungenembolie (▶ S. 46)

Bei bekannten Risikofaktoren plötzlicher, atemabhängiger Thoraxschmerz, der in den Oberbauch ausstrahlen kann, außerdem Luftnot, Zyanose, Zeichen der Rechtsherzbelastung: gestaute Hals- und periphere Venen, Tachykardie, Blutdruckabfall.

12.2.7 Pneumonie
(Lungenentzündung, ▶ S. 45)

Fieber, Schwäche, Nachtschweiß, Husten, Thoraxschmerz in den Rücken ausstrahlend oder primär im Rücken empfunden. Phasentypischer Abhörbefund, gedämpfter Klopfschall, Stimmfremitus verstärkt.

12.2.8 Pleuritis
(Rippenfellentzündung, ▶ S. 165)

Symptome ähnlich wie bei Pneumonie, aber je nach Form (trocken, feucht): inspiratorisch-exspiratorisches Reibegeräusch, gedämpfter Klopfschall, abgeschwächte Atemgeräusche, verminderter Stimmfremitus.

12.2.9 Spontanpneumothorax (▶ S. 47)

Bei Patienten mit bekanntem Lungenemphysem bzw. chronischer Atemwegsobstruktion plötzlicher Brustschmerz, Hustenreiz, Atemnot, einseitig verminderte bis aufgehobene Atemgeräusche, sonorer bis hypersonorer Klopfschall, verminderter Stimmfremitus.

Besonders bedrohlich wirkt sich der spontane Ventil- oder Spannungspneumothorax aus: neben beschriebenen Symptomen rasch zunehmende Atemnot, Zeichen des oberen Einflussstaus: Zyanose mit gestauten Halsvenen, Blutdruckabfall, Tachykardie, Schockzeichen.

12.2.10 Refluxösophagitis (▶ S. 165)

Retrosternales Brennen, retrosternaler Druck, Schluckstörung, keine Dyspnoe, Schmerz ausstrahlend in den Hals, in den Oberbauch und in den Rücken, im Liegen schlimmer, nicht atemabhängig, Lunge und Herz auskultatorisch und perkutorisch ohne pathogenen Befund.

12.2.11 Herpes zoster im Thoraxbereich

Nach körperlicher oder seelischer Überlastung, bei Patienten mit geschwächtem Immunsystem: brennender Thoraxschmerz segmental, atemabhängig, oft allgemeines Krankheitsgefühl. Nach 1–2 Tagen Rötung im schmerzhaften Segment, Auftreten von gruppiert stehenden Knötchen und Bläschen.

12.2.12 Vertebragener Thoraxschmerz

Oft nach unglücklicher Drehbewegung oder Zugluftexposition: schmerzbedingte Bewegungseinschränkung im Thoraxbereich (Kostovertebralgelenke), atemabhängige Schmerzen, oberflächliche Atmung, tastbarer muskulärer Hartspann der paravertebralen (beidseits längs der Wirbelsäule) Muskelgruppen, Triggerpunkteffekte an Muskelansätzen (z. B. M. levator scapulae), Lunge und Herz klinisch ohne pathologischen Befund, manchmal schmerzbedingte Pulsbeschleunigung.

Neben diesen eher funktionellen Störungen sollten auch Erkrankungen der Knochen wie Tumormetastasen in Erwägung gezogen werden, die zu spontanen Frakturen (Rippen, Wirbelkörper) führen können.

Oft entwickelt sich eine Interkostalneuralgie mit Nervenschmerzen im Rippenverlauf sowie Verschlimmerung beim Einatmen und beim Liegen auf der betroffenen Seite. Auch die Fibromyalgie und das Tietze-Syndrom (Schwellung und Druckschmerz im Bereich der oberen Rippen-Knochen-Knorpelgrenzen) gehören in die Gruppe der vom Bewegungsapparat ausgehenden Thoraxschmerzen. Mit der Fibromyalgie ist der Übergang zu den psychosomatischen Thoraxbeschwerden erreicht, zu denen auch die folgende Gruppe zählt.

12.2.13 Hyperkinetisches Herzsyndrom (Herzneurose, „Soldier's heart")

Aufgeregter Patient bei relativ gutem Allgemeinzustand, wortreiche (Differenzialdiagnose zum Myokardinfarkt: Patient meidet Sprechen) Schilderung der Herzbeschwerden, ängstlich, ständig in Bewegung. Uncharakteristischer präkordialer (über dem Herz) Thoraxschmerz, nicht atemabhängig, keine Zyanose, Blutdruck normal, Puls beschleunigt aber gleichmäßig, allgemein finden sich keine pathologische Befunde. Der Patient ist körperlich und psychisch wenig belastbar, erschöpft schnell, und gerät durch Mangel an körperlichem Training bei körperlicher Belastung schnell außer Atem.

Die Beschwerden bessern sich schon bei Anwesenheit des Therapeuten und verschwinden nach Untersuchung mit EKG und der Versicherung, dass keine organische Herzerkrankung vorliegt. Trotz mehrfacher Untersuchungen rezidivieren diese Symptome häufig. Die in den USA übliche Bezeichnung „Soldier's heart" bezieht sich auf die Beobachtung, dass diese Beschwerden oft bei Soldaten durch Daueranspannung oder nach traumatisierenden Kampfeinsätzen beobachtet wurden. Zusammen mit Panikattacken können sie Teil des Posttraumatischen Belastungssyndroms sein.

12.2.14 Broken-Heart-Syndrom (▶ S. 69)

Das „Syndrom des gebrochenen Herzens" (Broken-Heart-Syndrom) wurde im Kapitel Kreislaufstörungen (▶ S. 69) kurz dargestellt. Wenngleich die Ursache rein psychogener Natur ist, handelt es sich um eine lebensbedrohliche Störung, die unter dem klinischen Bild eines Myokardinfarkts zum kardiogenen Schock und Kreislaufstillstand führen kann. Es gelten daher die gleichen notfallmedizinischen Vorgehensweisen wie beim Myokardinfarkt (▶ S. 73). Die eigentliche Diagnose lässt sich nur durch den typischen Ultraschallbefund am Herz stellen.

13 Kopfschmerzen

13.1 Plötzlich auftretender Kopfschmerz –
Entwicklung in Sekunden bis wenigen Minuten 185
13.2 Subakuter Kopfschmerz –
Entwicklung über mehrere Minuten bis Stunden 186
13.3 Protrahierender Kopfschmerz –
Entwicklung über Tage bis Wochen 188

Die Behandlung von Kopfschmerzen ist eine Domäne der Naturheilkunde. Der für den Heilpraktiker „geeignete" Patient ist schulmedizinisch ausdiagnostiziert. Primäre Ursachen wie Hypertonie, Augenerkrankungen, Nebenhöhlenerkrankungen, Blutungen, Tumoren oder Gefäßentzündungen konnten ausgeschlossen werden. Es verbleiben die zahlenmäßig ohnehin am häufigsten anzutreffende Spannungs- oder vasomotorischen Kopfschmerzen. Und gerade weil die Behandlung dieser Leiden mit naturheilkundlichen Methoden ordentlich funktioniert, kommen Patienten, die schon einmal gute Erfahrungen machen konnten, immer wieder gerne in die Praxis. Auch mit akuten Schmerzen. Und hier lauern Fallstricke. Die Diagnose „einmal Spannungskopfschmerz, immer Spannungskopfschmerz" ist so nicht zulässig. In jedem Fall ist bei akuten Beschwerden, auch bei Kopfschmerzpatienten eine aktuelle Anamnese zu erheben und vor der Behandlung eine orientierende Untersuchung durchzuführen.

🛈 Allgemeine Info

In der Schulmedizin spricht man von **„Red Flags"**, roten Flaggen also, die als alarmierende Zeichen bei sonst eher alltäglichen Symptomen zu werten sind. Kopfschmerzpatienten mit einem dieser Begleitsymptome oder Befunde müssen dem Facharzt (Neurologen) vorgestellt werden:

- heftiger, bisher unbekannter Kopfschmerz (insbesondere neues und schlagartiges Auftreten)
- Änderung der Symptomatik bei schon bestehenden Kopfschmerzen
- zunehmende Schmerzintensität
- strikt topostabiler Kopfschmerz (konstant an der gleichen Stelle)
- Patienten im Alter über 40 Jahren, erstmaliger Kopfschmerz
- Fieber
- Nackensteifigkeit
- Benommenheit, Bewusstseinsstörungen, abnorme Schläfrigkeit
- Krampfanfälle
- neurologische Auffälligkeiten: Missempfindungen, Doppelbilder, Lähmungserscheinungen, **Horner-Syndrom** (Trias aus Miosis – Pupillenverengung, Ptosis – hängendes Augenlid, und Enophthalmus – eingesunkene Augäpfel bei Sympathikusschädigung)
- Persönlichkeitsveränderungen, bei Kindern Spielunlust, Essstörungen
- Kopfschmerz mit morgendlichem Erbrechen
- asymmetrische Pupillen
- Zustand nach Trauma mit Kopfbeteiligung
- Tumoranamnese (z. B. Mamma-, Bronchial- oder Dickdarmkarzinom)

Im Folgenden werden Erkrankungen beschrieben, die mit Kopfschmerzen einhergehen und deren zu spät eingeleitete schulmedizinische Behandlung ernste Folgen hätte. Die Systematik folgt hier der Geschwindigkeit, mit der sich die Symptome entwickeln. Diese liefert einen ersten wichtigen differenzialdiagnostischen Hinweis. Die häufigsten Ursachen für Kopfschmerzen – Spannungskopfschmerz und vasomotorischer Kopfschmerz – werden nicht aufgeführt, da es sich dabei nicht um echte Notfallsituationen handelt.

13.1 Plötzlich auftretender Kopfschmerz – Entwicklung in Sekunden bis wenigen Minuten

13.1.1 Hämorrhagischer Insult
(Schlaganfall durch Gefäßruptur, ▶ S. 94)

Der bereits auf ▶ S. 94 beschriebene hämorrhagische Insult („roter Schlaganfall") äußert sich durch plötzlich einsetzenden Kopfschmerz mit Übelkeit und Erbrechen, oft rascher Ausbildung von kontralateralen Lähmungserscheinungen, Gesichtslähmung, Krampfanfällen und Bewusstseinsstörungen bis hin zum Koma. Bei kleineren Blutungen sind auch weniger dramatische Verläufe möglich. Es besteht ein hoher Blutdruck. Die differenzialdiagnostische Abgrenzung zur hypertensiven Krise ist nicht immer einfach, insbesondere, da im Verlauf einer hypertensiven Krise auch Rupturen von Gehirngefäßen möglich sind.

Auch der deutlich häufigere ischämische Insult („weißer Schlaganfall") kann Kopfschmerzen verursachen. Insbesondere wenn das Stromgebiet der hinteren Gehirnarterien (A. cerebri posterior) betroffen ist, klagen die meist älteren Patienten über allmählich zunehmende Kopfschmerzen mit Schwindel und Kreislaufstörungen. Im weiteren Verlauf treten dann die typischen neurologischen Ausfallerscheinungen wie Doppelbilder oder Gesichtslähmungen auf.

13.1.2 Subarachnoidalblutung

Meist entsteht die Subarachnoidalblutung durch eine Spontanruptur eines angeborenen Aneurysmas der Schädelbasisarterien oder durch Blutung eines Hämangioms (tumortartige Gefäßansammlung). Hierdurch gelangt Blut in den mit Liquor gefüllten Subarachnoidalraum, wodurch sich ein lebensbedrohlicher Hirndruck aufbauen kann.

Definition
Akute Blutung in den Subarachnoidalraum.

Klinik
- erstmals einsetzender, maximaler, pochender Kopfschmerz („Vernichtungskopfschmerz")
- Erbrechen
- Lichtscheu
- diffuse Lokalisation
- je nach Blutungsstärke Bewusstseinstrübung bis zum Koma
- evtl. Nackensteifigkeit (Meningismus durch blutungsbedingte Reizung der Arachnoidea (mittlere Hirnhaut)
- Auftreten spontan oder bei körperlicher Anstrengung (Pressen)

Gehäuft betroffen sind oft Männer mittleren Alters. Bei kleineren Blutungen ohne neurologische Ausfälle und ohne Meningismus klingen die Symptome meist innerhalb von einigen Tagen wieder ab. Da eine dann später erfolgende Rezidivblutung meist sehr viel dramatischer abläuft, sollten diese Vorboten (Minor Leak – Miniblutung ohne Ruptur) nicht als „Migräneanfall" fehlgedeutet werden.

Einer Subarachnoidalblutung durch **Ruptur** gehen oft einigen Tage bis Wochen vorher plötzliche, heftigste Kopfschmerzen („Donnerschlagkopfschmerzen") voraus. Diese müssen unbedingt neurologisch abgeklärt werden.

Differenzialdiagnose
- Clusterkopfschmerz
- Migräne
- Dissektion der Arteria carotis oder A. vertebralis
- Schlaganfall
- Glaukom

Notfallbehandlung

- Überprüfung und sichern der Vitalfunktionen
- bei Bewusstlosigkeit (Prüfung durch Ansprechen und milde Schmerzreize) mit Vitalfunktionen: stabile Seitenlage (▶ S. 207)
- bei Ansprechbarkeit: Oberkörper 30° hochlagern
- Notarzt rufen
- Sauerstoffgabe (▶ S. 25)
- venöser Zugang (▶ S. 209)
- bei Schock: Schockmaßnahmen ▶ S. 60

13 – Kopfschmerzen

> **Klinik/Arzt:** intensivmedizinische Behandlung (chirurgische Ausschaltung der Blutung, gefäßerweiternde Medikamente) und Überwachung

13.1.3 Dissektion der A. carotis oder A. vertebralis

Bei einer arteriellen Dissektion handelt es sich um eine Aufspaltung der Wandschichten einer Arterie, sodass sich das Blut einen neuen Weg in der Gefäßwand bahnen kann, es entsteht gewissermaßen ein zweites Gefäßlumen parallel zum eigentlichen (▶ Abb. 11.11, S. 169). Dadurch kommt es zur Einengung oder sogar zum Verschluss des eigentlichen Lumens, besonders betroffen sind die Stellen, an denen Abzweigungen abgehen. An den zum Gehirn führenden Arterien können sich ein Schlaganfall oder schlaganfallähnliche neurologische Ausfälle entwickeln. Im Alter unter 50 Jahren werden rund 20 % der Schlaganfälle durch eine Dissektion der Arteria carotis oder A. vertebralis verursacht.

Definition

Aufspaltung zwischen mittlerer (Media) und innerer (Intima) Gefäßwand einer Arterie mit Einengung des Gefäßlumens.

Klinik

- akut einsetzender Kopfschmerz in Hals-, Gesichts- und Schläfenbereich
- A. carotis: Horner-Syndrom (Ptosis, Miosis, Enophthalmus) auf der betroffenen Seite
- A. vertebralis:
  - Schmerzlokalisation mehr im Nacken
  - Schluckstörungen
  - Sehstörungen mit Doppelbildern
  - Schwindel

Manchmal geht dem Kopfschmerz ein Trauma mit Beteiligung der HWS voraus, es wurden auch Fälle beschrieben, bei denen es im Zusammenhang mit **chirotherapeutischen Behandlungen** zur Vertebralisdissektion kam.

Zum Horner-Syndrom kommt es, weil die Nervenfasern des Halssympathikus zusammen mit der A. carotis zum Kopf ziehen und bei der Dissektion evtl. einer Druckschädigung ausgesetzt sind, die sich dann auf der betroffenen Gesichtsseite darstellt.

Differenzialdiagnose

- Subarachnoidalblutung
- Clusterkopfschmerz
- Migräne
- Dissektion der Arteria carotis oder A. vertebralis
- Schlaganfall
- Glaukom

Notfallbehandlung

> - Überprüfung und sichern der Vitalfunktionen
> - bei Ansprechbarkeit: Schocklage (▶ S. 59, 206)
> - Notarzt rufen
> - Sauerstoffgabe (▶ S.25)
>
> **Klinik/Arzt:** durchblutungsverbessernde Medikation, evtl. chirurgische Behandlung (Anastomosierung oder Gefäßplastik)

13.1.4 Akutes Glaukom (▶ S. 139)

Plötzlich auftretender berstender Kopfschmerz nach „Aura": gerötetes Auge, farbige Ringe um Lichtquellen, Sehstörung bis zum Erblinden auf dem betroffenen Auge, erweiterte, lichtstarre Pupille (Druckmydriasis), Übelkeit, Erbrechen. Die Symptome können (wie bei der Subarachnoidalblutung, ▶ S. 185) leicht mit einem Migräneanfall verwechselt werden, daher bei migräneartigem Kopfschmerz: Den Patienten immer auf Augenerkrankungen und Nackensteifigkeit überprüfen!

13.2

Subakuter Kopfschmerz – Entwicklung über mehrere Minuten bis Stunden

13.2.1 Hypertensive Krise (▶ S.92)

Über Stunden sich aufbauender Kopfschmerz, diffus, pulsierend, dabei Übelkeit, Erbrechen, Brustschmerzen. Extrem hoher Blutdruck (230 systolisch oder 130 diastolisch) sichert die Diagnose. Später Enzephalopathie mit Sehstörungen, Bewusstseinsstörungen, Krampfanfällen.

13.2.2 Sinusthrombose

Betroffen sind v.a. Frauen in der Schwangerschaft, aber auch Frauen, die rauchen und hormonelle Kontrazeptiva einnehmen. Durch die Blutabflussbehinderung aus dem Gehirn entwickelt sich, manchmal morgens aus dem Schlaf heraus, ein beständig zunehmender Kopfdruck mit der Gefahr einer Gehirnschädigung.

Definition
Thrombose eines Hirnsinus (erweiterter venöser Blutleiter in der harten Hirnhaut Dura mater).

Klinik
- Kopfschmerz
- psychotische Wesensveränderungen
- Bewusstseinsstörungen
- Krampfanfälle
- Fieber
- Stauungspapille (▶ Abb. 13.2) am Augenhintergrund (Leitbefund für Hirndruck)
- Hirndruckzeichen:
  - Übelkeit, Erbrechen
  - Bradykardie
  - evtl. Atemstörungen

Eine besonders gefährliche Form ist die „septische Sinus-cavernosus-Thrombose, die als Komplikation einer bakteriellen Nasennebenhöhlenentzündung auftreten kann.

Differenzialdiagnose
- Enzephalitis
- Meningitis
- Hirnabszess

- intrazerebrale Raumforderung
- Epilepsie
- Psychose

Notfallbehandlung

- Überprüfung und sichern der Vitalfunktionen
- bei Ansprechbarkeit: Lagerung mit erhöhtem Oberkörper
- Notarzt rufen
- Sauerstoffgabe (▶ S. 25)

Klinik/Arzt: gerinnungshemmende Medikation, bei bakterieller Form chirurgische Herdsanierung)

13.2.3 Meningoenzephalitis

In den meisten Fällen wird die Meningoenzephalitis durch neuropathische Viren verursacht, darunter Herpes- und FSME-Viren. Bakterielle Formen entwickeln sich gehäuft bei multimorbiden oder immungeschwächten Patienten, insbesondere durch Staphylococcus aureus oder Streptokokken. In vielen weiteren Fällen ist der Erreger unbekannt.

Definition
Auf das Gehirn übergreifende Meningitis oder auf die Hirnhäute übergreifende Enzephalitis.

Klinik
- zunehmende Kopfschmerzen
- Erbrechen
- Licht- und Geräuschempfindlichkeit

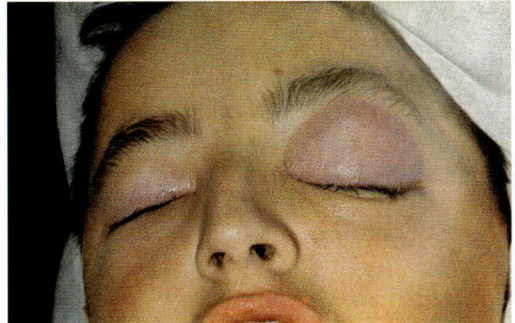

▶ Abb. 13.1 Sinus-cavernosus-Thrombose bei 18-jährigem Mann mit beidseitigem Lidödem.

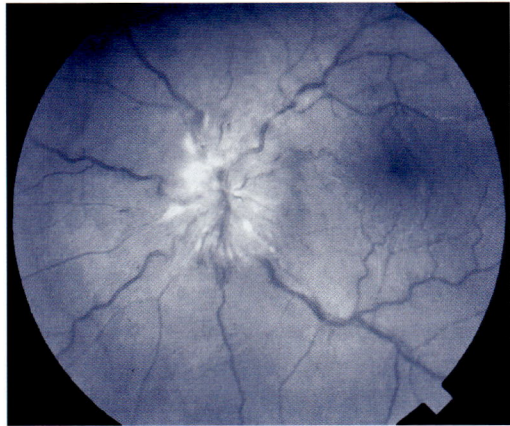

▶ Abb. 13.2 Stauungspapille bei Sinusthrombose.

- (plötzliches) Fieber
- Nackenschmerz
- zunehmende Nackensteifigkeit oder Überstreckung des Kopfes in den Nacken
- bakterielle Infektion:
  - dramatischer Verlauf
  - rasche Verschlechterung des Allgemeinzustands
  - Krämpfe
  - Bewusstseinsstörungen bis hin zum Koma

Beachte: Da sich durch Muskelerschlaffung in der tiefen Bewusstlosigkeit die Zeichen des Meningismus zurückbilden können, schließt ein fehlender Meningismus bei tief komatösen Patienten das Vorhandensein einer Meningoenzephalitis nicht aus!

Die virale Form verläuft etwas langsamer und ist von Kopfschmerzen, Erschütterungsschmerz und Abgeschlagenheit mit Fieber gekennzeichnet.

Differenzialdiagnose
- Hirnabszess
- intrazerebrale Raumforderung
- Epiduralhämatom
- schwere Migräneformen
- Epilepsie
- zerebrale Vaskulitis
- Psychose
- Intoxikation

Notfallbehandlung
- Überprüfung und sichern der Vitalfunktionen
- bei Bewusstlosigkeit (Prüfung durch Ansprechen und milde Schmerzreize) mit Vitalfunktionen: stabile Seitenlage (▶ S. 207)
- bei Ansprechbarkeit: Oberkörper 30° hochlagern
- Notarzt rufen
- Sauerstoffgabe (▶ S. 25)
- venöser Zugang (▶ S. 209)
- bei Schock: Schockmaßnahmen ▶ S. 60

Klinik/Arzt: evtl. intensivmedizinische Behandlung und Überwachung, bei Infektion Bakterio- oder Virostatika.

13.3 Protrahierender Kopfschmerz – Entwicklung über Tage bis Wochen

13.3.1 Arteriitis temporalis (▶ S. 137)

Meist ältere Patienten, Frauen häufiger als Männer, zunächst allgemeines Krankheitsgefühl wie bei Infekt, Gliederschmerz, Muskelschmerz, Mattigkeit. Dann Kopfschmerz im Schläfenbereich, zunächst einseitig, im weiteren Verlauf diffuse Schmerzausbreitung. Verschlechterung der Sehleistung bis zum Erblinden. Typisches Zeichen: druckschmerzhafte, geschlängelte, verhärtete, nicht mehr pulsierende Schläfenschlagader.

13.3.2 Intrazerebrale Raumforderung (Hirntumor, Liquorabflussstörung)

Intrazerebrale Raumforderungen können sich hochakut, aber auch zögerlich und unspezifisch auswirken. Daher müssen insbesondere unerklärliche Wesensveränderungen differenzialdiagnostisch abgeklärt werden.

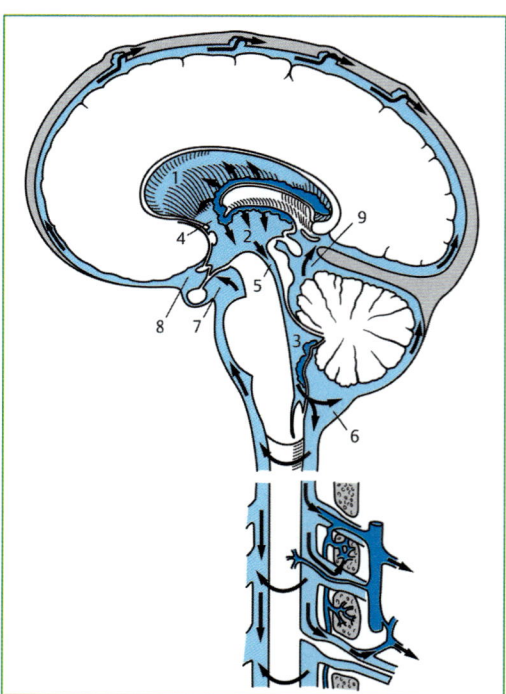

▶ **Abb. 13.3** Liquorbildung und Liquorfluss. 1–3: I–IV. Ventrikel, 4: Foramen interventriculare Monroi, 5: Aquaeductus mesencephali Sylvii, 6–9: Zisternen.

Definition
Erhöhter Druck auf Gehirnstrukturen durch gestauten Liquor oder Tumoren.

Klinik
- allmählich zunehmender Kopfschmerz
- morgendliche Übelkeit, Erbrechen
- Wesensveränderungen
- neurologische Ausfälle
- evtl. epileptische Anfälle
- typische (aber nicht verlässliche) Zeichen des Hirndrucks:
  - Stauungspapille
  - Druckpuls: vagusbedingte Verlangsamung der Herzfrequenz bis auf 20 Schläge pro Minute bei erhöhtem Blutdruck

Ein **Blutdruckanstieg** (früher: „Erfordernishochdruck") stellt sich als physiologische Kreislaufregulation ein, um die Gehirndurchblutung gegen den ansteigenden intrazerebralen Druck sicherzustellen. Um das Herzzeitvolumen konstant zu halten, wird via Vagusreflex die Herzfrequenz zum Ausgleich gesenkt.

Da bei Kindern der Anstieg des Hirndrucks durch ein Auseinanderweichen der noch nicht verknöcherten Schädelnähte zunächst teilweise ausgeglichen werden kann, entwickeln sich die Hirndruckzeichen verzögert. Wichtigster Hinweis auf einen intrazerebralen Prozess ist daher die **Wesensveränderung**, respektive eine ungewöhnliche Lustlosigkeit (Spielunlust) oder eine bis dato nicht gekannte Aggressivität.

Differenzialdiagnose
- Arteriitis temporalis
- Epiduralhämatom
- Subduralhämatom
- zerebrale Vaskulitis
- Intoxikation
- subakut sklerosierende Panenzephalitis (Späterkrankung nach Masern)
- Hydrozephalus durch Liquorabflussstörung

Notfallbehandlung

> Umgehende Überweisung in fachärztliche Behandlung.

13.3.3 Epiduralhämatom
Typischerweise entsteht ein epidurales Hämatom (▶ Abb. 13.4, 13.5) im Rahmen eines Schädel-Hirn-Traumas mit Verletzung der Schädelkalotte und Ruptur der Arteria meningea media im seitlichen Kopfbereich (dort befindet sich ein relativ dünner Schädelknochen).

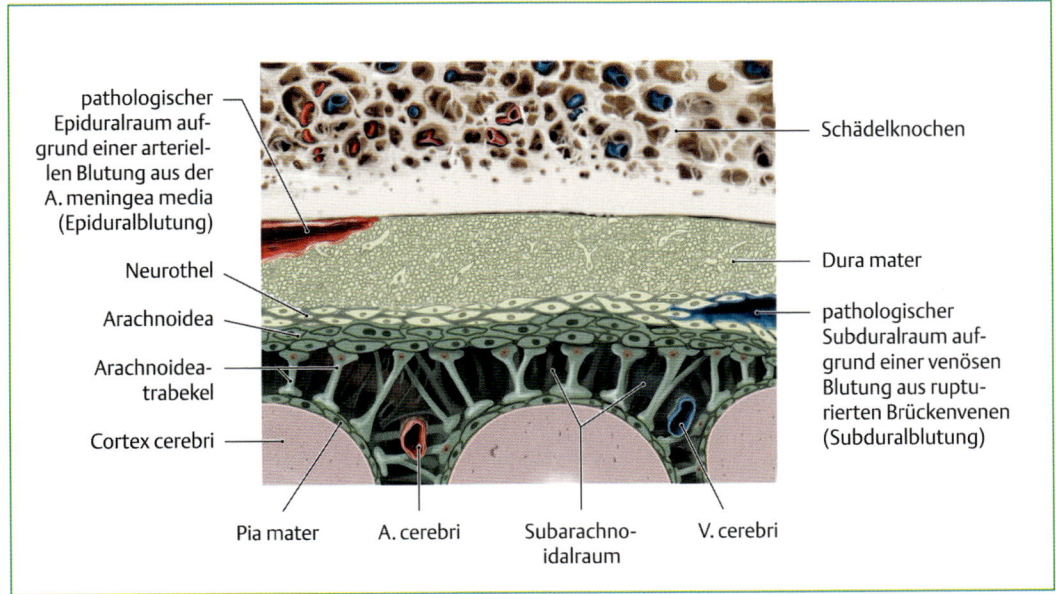

▶ **Abb. 13.4** Schädel und Hirnhäute mit Epiduralblutung.

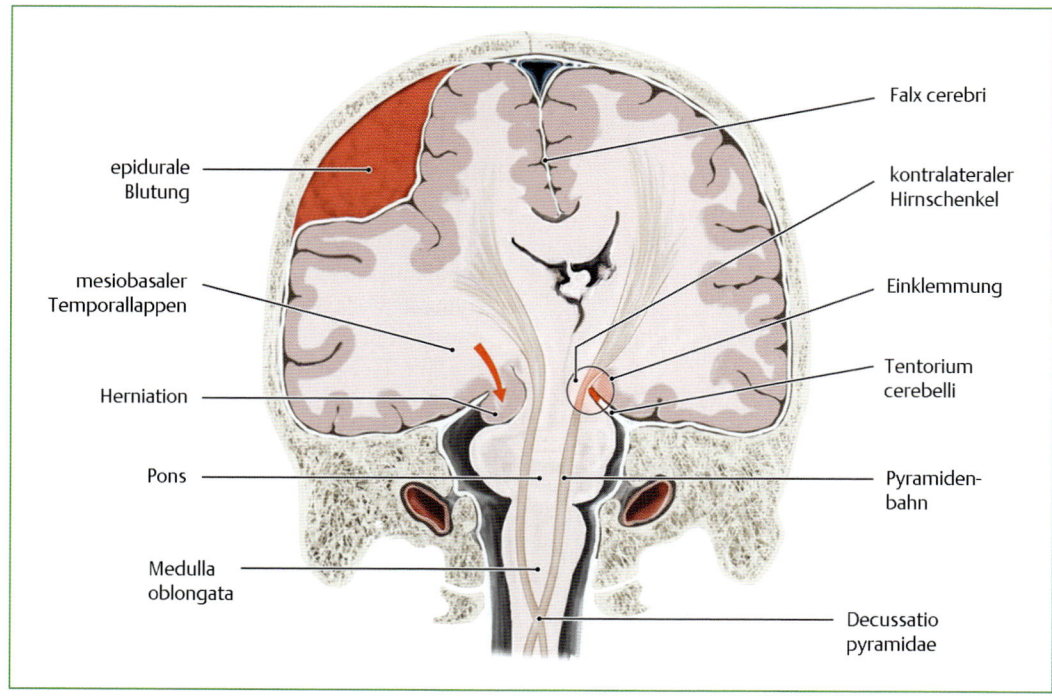

▶ **Abb. 13.5** Laterale Gehirneinklemmung durch Epiduralblutung.

Definition
Bluterguss zwischen äußerer Hirnhaut (Dura mater) und Schädelknochen.

Klinik
- zunächst Kopfschmerz und Benommenheit
- nach freiem Intervall von wenigen Minuten bis zu einigen Tagen:
  - heftige Kopfschmerzen
  - rascher Bewusstseinsverlust (da es sich um eine arterielle Blutung handelt)
  - Pupillendifferenz mit lichtstarrer, erweiterter Pupille auf der betroffen Seite
  - konsensuelle Lichtreaktion des gesunden Auges (Pupillenverengung auf der gesunden Seite beim Beleuchten des betroffenen Auges)

Die konsensuelle Lichtreaktion zeigt eine Druckschädigung das III. Hirnnerven, N. okulomotorius, auf der verletzten Seite an. Die Diagnose sollte sich leicht aus der Traumaanamnese stellen lassen.

Differenzialdiagnose
- Arteriitis temporalis
- intrazerebrale Raumforderung
- zerebrale Vaskulitis
- Intoxikation
- Clusterkopfschmerz
- Schlaganfall
- Subarachnoidalblutung
- Glaukom

Notfallbehandlung
- Überprüfung und sichern der Vitalfunktionen
- bei Bewusstlosigkeit (Prüfung durch Ansprechen und milde Schmerzreize) mit Vitalfunktionen: stabile Seitenlage (▶ S. 207)
- bei Ansprechbarkeit: Oberkörper 30° hochlagern
- Notarzt rufen
- Sauerstoffgabe (▶ S. 25)
- venöser Zugang (▶ S. 209)

Klinik/Arzt: sofortige chirurgische Druckentlastung, evtl. Drainage

13.3.4 Subduralhämatom

Meist geht dem subduralen Hämatom ein leichteres Schädel-Hirn-Trauma voraus, selten tritt es auch spontan auf. Die Symptome entwickeln sich, da es sich um eine venöse Blutung handelt, oft erst einige Tage nach dem Ereignis über 1–2 Wochen. Daher wird die eigentliche Ursache häufig zu spät mit dem Beschwerdebild in Verbindung gebracht.

Definition
Bluterguss – meist durch venöse Blutung – zwischen Dura mater und Arachnoidea.

Klinik
- allmählich zunehmender, dumpfer, drückender Dauerkopfschmerz
- Wesensveränderung
- Krampfanfälle
- Bewusstseinsstörungen
- Prellmarken am Kopf (durch auslösendes Trauma)
- anamnestisch: ältere Menschen, Blutgerinnungsstörungen, blutverdünnende Medikamente (Marcumar), Alkohol- oder Nikotinmissbrauch

Differenzialdiagnose
- intrazerebrale Raumforderung
- zerebrale Vaskulitis
- Intoxikation
- Schlaganfall
- Sinusthrombose

Notfallbehandlung

- Überprüfung und sichern der Vitalfunktionen
- bei Ansprechbarkeit: Oberkörper 30° hochlagern
- Notarzt rufen
- Sauerstoffgabe (▶ S. 25)
- venöser Zugang (▶ S. 209)

Klinik/Arzt: bei Hirndruck sofortige chirurgische Druckentlastung, ggf. Drainage

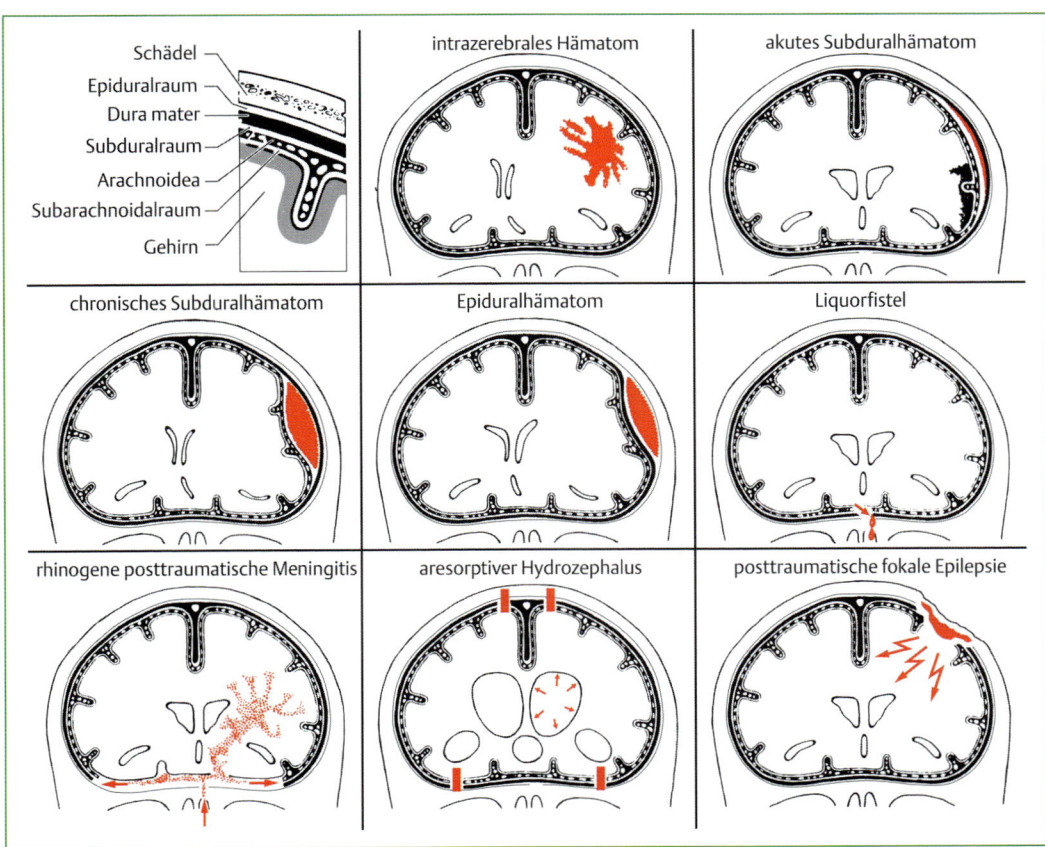

▶ **Abb. 13.6** Komplikationen nach einem Schädel-Hirn-Trauma.

14 Rückenschmerzen

14.1 Fraktur eines Wirbelkörpers 192
14.2 Bandscheibenvorfall (Diskusprolaps) 193
14.3 Kaudasyndrom 195

Es gibt zahlreiche Überschneidungen mit anderen Schmerzlokalisationen, z. B. im HWS-Bereich mit Kopfschmerz oder im BWS-/LWS-Bereich mit Thorax- und Bauchschmerz.

Nur wenige akute Schmerzereignisse, die tatsächlich vom Rücken ausgehen, sind echte Notfallsituationen.

14.1

Fraktur eines Wirbelkörpers

Mit Wirbelfrakturen ist zu rechnen bei älteren Patienten mit Osteoporose oder Tumorleiden, insbesondere Mamma-, Prostata-, Bronchial-, Nierenzell- und Schilddrüsenkarzinom sowie Plasmozytom.

Bei ca. 40 % der Patienten mit **Knochenmetastasen** kommt es zu pathologischen Frakturen ohne adäquates Trauma.

Definition
Wirbelkörperbruch, zu 50 % Th 11–L 3.

Klinik
- häufig spontan oder bei geringfügiger Belastung (Husten) heftiger Rückenschmerz, lokalisiert um die Frakturstelle
- paravertebrale Muskelverspannung
- erhebliche Bewegungseinschränkung und Bewegungsschmerz
- Schonhaltung
- Klopfschmerzhaftigkeit über dem betroffenen Wirbelsäulenabschnitt
- anamnestisch: häufig bereits im Vorfeld Rückenschmerzen mit bekannter Grunderkrankung
- bei Rückenmarksverletzung: Gefühlsstörungen, Muskelschwäche, Lähmungserscheinungen

Differenzialdiagnose
- degenerative Wirbelsäulenerkrankungen
- Myokardinfarkt
- Nierenkolik
- Bandscheibenvorfall
- Lumbalgie („Hexenschuss")
- Wirbelblockaden

Manchmal werden die Schmerzen als „Verschleiß" fehlgedeutet. Daher gehört es zur Routineuntersuchung älterer Patienten, die gesamte Wirbelsäule auf lokale Klopfempfindlichkeit hin zu überprüfen. Bei positivem Befund ist eine fachärztliche Untersuchung erforderlich.

Notfallbehandlung

- umgehende Überweisung in fachärztliche Behandlung
- Belastungen der Wirbelsäule vermeiden (drehen, heben, tragen, beugen)
- bei neurologischer Symptomatik (z. B. Gefühls- oder Bewegungsstörungen):
  - Vitalfunktionen prüfen und sichern
  - Patient vorsichtig und stabil auf dem Rücken lagern
  - Rettungsdienst rufen

Klinik/Arzt: evtl. chirurgische Stabilisierung

Entwickeln sich nach dem Schmerzereignis Lähmungserscheinungen oder erfolgt unwillkürlicher Stuhl- oder Urinabgang ist von einer ernsten Rückenmarkschädigung auszugehen. Bei stabilen Kreislauf- und Atemverhältnissen und bei bewusstseinsklaren Patienten sollte der Betroffene bis zum Abtransport durch den Rettungsdienst flach auf dem Rücken liegend überwacht werden.

14.2 Bandscheibenvorfall (Diskusprolaps)

Der klassische Bandscheibenvorfall zählt nicht zu den echten Notfällen. Unter dem Aspekt der Verhinderung von Dauerschäden sollte der Heilpraktiker aber bei diesem, in der Praxis häufigen, Schmerzereignis erkennen, ab wann mit modernen minimalinvasiven neurochirurgischen Methoden für den Patienten bessere Aussichten zur vollständigen Wiederherstellung bestehen als mit den Möglichkeiten der Naturheilpraxis. Dies ist in zwei Situationen der Fall:

- wenn sich der radikuläre Schmerz (durch Reizung oder Beeinträchtigung der Nervenwurzel) oder die Missempfindungen bei handwerklich guter Therapie nicht innerhalb von 8 Tagen bessern.
- wenn neben den Schmerzen Anzeichen für eine Verminderung der groben Kraft in der betroffenen Extremität festzustellen sind. Diese motorischen Ausfälle sollten immer primär (also nicht erst nach 8 Tagen Therapieversuch) bei einem Neurologen abgeklärt werden, da bleibende Schäden zu einer erheblichen Beeinträchtigung der Lebensqualität führen würden. Dies kann nahezu immer neurochirurgisch verhindert werden.

Fallbeispiel

Der Schmerzverlauf bei einer Rückenbehandlung gestaltet sich manchmal heimtückisch. Ein Patient kommt mit starken „Kreuzschmerzen" in die Praxis. Es bestehen diffuse lumbosakrale Beschwerden mit schmerzbedingter Bewegungseinschränkung, aber bislang ohne Ausstrahlung in die Beine, kein Taubheitsgefühl, keine Kribbelempfindung, keine Schwäche beim Gehen, beim Zehen- oder Fersenstand. Nach ein oder zwei Tagen ändert sich das Bild: die Rückenschmerzen gehen deutlich zurück, dafür aber treten Missempfindungen und Schwäche im Bein auf. Wie ist diese Situation zu interpretieren? Ein Behandlungserfolg? Leider nicht, sondern eine richtungweisende Verschlimmerung.

Definition

Durch Risse im Faserknorpelring entstehende Verlagerung oder Austritt von Gallertgewebe aus dem Inneren der Bandscheibe dorsal in den Rückenmarkskanal, in dem das Rückenmark verläuft.

Klinik

- (meist akute) Schmerzen, die entlang des Nervenverlaufs ausstrahlen (z. B. in das Bein, ▶ Abb. 14.1)

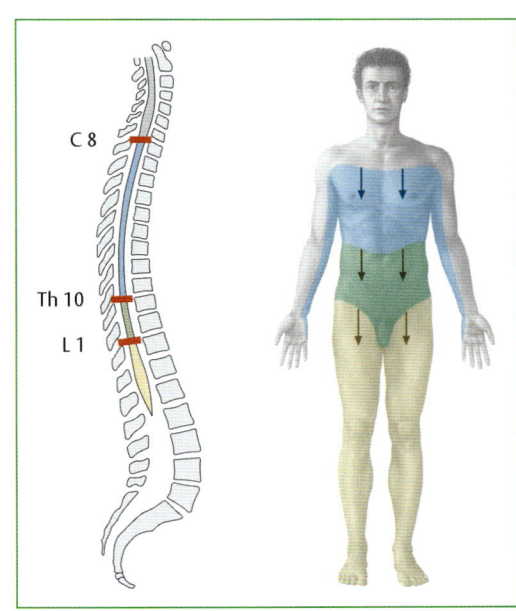

▶ **Abb. 14.1** Zuordnung spinaler Beeinträchtigungen.

- Bewegungseinschränkung der Wirbelsäule
- Auftreten häufig akut nach mechanischer Belastung (z. B. heben)
- bei Nervenwurzelirritation oder -kompression Symptome im versorgten Bereich (z. B. Bein):
  - Kribbeln und Taubheitsgefühl
  - abgeschwächte Reflexe
  - Muskelschwäche oder Lähmung
  - evtl. Funktionsstörungen innerer Organe, z. B. Inkontinenz

Nichtausstrahlende Rückenschmerzen haben oft im Kapselapparat kleiner Facettengelenke (Gelenke zwischen den Wirbelkörpern) oder in den die Wirbelsäule stabilisierenden Längsbändern ihren Ursprung. Letztere sind stark sensibel innerviert und reagieren gerne mit Schmerz und Bewegungsblockade. Allerdings sind sie weit genug vom Rückenmark entfernt und verursachen daher keinen ins Bein ausstrahlenden (radikulären) Schmerz und auch keine Lähmungserscheinungen. Zwar können sich vom Rücken ausgehend auch fortlaufend Muskelketten verspannen, was zu Sehnenansatzschmerz der zugehörigen Gelenke in den Extremitäten führt, dies ist aber keine echte, sondern eine „Pseudo-Ausstrahlung", da sie nicht von einer Nervenwurzel, sondern von Muskelketten ausgeht („**pseudoradikuläre Ausstrahlung**").

Drückt nun also eine Bandscheibe gegen das hintere Längsband der Wirbelsäule (Diskusprotrusion), verursacht dies starke, auf den Rücken begrenzte, Schmerzen. Wenn das hintere Längsband reißt, führt dies zunächst zu einer Druckentlastung. Der Rückenschmerz lässt nach, aber im weiteren Verlauf kann die Bandscheibenmasse in den Rückenmarkskanal eindringen und auf die Nervenwurzel drücken (▶ Abb. 14.2). Dies führt dann zur **radikulären Schmerzausstrahlung** (radix = Wurzel) in das zugehörige Hautsegment des Beins (bei Kompression der rein sensiblen Hinterwurzel) oder zu Lähmungserscheinungen der zugehörigen Muskulatur (bei Druck auf die motorische Vorderwurzel).

> ❗ Beachte: Wird ein bestehender Druck auf die Nervenwurzeln nicht innerhalb von 1–2 Wochen beseitigt, besteht die Gefahr bleibender neurologischer Schäden.

Daher sollte jeder Therapeut in der Lage sein, den radikulären vom (viel häufigeren und naturheilkundlich besser zu behandelnden) pseudoradikulären Schmerz zu unterscheiden.

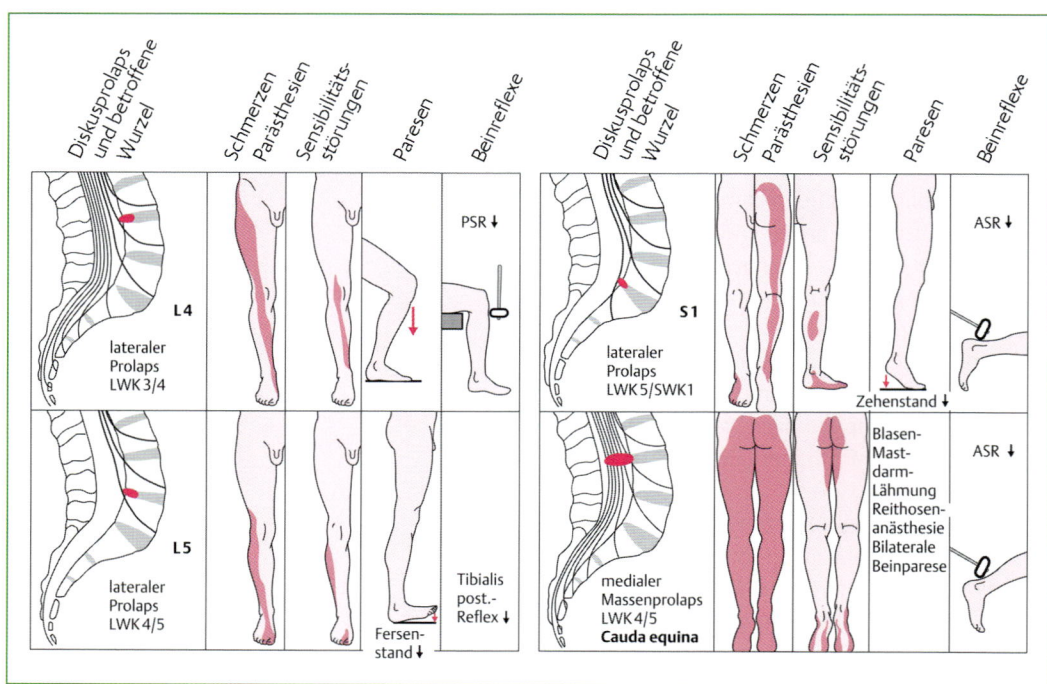

▶ **Abb. 14.2** Klinik der Spinalnervenwurzel-Läsionen.

Kaudasyndrom

14.3 Kaudasyndrom

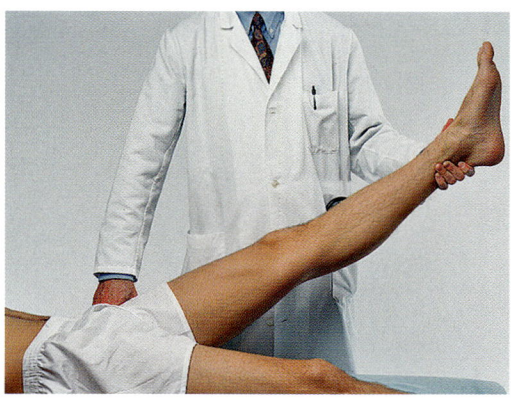

▶ Abb. 14.3 Lasègue-Zeichen: Nervendehnungsschmerzen bei Beugung des gestreckten Beins.

Das Kaudasyndrom ist als Sonderform des Bandscheibenvorfalls eine der wenigen echten orthopädischen Notfallsituation. Ursache ist ein Bandscheibenmassenprolaps nach medial (zur Körpermitte), oft zwischen L5 und S1, der die gesamte Cauda equina abdrückt – ein pferdeschwanzartiges Bündel von Nervenfasern, das vom Ende des Rückenmarks auf der Höhe von L1/L2 im Rückenmarkskanal zu den Nervenaustrittsstellen zwischen den Wirbelkörpern zieht. Es ist für die komplette Innervation der unteren Körperhälfte zuständig, also nicht nur für die Beine, sondern auch für die Blase und den Mastdarm.

Dies ist anhand des segmentalen Schmerzverlaufs, des Auftretens von Missempfindungen und des **Lasègue-Zeichens** (Schmerz bei Dehnung der Nervenwurzel durch passives Anheben des gestreckten Beins, ▶ Abb. 14.3) möglich. Bei motorischen Schäden ist die grobe Kraft vermindert, die Muskeleigenreflexe sind abgeschwächt – Wurzel S1: Achillessehnenreflex und Zehenstand, L5: Tibialis posterior Reflex (nicht bei jedem auslösbar) und Fersenstand.

Differenzialdiagnose
- Ischialgie
- Muskelverspannungen
- Wirbelfraktur
- periphere Neuropathie
- Rückenmarkstumoren

Notfallbehandlung

- Schonung (keine Bettruhe)
- milde Schmerzbehandlung (zur Vermeidung von Muskelverspannungen und Fehlbelastung)
- Überweisung zum Facharzt
- bei schwerer oder rasch zunehmender Lähmung: sicher lagern, Rettungsdienst rufen
- möglichst frühzeitige Physiotherapie

Definition
Schädigung der Cauda equina (▶ Abb. 14.4) mit schlaffer Lähmung, Schmerzen und Sensibilitätsstörungen in der unteren Körperhälfte.

Klinik
- akut (oft nach Verheben) auftretender Rückenschmerz, der in **beide** Beine ausstrahlt.
- Kraftlosigkeit und schlaffe Lähmung beider Beine

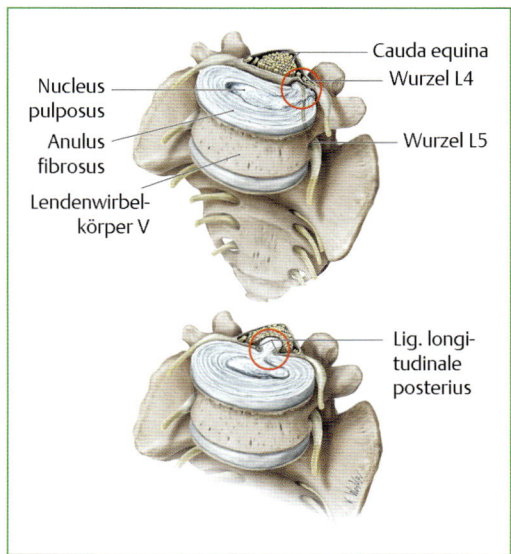

▶ Abb. 14.4 Druck auf Spinalnervenwurzeln und Cauda equina durch Bandscheibenschäden zwischen dem 4. und 5. Lendenwirbel.

- beidseitige Abschwächung oder Aufhebung des Achillessehnenreflexes (S 1)
- Taubheitsgefühl an der Innenseite beider Oberschenkel – der Stelle, an der bei Reithosen der Lederbesatz aufgenäht ist. Diese „Reithosenanästhesie" ist charakteristisch für das Kaudasyndrom
- Blasen- und Mastdarmentleerungsstörung
- Impotenz (das kleinste Problem, das der Patient jetzt hat)

Alle diese gravierenden neurologischen Ausfälle sind bei schneller, neurochirurgischer Dekompression reversibel. Aber nur dann.

Da der Patellasehnenreflex über L4 abläuft, also oberhalb des Prolapses, bleibt er auf beiden Seiten erhalten. Bei einem Massenprolaps L3/L4 wäre auch er abgeschwächt.

🛈 Allgemeine Info

Bei dem etwas selteneren **Conus-medullaris-Syndrom** handelt es sich um einen höher (L1/L2) lokalisierten medialen Bandscheibenprolaps oder um eine sonstige Raumforderung, die auf das konusförmige Ende des Rückenmarks drückt. Die Symptome entsprechen denen des Kaudasyndroms. Liegt die Kompression unterhalb des Abgangs der Wurzel S1, bleibt die Beweglichkeit der Beine und die Auslösbarkeit der Achillessehnenreflexe erhalten.

Differenzialdiagnose
- Ischialgie
- Wirbelfraktur
- periphere Neuropathie
- Rückenmarkstumoren

Notfallbehandlung

- stabile Lagerung auf dem Rücken
- Notarzt rufen

Klinik/Arzt: sofortige chirurgische Druckentlastung

15 Extremitätenschmerzen

15.1 Kniegelenkempyem 197
15.2 Tiefe Beinvenenthrombose 198
15.3 Akuter peripherer Arterienverschluss 199
15.4 Phlegmasia coerulea dolens 200

Auch bei den Extremitätenschmerzen ist der Übergang zu anderen Schmerzregionen fließend. Schmerzen im Bereich der Arme beruhen häufig auf Ausstrahlungen von Störungen der Hals- und oberen Brustwirbelsäule. Auch thorakale Erkrankungen, hier speziell die des Herzens, strahlen in die Arme aus oder verursachen zunächst Missempfindungen wie Brennen etwa im Bereich der ulnaren Unterarmseite. Isolierte Schulterschmerzen können Ausdruck einer Phrenikusreizung (rechts Gallenblase, links freies Blut an der Zwerchfellkuppe) sein, aber häufiger handelt es sich um entzündliche Erkrankungen des Schultergelenks. Primäre Erkrankungen der Extremitäten (besonders der Beine, seltener auch der Arme), die für das Thema Notfallmedizin relevant sind, gehören meist in die Gruppe der akuten Durchblutungsstörungen (arteriell, aber auch venös).

15.1

Kniegelenkempyem

Das Kniegelenkempyem führt unbehandelt schon nach wenigen Tagen zur Zerstörung des Gelenkknorpels und damit im günstigsten Fall zu einer schweren Arthrose. Noch gefährlicher wären die chronische Knochenmarkentzündung oder gar eine lebensbedrohliche Sepsis.

Hauptursache ist eine Keimverschleppung nach operativen Eingriffen, intraartikulären Injektionen (die unbegreiflicherweise auch mit homöopathischen Mitteln in dafür komplett ungeeigneten Praxisräumen durchgeführt werden), nach Punktionen eines Gelenkergusses oder auch (bisher nur in Asien beschrieben) nach Akupunktur (die Punkte Xiyan und Neixiyan werden dort innerhalb des Kniegelenks unter der Kniescheibe lokalisiert).

Definition
Eiteransammlung im Kniegelenk.

Klinik
- zunehmende Schmerzen im Knie
- Schwellung
- Rötung
- Überwärmung
- Fieber
- Verschlechterung des Allgemeinzustands
- Auftreten 1–4 Tage nach Eröffnung des Kniegelenks, z. B. durch eine Punktion

Differenzialdiagnose
- rheumatische Arthritis
- Begleitarthritis bei Infektionen oder Autoimmunerkrankungen
- Trauma
- kniegelenknaher Tumor
- Knochenmetastasen oder -nekrosen

Notfallbehandlung

- Bein hochlagern und ruhigstellen
- Rettungsdienst rufen

Klinik/Arzt: schnellstmögliche Punktion, Antibiotika, evtl. Drainagespülung

15.2 Tiefe Beinvenenthrombose

Begünstigend für den thrombotischen Verschluss einer Vene ist die **Virchow-Trias**: Schaden an der inneren Venenwand, verlangsamter Blutfluss, erhöhte Gerinnungsbereitschaft des Blutes. Dies ist in der Praxis v. a. der Fall bei:
- Bettlägerigkeit
- Schwangerschaft oder nach Entbindung im Wochenbett
- Ruhigstellung von Extremitäten, z. B. in Gips, nach Frakturen oder Operationen,
- Tumorleiden, z. B. beim Pankreaskarzinom
- familiärer Veranlagung zu Gerinnungsstörungen
- Hormoneinnahme, besonders in Kombination mit Rauchen oder familiären Gerinnungsstörungen
- bestehenden Krampfadern, oberflächlichen Venenentzündungen, Thrombosen in der Anamnese
- langem Sitzen über viele Stunden (Flugreisen, Autofahrten)
- Bluteindickung durch zu geringe Trinkmengen oder zu hoch dosierte harntreibende Mittel (Schleifendiuretika)

Definition
Vollständiger oder teilweiser Verschluss tiefer Beinvenen durch ein Blutgerinnsel.

Klinik
- Schweregefühl und dumpfer, auch krampfartiger Schmerz des Beins
- livid-rötliche Schwellung mit glänzender Haut
- Hochlegen des Beins wirkt schmerzlindernd
- Pulsbeschleunigung
- Waden- und Fußsohlendruckschmerz (▶ Abb. 15.1)
- im Seitenvergleich größerer Oberschenkelumfang

Bei der Untersuchung erscheint das Bein ödematös geschwollen (immer mit der gesunden Seite vergleichen) die Wadenmuskulatur konsistenzvermehrt und gestaut, sie ist schmerzhaft beim Eindrücken, auch bereits beim leichten Schütteln. Bei Thrombosen im Oberschenkelbereich ist das Bein oft überwärmt, es können subfebrile Temperaturen auftreten. Unsichere Zeichen sind die Druckempfindlichkeit (▶ Abb. 15.1) der mittleren Fußsohle bei gestrecktem Bein (**Payr-Zeichen**) und Wadenschmerz bei Dorsalflexion (Beugung in Richtung Fußrücken) des Fußes und gestrecktem Knie (**Homans-Zeichen**). Beim Anheben beider Beine im Liegen bleiben die Fußrückenvenen im erkrankten Bein länger gestaut (**Pratt-Zeichen**). Für das **Lowenberg-Zeichen** werden mit einer Blutdruckmanschette beide Unterschenkel bis zu einem Druck von 180 mm Hg – bei anderen Autoren bis 100 mm Hg – für mehrere Minuten komprimiert. Das kranke Bein wird deutlich früher schmerzhaft als das gesunde. Allerdings sollte wegen der Gefahr, dass hierdurch ein Gerinnsel abgelöst wird, darauf verzichtet werden. Unter dem **Lisker-Zeichen** versteht man eine starke Schmerzhaftigkeit der Schienbeinvorderfläche bei Druck oder Beklopfen. Die **Meyerschen Druckpunkte** sind schmerzhafte Stellen im Verlauf der großen Saphena-Vene.

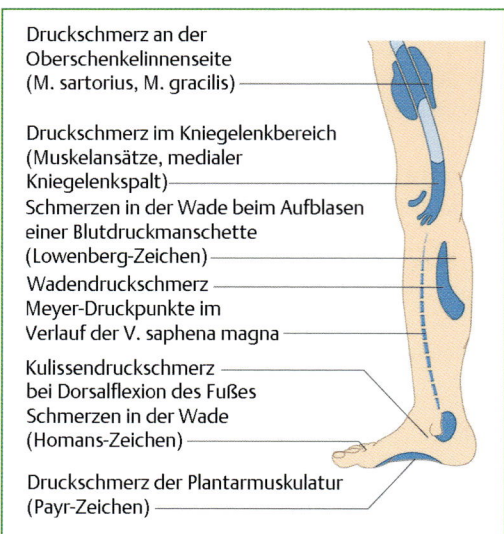

▶ Abb. 15.1 Druckschmerzpunkte bei tiefer Beinvenenthrombose.

> **Cave**
> Die Hauptgefahr besteht im Lösen eines Thrombusteils, der dann als Embolus durch das venöse System wandert und zur Lungenembolie (▶ S. 46) führt.

Differenzialdiagnose
- posttraumatische Schwellungen
- Venenkompression durch Tumor, Hämatom etc.
- Lymphödem
- Erysipel
- Ödeme anderer Genese

Notfallbehandlung
- strikte Immobilisation
- Lagerung des Patienten liegend mit erhöhtem Oberkörper und hochgelagertem Bein
- Transport ins Krankenhaus durch den Rettungsdienst
- bei Lungenembolie: ▶ S. 46

Wenngleich heute das Therapieregime in Hinblick auf die strikte Immobilisation der Patienten im Krankenhaus weniger streng ausfällt als früher, gelten doch für Erstversorgung die gleichen Richtlinien.

Durch die Beinhochlagerung bei erhöhtem Oberkörper wird der arterielle Einstrom in das gestaute Bein verringert und der venöse Abfluss verbessert, was zur Schmerzentlastung führt. Druckstellen z. B. an den Fersen sollten vermieden werden.

Die Gabe von Sauerstoff ist auch bei fehlenden Zeichen einer Embolie sinnvoll. In der Frühphase einer Thrombose ist das Embolierisiko besonders hoch. Daher ist, zur Vermeidung des weiteren Anwachsens des Gerinnsels, die rasche Heparingabe erforderlich. Da dies nur durch einen Arzt möglich ist, sollte nun der Notarzt verständigt werden, in dessen Begleitung dann der Transport in eine geeignete (gefäßchirurgische) Klinik erfolgt. Im Hinblick auf eine mögliche Lysebehandlung ist eine i. m. Injektion kontraindiziert.

Mit dem **D-Dimer-Schnelltest** kann innerhalb von 10 Minuten aus einem Tropfen (35 µl) Kapillarblut schon in der Praxis der Verdacht auf eine tiefe Venenthrombose oder eine Lungenembolie erhärtet werden.

Allgemeine Info
Thrombosen im Armbereich sind verdächtig auf Venenkompression im Mediastinum oder im Achselbereich, z. B. durch Tumoren oder Lymphknotenschwellungen. Sie können aber auch bei mechanischer Daueranstrengung (Tennis, Holzhacken) auftreten (Paget-von Schrötter-Syndrom).

Besonders hinterhältig ist auch die HIT, die **heparininduzierte Thrombozytopenie** bei Patienten (z. B. nach einer Operation), die mit Heparin behandelt werden: Durch eine allergische Reaktion auf Heparin (oft bei wiederholter oder längerer Anwendung) kommt es zur Blutverklumpung, was oft als zu geringe Heparindosis fehlinterpretiert wird, mit der fatalen Folge, dass die Heparindosis erhöht wird. Ein Nebeneinander von Blutungsneigung und Thrombenbildung ist die Folge. Daher sollte bei Patienten, die längere Zeit Heparin spritzen müssen, regelmäßig das Blutbild (durch den verordnenden Arzt) kontrolliert werden. Ein Abfall der Thrombozytenzahl um 50 % des Ausgangswerts ist ein wichtiger Hinweis auf die heparininduzierte Thrombozytopenie (HIT).

15.3 Akuter peripherer Arterienverschluss (▶ S. 91)

Das Risikoprofil dieser Patientengruppe entspricht dem der Koronaren Herzkrankheit (▶ S. 73), insbesondere mit den Risikofaktoren Übergewicht, Hyperlipidämie, Bewegungsmangel, Diabetes mellitus, anhaltender Stress und Rauchen. Dem akuten Krankheitsbild gehen für gewöhnlich die Zeichen der **peripheren Durchblutungsstörungen** voraus (Schaufensterkrankheit, intermittierendes Hinken) oder, noch häufiger **Herzkrankheiten** (ca. 70 %) (Herzinfarkt, Vorhofflimmern, künstliche Herzklappen, Endokarditis thrombulcerosa) oder **Aortenaneurysmen** (die auch mit Thromben ausgeschichtet sind). Ähnlich wie bei der Venenthrombose können genetische oder medikamentös ausgelöste Störungen der Blutgerinnung („zu dickes Blut") im Sinne der Virchow-Trias (▶ S. 198) einen thrombotischen Arterienverschluss begünstigen.

Als typische Zeichen herrschen die bereits erwähnten „6 P" (▶ S. 91) vor: plötzlich stärkster Schmerz, Blässe, Pulslosigkeit, Lähmung und Missempfindungen in der Extremität sowie ein schmerzbedingter Schock. Zu den wichtigsten Notfallmaßnahmen (▶ S. 92) zählen Lagerung mit leicht erhöhtem Oberkörper sowie Immobilisation, Schutz und Tieflagerung der Extremität.

15.4

Phlegmasia coerulea dolens

Die Phlegmasia coerulea dolens ist eine seltene, aber besonders ernsthafte Form der akuten Zirkulationsstörung. Es handelt sich um eine hochakute, komplette Thrombosierung aller Venen eines Beins. Dadurch kommt es zur maximalen Schwellung und Behinderung auch der kapillären und arteriellen Durchblutung.

Definition
Ausgeprägte tiefe Beinvenenthrombose mit Verschluss aller Venen des Querschnitts einer Extremität.

Klinik
- plötzlicher, heftiger Schmerz in einer Wade
- rasche Anschwellung, Blaufärbung und Kälte des Beins
- Komplikationen:
  - Volumenmangelschock (▶ S. 59, 90)
  - Verbrauchskoagulopathie (▶ S. 61)
  - Lungenembolie (▶ S. 46)
  - Absterben der Extremität (Gangrän)

Differenzialdiagnose
Akuter peripherer Arterienverschluss (hier: Extremität blass, nicht zyanotisch, nicht geschwollen).

Notfallbehandlung

- überprüfen und sichern der Vitalfunktionen
- Lagerung des Patienten liegend mit erhöhtem Oberkörper und hochgelagertem Bein
- Notarzt rufen
- Sauerstoff (4–6 l/min, ▶ S. 25)

Klinik/Arzt: chirurgische Thrombenentfernung, Lysetherapie

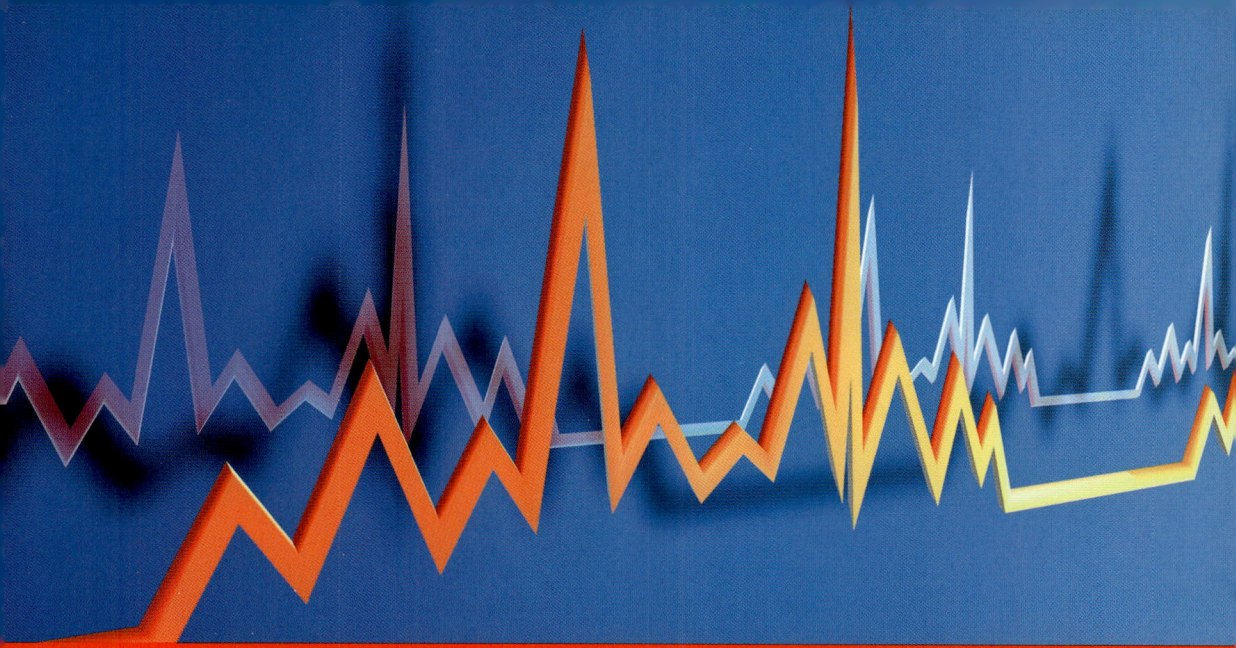

Teil III
Allgemeine Notfallmedizin

16	Notfallrelevante Diagnosen für Heilpraktiker	202
17	Lagerungsarten	204
18	Venöser Zugang	209
19	Stillung starker Blutungen	212
20	Formaljuristische Aspekte	214
21	Notfallausrüstung	216
22	Schnellübersicht: Indikationen und Notfallbehandlung	218

16 Notfallrelevante Diagnosen für Heilpraktiker

Atemstörungen

Obstruktive Ventilationsstörungen der oberen Atemwege
- Epiglottitis
- Fremdkörper- oder Bolusaspiration
- Pseudokrupp
- Verletzungen oder Verkrampfung des Kehlkopfes
- Zurücksinken der Weichteile des Zugengrundes bei Bewusstlosigkeit

Obstruktive Ventilationsstörungen der unteren Atemwege
- Asthmaanfall/Status asthmaticus
- Chronisch obstruktive Bronchitis
- Lungenembolie
- Lungenemphysem
- Lungenödem
- Perfusions- und Diffusionsstörungen
- Pneumonie (Lungenentzündung)
- Pneumothorax

Sonstige
- Hyperventilationstetanie
- Vergiftung

Kreislaufstörungen

Kardiale Kreislaufstörungen
- Angina pectoris
- Endokarditis
- Herzinsuffizienz
- Herzrhythmusstörungen
- Myokarditis
- Myokardinfarkt (Herzinfarkt)
- Perikarditis

Extrakardiale Kreislaufstörungen
- Akuter peripherer Arterienverschluss
- Hypertensive Krise
- Karotissinus-Syndrom
- Schlaganfall (Apoplektischer Insult)
- Störungen des venösen Rückstroms
- Vagusreflexe
- Volumenmangel

Anaphylaktischer Schock

Bewusstseinsstörungen

Zerebrovaskuläre Synkopen
- Subclavia-Anzapfsyndrom (Subclavian-steal-Syndrom)
- TIA (Transistorische Ischämische Attacke)

Zerebrale Synkopen
- Epilepsie
- Narkoleptisches Syndrom
- Respiratorische Affektkrämpfe

Stoffwechselentgleisungen
- Hyperglykämie
- Hypoglykämie
- Entgleisung des Leberstoffwechsels
- Entgleisung des Nierenstoffwechsels
- Exsikkose
- Hypothyreote Krise (Myxödem-Koma)

- Morbus Addison (primäre Nebennierenrindeninsuffizienz)
- Thyreotoxische Krise

Notfälle in der Augenheilkunde
- Akuter Zentralarterienverschluss
- Arteriitis temporalis
- Glaukomanfall
- Netzhautablösung (Ablatio retinae)

HNO-Erkrankungen
- Akute Mittelohrentzündung (Otitis media)
- Hörsturz
- Nasenbluten (Epistaxis)

Bauchschmerzen
Oberbauch
- Gallenblasenentzündung (Cholezystitis)
- Gallenblasenperforation
- Gallengangentzündung (Cholangitis)
- Gallensteinkolik
- Magengeschwür (Ulcus ventriculi)
- Milzinfarkt
- Milzruptur
- Zwölffingerdarmgeschwür (Ulcus duodeni)

Mittelbauchregion (Nabelgegend)
- Akute Pankreatitis
- Mechanischer Dünndarmverschluss (mechanischer Ileus)
- Mesenterialarterieninfarkt
- Ruptur eines Bauchaortenaneurysmas

Unterbauchregion
- Adnexitis
- Appendizitis
- Blasenentzündung (Zystitis)
- Divertikulitis
- Gebärmutterentzündung (Endometritis)
- Harnverhalt
- Hodentorsion
- Leistenbruch (Hernia inguinalis)
- Lymphadenitis mesenterica
- Morbus Crohn
- Prostataentzündung (Prostatitis)
- Stielgedrehter Adnextumor
- Tubarruptur

Thoraxschmerzen
Kardiopulmonale Erkrankungen

Kopfschmerzen
Akuter Kopfschmerz – Entwicklung in Sekunden bis wenigen Minuten
- Akutes Glaukom
- Hämorrhagischer Insult (Schlaganfall durch Gefäßruptur)
- Dissektion der A. carotis oder A. vertebralis
- Subarachnoidalblutung

Subakuter Kopfschmerz – Entwicklung über mehrere Minuten bis Stunden
- Hypertensive Krise
- Meningoenzephalitis
- Sinusthrombose

Protrahierender Kopfschmerz – Entwicklung über Tage bis Wochen
- Arteriitis temporalis
- Epiduralhämatom
- Intrazerebrale Raumforderung (Hirntumor, Liquorabflussstörung)
- Subduralhämatom

Rückenschmerzen
- Bandscheibenvorfall (Diskusprolaps)
- Fraktur eines Wirbelkörpers
- Kaudasyndrom

Extremitätenschmerzen
- Akuter peripherer Arterienverschluss
- Kniegelenkempyem
- Phlegmasia coerulea dolens
- Tiefe Beinvenenthrombose

17 Lagerungsarten

17.1 Lagerung in der vorgefundenen Position 205
17.2 Rückenlagerung 205
17.3 Flachlagerung 205
17.4 Oberkörperhochlagerung 205
17.5 Oberkörpertieflagerung, Schocklagerung 206
17.6 Stabile Seitenlage 207

Neben der Versorgung mit Sauerstoff (▶ S. 25) und dem Volumenausgleich (▶ S. 209) zählt die Lagerung des Patienten zu den wichtigsten Basisdisziplinen in der Notfallmedizin für Heilpraktiker. Korrekt durchgeführt, unterstützt sie die Kreislaufstabilisierung und sichert die Atemwege. Dazu einige prinzipielle Bertachtungen.

In manchen Fällen (CO-Vergiftung, Brandgefahr, Autounfall) steht zunächst das **Bergen aus der Gefahrenzone** im Vordergrund. Das dafür am besten geeignete Vorgehen ist der **Rautek-Griff** (▶ Abb. 17.1).

Abgesehen davon steht die **Sicherung der Vitalfunktionen** immer an erster Stelle. Daher sollte es über die Frage „verunglückter Motorradfahrer – Helm ab oder nicht?" heute eigentlich keine Diskussion mehr geben. Beim nicht ansprechbaren, also bewusstlosen Motorradfahrer gilt die „HONDA"- Regel: „**H**elm **o**hne **n**ähere **D**iagnose **a**bnehmen". Der Kopf sollte dabei nicht zur Seite fallen und wenn möglich von einem Zweithelfer in axialer Extension (in der HWS-Achse) gehalten werden, bis eine Stabilisierung mittels HWS-Stützverband möglich ist.

Bei kombinierten Erkrankungs- oder Verletzungsmustern, die eigentlich eine gegensinnige Lagerungsart erforderlich machen würden (Kreislaufschock bei Schädel-Hirn-Trauma), ist, bei be-

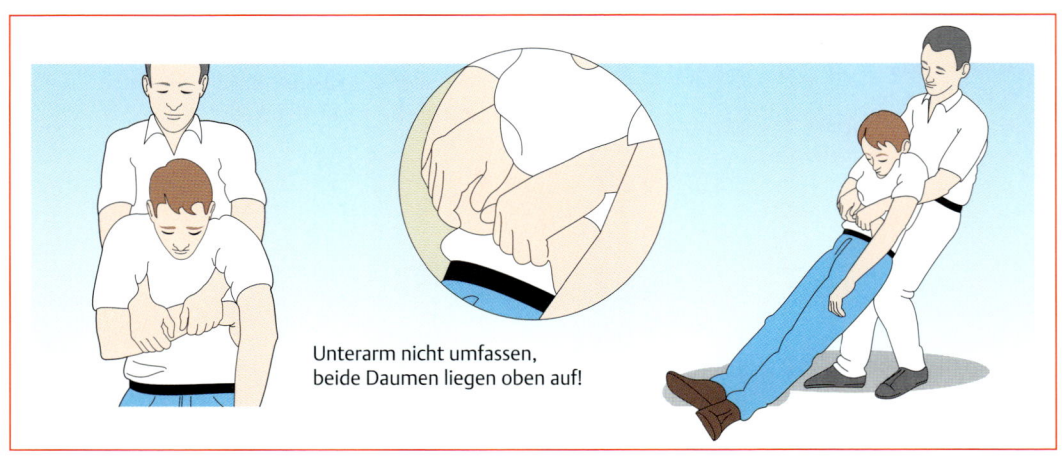

▶ Abb. 17.1 Rautek-Griff.

wusstseinsklarem Patienten, die neutrale Rückenlage unter Überwachung der günstigste Kompromiss.

Besteht keine medizinische Indikation für eine bestimmte Lagerungsart, sollte der Patient die angenehmste Position einnehmen oder beibehalten (spontane Schonhaltung).

17.1 Lagerung in der vorgefundenen Position

Besteht aufgrund der vorgefundenen Situation (Patient liegt am Ende einer Treppe, Hinweise auf spontanen Urin- oder Stuhlabgang) der Verdacht auf eine Wirbelsäulenverletzung und ist der Patient bewusstseinsklar ohne Hinweise auf Atemstörungen, kann die vorgefundene Position bis zum Eintreffen des Rettungsdienstes beibehalten werden, wenn eine ständige Überwachung des Betroffenen möglich ist.

17.2 Rückenlagerung

Die Rückenlagerung (▶ Abb. 17.2) stellt die Standardlagerung dar, z.B. zur Untersuchung, Venenpunktion oder zum Transport bei bewusstseinsklaren, kreislaufstabilen Patienten, und kann leicht zu anderen Lagerungsarten modifiziert werden. Bei der Durchführung sollte auf eine **leichte Erhöhung des Oberkörpers** geachtet werden, da eine komplette Flachlagerung beim Transport zu Schwindel, Übelkeit und Erbrechen wie bei der Reisekrankheit führen kann.

17.3 Flachlagerung

Bei Wirbelsäulenverletzungen werden bewusstseinsklare, spontan atmende Patienten achsengerecht (flach) auf dem Rücken gelagert (▶ Abb. 17.3).

17.4 Oberkörperhochlagerung

Die Oberkörperhochlagerung wird in zwei Variationen beschrieben.

17.4.1 30°-Oberkörperhochlagerung

Eine Lagerung mit 30° erhöhtem Oberkörper (▶ Abb. 17.4) ist indiziert bei Patienten mit Verdacht auf erhöhten Hirndruck wie bei Schädel-Hirn-Traumen, intrazerebraler Blutung oder Sonnenstich bei stabilen Kreislaufverhältnissen (RR systolisch nicht unter 120 mm Hg). Sie dient der Verbesserung des venösen Rückstroms aus dem Gehirn. Der Kopf selbst sollte beim Schädel-Hirn-Trauma in neutraler Position fixiert gelagert werden. Bei Verdacht auf eine Wirbelsäulenverletzung kann der gesamte Körper auf einer schiefen Ebene flach mit Beintieflage gelagert werden (Anti-Trendelenburg-Lagerung). Beim akuten Abdomen (▶ S. 152–153, 155) kann zusätzlich zur 30° Ober-

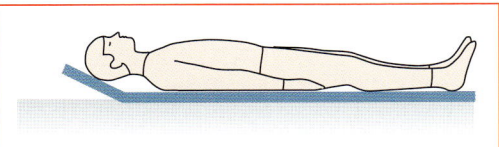

▶ **Abb. 17.2** Rückenlagerung.

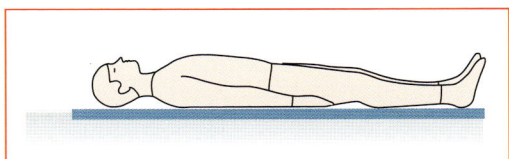

▶ **Abb. 17.3** Flachlagerung bei Wirbelsäulenverletzung.

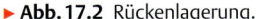

▶ **Abb. 17.4** 30°-Oberkörperhochlagerung.

körperhochlagerung durch im Kniegelenk abgewinkelte Beine (Knierolle) eine Entspannung der Bauchdecke und somit eine Schmerzlinderung erreicht werden.

17.4.2 Halbsitzende Oberkörperhochlagerung

Die bei der halbsitzenden Oberkörperhochlagerung (▶ Abb. 17.5) fast aufrechte Position entlastet Herz und Lunge. Sie ist daher indiziert bei kardiogenem Schock, Lungenödem, Hypertensiver Krise, Rechtsherzbelastung durch Lungenembolie, Asthmaanfall (zur Erleichterung des Einsatzes der Atemhilfsmuskulatur), massiven Schwellungen im Gesichts- oder Halsbereich (allergische Ödeme) und Thoraxverletzungen. Bei Brustkorbverletzungen mit Rippenfrakturen ist die Lagerung auf der verletzten Seite günstiger, da durch die Ruhigstellung dieser Seite atemabhängige Schmerzen verringert und paradoxe Atemexkursionen bei instabiler Thoraxwand vermieden werden. Der kreislaufentlastende Effekt der halbsitzenden Position erhöht sich, wenn die Beine wie beim Sitzen herabhängen. Das Anlegen von Blutdruckmanschetten oder Staubinden zur zusätzlichen Verzögerung des venösen Rückflusses unterstützt den hämodynamischen Effekt dieser Lagerung (unblutiger Aderlass, ▶ S. 71).

17.5 Oberkörpertieflagerung, Schocklagerung

Die Oberkörpertieflagerung (▶ Abb. 17.6) führt zu einem vermehrten venösen Rückstrom zum Herz und zu einem verzögerten venösen Abfluss aus dem Gehirn. Daraus ergeben sich Indikationen, aber auch Kontraindikationen. Die Schocklage (▶ S. 59) ist indiziert bei allen **nicht kardiogenen Kreislaufstörungen**, von der Kreislaufschwäche

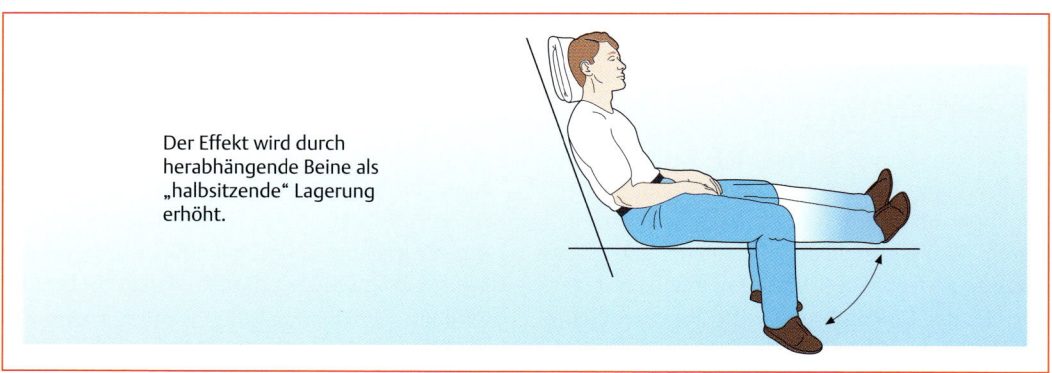

Der Effekt wird durch herabhängende Beine als „halbsitzende" Lagerung erhöht.

▶ **Abb. 17.5** Oberkörperhochlagerung, halbsitzend.

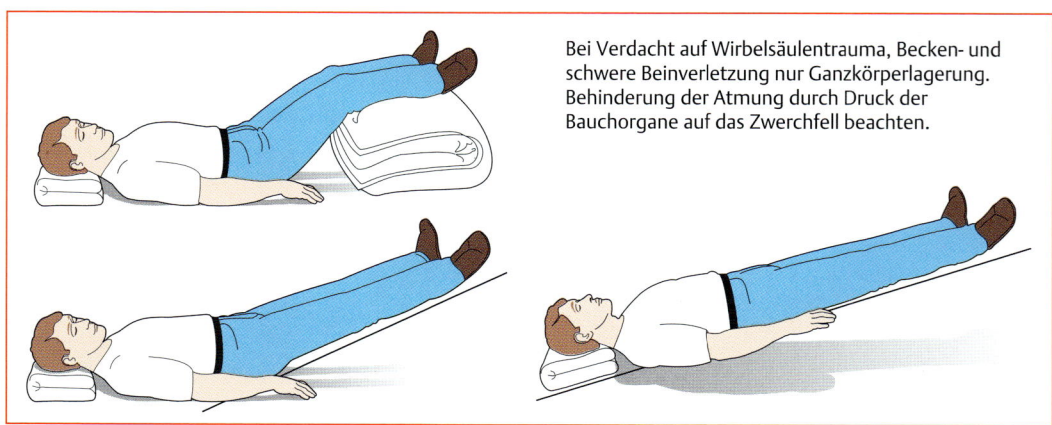

Bei Verdacht auf Wirbelsäulentrauma, Becken- und schwere Beinverletzung nur Ganzkörperlagerung. Behinderung der Atmung durch Druck der Bauchorgane auf das Zwerchfell beachten.

▶ **Abb. 17.6** Oberkörpertieflagerung.

bis zum Schock. Selbst beim Kreislaufstillstand ist die leichte Hochlagerung der Beine (ca. 10–20°) durch die Erhöhung der Vorlast des Herzens von Nutzen. Bei vom Herz ausgehenden Kreislaufstörungen und erhöhtem Hirndruck (Schädel-Hirn-Trauma, Blutungen Sonnenstich) darf die Kopftieflagerung nicht durchgeführt werden. In der Technik der Durchführung gibt es verschiedene Variationen. Die Oberkörpertieflagerung auf einer schiefen Ebene mit ca. 15° Steigung zu den Beinen hin wird als **Trendelenburg-Lagerung** bezeichnet (▶ Abb. 17.6). Das manuelle Ausstreichen der Beinvenen zum Körper hin (Autotransfusion, ▶ S.83) unterstützt den hämodynamischen Effekt dieser Lagerung.

17.6 Stabile Seitenlage

Alle bisher angeführten Lagerungsarten setzen voraus, dass der Patient bewusstseinsklar ist und ausreichend spontan atmet oder endotracheal intubiert ist. Ist dies nicht der Fall, gilt ein „in Stein gehauenes" Grundgesetz der Notfallmedizin, das durch nichts aufgehoben und daher an dieser Stelle noch einmal wiederholt wird:

> ❗ Beachte: Jeder bewusstlose oder stark bewusstseinsgetrübte, spontan atmende, nicht endotracheal intubierte Patient wird in der stabilen Seitenlage gelagert und überwacht, bis er vom Notarzt übernommen wird.

Dies ist zur Sicherung der Atemwege allgemein akzeptiert. Das Grundprinzip liegt in der **Positionierung des Mundraums als tiefsten Punkt des Körpers bei in den Nacken überstrecktem Kopf** (▶ Abb. 17.7). Dies ermöglicht das freie Abfließen von Sekret oder Erbrochenem und verhindert das Zurücksinken des Zungengrundes mit folgender Atemwegsverlegung.

Diskutiert wird allerdings derzeit, wie diese Lagerung aussehen soll. Die klassische stabile Seitenlage ist in ▶ Abb. 17.7 dargestellt. Die etwas ältere „Natolage" sieht ähnlich aus, jedoch ist dabei das unten liegende Bein gestreckt und das oben liegende abgewinkelt.

Diese Position ist leichter herzustellen, aber nicht ganz so stabil. Da in ungeübten Laienkreisen diese beiden Formen der stabilen Seitenlage nicht wirklich beherrscht werden, empfehlen manche Hilfsorganisationen vereinfachte Lagerungsarten.

Die in ▶ Abb. 17.8 abgebildete Form hat den Vorteil, dass das Drehen des Patienten zum Helfer erheblich einfacher gelingt, da der – sonst unter dem Körper liegende – helfernahe Arm bei der Drehbewegung nicht überwunden werden muss. Der Nachteil ist allerdings, wie sich in praktischen Kursen feststellen lässt, dass der Mundraum in diesem Fall ein nicht so starkes Gefälle nach unten aufweist wie bei der herkömmlichen stabilen Seitenlage.

> ❗ Beachte: Es ist unerheblich, wie die Lagerung aussieht und wie sie hergestellt wurde, solange zwei Aspekte erfüllt sind:
> - Kopf ist überstreckt
> - Mund muss der tiefste Punkt des Körpers sein und nach schräg unten weisen.

Ein in welcher Position auch immer aufgefundener, bewusstloser oder stark bewusstseinsgetrübter Patient wird auf den Rücken gedreht, um ihm grob orientierend zu untersuchen. Der Helfer befindet sich auf der rechten (je nach Platzverhältnissen oder Händigkeit des Helfers auch auf der linken) Seite des Patienten. Sind Atem- und Kreislauffunktion intakt, folgen routinierte Maßnahmen:

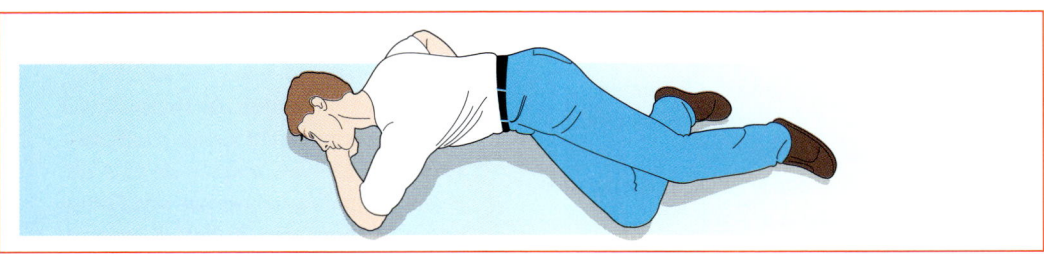

▶ Abb. 17.7 Stabile Seitenlage.

17 – Lagerungsarten

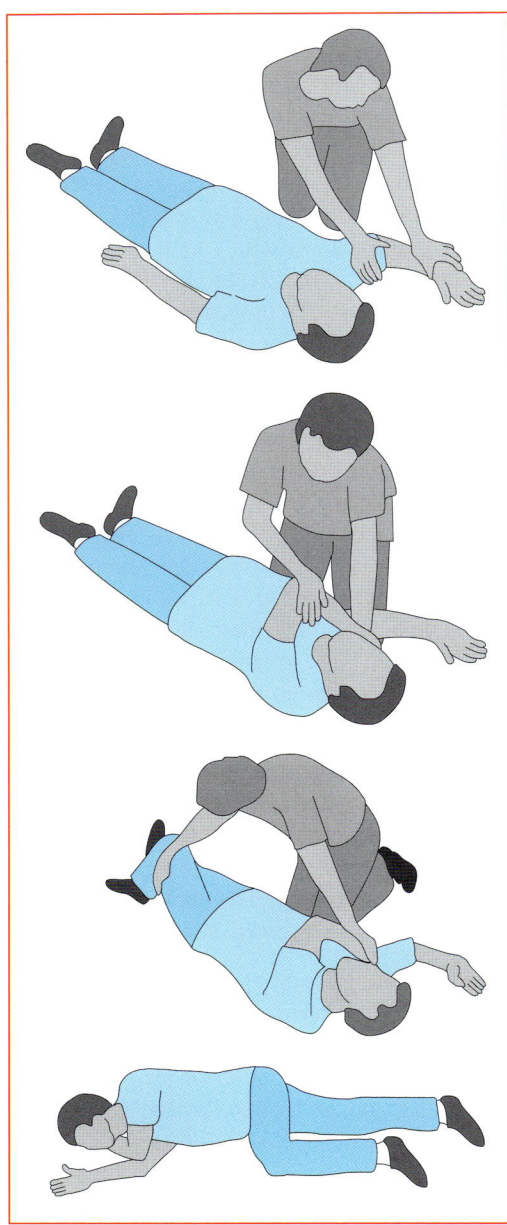

▶ **Abb. 17.8** Stabile Seitenlage, vereinfachte Variante.

1. Die zum Helfer liegende (meist rechte) Hand wird bei gestrecktem Arm mit der Handfläche zum Boden unter das Gesäß des Patienten gebracht. Dazu wird das Becken des Patienten etwas vom Helfer weggedreht.
2. Das zum Helfer liegende Knie wird gebeugt, der dazugehörige Fuß unter den vom Helfer abgewandt liegenden, gestreckten Unterschenkel zur Fixierung der Beugung geschoben.
3. Der Patient wird an Schulter und Hüfte (am Gürtel oder an einem Kleidungsstück) gefasst und über den unten liegenden Arm zum Helfer hin gedreht.
4. Die Kopfposition wird so korrigiert, dass der Nacken überstreckt ist und der Mund leicht geöffnet schräg nach unten weist. Dazu ruht die Wange auf dem Handrücken des Arms der nun zum Helfer weist.
5. Der gestreckte Arm, über den der Patient gedreht wurde und der jetzt hinter dem Patienten liegt, wird nun vorsichtig im Ellenbogengelenk vom Patienten weg bewegt, bis er ca. 90° abgewinkelt ist.

Es gibt zwei für den Patienten problematische Phasen:

1. Das Drehen zum Helfer hin über den unten liegenden Arm – wird dies sehr schwungvoll durchgeführt, schlägt das Gesicht des Patienten mit der Nase voraus auf den Boden. Dass dies in den Praxiskursen nicht dauernd geschieht, liegt nur daran, dass die nicht bewusstlosen Probanden sehr kooperativ sind und ihr Gesicht vom Boden fernhalten. Wirklich bewusstlose Menschen würden das sicher auch wollen, aber sie können es nicht.
2. Das Abwinkeln des Ellenbogens (Schritt 5) durch den Helfer folgt nicht immer den anatomischen Möglichkeiten des Schulter- und Ellenbogengelenks. Manchmal wird erst der gestreckte Arm weit abgespreizt und dann der Unterarm am vermuteten Ellenbogengelenk um 90° abgeknickt. Das kann sehr schmerzhaft sein.

Wie das Gesicht geschützt und der Ellenbogen erhalten werden kann, ist Gegenstand der praktischen Notfallseminare.

> ❗ **Beachte:** In der Praxis gilt: Nur das wiederholte Üben der Lagerungen und weiterer Basismaßnahmen der Notfallmedizin in Kursen unter professioneller Anleitung kann Sicherheit bieten. Da Heilpraktiker als Therapeuten nicht zu den medizinischen Laien zählen, müssen sie über die jeweils aktuellen Kenntnisse und Fertigkeiten verfügen, um im Notfall adäquat zu reagieren.

18 Venöser Zugang

Zur **intravenösen Notfallversorgung** sollten in der Praxis sowie im Notfallkoffer greifbar sein (▶ Abb. 18.1):
- 500 ml 0,9 % NaCl
- Braunülen oder Butterfly-Kanülen in drei gängigen Größen: 0,8/1,0/1,2 mm Durchmesser, die den neuen Sicherheitsbestimmungen zum Schutz vor Eigenverletzung entsprechen
- Fixierpflaster
- Infusionsbesteck mit Entlüftung
- Staubinde
- Alkoholtupfer
- latexfreie Einweghandschuhe

Angesichts der Tatsache, dass immer mehr **Notfallmedikamente** jetzt der Rezeptpflicht unterliegen (Glukoselösung, Fenistil-Ampullen), muss die Frage nach der Notwendigkeit für das Legen eines peripher venösen Zugangs durch den Heilpraktiker erlaubt sein. Eine Frage, die sich nichtinvasiv tätige Kollegen (Chirotherapeuten, klassische Homöopathen) immer schon stellen. Tatsächlich sind Situationen, in denen der Ausgang wesentlich davon abhängig ist, ob ein Heilpraktiker die Vene punktieren kann oder nicht, im Praxisalltag eher selten, nachdem die i.v. Behandlungsmöglichkeit bei Unterzuckerung nicht mehr mit dem Gesetz vereinbar ist. Genau genommen gibt es nur noch

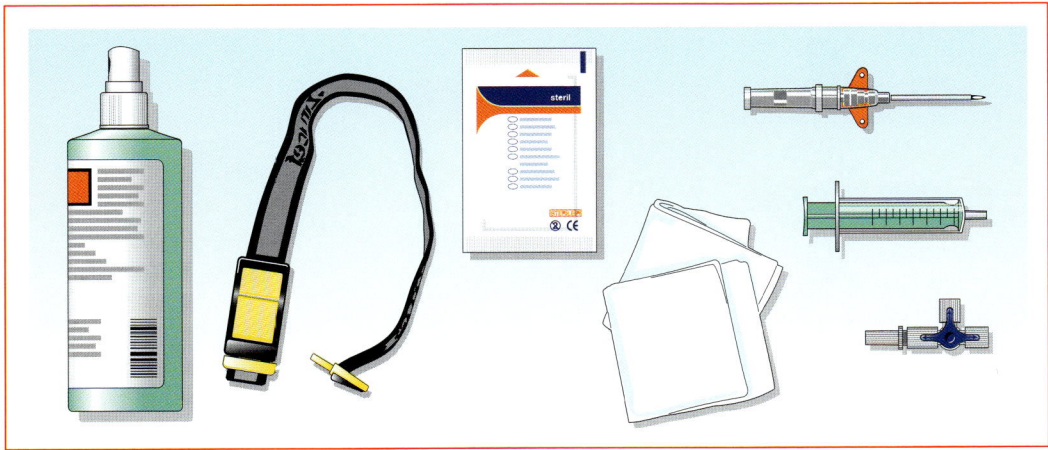

▶ Abb. 18.1 Punktionszubehör.

zwei Indikationen: den Volumenmangelschock (0,9 % Kochsalzlösung, ▶ S. 83) und den anaphylaktischen Schock (Ringer-Lösung, ▶ S. 109 bzw. Dexamethason).

Zwar gilt in der schulmedizinischen Notfallmedizin das Legen eines peripheren venösen Zugangs als Basismaßnahme in jeder Notfallsituation, da prinzipiell nur so Notfallmedikamente verabreicht werden. Aber wenn genügend Zeit vorhanden ist, macht es für den Heilpraktiker mehr Sinn, auf das Eintreffen des notfallerfahrenen Rettungsdienstes zu warten. Nichts wäre nämlich fataler, als bei einem Patienten, der wenig geeignete oberflächliche Venen hat, diese durch die Versuche eines Ungeübten zu ruinieren.

Abgesehen von den Ozontherapeuten, Infusionsanwendern und Kolleginnen und Kollegen, die aus medizinischen Berufen stammen, muss das Gros der Heilpraktikerschaft als unerfahren im Umgang mit Venenpunktionen eingestuft werden. Daran ändern auch praktische Kurse am Phantom, die bei gutem Willen alle 5 Jahre absolviert werden, nichts. Zudem ist es noch ein Unterschied, ob mit einer einfach zu handhabenden Butterfly-Kanüle oder etwas anspruchsvoller mit einer Venenverweilkanüle (z. B. Braunüle) gestochen wird.

Zusammenfassend muss also festgehalten werden, dass die allgemein gültigen schulmedizinischen Kriterien zum venösen Zugang auf Heilpraktiker so nicht übertragbar sind. Es ist kaum denkbar, dass einem Heilpraktiker schuldhaftes Handeln unterstellt würde, weil er ein Arzneimittel nicht i. v. verabreicht hätte (bei Ärzten gibt es aber sehr wohl solche Fälle).

Dennoch aber (▶ S. 109) gibt es Notfallsituationen, in denen eine rasche i. v. Gabe von Tavegil und/oder physiologischer Kochsalzlösung den Patienten vor Schlimmerem bewahren kann. Beim anaphylaktischen Schock ist sicher jeder Notarzt froh, wenn er einen Patienten mit schon liegendem Venenzugang vorfindet (egal ob Braunüle oder Butterfly), denn je mehr Zeit verstreicht, desto problematischer wird es auch für Geübte, einen peripheren Zugang zu finden. Vielleicht sollte der schulmedizinische Begriff des sicheren venösen Zugangs hier modifiziert werden: Ein sicherer venöser Zugang ist der, den ein Therapeut sicher beherrscht.

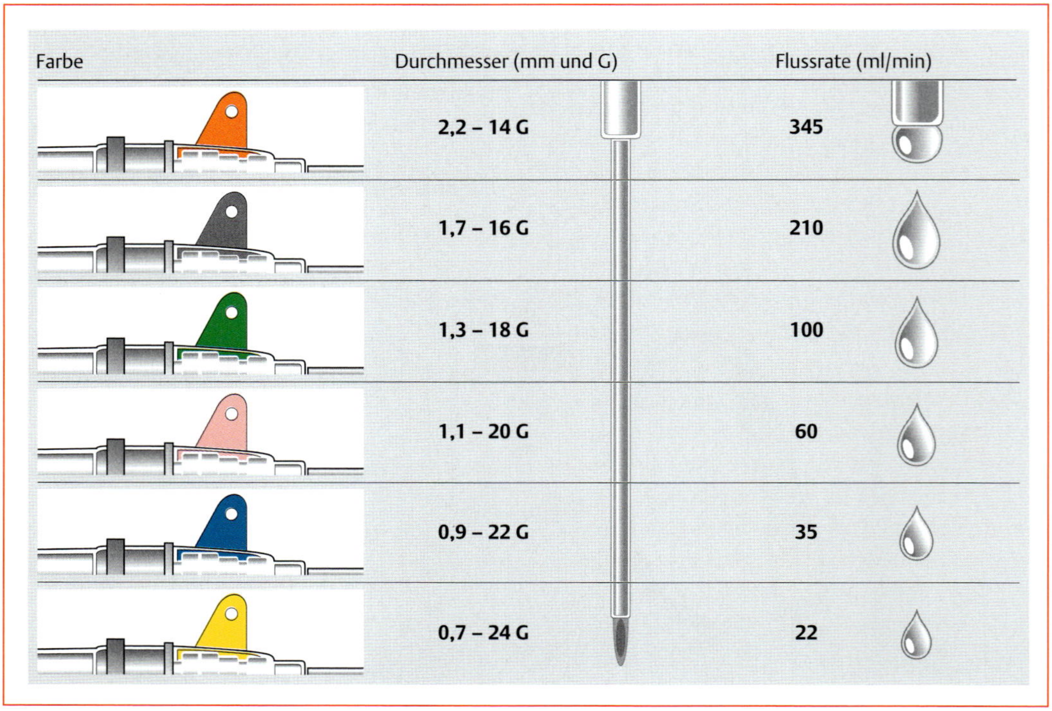

Farbe	Durchmesser (mm und G)	Flussrate (ml/min)
(orange)	2,2 – 14 G	345
(grau/schwarz)	1,7 – 16 G	210
(grün)	1,3 – 18 G	100
(rosa)	1,1 – 20 G	60
(blau)	0,9 – 22 G	35
(gelb)	0,7 – 24 G	22

▶ **Abb. 18.2** Flussrate und Farbcode.

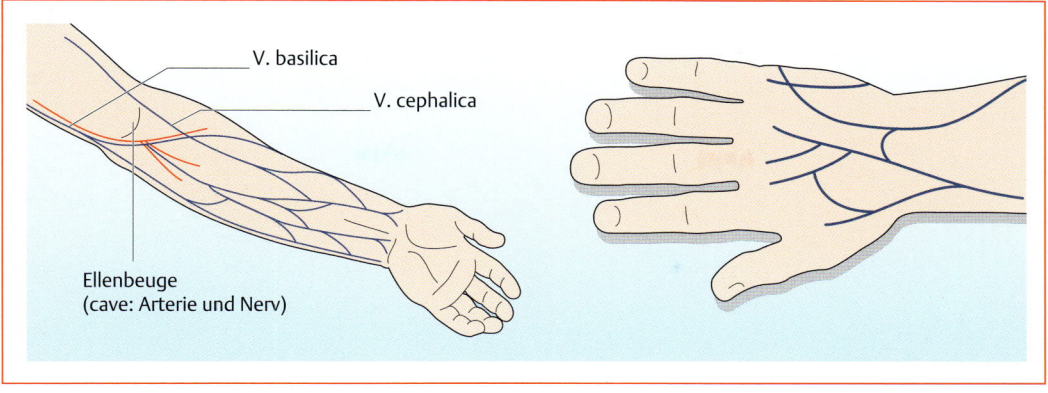

▶ **Abb. 18.3** Punktionsorte peripherer Venen.

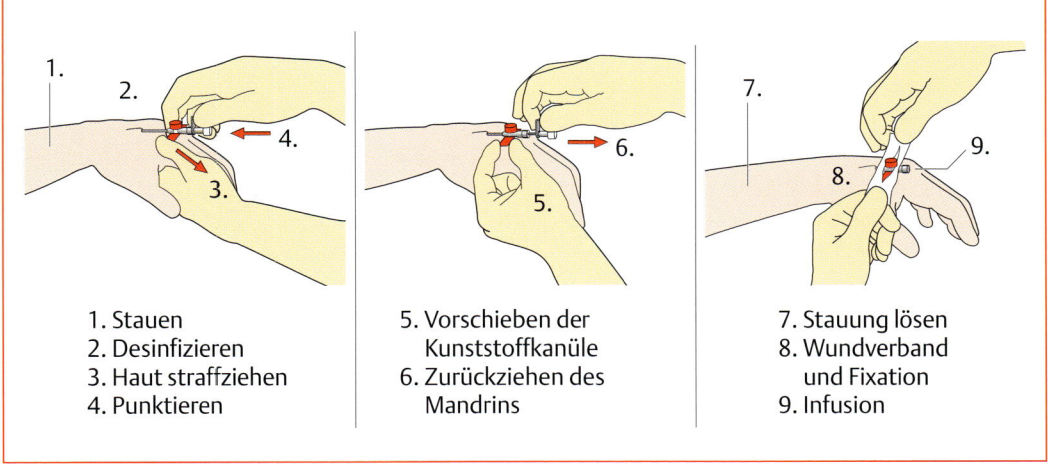

▶ **Abb. 18.4** Periphere Venenpunktion.

Eine fachgerecht und sicher i.v. liegende **Butterfly-Kanüle** ist besser als eine paravenöse Venenverweilkanüle.

> ❗ Beachte: Folgendes ist beim Legen eines venösen Zugangs zu beachten (notwendiges Zubehör ▶ Abb. 18.1, Abb. 18.2):
> - Geeignet sind Venen am Handrücken, Unterarm oder auch in der Ellenbeuge (▶ Abb. 18.3).
> - Notfalls können auch Venen am Fußrücken oder Knöchel punktiert werden.
> - nicht im Bereich von Verletzungen
> - Keinen Shunt punktieren – ein künstlich angelegter, arteriovenöser Gefäßkurzschuss bei Dialysepatienten.
> - Venen möglichst stammfern (distal) punktieren um bei Misserfolg die gleiche Vene weiter stammnah (proximal) benutzen zu können.
> - Fehlgestochene Kanüle liegenlassen, erst entfernen, wenn ein funktionierender Zugang gelegt werden konnte. Das Ziehen einer fehlgestochenen Kanüle könnte zu Blutaustritten führen, die ein erneutes Stauen des Armes für weitere Versuche unmöglich machen.

19 Stillung starker Blutungen

Die Blutstillung ist natürlich ein Thema aus der Traumatologie und sollte in der Naturheilpraxis eigentlich nicht allzu oft auf der Tagesordnung stehen. Unsicherheiten bestehen jedoch im Allgemeinen darüber, wie man es, draußen bei einem Verkehrsunfall, mit dem **Abbinden** halten soll. Die heute allgemein gültige Auffassung dazu ist, dass das Abbinden einer Extremität zur Blutstillung die absolute Ultima Ratio sein sollte, wenn andere Maßnahmen wirklich nicht greifen. Zu groß ist die Gefahr einer Nerven- oder Gefäßschädigung und sich lösender Thromben nach dem Wiedereröffnen der Strombahn.

Vorgehen zur Blutstillung:
- hochhalten oder -lagern der blutenden Extremität (▶ Abb. 19.1)
- manuelle Kompression der Wunde mit einer sterilen Wundauflage
- manuelle Kompression des zuführenden Blutgefässes gegen einen Knochen (▶ Abb. 19.3)
- Anlegen eines Druckverbands, bei unzureichender Wirkung mit einem zusätzlichen Druckpolster verstärken (▶ Abb. 19.2).

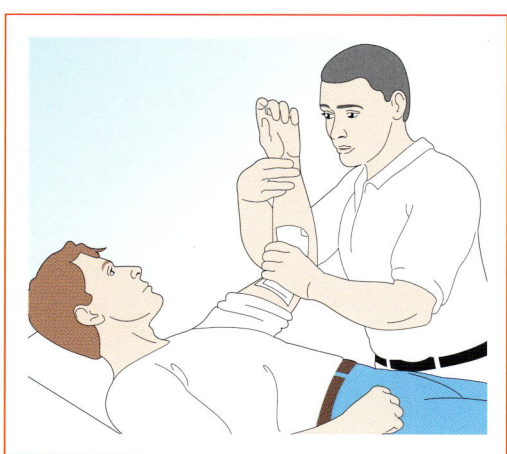

▶ Abb. 19.1 Extremität hochlagern.

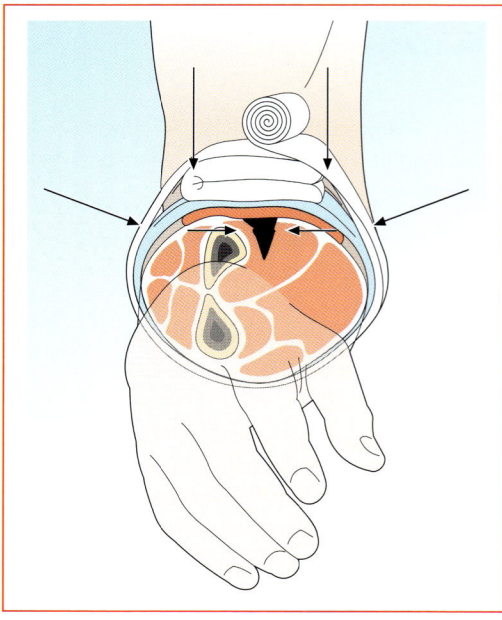

▶ Abb. 19.2 Druckverband.

- Erst wenn dies unter keinen Umständen ausreichen sollte, die Extremität mit einer Blutdruckmanschette (300 mm Hg) stauen oder mit einem anderen, mindestens 5 cm breiten Hilfsmittel oberhalb der Blutung (aber nicht über einem Gelenk) abbinden.

Bei einer Blutung aus der Halsschlagader ist die Abbindung kontraindiziert. Scherz beiseite: Die Halsschlagader nimmt unter den Arterien insofern eine Sonderstellung ein, als sie bei Verletzung aus beiden, dem herznahen und dem herzfernen, Wundanteilen bluten kann (vom Kopf kommender Zufluss aus den Circulus arteriosus willisii). Blutungen sind daher großflächig abzudrücken.

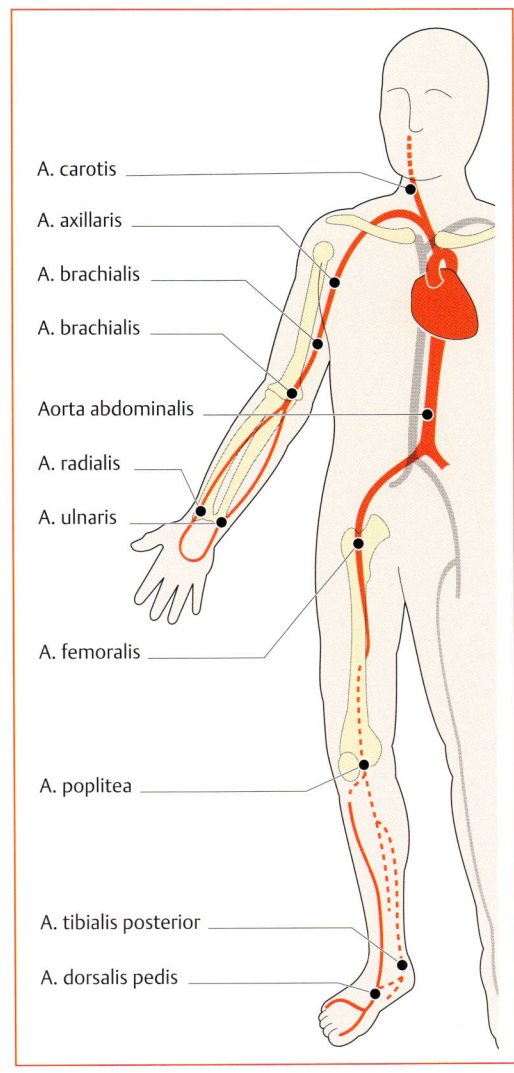

▶ **Abb. 19.3** Arterien und Abdrückpunkte.

20 Formaljuristische Aspekte

Spezielle Rechtsvorschriften für das Verhalten eines Heilpraktikers in Notfallsituationen gibt es derzeit nicht. Allgemeines Vorgehen bei Bewusstseinsstörungen ▶ S. 14.

Hier gelten einerseits die allgemeinen Bestimmungen, die von jedem Mitmenschen verlangen, nach seinen Möglichkeiten Hilfe zu leisten. In einer Praxis gehen die Anforderungen andererseits darüber hinaus.

Von einem praktizierenden Heilpraktiker wird erwartet, dass er zumindest in seinen Praxisräumen auf medizinische Notfälle vorbereitet ist und die zur zumutbaren Basisversorgung erforderlichen Gerätschaften vorhält (▶ S. 216).

Der Gesetzgeber ist sich sehr wohl dessen bewusst, dass ein Notfall für alle Beteiligten eine Ausnahmesituation darstellt, in der auch Fehler gemacht werden können („Gefahrengeneigte Tätigkeit"). Daher wird das „Nichthelfen" viel eher juristisch belangt als die Bereitschaft, Verantwortung zu übernehmen und dabei vielleicht einen Fehler zu machen. Dies schafft allerdings Raum für Kontroversen: Wer darf welchen Fehler ungestraft begehen? Gleichwohl ist es äußerst unwahrscheinlich, dass ein Richter einen medizinischen Laien verurteilt, weil ihm bei der Erste-Hilfe-Leistung ein Fehler unterlaufen wäre. Es gibt hingegen unzählige Urteile zu unterlassener Hilfeleistung, auch gegen Laien.

Anders sieht es aus, wenn ein Arzt einen groben Behandlungsfehler begeht. Es ist z. B. zu Verurteilungen gekommen, weil ein Arzt beim anaphylaktischen Schock kein Adrenalin verabreichte.

Da es für die Qualifizierung des Heilpraktikers keine standardisierten Normen gibt, fallen auch die Urteile im Schadensfall unterschiedlich aus. Ein früher gerne angelegter Maßstab war der Kenntnisstand eines praktischen Arztes (allerdings ohne dessen medikamentöse Möglichkeiten). Heute wird von niedergelassenen Ärzten im Rahmen der Qualitätssicherung und der Verpflichtung zur Fortbildung erwartet, dass sie sich auch in Sachen Notfallmedizin immer auf dem neuesten Stand halten und in praktischen Seminaren ihre Fähigkeiten trainieren. Wenn Heilpraktiker im Streitfalle an ärztlichen Normen gemessen werden, haben Heilpraktiker, die entsprechende Fortbildung und Übungspraxis in Notfallmedizin nachweisen können, auch dann einen guten Stand, wenn es explizite Vorschriften für diese Berufsgruppe derzeit nicht gibt.

Grundregeln der Notfallmedizin
- Jeder Eingriff – dazu zählt auch das Legen eines venösen Zugangs – bedarf der **Zustimmung** des Patienten, auch im Notfall.
- Die **Ablehnung bestimmter Maßnahmen** durch den Patienten (Sauerstoffgabe, i. v. Zugang, besonders aber das Rufen des Rettungsdienstes oder des Notarztes) sollte dokumentiert und vom Patienten gegengezeichnet

werden. Hilfreich ist dann auch die Anwesenheit von Zeugen.
- Ist es offensichtlich, dass ein Patient die eigene Lage nicht richtig einschätzen kann, z. B. weil er unter Drogeneinfluss steht oder desorientiert ist, und gefährdet er so sich selbst oder andere, ist auch eine **Zwangsbehandlung** möglich. In einer solchen Situation muss aber immer die Polizei hinzugezogen werden, der Behandler würde sich sonst strafbar machen.
- Bei bewusstlosen Patienten muss sich der Helfer nach dem **mutmaßlichen Willen** des Patienten richten. Das bedeutet in der Regel, dass alle zur Rettung nötigen Maßnahmen zu ergreifen sind. Auch wenn ein Patient schriftlich im Rahmen einer Patientenverfügung einen abweichenden Willen bekundete, kann vom Helfer nicht erwartet werden, dass dieser erst einmal den genauen Text durchliest und dann mit der Reanimation beginnt. Ziel ist es zunächst immer, den Patienten zu stabilisieren. Später kann dann, unter genauerer Kenntnis der Verfügung, am besten zusammen mit den Angehörigen, das weitere Vorgehen geplant werden.
- Da es nach Notfallsituationen, die zum Tode oder zur Behinderung des Patienten führen, immer häufiger zu gerichtlichen Schadensersatzforderungen kommt, ist die sorgfältige **Dokumentation** auch zum Schutz des Behandlers unbedingt erforderlich, insbesondere mit:
  - Einwilligungserklärung des Patienten in die Behandlung
  - Aufklärungsgespräche (bei Notfallrisiken vom Patienten unterzeichnet)
  - Anamnese einschließlich Allergien, (auch familiären) Risikofaktoren, Medikamenteneinnahme, Vorerkrankungen, Operationen
  - Befunde auf der Grundlage einer gründlichen körperlichen Untersuchung
  - durchgeführte Behandlungen
- Eine Untersuchung und Behandlung in **sicherer Position** (stabil sitzen, wenn möglich liegen) kann gefährliche Stürze vermeiden.
- Durch rechtzeitiges Erkennen von **Frühsymptomen** wie glasiger Blick, Blässe, Zyanose, Schwitzen oder Bewusstseinstrübung (▶ S. 111) und sofortige liegende Lagerung (Faustregel: bei Blässe Beine, bei Zyanose Oberkörper hochlagern) kann häufig ein Kollaps vermieden werden.
- Bereits die **Praxiseinrichtung** kann Notfällen entgegenwirken, insbesondere:
  - helle, gut einsehbare Räume (Patienten nie länger allein lassen)
  - bequeme Sitzmöbel
  - alle Türen (auch WC-Tür) von und nach außen zu öffnen
  - Notfallausrüstung gut zugänglich und sofort verfügbar (▶ S. 216)

21 Notfallausrüstung

21.1 Allgemeine Informationen 216
21.2 Zusammenstellung eines Notfallkoffers für Heilpraktiker (Beispiel) 217

21.1 Allgemeine Informationen

Es existieren keine für Heilpraktiker verbindlichen Vorschriften zur Ausstattung der Notfallkoffer oder der Notfallausrüstung in der Praxis. Außer Frage steht jedoch, dass in der Praxis an einem von allen Seiten aus leicht zugänglichen Ort die wichtigsten Utensilien für die notfallmedizinische Basisversorgung vorgehalten werden sollten.

Im Rahmen von Praxisbegehungen durch den Amtsarzt werden einige **Voraussetzungen im Hinblick auf die Notfallausrüstung** abverlangt:
- Es wird erwartet, dass eine solche überhaupt existiert.
- Die Notfallausrüstung sollte nicht über mehrere Räume (einschließlich Kellerräume oder Garage) verteilt sein, sondern sich an einem definierten Ort befinden.
- Vom Aufbewahrungsort aus sollten alle Utensilien leicht in jeden Behandlungsraum einschließlich WC transportiert werden können. Ein Behandlungswagen ist dazu prinzipiell geeignet, besser aber ist ein **Notfallkoffer**.
- Es sollte eine Bestandsliste des Kofferinhalts vorliegen, auf der regelmäßige Kontrollen auf Vollständigkeit und Haltbarkeit der Instrumente, Einwegartikel und Arzneimittel dokumentiert sind. Kontrollen sollten nach jedem Zugriff auf den Koffer und alle 6 Monate stattfinden (Intervalle sind nicht fest vorgeschrieben, sondern lediglich regelmäßige Kontrollen). Je kürzer die Haltbarkeit der verwendeten Arzneimittel, desto kürzer sollten auch die Kontrollintervalle sein).
- Die Notfallausrüstung braucht und sollte nur solche Geräte enthalten, die auch sicher angewandt werden können.

> **Cave**
>
> Auch medizinischer Sauerstoff hat ein Verfallsdatum, ebenso Messsensoren für Blutzuckermessgeräte.

Was der Amtsarzt bemängelt:
- zeitraubendes Zusammensuchen der Notfallausrüstung
- Vorfinden rezeptpflichtiger Arzneimittel ohne die dazu passende ärztliche Verordnung (in einigen wenigen Städten stellen Amtsärzte noch Rezepte für Notfallmedikamente aus)
- Vorfinden von Medikamenten oder Einwegartikeln, deren Haltbarkeit abgelaufen ist
- eine Praxis, in der überhaupt kein Notfallmanagement existiert
- die Beteuerung, dass man keine invasiven Behandlungen durchführt und deshalb auch keine Notfälle vorkommen können

Wichtige Rufnummern und Adressen als Praxisaushang für Notfälle

- Polizei 110
- Feuerwehr 112
- Rettungsleitstelle (einschließlich) Notarzt 112 (und/oder örtliche Rufnummer)
- Notfallambulanzen umliegender Krankenhäuser
- Ärztlicher Notdienst
- Apothekennotdienst
- örtliche psychiatrische Ambulanz/Klinik
- Fachkliniken oder -abteilungen:
  - Pädiatrie
  - Gynäkologie
  - Innere
  - Neurochirurgie
  - HNO
  - Augenklinik
- Sozialpsychiatrischer Dienst
- Giftnotruf (Berlin: Oranienburger Str. 285, 13437 Berlin, Tel. 0 30/192 40)
- örtliche kardiologische, internistische und allgemeinmedizinische Arztpraxen
- Frauennotruf
- Kinder- und Jugendtelefon 0800/111 03 33
- Telefonseelsorge 0800/111 02 22 (kath.), 0800/111 01 11 (ev.)

21.2 Zusammenstellung eines Notfallkoffers für Heilpraktiker (Beispiel)

- Bestandsliste mit Dokumentation der Kontrollen und wichtigen Notrufnummern. In aller Regel wird unter der Rufnummer 112 nicht nur die Feuerwehr, sondern auch der Rettungsdienst einschließlich Notarzt zu erreichen sein. Abweichungen sollten mit der örtlichen Rettungsleitstelle abgeklärt werden.
- Zur Sicherung der Atemwege und Beatmung:
  - 1 Absaugpumpe mit Absaugkatheter
  - 1 Beatmungsbeutel, latexfrei
  - 2 Beatmungsmasken für Erwachsene
  - 1 Beatmungsmaske für Kinder
  - 1 Sauerstoffflasche mit Zuleitung zum Beatmungsbeutel
  - 1 Sauerstoffmaske
  - 1 Nasensonde
  - 1 Wendltubus, 7 mm Innendurchmesser
  - 1 Wendltubus, 8 mm Innendurchmesser
- Zur Kreislaufstabilisierung:
  - 2 Staubinden
  - Desinfektionslösung
  - 2 Butterfly
  - 2 Venenverweilkanülen, jeweils in den Größen: 0,8, 1,0 und 1,2 mm Durchmesser
  - 1 Pack Tupfer
  - Fixierpflaster
  - 2 Infusionssysteme, latexfrei, mit Belüftung
  - 1 × 500 ml 0,9 % NaCl-Lösung im Kunststoffbeutel
  - orale Arzneimittel: Infi-Camphora-Tropfen oder Hevert Aktivon Kreislauftropfen, für Kinder unter 12 Jahren: co-Hypot spag. Peka Tr.
- Zur Behandlung allergischer Zwischenfälle:
  - Fenistil-Tropfen
  - 3 Amp. Tavegil 5 ml
  - 3 Spritzen 5 ml
  - 1 Kältepack
  - 1 × 500 ml Ringer-Lösung
- Für den Blutzucker:
  - 1 Blutzuckermessgerät (alternativ visueller Teststreifen Glukose-Sticks) mit Messsensoren und Lanzetten
  - Traubenzucker, 10 Stück
- 2 Paar unsterile Untersuchungshandschuhe
- 1 Untersuchungslampe
- 1 Blutdruckmessgerät
- 1 Stethoskop
- 1 Kleiderschere
- 1 Alu-Wärmedecke
- 3 Tbl. ASS 500 mg
- 3 Amp. Buscopan mit 3 Spritzen à 2 ml und 3 Kanülen Gr. 1 (0,9 × 40)
- … und natürlich dieses Notfallmedizinbuch

22 Schnellübersicht: Indikationen und Notfallbehandlung

▶ Tab. 22.1

Indikation	Notfall-behandlung	Indikation	Notfall-behandlung
Adnexitis	▶ S. 175	Epilepsie	▶ S. 117
Adnextumor, stielgedrehter	▶ S. 176	Exsikkose	▶ S. 134
Allergische Reaktionen	▶ S. 106	Fraktur, Wirbelkörper	▶ S. 193
Anapylaktischer Schock	▶ S. 106	Fremdkörper- oder Bolusaspiration	▶ S. 34
Angina pectoris	▶ S. 73	Gallenblasenentzündung	▶ S. 160
Appendizitis	▶ S. 171	Gallenblasenperforation	▶ S. 161
Arterienverschluss, akuter peripherer	▶ S. 92	Gallengangentzündung	▶ S. 161
		Gallensteinkolik	▶ S. 160
Arteriitis temporalis	▶ S. 138	Gebärmutterentzündung	▶ S. 179
Asthmaanfall	▶ S. 42	Glaukomanfall	▶ S. 140
Bandscheibenvorfall	▶ S. 195	Harnverhalt	▶ S. 177
Bauchaortenaneurysma, Ruptur	▶ S. 169	Herzinsuffizienz	▶ S. 79
Beinvenenthrombose, tiefe	▶ S. 199	Herzrhythmusstörungen	▶ S. 78
Blasenentzündung	▶ S. 177	Hodentorsion	▶ S. 176
Chronisch obstruktive Bronchitis (COPD)	▶ S. 43	Hörsturz	▶ S. 143
		Hyperglykämie	▶ S. 127
Dissektion A. carotis oder A. vertebralis	▶ S. 186	Hypertensive Krise	▶ S. 92
Divertikulitis	▶ S. 173	Hyperventilationstetanie	▶ S. 30
Dünndarmverschluss, mechanischer	▶ S. 167	Hypoglykämie	▶ S. 122
Endokarditis	▶ S. 80	Hypothyreote Krise (Myxödem-Koma)	▶ S. 129
Epiduralhämatom	▶ S. 190		
Epiglottitis	▶ S. 38	Intrazerebrale Raumforderung	▶ S. 189

► Tab. 22.1 (Fortsetzung)

Indikation	Notfall-behandlung
Karotissinus-Syndrom	► S. 87
Kaudasyndrom	► S. 196
Kniegelenkempyem	► S. 198
Kreislaufkollaps	► S. 59
Kreislaufschock	► S. 60
Kreislaufschwäche	► S. 58
Kreislaufstillstand	► S. 64
Leberstoffwechsel, Entgleisung	► S. 131
Leistenbruch	► S. 174
Lungenembolie	► S. 46
Lungenemphysem	► S. 44
Lungenödem	► S. 45
Lymphadenitis mesenterica	► S. 172
Magengeschwür	► S. 163
Meningoenzephalitis	► S. 188
Mesenterialarterieninfarkt	► S. 166
Milzinfarkt	► S. 164
Milzruptur	► S. 164
Mittelohrentzündung, akute	► S. 146
Morbus Addison	► S. 130
Morbus Crohn	► S. 172
Myokardinfarkt	► S. 76
Myokarditis	► S. 80
Narkoleptisches Syndrom	► S. 119
Nasenbluten	► S. 147
Netzhautablösung	► S. 138
Nierenstoffwechsel, Entgleisung	► S. 132

Indikation	Notfall-behandlung
Pankreatitis, akute	► S. 167
Perikarditis	► S. 81
Phlegmasia coerulea dolens	► S. 200
Pneumonie	► S. 45
Pneumothorax	► S. 48
Prostataentzündung	► S. 178
Pseudokrupp	► S. 37
Respiratorische Affektkrämpfe	► S. 118
Schlaganfall	► S. 96
Sinusthrombose	► S. 187
Subarachnoidalblutung	► S. 185
Subclavia-Anzapfsyndrom (Subclavian-steal-Syndrom)	► S. 115
Subduralhämatom	► S. 191
Thoraxschmerzen	► S. 181
Thyreotoxische Krise	► S. 128
Transistorische Ischämische Attacke (TIA)	► S. 114
Tubarruptur	► S. 175
Vagusreflexe	► S. 89
venöser Rückstrom, Störungen	► S. 85
Volumenmangel	► S. 91
Zentralarterienverschluss, akuter (Augen)	► S. 137
Zurücksinken der Weichteile des Zungengrundes	► S. 39
Zwölffingerdarmgeschwür	► S. 162

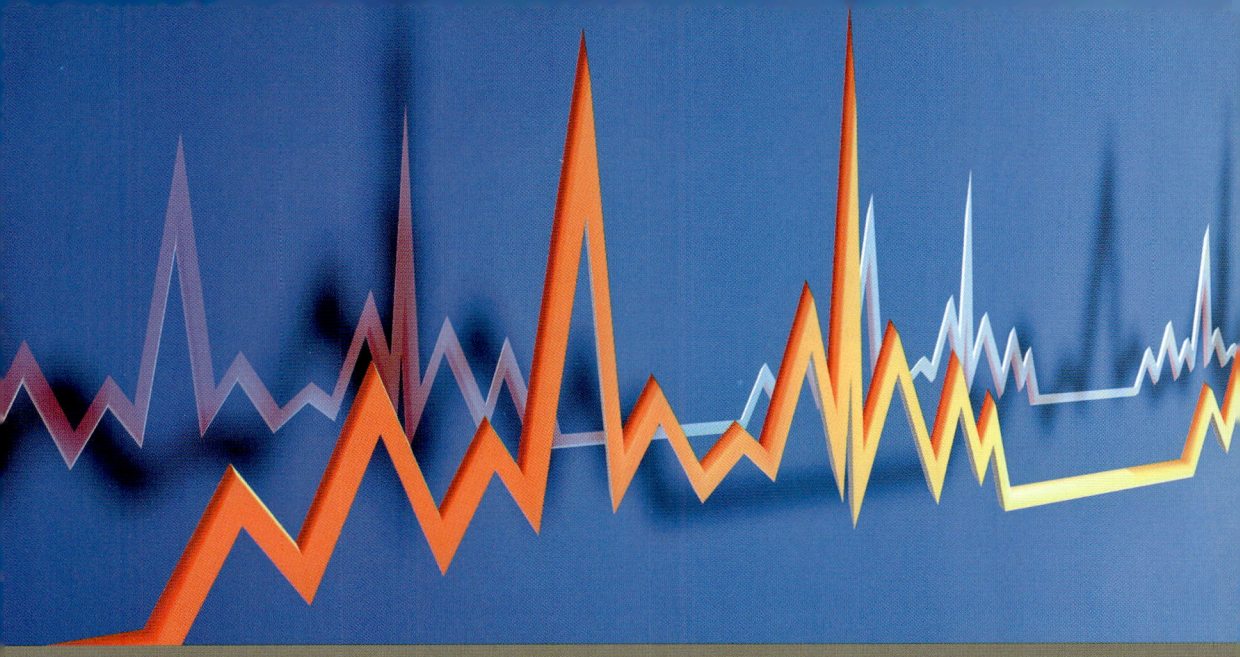

Teil IV
Anhang

23 Literaturverzeichnis 222
24 Abbildungsnachweis 223
25 Sachverzeichnis 226

23 Literaturverzeichnis

Adams HA, Flemming A, Friedrich L, Ruschulte R: Taschenatlas Notfallmedizin. Stuttgart: Thieme; 2006

Becker W, Naumann HH, Pfaltz CR: Hals-Nasen-Ohren-Heilkunde. Stuttgart: Thieme; 1989

Füeßl HS, Middeke M: Duale Reihe Anamnese und Klinische Untersuchung. Stuttgart: Thieme; 2005

Hartmann J: Der Standard. Das Handbuch für Praxis, Notfall und Bereitschaftsdienst. Marloffstein: Hartmann; 1987

Herold G: Innere Medizin. Eine vorlesungsorientierte Darstellung. Köln: Herold; 2009

Hinkelbein J, Grenzwürker H: Prüfungsvorbereitung Notfallmedizin. Stuttgart: Thieme; 2007

Kämper H: Notfallmedizin für Heilpraktikeranwärter und Heilpraktiker. Gelsenkirchen: Eigenverlag; 1990

Secchi A, Ziegenfuß T: Checkliste Notfallmedizin. 4. Aufl. Stuttgart: Thieme; 2009

24 Abbildungsnachweis

Abb. 1.1 Aus: Hüter-Becker A, Schewe H, Heipertz W. Physiotherapie, Sportmedizin. Stuttgart: Thieme; 1997

Abb. 1.2 Aus: Thiemes Innere Medizin. Stuttgart: Thieme; 1999

Abb. 3.1 Aus: Adams HA, Flemming A, Friedrich L, Ruschulte R. Taschenatlas Notfallmedizin. Stuttgart: Thieme; 2006

Abb. 3.2 Aus: Adams HA, Flemming A, Friedrich L, Ruschulte R. Taschenatlas Notfallmedizin. Stuttgart: Thieme; 2006

Abb. 3.4 Aus: Siegenthaler W. Differentialdiagnose innerer Krankheiten. 18. Aufl. Stuttgart: Thieme; 2000

Abb. 4.1–4.3 Aus: Schünke M, Schulte E, Schumacher U. Prometheus – Kopf, Hals und Neuroanatomie. 2. Aufl. Stuttgart: Thieme; 2009

Abb. 4.4 Aus: Müller S. Memorix Notfallmedizin. 8. Aufl. Stuttgart: Thieme; 2007

Abb. 4.5 Aus: Scholz J, Sefrin P, Böttiger BW, Dörges V, Wenzel V. Notfallmedizin. Stuttgart: Thieme; 2008

Abb. 4.6 Aus: Hinkelbein J, Grenzwürker H. Prüfungsvorbereitung Notfallmedizin. Stuttgart: Thieme; 2007

Abb. 4.7–4.9 Aus: Adams HA, Flemming A, Friedrich L, Ruschulte R. Taschenatlas Notfallmedizin. Stuttgart: Thieme; 2006

Abb. 4.10 Aus: Schünke M, Schulte E, Schumacher U, Voll M, Wesker K. Prometheus – Hals und Innere Organe. 2. Aufl. Stuttgart: Thieme; 2005

Abb. 4.11 Aus: Schimpf O. Checkliste Physiotherapie in der Neurologie. Stuttgart: Thieme; 1999

Abb. 4.12 Aus: Riede UN, Werner M, Schaefer HE. Allgemeine und spezielle Pathologie; Stuttgart: Thieme; 1995

Abb. 4.13 Aus: Müller S. Memorix Notfallmedizin. 8. Aufl. Stuttgart: Thieme; 2007

Abb. 4.14 Aus: Hinkelbein J, Grenzwürker H. Prüfungsvorbereitung Notfallmedizin. Stuttgart: Thieme; 2007

Abb. 4.15–4.16 Aus: Adams HA, Flemming A, Friedrich L, Ruschulte R. Taschenatlas Notfallmedizin. Stuttgart: Thieme; 2006

Abb. 4.17 Aus: Schoenenberger RA, Haefeli WE, Schifferli JA. Internistische Notfälle. Stuttgart: Thieme; 2009

Abb. 4.18–4.19 Aus: Adams HA, Flemming A, Friedrich L, Ruschulte R. Taschenatlas Notfallmedizin. Stuttgart: Thieme; 2006

Abb. 4.20 Aus: Füeßl HS, Middeke M. Duale Reihe. Anamnese und Klinische Untersuchung. Stuttgart: Thieme; 2005

Abb. 4.21–4.22 Aus: Hüter-Becker A, Schewe H, Heipertz W. Physiotherapie. Innere Medizin. Stuttgart: Thieme; 1998

Abb. 4.23 Aus: Krug KB. Thoraxdiagnostik. Stuttgart: Thieme; 2004

Abb. 4.24 Aus: Adams HA, Flemming A, Friedrich L, Ruschulte R. Taschenatlas Notfallmedizin. Stuttgart: Thieme; 2006

Abb. 4.25 Röntgen-Thorax-Aufnahme mit akutem Lungenödem. Aus: Oestmann J. Radiologie. Vom Fall zur Diagnose. Stuttgart: Thieme; 2005

Abb. 4.26 Aus: Schoenenberger RA, Haefeli WE, Schifferli JA. Internistische Notfälle, Stuttgart: Thieme; 2009

Abb. 4.27 Aus: Schünke M, Schulte E, Schumacher U, Voll M, Wesker K. Prometheus – Hals und Innere Organe. 2. Aufl. Stuttgart: Thieme; 2005

Abb. 4.28 Aus: Krug KB. Thoraxdiagnostik. Stuttgart: Thieme; 2004

Abb. 4.29 Aus: Furger P. Notfall quick. 2. Aufl. Stuttgart: 2009

Abb. 5.1 Aus: Schünke M, Schulte E, Schumacher U, Voll M, Wesker K. Prometheus – Allgemeine Anatomie und Bewegungssystem. Stuttgart: Thieme; 2004

Abb. 5.2 Aus: Schünke M, Schulte E, Schumacher U, Voll M, Wesker K. Prometheus – Hals und Innere Organe. 2. Aufl. Stuttgart: Thieme; 2005

Abb. 5.3 Aus: Thiemes Innere Medizin. Stuttgart: Thieme; 1999.

Abb. 5.4–5.13 Aus: Füeßl HS, Middeke M. Duale Reihe. Anamnese und Klinische Untersuchung. Stuttgart: Thieme; 2005

Abb. 5.14 Aus: Hüter-Becker A, Thom H. Physiotherapie. Erste Hilfe. LB Band 6. Stuttgart: Thieme; 1996

Abb. 5.15–5.16 Aus: Hinkelbein J, Grenzwürker H. Prüfungsvorbereitung Notfallmedizin. Stuttgart: Thieme; 2007

Abb. 5.17 Aus: Kirschbaum M et al. Checkliste Gynäkologie und Geburtshilfe. Stuttgart: Thieme; 2001

Abb. 5.18 Aus: Adams HA, Flemming A, Friedrich L, Ruschulte R. Taschenatlas Notfallmedizin. Stuttgart: Thieme; 2006

Abb. 5.19–5.20 Aus: Hinkelbein J, Grenzwürker H. Prüfungsvorbereitung Notfallmedizin. Stuttgart: Thieme; 2007

24 – Abbildungsnachweis

Abb. 5.21 Aus: Adams HA, Flemming A, Friedrich L, Ruschulte R. Taschenatlas Notfallmedizin. Stuttgart: Thieme; 2006

Abb. 5.22 Aus: Hüter-Becker A, Schewe H, Heipertz W. Physiotherapie. Innere Medizin. Stuttgart: Thieme; 1998

Abb. 5.23 Aus: Thiemes Innere Medizin. Stuttgart: Thieme; 1999

Abb. 5.24 Aus: Siegenthaler W. Differentialdiagnose innerer Krankheiten. 18. Aufl. Stuttgart: Thieme; 2000

Abb. 5.25–5.26 Aus: Schoenenberger RA, Haefeli WE, Schifferli JA. Internistische Notfälle. Stuttgart: Thieme; 2009

Abb. 5.27 Aus: Schünke M, Schulte E, Schumacher U, Voll M, Wesker K. Prometheus – Hals und Innere Organe. 2. Aufl. Stuttgart: Thieme; 2005

Abb. 5.28 Aus: Largiader F, Saeger HD. Checkliste Chirurgie. Stuttgart: Thieme; 2001

Abb. 5.29 Aus: Schünke M, Schulte E, Schumacher U. Prometheus – Kopf, Hals und Neuroanatomie. 2. Aufl. Stuttgart: Thieme; 2009

Abb. 5.30 Aus: Hüter-Becker A, Schewe H, Heipertz W. Physiotherapie. Innere Medizin. Stuttgart: Thieme; 1998

Abb. 5.31 Aus: Schünke M, Schulte E, Schumacher U, Voll M, Wesker K. Prometheus – Kopf, Hals und Neuroanatomie, Stuttgart: Thieme; 2009

Abb. 5.32 Aus: Riemann JF, Fischbach W, Galle PR, Mössner J. Gastroenterologie. Stuttgart: Thieme; 2008

Abb. 5.33 Aus: Thiemes Innere Medizin. Stuttgart: Thieme; 1999

Abb. 5.34 Aus: Müller S. Memorix Notfallmedizin. 8. Aufl. Stuttgart: Thieme; 2007

Abb. 5.35 Nach: Adams HA, Flemming A, Friedrich L, Ruschulte R. Taschenatlas Notfallmedizin. Stuttgart: Thieme; 2006

Abb. 5.36 Aus: Heimann H, Kellner U, Foerster MH. Angiographie-Atlas des Augenhintergrundes. Stuttgart: Thieme; 2004

Abb. 5.37 Aus: Adams HA, Flemming A, Friedrich L, Ruschulte R. Taschenatlas Notfallmedizin. Stuttgart: Thieme; 2006

Abb. 5.38 Aus: Uhlenbrock D. MRT und MRA des Kopfes: Indikationsstellung, Wahl der Untersuchungsparameter, Befundinterpretation. Stuttgart: Thieme; 2006

Abb. 6.1–6.9 Aus: Moll I. Dermatologie. Stuttgart: Thieme; 2005

Abb. 7.1 Aus: Schoenenberger RA, Haefeli WE, Schifferli JA. Internistische Notfälle. Stuttgart: Thieme; 2009

Abb. 7.2 Aus: Siegenthaler W. Differentialdiagnose innerer Krankheiten. 18. Aufl. Stuttgart: Thieme; 2000

Abb. 7.3 Aus: Adams HA, Flemming A, Friedrich L, Ruschulte R. Taschenatlas Notfallmedizin. Stuttgart: Thieme; 2006

Abb. 7.4 Aus: Ebner A, Deuschl. EEG. RRN – Referenz-Reihe Neurologie; Stuttgart: Thieme; 2006

Abb. 8.1 Aus: Füeßl HS, Middeke M: Duale Reihe. Anamnese und Klinische Untersuchung. Stuttgart: Thieme; 2005.

Abb. 8.2 Aus: Adams HA, Flemming A, Friedrich L, Ruschulte R. Taschenatlas Notfallmedizin. Stuttgart: Thieme; 2006

Abb. 8.3 Aus: Thiemes Innere Medizin. Stuttgart: Thieme; 1999

Abb. 8.4–8.6 Aus: Herrmann F, Müller P, Lohmann T. Endokrinologie für die Praxis. Stuttgart: Thieme; 2008

Abb. 8.7 Aus: Füeßl HS, Middeke M. Duale Reihe. Anamnese und Klinische Untersuchung. Stuttgart: Thieme; 2005

Abb. 8.8 Aus: Adams HA, Flemming A, Friedrich L, Ruschulte R. Taschenatlas Notfallmedizin. Stuttgart: Thieme; 2006

Abb. 8.9 Aus: Füeßl HS, Middeke M. Duale Reihe. Anamnese und Klinische Untersuchung. Stuttgart: Thieme; 2005

Abb. 9.1 Aus: Schünke M, Schulte E, Schumacher U, Voll M, Wesker K. Prometheus – Kopf, Hals und Neuroanatomie, Stuttgart: Thieme; 2009

Abb. 9.2–9.4 Aus: Kellner U, Wachtlin J. Retina. Thieme; 2008

Abb. 9.5 Aus: Kroll P, Küchle M, Küchle HJ. Augenärztliche Untersuchungsmethoden. Stuttgart: Thieme; 2008

Abb. 10.1–10.3 Aus: Schünke M, Schulte E, Schumacher U, Voll M, Wesker K. Prometheus – Kopf, Hals und Neuroanatomie, Stuttgart: Thieme; 2009

Abb. 10.4 Aus: Arnold W, Ganzer U. Checkliste Hals-Nasen-Ohren-Heilkunde. Stuttgart: Thieme; 1999

Abb. 10.5 Aus: Schünke M, Schulte E, Schumacher U, Voll M, Wesker K. Prometheus – Kopf, Hals und Neuroanatomie, Stuttgart: Thieme; 2009

Abb. 11.1 Aus: Schünke M, Schulte E, Schumacher U, Voll M, Wesker K. Prometheus – Allgemeine Anatomie und Bewegungssystem. Stuttgart: Thieme; 2004

Abb. 11.2 Aus: Füeßl HS, Middeke M. Duale Reihe. Anamnese und Klinische Untersuchung. Stuttgart: Thieme; 2005

Abb. 11.3 Aus: Adams HA, Flemming A, Friedrich L, Ruschulte R. Taschenatlas Notfallmedizin. Stuttgart: Thieme; 2006

Abb. 11.4 Aus: Hof H, Dörries R. Medizinische Mikrobiologie. Stuttgart: Thieme; 2005

Abb. 11.5 Aus: Füeßl HS, Middeke M. Duale Reihe. Anamnese und Klinische Untersuchung. Stuttgart: Thieme; 2005

Abb. 11.6 Aus: Seitz K, Schuler A, Rettenmaier G. Klinische Sonographie und sonographische Differenzialdiagnose. Band 1. Stuttgart: Thieme; 2008

Abb. 11.7 Aus: Riemann JF, Fischbach W, Galle PR, Mössner J Gastroenterologie. Stuttgart: Thieme; 2008

Abb. 11.8 Aus: Riede UN, Werner M, Schaefer HE. Allgemeine und spezielle Pathologie; Stuttgart: Thieme; 1995

Abb. 11.9 Aus: Schünke M, Schulte E, Schumacher U, Voll M, Wesker K. Prometheus – Hals und Innere Organe. Stuttgart: Thieme; 2005

Abb. 11.10 Aus: Schünke M, Schulte E, Schumacher U, Voll M, Wesker K. Prometheus – Hals und Innere Organe. Stuttgart: Thieme; 2005

Abb. 11.11 Aus: Adams HA, Flemming A, Friedrich L, Ruschulte R. Taschenatlas Notfallmedizin. Stuttgart: Thieme; 2006

Abb. 11.12 Aus: Schünke M, Schulte E, Schumacher U, Voll M, Wesker K. Prometheus – Hals und Innere Organe. Stuttgart: Thieme; 2005

Abb. 11.13 Aus: Füeßl HS, Middeke M. Duale Reihe. Anamnese und Klinische Untersuchung. Stuttgart: Thieme; 2005

Abb. 11.14 Aus: Thiemes Innere Medizin. Stuttgart: Thieme; 1999

Abb. 11.15 Aus: Füeßl HS, Middeke M. Duale Reihe. Anamnese und Klinische Untersuchung. Stuttgart: Thieme; 2005

Abb. 11.16 Aus: Schünke M, Schulte E, Schumacher U, Voll M, Wesker K. Prometheus – Hals und Innere Organe. Stuttgart: Thieme; 2005

Abb. 11.17–11.18 Aus: Pfleiderer A, Breckwoldt M, Martius G. Gynäkologie und Geburtshilfe. 4. Aufl. Stuttgart: Thieme; 2002

Abb. 11.19 Aus: Schünke M, Schulte E, Schumacher U, Voll M, Wesker K. Prometheus – Hals und Innere Organe. Stuttgart: Thieme; 2005

Abb. 13.1 Aus: Siegenthaler W. Differentialdiagnose innerer Krankheiten. 18. Aufl. Stuttgart: Thieme; 2000

Abb. 13.2 Aus: Schoenenberger RA, Haefeli WE, Schifferli JA. Internistische Notfälle. Stuttgart: Thieme; 2009

Abb. 13.3 Aus: Wildemann B, Oschmann P, Reiber HP. RNN Neurologische Labordiagnostik. Stuttgart: Thieme; 2006

Abb. 13.4–13.5 Aus: Schünke M, Schulte E, Schumacher U, Voll M, Wesker K. Prometheus – Kopf, Hals und Neuroanatomie, Stuttgart: Thieme; 2009

Abb. 13.6 Aus: Mumenthaler M, Mattle H. Neurologie. Stuttgart. Thieme; 2008

Abb. 14.1 Aus: Schünke M, Schulte E, Schumacher U: Prometheus – Kopf, Hals und Neuroanatomie. 2. Aufl. Stuttgart: Thieme; 2009

Abb. 14.2 Aus: Mumenthaler M, Stöhr M, Müller-Vahl H. Läsionen peripherer Nerven und radikuläre Syndrome. Stuttgart: Thieme; 2007

Abb. 14.3 Aus: Füeßl HS, Middeke M. Duale Reihe. Anamnese und Klinische Untersuchung. Stuttgart: Thieme; 2005

Abb. 14.4 Aus: Schünke M, Schulte E, Schumacher U. Prometheus – Kopf, Hals und Neuroanatomie. 2. Aufl. Stuttgart: Thieme; 2009

Abb. 15.1 Aus: Thiemes Innere Medizin. Stuttgart: Thieme; 1999

Abb. 17.1 Aus: Adams HA, Flemming A, Friedrich L, Ruschulte R. Taschenatlas Notfallmedizin. Stuttgart: Thieme; 2006

Abb. 17.2–17.3 Aus: Hinkelbein J, Grenzwürker H. Prüfungsvorbereitung Notfallmedizin. Stuttgart: Thieme; 2007

Abb. 17.4–17.7 Aus: Adams HA, Flemming A, Friedrich L, Ruschulte R. Taschenatlas Notfallmedizin. Stuttgart: Thieme; 2006

Abb. 17.8 Aus: Müller S. Memorix Notfallmedizin. 8. Aufl. Stuttgart: Thieme; 2007

Abb. 18.1–19.3 Aus: Adams HA, Flemming A, Friedrich L, Ruschulte R. Taschenatlas Notfallmedizin. Stuttgart: Thieme; 2006

25 Sachverzeichnis

A

A. carotis 51, 213
– Dissektion 186
A. radialis 51
A. vertebralis 115
– Dissektion 186
Abbinden 212
ABC-Schema 22
Ablatio retinae 138
Abwehrspannung 152, 155, 161, 164, 168, 174
Acetylsalicylsäure (ASS) 76
Acute Coronary Syndrome (ACS) 74
Addisonkrise 129
Aderlass, unblutiger 71
Adnexitis 174
Adnextumor, stielgedrehter 175
Adrenalin 55, 70, 107, 121
Adrenalinwirkung 55
Adressen 217
AED 61, 66
Affektkrämpfe, respiratorische 117
Aggressivität 122
Aldosteron 129
Algurie 179
Alkalose 133
Alkohol 167
Allergene 102
Allergenkontakt 100
Allergie 41
Allergie-Typen 99
Ambrosia 102
Ammoniakvergiftung 130
Amtsarzt, Praxisbegehung 216
Amygdala 181
Anaphylaktische Reaktion
– Stadium 0 108
– Stadium I 109
– Stadium II 109
– Stadium III 109
– Stadium IV 110
Anaphylaxie 98
– Symptome 105
Anaphylaxiestadien 106
Angina pectoris 72, 181
Angst 33, 69
Antihypertensiva 92
Antirheumatika, nichtsteroidale 162
Aortenaneurysma 199
– dissezierendes 182
Apoplex 94
Apoptose 6
Appendizitis 170
Appetitlosigkeit 127

Arterienverschluss, akuter peripherer 91, 199
Arteriitis temporalis 137, 188
Arteriosklerose 94
Arthroskopie 197
Arzneimittel
– mit Allergiepotenzial 103
– kreislaufstabilisierende 84
– rezeptpflichtige 12
Asthma 101
Asthma kardiale 78
Asthmaanfall 29, 41
Asthmaspray 31
Aszites 130
Atembewegungen, asymmetrische 47
Atemfehlsteuerung 18
Atemfrequenz 18
Atemgeräusch 20
Atemhilfsmuskulatur 18
Ateminsuffizienz 17, 18
Atemnebengeräusche 19, 20, 21
Atemnot 28, 33, 45, 47, 72
Atemphasen 21
Atemrhythmus 19
Atemspende 64
Atemstillstand 17, 26
Atemstörung 17
– allgemeine Vorgehensweise 21
Atemtypen 18
Atemwege 19
Atemwegshindernisse 22
Atemwegsobstruktion 29, 37
Atemwegsverlegung 21, 28
Atmung, inverse 21
Atmungskette 4, 5
ATP 4
Atopiefalte 101
Atopiker 100
Attacke, transistorische ischämische (TIA) 113
Aufklärung 215
Aufstoßen 162
Augenheilkunde, Notfälle 135
Augenhintergrund 137
Augenmuskellähmung 96
Augenschmerz 137
Augenverdrehen 116
Aura 115
Auswurf 29, 43, 45
Auswurfleistung 50
Autoinjektor 107
Autolyse 6
Autotransfusion 83
AV-Block 56
Azetongeruch 132

B

Bandscheibenvorfall 193
Barorezeptoren 86
Bauchaortenaneurysma, Ruptur 168
Bauchschmerzen 105, 127, 148
– Anamnese der Vorerkrankungen 151
– Begleitbefunde 155
– Begleitsymptome 154
– Dauerschmerz 153
– Schmerzanamnese 151
– Schmerzart 152
– Schmerzausstrahlung 153
– Untersuchung 151
Beatmung 24, 33
Beatmungsaspiration 62
Beatmungsbeutel 24
Beatmungsdruck 23
Behandlungsfehler 214
Beifuß 102
Beinhochlagerung 199
Beinschmerz 198
Beinvenenthrombose 198
Belastung, seelische 70
Bergung aus Gefahrenzone 204
Bestimmungen 214
Beugekrämpfe 115
Beutelbeatmung 26
Bewegungseinschränkung 194
Bewegungsschmerz 192
Bewegungsunfähigkeit 91
Bewusstlosigkeit 39
– allmähliche 112
– ältere Menschen 113
– Erstmaßnahmen 13
– Jugendliche und junge Erwachsene 113
– plötzliche 112, 115
– Säuglinge und Kleinkinder 113
– Ursachen 112
– Ursachenermittlung 112
Bewusstseinsgrad 112
Bewusstseinsstörung 111
Bewusstseinstrübung 111
Bilirubin 158
Bioenergetik 2
Blasenentleerungsstörung 196
Blasenentzündung 177
Blässe 58, 60, 82, 84, 90
Blickparese 96
Blutdruck 53, 54
Blutdruckabfall 54, 82, 87, 90, 99
– pressorisch-postpressorischer 84
Blutdruckanstieg 189
Blutgerinnung 60

Bluthochdruck 186
Blutstillung 212
Blutung 60, 90, 159, 175, 185, 212
Blutungsneigung 130
Blutverlust 60, 91
Bolus 32
Bolusaspiration 32
Bradykardie 86, 87, 129
Braunüle 83, 209
Broken-Heart-Syndrom 69, 183
Bronchialatmen 20, 45
Bronchialspasmus 105
Bronchitis 25, 29, 37
– chronisch obstruktive 42
Bronchophonie 47
Bruchsack 173
Brustschmerzen 45, 46, 180
Buscopan 150
Butterfly-Kanüle 83, 209, 211
Butyl-Scopolamin 150

C

Cauda equina 195
Chirotherapeutische Behandlung 186
Chlamydien 178
Cholangitis 161
Cholera 157
Cholezystitis 160
Chvostek-Zeichen 30
CO_2 4
CO_2-Anstieg 28
CO_2-Koma 37, 39
Conus-medullaris-Syndrom 196
Courvoisier-Zeichen 158

D

Darmentleerungsstörung 196
Darmgeräusche 156
Darmverschluss 156, 166
Dauerkopfschmerz 191
Defibrillation 61
Defibrillator 66
Defizit, prolongiertes reversibles neurologisches 95
Dennie-Morgan-Falte 101
Dermografismus 101
Diabetes mellitus 113, 121, 125
Diabetes Typ 1 127
Diagnosen, notfallrelevante 202
diagnostischer Block 14, 22, 111
Dickdarmverschluss 156
Diffusionsstörung 46
Diskusprolaps 193
Dissektion der A. carotis oder A. vertebralis 186

Divertikulitis 172
Dokumentation 215
Donnerschlagkopfschmerzen 185
Drehschwindel 96
Druckmassage 16
Druckmydriasis 139
Druckpuls 96
Dünndarmverschluss 156
– mechanischer 166
Durchblutungsstörungen, periphere 199
Durchwanderungsperitonitis 166
Durst 127, 133
Dysmenorrhoe 179
Dyspnoe 28, 37, 41, 43, 78, 81, 117

E

Eierstockentzündung 174
Eileiterentzündung 174
Eileiterschwangerschaft 175
Einschlafen 118
Einwilligungserklärung 215
Ekzem, atopisches 100
Embolie 95
Endokarditis 79
Endometriose 179
Endometritis 178
Energiebedarf 6
Energiegewinnung 2, 3
Energiekaskade 4
Energiestoffwechsel 4
Enophthalmus 184
Enterokokken 161
Enzephalitis 187
Ephedrin 107
Epiduralhämatom 189
Epiglottis 31
Epiglottitis 28, 38
Epilepsie 40, 115
Epistaxis 146
Erblinden, plötzliches 135, 137
Erholungszeit 7, 8
Erregungsbildungsstörung 77
Erregungsleitungsstörung 77
Erstmaßnahmen 13
Ertaubung 142
Ertrinken 65
Erythema nodosum 165
Erythrozyten 4, 5
Escherichia Coli 161
Esmarch-Handgriff 39
Exsikkose 126, 133, 158
Extrasystole 77
Extremitätenschmerz 197

F

FAD 4
Fassthorax 43
Faustschlag, präkordialer 67
Fazialisparese 96
Fenistil 31
Fettsäureabbau 125
Fieber 37, 38, 45, 79, 81, 128, 137, 143, 156, 160, 161, 172, 177, 187, 197
Fieberkrämpfe 116
Filtrationsdruck 60
Flachlagerung 205
Foetor uraemicus 131
Fortbildung 214
Fortecortin 107
Fraktur, Wirbelkörper 192
Fremdkörper, Atemwege 23
Fremdkörperaspiration 32
Frühsommer-Meningoenzephalitis (FSME) 187
Frühsymptome, anaphylaktische 105
Fußsohlendruckschmerz 198

G

Gallenblasenentzündung 160
Gallenblasenperforation 161
Gallengangentzündung 161
Gallengangsverschluss 158
Gallenkolik 158
Gallensteine 167
Gallensteinkolik 159
Gastritis 163
Gebärmutterentzündung 178
Geburt 179
Gedächtnisstörung 114
Gefäßdurchlässigkeit, erhöhte 108
Gefäßspinne 130
Gegenregulation 54, 60
Gehirn 8
– Ausfallerscheinungen 7, 9
Gehirnbeeinträchtigung 9
Gehirnblutung 96, 185
Geräuschempfindlichkeit 187
Gerinnung, disseminierte intravasale 60
Gesetzgebung 214
Glaukom 139, 186
Gleichgewichtsstörung 114, 115
Glomerulonephritis 132
Glomerulosklerose 132
Glukagon 120
Glukose 5, 123, 126
Glukoseabbau, anaerober 5

Glukose-i. v.-Behandlung 123
Glukoseinjektion 123
Glukosemangel 8
Glykogen 4
Glykolyse 4
– aerobe 5
– anaerobe 60
Gonorrhöbakterien 178
Granulozyten-Degranulations-Test 104
Guedeltubus 39, 40

H

Haemophilus influenzae 145
– influenzae B 38
Halbseitenlähmung 96
Halsschlagader 213
Hämatom, epidurales 189
– subdurales 191
Hämolyse 157
Hand-Vakuumpumpe 22
Harnverhalt 177
Hauteinblutung 130
Hauteinziehung 21
Hautfalte, stehende 127, 133
Headsche Zonen 153
Heilpflanzen 102
Heilpraktiker
– Behandlungsbefugnisse 12
– Maßnahmen bei Volumenmangel 83
– Notfallmedikamente 209
– Notfallmedikamente bei Anaphylaxie 107
– Reanimation 63
– Vorschriften 214
Heiserkeit 105
Heißhunger 122, 130
Heparin 76
Hernia inguinalis 173
Herpes 187
Herpes zoster 183
Herzbeutelentzündung 81, 182
Herzbeuteltamponade 81
Herzfrequenz, maximale 51
Herzinfarkt 73
Herzinsuffizienz 29, 78
Herzkammer, Erregungsbildungsstörung 77
Herzklappengeräusch 79
Herzkompression 65
Herzleistung 51
Herzminutenvolumen 50
Herzmuskelentzündung 80, 182
Herzneurose 183

Herzrhythmusstörungen 58, 77, 92, 99, 113
Herzschlagvolumen 51
Herzsyndrom, hyperkinetisches 183
Herztod, plötzlicher 61
Herzvorhof, Erregungsbildungsstörung 77
Herzzeitvolumen 50, 53
HIB-Impfung 38
Hilfeleistung 214
Hirndruckzeichen 96, 187
Hirninfarkt 94
Hirntumor 188
Histamin 99, 105
Histaminfreisetzung 100
HIT 199
HNO-Erkrankungen 141
Hodenschmerzen 176
Hodentorsion 176
Homans-Zeichen 198
HONDA- Regel 204
Horner-Syndrom 184
Hörsturz 142
Hörverlust, einseitiger 142
Husten 29, 43, 45, 46, 105
Hyperglykämie 125
Hyperthermie 128
Hyperthyreose 128
Hypertonie 186
– renale 132
Hyperventilation 130
Hyperventilationstetanie 30, 40
Hypoglykämie 8, 120
– Phasen 120
Hypotonie 129
Hypoventilation 26
Hypoventilations-Hyperkapnie-Syndrom 25, 31
Hysterie 118

I

i. v.-Versorgung 209
Ichthyosishand 101
IgE 99
IgG 99
IgM 99
Ikterus 157, 160, 161
– biliärer 157
Ileus 156
– mechanischer 156, 166
– paralytischer 156, 166
Infarktschmerz 74
Infarktzeichen 75
Infekte, gastrointestinale 90
Infusion 83

Initialschrei 115
Injektionsbehandlung 104
Innenohr 142
Innenohrschädigung 142
Insektengift 104
Insulin 121
Insulinmangel 125
Insult
– apoplektischer 94
– hämorrhagischer 185
Intervall, freies 190
Intrauterinpessar-Spirale (IUP) 179
Intubation 40
– endotracheale 26
– nasopharyngeale 26

J

Jodzufuhr 128
Jugularisstauung 46

K

Kalium 6
Kalzium 40
Kammerflimmern 61
Kampferöl 84
Karotispuls 63
Karotissinus-Reflex 51
Karotissinus-Syndrom 86
Kaudasyndrom 195
Kauschmerz 137
Kehlkopf 37
– Verkrampfung 40
– Verletzung 40
Kehrsches Zeichen 154, 164
Ketoazidose 127
Kindheit, Phasen 143
Klebsiellen 161
Klopfschall, hypersonorer 29
Knallgasreaktion 2
Kniegelenkempyem 197
Knieschwellung 197
Knisterrasseln 20, 45
Knochenmetastasen 192
Kochsalzlösung, physiologische 5
Kohlenhydrate 4
Kohlenmonoxidvergiftung 113
Kolik 153
Koma 64, 96, 112
– diabeticum 120, 127
– hepatisches 130
Komplexmittel 102
Komplikationen, Myokardinfarkt 75
Kopfschmerz 92, 96
– Alarmzeichen 184
– plötzlicher 185

– protrahierender 188
– subakuter 186
Korbblütler 102
Kornzange 22, 35
Koronarsyndrom, akutes 74, 165
Kortisol 129
Kortison 107
Krampfanfall 40, 96, 122, 187, 191
Krämpfe 115
Krampfphasen 63
Kreislaufkollaps 58
Kreislaufkompensation 50, 54, 56
Kreislaufschock 59
Kreislaufschwäche 57
Kreislaufstillstand 9, 16, 61
Kreislaufstörung 49
– Einteilung nach Bedrohlichkeit 57
– extrakardiale 82
– kardial/nicht kardial 67
– kardiale 68
– Kernaussagen 57
– Klinische Zeichen 55
– vasovagale 145
Kreislaufzentralisation 55, 59, 68
Kreuzallergie 102, 103
Kreuzgriff 23
Kreuzschmerzen 193
Kribbelempfindung 193
Kribbelparästhesien 114
Krise
– hypertensive 92, 113, 182, 186
– hypothyreode 129
– thyreotoxische 128
Kühlung bei Schleimhautschwellung 28
Kurzatmigkeit 28
Kurzsichtigkeit 138
Kussmaul-Atmung 18, 132
Kutschersitz 42

L

Lackzunge 130
Lagerung 70, 82
Lagerungsarten 204
Lähmung 96, 114, 195
Lähmungszeit 7
Laienreanimation 62
Laryngotracheitis stenosans 37
Lasègue-Zeichen 195
Latex 101
Lebensmittelunverträglichkeit 102
Leberausfallkoma 131
Leberstoffwechsel, Entgleisung 130
Leberzerfallskoma 131
Lederknarren 20

Leistenbruch 173
Lichtreaktion, konsensuelle 190
Lichtscheu 139, 185, 187
Lidocain 103
Lidödem 139
Ligamentum conicum 35
Linksherzinsuffizienz 78
Lippenbremse 42
Liquorabflussstörung 188
Lisker-Zeichen 198
Lokalanästhetikum 103
Loslassschmerz 155, 170
Löwenberg-Zeichen 198
Luftnot 28
Luftröhre 31
Luftröhrenaufgabelung 21
Lungenembolie 46, 165, 182
Lungenemphysem 25, 43
Lungenentzündung 45, 164, 182
Lungenödem 44, 74
Lungenüberblähung 43
Lymphadenitis mesenterica 171

M

Magengeschwür 162
Magenkarzinom 163
Magenschleimhautentzündung 163
Magillzange 22, 35
Makrophagen 99
Makulaablösung 138
Mandelkern 181
Mastzellen 99
Mayersche Druckpunkte 198
Medikamente, allergieauslösende 104
Meningismus 188
Meningitis 187
Meningoenzephalitis 187
Mesenterialarterieninfarkt 166
Milchsäure 5, 60
Milzinfarkt 163
Milzruptur 164
Milzvergrößerung 164
Miosis 87, 89, 184
Missempfindung 193
Mittelbauchschmerzen 166
Mittelohrentzündung 143
Morbus Addison 129
Morbus Crohn 172
Motorradunfall 204
Moxakraut 102
Mund-zu-Mund-Beatmung 62
Mund-zu-Nase-Beatmung 24, 62
Mundgeruch 130
Mundinspektion 33, 62

Murphy-Zeichen 160
Muskelkrämpfe 130
Mydriasis 139
Myokardinfarkt 29, 73, 181
Myokarditis 80, 182
– virusbedingte 69
Myxödem-Koma 129

N

NAD 4
N. Glossopharyngeus 86
N. oculomotorius 89, 190
N. phrenicus 154
N. vagus 86, 89
Nackensteifigkeit 188
Nahrungsmittel 104
Narkolepsie 118
Nasenbluten 92, 146
Nasennebenhöhlenentzündung 145
Natolage 207
Natrium 6
Natrium-Kalium-Pumpe 6
Nebennierenrindeninsuffizienz 129
Nervenschmerzen 193
Nervenwurzel, Reizung 193
Nervenwurzelirritation 194
Nervosität 122
Netzhaut 136, 137
Netzhautablösung 138
Neurodermitis 100
Newtonsche Ringe 139
Nierenbeckenentzündung 132, 165
Niereninsuffizienz 132
Nierenkolik 165
Nierenkoma 132
Nierenstoffwechsel, Entgleisung 131
Niesreiz 105
Noradrenalin 54
Not-Koniotomie 35
Notfallausrüstung 216
Notfallkoffer 209, 216, 217
NSAR 162
NYHA-Stadien 79
Nykturie 78

O

Oberbauchschmerzen 159
Oberkörperhochlagerung 205
Oberkörpertieflagerung 206
Obstruktion
– obere Atemwege 31, 32
– untere Atemwege 29, 41
ohmsches Gesetz 53
Ohrakupunktur 88
Ohrenschmerzen 143

Ohrspiegelung 145
Oligurie 131
Orthostase 58
Orthostasereaktion 84, 85, 90
Osler-Knötchen 169
Osmose 6
Ösophagitis 165
Otitis media 143
Otoskopie 145

P

Palmarerythem 130
Pankreatitis 160
– akute 167
Parainfluenzaviren 37
Parästhesie 115
Patient, verhangener 112
Patientenwille 215
Payr-Zeichen 198
Perfusionsstörung 46
Perikarderguss 81
Perikarditis 80, 182
– urämische 132
Peritoneum
– parietales 152
– viszerales 152
– wandständiges 153
Pharynxintubation 39
Phlegmasia coerulea dolens 200
Pleurapunktion 48
Pleuritis 165, 182
Pneumonie 33, 45, 164, 182
Pneumothorax 47
Pollakisurie 177
Pollenallergie 100
Polydipsie 127
Polyurie 127
Pratt-Zeichen 198
Praxisaushang für Notfälle 217
Praxiseinrichtung 215
PRIND 95
Procain 103
Prostataentzündung 177
Prostatitis 177
Pseudokrupp 37
Pseudoperitonitis diabetica 127
Psoaszeichen 170
Psychose 187
Ptosis 184
Puls 53
Pulsanstieg 128
Pulskontrolle 16
Pulslosigkeit 91
Pulspalpation 51
Pulsverlangsamung 129

Pupille, lichtstarre 136
Pupillendifferenz 96, 190
Pupillenerweiterung 139
Pupillenreaktion 16
Pupillenstarre 136
Pupillenweite 89
Pyelonephritis 132, 165
Pyruvat 5

Q

Quaddelung mit Procain 106
Qualitätssicherung 214

R

Racheninspektion 33
Rasselgeräusche 20, 45
Raumforderung, intrazerebrale 188
Rautek-Griff 204
Reaktion
– sympathikotone 56
– vagotone 56
Reanimation 16, 62, 66
– kardiopulmonale 64
Reanimationsrichtlinien 62
Reanimationszeit 8
Recht 214
Rechtsherzinsuffizienz 43, 46, 79
Red Flags 184
Refluxösophagitis 183
Reizhusten 33, 37, 47
Rinne-Versuch 145
Rippenfellentzündung 165, 182
Rovsing-Zeichen 170
Rückenlagerung 205
Rückenschmerzen 192
Rückstrom, venöser 84
Rufnummern 217

S

Sauerstoff 3, 55, 216
Sauerstoffaufnahme 3
Sauerstoffbeatmung 25
Sauerstoffbehandlung 44
Sauerstoffdefizit 5
Sauerstoffdusche 25
Sauerstoffgabe 71, 84
Sauerstoffmangel 28, 49, 63, 70, 72
Sauerstoffpartialdruck 43
Sauerstoffschuld 5
Sauerstoffunterversorgung 62
Sauerstoffversorgung, kardiale 76
Schädel-Hirn-Trauma 189
Schallempfindungsschwerhörigkeit 142
Schenkelblock 77

Schilddrüsenhormone 128, 129
Schläfenarterien, pulslose 137
Schläfenkopfschmerz 137
Schläfrigkeit 129, 130
Schlaganfall 94, 113, 186
– roter 185
Schleimhautschwellung 28
Schluckschmerzen 38
Schmerz
– parietaler 152
– viszeraler 152
Schmerzausstrahlung 74
– pseudoradikuläre 194
– radikuläre 194
Schmerztherapie 150
Schnarchen 20
Schock 60, 168
– anaphylaktischer 98
– schmerzbedingter 91
– septischer 59
Schockindex 54
Schocklage 56, 82
Schocklagerung 206
Schocklungen-Syndrom 61
Schockniere 61
Schockphase 5
Schockzeichen 159
Schonhaltung 192
Schwangerschaft, extrauterine 175
Schweiß, kalter 84, 90, 122
Schwellung, hydropische 6
Schwerhörigkeit 143
Schwindel 46, 58, 60, 84, 90, 92, 96, 114, 115, 122
Schwindelgefühl 87
Schwitzen 128, 133
Sehempfindung 135
Sehstörung 92, 96, 122, 135
Sehverlust, einseitiger 136
Seitenlage, stabile 26, 207
Sensibilitätsstörung 91, 96, 195
Shunt 211
Sinus-cavernosus-Thrombose 187
Sinusitis 145
Sinusknoten, Erregungsbildungsstörungen 77
Sinusthrombose 187
Sklerenikterus 158
Sodbrennen 162
Soldier's heart 183
Somnolenz 112, 129, 130
Sopor 112
Sorgfaltspflicht 63
Spannungskopfschmerz 184
Spannungspneumothorax 40, 47

Speichelfluss 38
Speiseröhrenentzündung 165
Spider naevi 130
Spontanatmung 20, 22
Spontanpneumothorax 47, 182
Sport 69
Sprachstörung 96
Sprechstörung 114
Sputum, schaumiges 116
Status asthmaticus 29, 41
Status epileptikus 116
Stauungshyperämie 139
Stauungspapille 96, 187
Stimmfremitus 47
Stimmgabelversuch 142, 144
Stimmritze 31
Stoffwechselentgleisung 120
Streptokokken 178
Stress 88
Stressreaktion 62
Stridor 20, 33, 37, 38, 105
Strömungsgeräusche 114
Sturzgefahr 59
Subarachnoidalblutung 185
Subclavia-Anzapfsyndrom 114
Subclavian-steal-Syndrom 114
Subduralhämatom 191
Sulfonylharnstoffe 123
Sympathikus-Nebennierenmark-Achse 56
Sympathikusschädigung 184
Syndrom, narkoleptisches 118
Synkope 58, 64, 113
– zerebrale 115
– zerebrovaskuläre 113

T

T_3 128, 129
T_4 128, 129
Tachyarrhythmie 61
Tachykardie 58, 78, 80, 82, 84, 90, 130
Tachypnoe 45, 46
Taubheitsgefühl 196
Tavegil 31
Temperaturdifferenz
– Mund/Haut 157
– rektal-axilläre 172
Tetanie 40
Thoraxkompression 16, 23, 35, 64

Thoraxschmerz 72, 180
– allgemeine Notfallmaßnahmen 181
– mögliche Ursachen 181
– vertebragener 183
Thrombose 46, 95, 198, 200
– im Armbereich 199
Thrombozytopenie, heparininduzierte 199
Thrombus 46
TIA 113
Tietze-Syndrom 183
Tinnitus 92, 142, 143
Tragusschmerz 143
Trendelenburg-Lagerung 207
Trigeminusschmerz 139
Trommelfell 143
Tubarabort 175
Tubargravidität 175
Tubarruptur 175
Tuberkulose 165
Tubus 40

U

Übelkeit 105, 131, 137, 139, 160, 161, 163, 170, 172, 177, 185, 187
Überzuckerung 125
Ulcus duodeni 162
Ulcus ventriculi 162
Ulkusblutung 162
Ulkuspenetration 162
Ulkusperforation 162
Unruhe 122, 130
Unterbauchschmerzen 170
Untertemperatur 129
Unterzuckerung 121

V

Vagusreflex 83, 87, 89
– sensorischer 88
Vasodilatation 108
Vasomotoren, Erschöpfung 84
Vena-cava-Kompressionssyndrom 84
Venenstauung 46
Venenverweilkanüle 83
Venenzugang 209
– Grundregeln 211
Ventilationsstörungen
– obere Atemwege 31
– obstruktive 19
– restriktive 19
– untere Atemwege 41

Verbrauchskoagulopathie 61
Vergiftung 48
Verhangener Patient 112
Vertebralisdissektion 186
Vigilanz 112
Virchow-Trias 198
Volumenmangel 90
– durch Histamin 108
Volumenmangelschock 83, 200
Vorschriften 214

W

Wadendruckschmerz 198
Wadenkrämpfe 133
Wadenschmerz 200
Wasserlassen
– schmerzhaftes 177
– verstärktes 127
Wasserstoff 2
Wasserverlust 126
Waterhouse-Friderichsen-Syndrom 129
Weber-Versuch 144
Weitsichtigkeit 139
Wendeltubus 26, 39, 40
Wesensveränderung 187, 189, 191
Widerstand, peripherer 53, 54
Wiederbelebung 64
Wiederbelebungszeit 7, 8
Willküranspannung 155
Wirbelfraktur 192
Würgereiz 163

Z

Zeitbegriffe 7
Zentralarterienverschluss, akuter 136
Zentralisierung des Kreislaufs 50
Zentralvenenthrombose 137
Zitratzyklus 4
Zittern 122, 130
Zuckungen, klonische 116
Zugang, venöser 83, 209
Zungengrund, Obstruktion 39
Zusammenschnürungsgefühl 74
Zwangsbehandlung 215
Zwerchfell 154
Zwölffingerdarmgeschwür 162
Zyanose 33, 37, 43, 46, 47, 70, 74
Zystadenome 175
Zystitis 177

Er-Leben

Die Naturheilkunde in ihrer ganzen Vielfalt Er-Leben

Praxisausstattung • Therapiebedarf • Fachliteratur

Alles Wesentliche vom kleinen Erste-Hilfe-Einsatz bis hin zur sicheren Notfallmaßnahme.

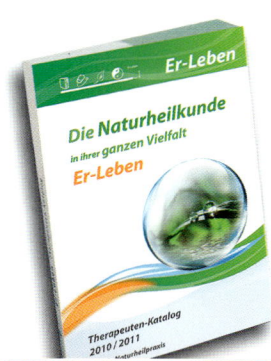

Ihr Katalog!
Gleich gratis anfordern!

Er-Leben - Fachversand Bernd Brockmann, Weetfelder Str. 35, 59199 Bönen,
Telefon: (02383) 92 00 555, Fax: (02383) 92 00 599, info@er-leben.de

www.er-leben.de

Schärfen Sie Ihren diagnostischen Blick!

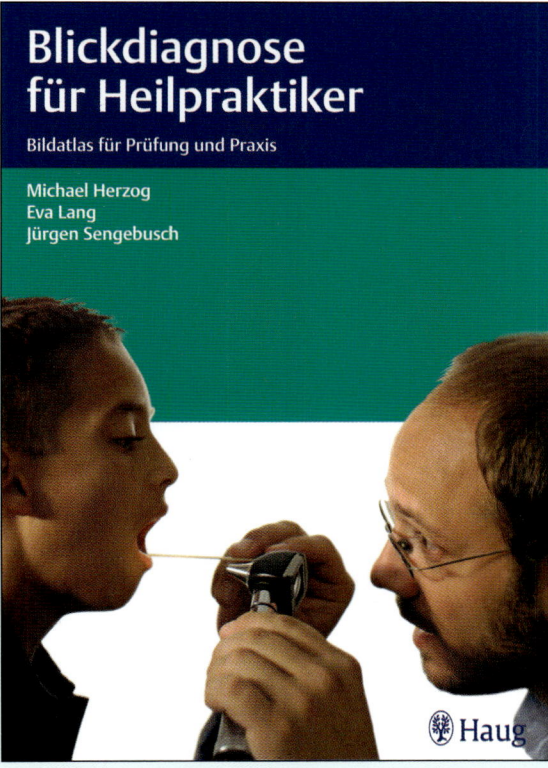

M. Herzog, E. Lang, J. Sengebusch
Blickdiagnose für Heilpraktiker
Bildatlas für Prüfung und Praxis
2010, ca. 352 S., ca. 625 Abb., kt.
ISBN 978-3-8304-7360-2
ca. 69,95 € [D]

Endlich: der Bildatlas für einen direkten Zugang zum Patienten speziell für Heilpraktiker. Bildatlas mit Effloreszenzenlehre und wichtigen Körperzeichen inklusive Differenzialdiagnose sowie Zuordnung zu Organsystemen und Erkrankungen.

- Nur blickdiagnostische Details, die für Heilpraktiker relevant sind.

- Einführung in die Effloreszenzenlehre (sichtbare Hautveränderungen): Welche wichtigen Effloreszenzen gibt es? Worauf können sie hindeuten?

- Hilfreich in Prüfung und Praxis: Diagnosevermutung per Blickdiagnostik stützen.

- Mit Differenzialdiagnose und Aufzeigen verschiedener Verläufe und Stadien.

MVS Medizinverlage Stuttgart GmbH & Co. KG
Oswald-Hesse-Str. 50, 70469 Stuttgart
Tel. 0711/8931-900, Fax 0711/8931-901
www.medizinverlage.de, kundenservice@thieme.de

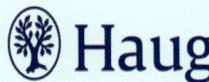